MENTAL HEALTH

최신 정신건강론

김영철 김명숙 박미정 이영희 정행복 정현경

도서출판 조은

머리말

21세기 정보사회를 살아가는 현대인은 급격한 사회변화와 이에 따른 사회구조 및 가족구조의 변화, 치열한 경쟁, 가치관의 혼란 등으로 인해 과거 그 어느 때보다 더 스트레스가 가중되는 환경에 노출되어 있다. 이러한 상황에서 정신적 안정이나 여유를 기대하기는 어렵게 되었고, 이는 곧 개인의 적응곤란 문제로 이어져 정신질환의 발생비율을 높이는 결과를 초래하고 있다.

현대사회의 다양한 병리현상은 현대인의 정신건강을 위협하고 있다. 생활환경의 급격한 변화로 인하여 정신질환자가 증가함에 따라 정신질환을 예방하고, 정신질환자에 대한 효율적인 의료 및 사회복귀를 통해 국민의 정신건강증진에 이바지하기 위한 노력이 필요한 시점에 와 있다. 또한 현대생활의 변화추세가 빠르면 빠를수록 좌절, 갈등, 압력 또는 부담을 느끼기 쉽고, 각 개인이 새롭고 더 어려운 적응문제를 겪기 쉽다. 따라서, 개인의 삶의 질 차원에서 신체뿐만 아니라, 정신적인 건강을 중요시하게 된다. 정신건강은 건전한 개인생활의 유지와 원만한 대인관계, 그리고 성숙한 사회생활에 기초가 되는 개념이다.

이 책은 위와 같은 상황을 직시하고 정신건강에 대한 기본적인 사항을 점검함은 물론 실질적인 정신장애를 치료할 수 있는 학문적 연구를 시도하고 있다. 이 책의 내용은 다음과 같다.

〈특징〉

첫째, DSM-5에 따른 진단기준을 원서를 기준으로 총정리하였다. 기존 교재들이 DSM-5의 일부만을 취급하고 있는 점을 감안하여 진단기준 전체를 번역, 서술하고 있다.

둘째, 정신장애의 내용이 이상심리학에 해당하므로 이에 맞는 심리학적 용어와 약물치료에 대한 전문가적 식견이 담겨 있다.

셋째, 전문용어 대한 영문표기를 병행 및 중복함으로써 학습의 용이성과 독이성을 확보하고자 하였다.

《학습개요》

먼저, 이론적 설명을 통해 정신건강과 정신장애의 이론적 배경을 탐구하고, DSM-5 진단기준을 통해 정신장애에 대한 명확한 증상을 파악할 수 있다. 특히, 정신장애의 심리치료기법과 약물 및 재활 치료에 대한 서술을 통해 정신정애에 대한 치료의 학문적 완성도를 높이고 있다. 따라서, 본 과목을 통해 정신건강과 정신장애의 이론 습득, 정신장애에 따른 진단기준, 정신장애의 치료 등 전반적인 학습이 가능하다.

이 책이 나오기까지 DSM-5의 진단기준 전체 수록은 매우 어려운 작업이었음을 고백하지 않을 수 없다. 이 과정에서 번역의 어려움은 물론, 전문용어의 지식에 대한 일천함으로 인해 겪는 고통은 이루 말할 수 없었다. 다행히 공동저자들 중 현업에 계신 분들이 참여하였기에 완간을 할 수 있었음을 감사드린다. 국내 동일 과목의 어느 교재도 DSM-5의 진단기준 전체를 수록하지 않았음을 상기할 때, 위안을 얻는다. 미흡한 점은 학습자 여러분들의 고언과 질책을 겸허히 수용하겠음을 밝히고자 한다. 끝으로 이 책의 특성상 매우 어려운 편집이었음에도 수고해 주신 김화인 대표님과 관계자 여러분들께 진심으로 감사드린다.

2021년 맹하에
대표저자 **김영철**

목차 Contents

머리말　3

PART Ⅰ. 정신건강의 이해

Chapter 1. 정신건강　13
1. 정신건강의 개념　14
2. 정신건강의 조건　23
3. 정신건강의 영향요인　30

Chapter 2. 정신장애　43
1. 정신장애의 개념　44
2. 정신장애의 관점　51
3. 정신장애의 분류　56
4. 유사용어의 구분　66

Chapter 3. 정신건강과 생애주기　77
1. 태내기　78　　2. 영아기　81　　3. 유아기　83
4. 아동기　86　　5. 청소년기　88　　6. 성인기　91
7. 중·장년기　93　　8. 노년기　95

PART Ⅱ. DSM-5 정신장애 분석

Chapter 4. 신경발달·신경인지 장애　101
1. 신경발달장애　102
   지적장애　103
   의사소통장애　104
   　1) 언어장애　105　2) 말소리장애　107　3) 아동기 발병 유창성장애(말더듬)　108
   　4) 사회적(실용적) 의사소통장애　110
   자폐스펙트럼장애　113

목 차 Contents

주의력결핍/과잉행동장애 115

특정학습장애 119

운동장애 123

   1) 발달성 협응장애 123   2) 상동증적 운동장애 125   3) 틱장애 126

2. 신경인지장애 129

   1) 섬망 129

주요 및 경도 신경 인지장애 132

   1) 주요신경인지장애 133   2) 경도신경인지장애 134

Chapter 5. 조현병 관련 장애   137

3. 조현병 스펙트럼 장애 138

   1) 망상장애 138   2) 단기 정신증적 장애 142

   3) 조현양상장애 144   4) 조현병 146   5) 조현정동장애 150

Chapter 6. 양극성 · 우울 · 불안 · 강박 관련 장애   155

4. 양극성 관련 장애 156

   1) 제I형 양극성장애 156   2) 제II형 양극성장애 159

   3) 순환성장애 161

5. 우울장애 162

   1) 파괴적 기분조절부전장애 163   2) 주요우울장애 165

   3) 지속성 우울장애 166   4) 월경 전 불쾌 장애 168

6. 불안장애 172

   1) 분리불안장애 172   2) 선택적 함구증 174

   3) 특정공포증 176   4) 사회불안장애 177

   5) 공황장애(Panic Disorder) 180   6) 광장공포증 182

   7) 범불안장애 184

7. 강박 및 관련 장애 187

   1) 강박장애 187   2) 신체이형장애 191

   3) 저장장애(수집광) 194   4) 털뽑기장애(발모광) 196

   5) 피부뜯기장애 198

Chapter 7. 외상 · 해리 · 신체증상 · 파괴적 관련 장애 201

8. 외상 및 스트레스 사건 관련 장애 202
- 1) 반응성 애착장애 204
- 2) 탈억제 사회관여 장애 206
- 3) 외상후 스트레스장애 208
- 4) 급성 스트레스장애 212
- 4) 적응장애 216

9. 해리장애 218
- 1) 해리성 정체성장애 218
- 2) 해리성 기억상실 222
- 3) 이인증/비현실감 장애 224

10. 신체증상 및 관련 장애 227
- 1) 신체증상장애 228
- 2) 질병불안장애 231
- 3) 전환장애(기능성 신경학적 증상장애) 233
- 4) 인위성장애 235

11. 파괴적, 충돌조절 및 품행장애 237
- 1) 적대적 반항장애 238
- 2) 간헐적 폭발장애 241
- 3) 품행장애 243

반사회적 성격장애 245
- 1) 병적 방화 245
- 2) 병적 도벽 247

Chapter 8. 급식 · 배설 · 수면-각성 관련 장애 249

12. 급식과 섭식장애 250
- 1) 이식증 253
- 2) 되새김장애 254
- 3) 회피적/제한적 음식섭취 장애 255
- 4) 신경성 식욕부진증 257
- 5) 신경성 폭식증 259
- 6) 폭식장애 262

13. 배설장애 264
- 1) 유뇨증 264
- 2) 유분증 266

14. 수면-각성장애 269
- 1) 불면장애 270
- 2) 과다수면장애 274
- 3) 기면증 275

호흡 관련 수면장애 278
- 1) 폐쇄성 무호흡 저호흡 278
- 2) 중추성 수면무호흡증 279
- 3) 수면 관련 환기저하 281
- 4) 일주기리듬 수면-각성장애 281

목 차 Contents

사건수면 284
1) 비급속안구운동(비REM)수면-각성장애 284   2) 악몽장애 288
3) 급속안구운동(REM)수면 행동장애 290   4) 하지불안 증후군 292

Chapter 9. 물질 관련 장애 295

15. 물질 관련 및 중독 장애 296

물질 관련 장애 297

알코올 관련 장애 298
1) 알코올사용장애 299   2) 알코올 중독 304   3) 알코올 금단 311

카페인 관련 장애 312
1) 카페인 중독 314   2) 카페인 금단 316

대마(마리화나) 관련 장애 318
1) 대마사용장애 319   2) 대마 중독 321   3) 대마 금단 322

환각제 관련 장애 324
1) 펜시클리딘사용장애 325   2) 펜시클리딘 중독 327

흡입제 관련 장애 327
1) 흡입제사용장애 328   2) 흡입제 중독 330

아편류 관련 장애 331
1) 아편류사용장애 332   2) 아편류 중독 334   3) 아편류 금단 336

진정제, 수면제 또는 항불안제 관련 장애 337
1) 진정제, 수면제 또는 항불안제 사용장애 338
2) 진정제, 수면제 또는 항불안제 중독 339
3) 진정제, 수면제 또는 항불안제 금단 340

자극제 관련 장애 341
1) 자극제사용장애 342   2) 자극제 중독 343
3) 자극제 금단 343   9) 담배 관련 장애 344

비물질 관련 장애 347
1) 도박장애 348

Chapter 10. 성 관련 장애 351

16. 성기능부전 352
1) 사정지연 357
2) 발기장애 358
3) 여성극치감장애 359
4) 여성 성적 관심/흥분장애 360
5) 남성성욕감퇴장애 363
6) 조기사정 364

17. 성별 불쾌감 365
1) 성별 불쾌감 365

18. 변태성욕장애 369
1) 관음장애 371
2) 노출장애 372
3) 마찰도착장애 374
4) 성적피학장애 374
5) 성적가학장애 376
6) 아동성애장애 376
7) 물품음란장애 378
8) 복장도착장애 379

Chapter 11. 성격·기타 정신장애 381

19. 성격장애 382

A군(Cluster A) 성격장애 384
1) 편집성 성격장애 384
2) 조현성(분열성) 성격장애 387
3) 조현형(분열형) 성격장애 389

B군(Cluster B) 성격장애 392
1) 반사회성 성격장애 392
2) 경계성 성격장애 394
3) 연극성 성격장애 398
4) 자기애성 성격장애 400

C군(Cluster C) 성격장애 403
1) 회피성 성격장애 403
2) 의존성 성격장애 405
3) 강박성 성격장애 408

20. 기타 정신장애 410
1) 다른 의학적 상태로 인한 달리 명시된 정신장애 410
2) 다른 의학적 상태로 인한 달리 명시지 않는 정신장애 411
3) 달리 명시된 정신장애 412
4) 명시되지 않는 정신장애 412

목차 Contents

PART Ⅲ. 정신건강과 치료

Chapter 12. 심리치료   415

1. 정신분석치료 416
2. 행동주의치료 422
3. 인간중심치료 426
4. 게슈탈트치료 428
5. 해결중심치료 434
6. 인지치료 440
7. 현실치료 442
8. 교류분석치료 445
9. 합리정서행동치료 449

Chapter 13. 약물 및 재활 치료   457

1. 약물치료 458
2. 정신사회재활 466
3. 사회기술훈련 472

PART I 정신건강의 이해

- Chapter 1. 정신건강
- Chapter 2. 정신장애
- Chapter 3. 정신건강과 생애주기

Chapter 1
정신건강

1. 정신건강의 개념
2. 정신건강의 조건
3. 정신건강의 영향요인

Chapter 01
정신건강

1. 정신건강의 개념

1) 정신건강의 정의

건강(health)이라는 용어는 'whole(전체, 완전한)'에서 시작되어 'hale'로 그리고 'health'로 변형되었는데, 이것은 건강의 개념이 신체적, 정신적, 사회적으로 완전한 안녕의 상태로서, 단지 질병이 없다거나 허약하지 않은 상태를 말하는 것만은 아님을 의미한다. 건강은 인간생활의 모든 측면인 의식주, 노동, 인간관계 및 사회생활 등과 밀접한 관계가 있으며, 개인의 정서적 균형, 정신적 구조의 외부환경에의 적응은 물론, 사회생활을 영위해 나갈 수 있는 능력을 포함한다. 실제로 건강의 개념이 사회적 안녕상태까지를 제시하기 때문에 각기 다른 사회적 특성, 즉 문화·제도·관습 등 여러 가지 사회적 환경요인에 따라 달라지는 '상대적 개념(relative concept)'임을 알 수 있다(이효순 외, 2020: 14).

건강에 대한 정의는 명확히 할 수 없지만, 일반적으로 '질병이 없거나 허약하지 않은 상태' 정도로 여기는 경향이 있다. 하지만 '질병 없음', '허약', '건강의 상태' 등의 용어는 상당히 추상적이어서 건강을 구별하는 일은 매우 어려울 수 있다. 그 이유는 임상적으로 질병이 발견되지 않았다고 해서 이를 '건강하다'라고 단정적으로 말할 수 없기 때문이다. 즉, 건강은 막연한 상태나 조건이 아니라, 한 개인의 신체적·정신적·사회적 요소 각각이 안녕한 상태로 생활 속의 일반적인 스트레스에 대처하여 다른 사람들과의 조화로운 삶을 영위할 수 있으며, 인간생활의 모든 측면에서 인간이 사회생활을 독립적으로 영위해 나갈 수 있다는 의미를 포함하고 있다(최희철 외, 2019: 42).

세계보건기구(World Health Organization, WHO, 1948)에 따르면, 건강은 단순히 질병이나 허약함이 없는 상태가 아니라, 신체적, 정신적, 사회적으로 완전한 안녕상태를 규정하고 있다. 또한 표준국어대사전에 따르면, 정신은 육체나 물질에 대립되는 영혼이나 마음이며, 정신적으로나 육체적으로 아무 탈이 없고, 튼튼함 또는 그런 상태이다.

정신건강의 경우에는 시대적·사회적·문화적 상황에 따라서 얼마든지 건강의 기준이 달라질 수 있다. 따라서, '건강'에 대한 정의는 다양하게 전개될 수밖에 없다. 오늘날 현대인이 경험하는 질병들은 신체적 결함에 따라 나타나기도 하지만, 상당부분은 스트레스와 같은 정신적 측면의 영향도 많이 받는다. 사람들은 행복하고 만족스러운 삶을 위해 심신상태를 건강하게 유지하려고 노력한다. 그래서 격언이나 속담에서도 '정신'이 들어간 어구가 유독 많은 이유도 여기에 있다(임혁 외, 2020: 14).

정신건강은 '정신'과 '건강' 두 가지 용어의 합성어로서, 개인이 자신의 몸과 마음 그리고 주변 환경을 대상으로 생각하며, 판단하는 능력 또는 어떤 유혹에도 흔들리지 않는 평온한 마음의 자세나 태도를 의미한다. 그런데 정신건강은 지역과 문화적 전통에 따라 그 이해의 수준이 다르다. 동양에서는 건강을 질병에 초점을 두기보다는 정신의 고양과 고취라는 측면을 강조한다. 즉, 만병의 근원은 마음에서 오는 것이며, 마음을 다스리는 것이 곧 건강을 회복하는 지름길이라고 한다. 동양에서는 마음을 정신과 동일하게 간주하는 경향이며, 마음을 다스리도록 수련하는 것이 조화로운 삶의 기본이라고 하는 경향이 강하다. 따라서, 질병의 치료는 정신으로부터 시작된다는 견해이다. 반면에, 서양에서는 주로 과학적 관점에서 정신건강문제에 접근하고 있다(고명수 외, 2019: 21). 즉, 과학실증주의 및 경험주의의 전통에 따라서 정신건강을 병리적 강조하는 경향이 주를 이루는데, 정상(normal)과 이상(비정상, abnormal)을 대립관계로 본다. 이는 이분법적 사고로부터 출발하는데, 정신장애인들을 신에게서 버림받은 사람으로 간주하기도 하고, 마녀사냥의 희생양으로 삼는 경우도 많았다. 구약성경에 보면, 신체적으로나 정신적으로 온전한 사람만이 하나님께 제사드리는 의식이 있다. 장애인에 대한 반인권적인 처우는 18세기 이후 새로운 치료법의 개발과 입원보호가 보편화되면서 변화하기 시작하였다. 19세기 말에는 정신분석이론의 등장으로 정신치료 패러다임의 혁명적 변화가 등장한다. 정신장애의 증상과 원인에 대한 과학적 설명이 어느 정도 가능해진 20세기에는 정신과학의 세계 실존주의적 접근마저 가능해졌다. 그리고 '환경 속의 인간'과 같은 관점이 새롭게 도입되어 정신건강의 문제에 대해 개인의 내적 원인과 가족 및 사회환경적 요인을 종합적으로 고려하는 새로운 전통이 생겨나기 시작하였다(임혁 외, 2020: 17-18).

이처럼 정신건강에 대한 동서양의 시각에 큰 시각 차이가 있어 보이지만, 현재 정신과학의 세계는 서양의학과 정신분석의 전통 위에 세워진 '하얀 거탑(山崎豊子의 소설)'과 같다. 그래서 정신질환은 오랜 시간 정신과학의 세계에서 치료의 대상으로만 여겨졌던 것이다. 그래서 인류는 보다 적극적 의미에서 회복의 의미를 더 강조하는 '정신건강'이라는 용어로 대체하게 되었다. 그 결과, 2000년대 들어서, 정신건강은 개인이 자립정신을 가지고, 일상의 일들을 잘 처리하고, 스트레스에 잘 대처하며, 환경에 대한 적응력도 높은 상태로 정의하게 되었다.

정신건강에 대한 정의는 다음과 같다.

(1) 일반적 정의

미국정신위생위원회(National Committee for Mental Hygiene)에 따르면, 정신건강은 다만 정신적인 질병에 걸려 있지 않은 상태만이 아니고, 만족스러운 인간관계와 그것을 유지해 나갈 수 있는 능력이다. 즉, 이것은 모든 종류의 개인적·사회적 적응을 포함하며, 어떠한 환경에도 잘 적응해 나갈 수 있는 건전하고(wholesome), 균형 있고(balanced), 통일된(integrated), 성격(personality)의 발달을 의미한다(나동석 외, 2015: 14).

세계보건기구(WHO, 2001)에 따르면, 정신건강은 개인이 자신의 능력을 깨닫고, 삶에서 발생하는 정상적 범위의 스트레스에 대처할 수 있으며, 생산적으로 일을 하여 결실을 맺을 수 있고, 개인이 속한 사회에 기여할 수 있는 안녕의 상태(a state of well-being in which he individual realizes his or her own abilities, can cope with the normal stresses of life, can work productively and fruitfully, and is able to make a contribution to his or her community)이다. WHO의 이러한 정의는 개개인의 정신적 안녕을 넘어 개인과 사회의 유기적 연결성을 강조하는 보다 적극적인 의미로 받아들여지고 있다.

영국 보건교육청(Health Education Authority, 1997)에 따르면, 정신건강은 고통과 좌절과 슬픔을 감내할 수 있게 하는 정서적·영적 회복력이며, 인간의 존엄성과 가치에 대한 근본적인 믿음이다. 즉, 정신건강의 개념은 과거와 달리, 현대적 의미에서는 포괄적 형태로 변모하고 있는 것이다. 정신과학의 세계에서 행복을 추구하는 인간의 근본 성향을 믿고 마음의 면역력을 높이는 등 회복탄력성 개념의 적극 수용은 이제 일반 시민의 정신과 치료에 대한 높은 문턱을 낮추어 주는 데 크게 기여하는 계기를 마련해 주기도 하였다.

고재욱 외(2019: 14)에 따르면, 정신건강은 행복하고 만족하며 원하는 것을 성취하는 것(well-being), 또는 정신적으로 병적인 증세가 없을 뿐 아니라, 자기 능력을 발휘하고, 환경에 대한 적응력이 있으며, 자주적이고 건설적으로 자기의 생활을 처리해 나갈 수 있는 성숙한 인격체를 갖추고 있는 상태를 말한다.

이와 같이 정신건강은 정신적 안녕과 신체적·사회적·도덕적 건강의 개념이 모두 내포되어 있고, 정신적으로 건강하지 못한 상태의 예방 및 치료라는 소극적 측면과 정신적으로 건강한 상태의 유지와 증진이라는 적극적인 측면을 모두 갖고 있다. 따라서, 정신건강은 개인의 몸과 마음이 건강하며, 질병이 없고, 정신적으로 건강하며, 안정된 정서상태에서 사회생활을 원만하게 유지하고, 주변 환경에 적응하는 것을 말한다.

2) 학자들의 논의

학자들의 주장은 다음과 같다(김민정 외, 2020: 22-26 ; 이영실 외, 2020: 14-18).

(1) 프로이트의 주장

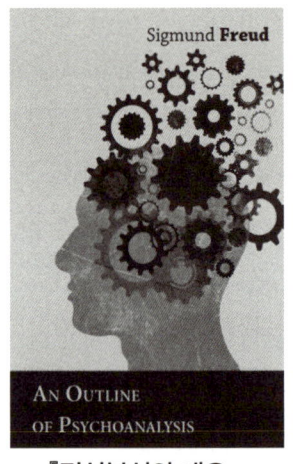

『정신분석의 개요』
(2014년 출판)

오스트리아 생리학자, 정신병리학자, 정신분석의 창시자인 프로이트(Sigmund Freud, 1856-1939)는 사후 1년 후에 출판 된 그의 저서 『정신분석의 개요(An Outline of Psychoanalysis)』에서, 건강은 사랑할 수 있고 생산적인 일을 할 수 있는 능력에 있다고 보았다. 프로이트에 따르면, 건강한 성격은 원초아(id), 자아(ego), 초자아(superego)의 세 영역이 조화를 이룬 상태를 의미한다. 즉, 건강한 사람은 원초아, 자아, 초자아가 잘 통합되어 어느 한 편에 치우치지 않으며, 본능적 욕구와 현실적 제약 간에 적절한 조정을 할 수 있을 만큼 자아가 강해져서 욕구 간의 갈등을 적절히 해결할 수 있는 사람이다. 또한 성숙된 성격은 정신성욕발달(Psychosexual Development)의 원만한 진행과 관련이 있는데, 이는 사랑할 수 있고 일할 수 있는 능력을 가지고 있는 건강한 사람이다.

(2) 올포트의 주장

미국 성격심리학자이자 사회심리학자인 올포트(Gordon Willard Allport, 1897-1967)는 1961년 그의 저서 『성격의 패턴과 성장(Pattern and growth in personality)』에서, 성격(personality)은 각 개인의 정신적·신체적 체계 안에서 그의 특징적 사고와 행동을 결정해 주는 역동적 조직이라고 정의하고 있다. 올포트에 따르면, 건강한 사람은 그들이 볼 수 없고 영향을 미칠 수도 없는 무의식적 힘에 의한 통제나 지배를 받지 않으며, 무의식적 갈등에 의해 조정되지 않는다.

즉, 무의식적 힘은 신경증 환자의 행동에 중요한 영향을 미치지만, 건강한 사람은 이상적이고 의식적인 상태에서 기능을 수행하고 자기를 지배하는 힘들을 잘 알고 통제할 수 있다. 따라서, 건강한 성격을 가진 사람은 지각과 인식이 효율적이고 정확한 것이 특징이며, 과거에 속박 받지 않으며, 현재와 미래를 의도하고 추구한다.

또한 올포트는 정신건강 기준을 자아확장, 자기객관화, 생활의 긍정적 철학, 긍정적 대인관계, 문제해결의 대처능력기술 그리고 수용 및 유머 등으로 특징짓고 있다.

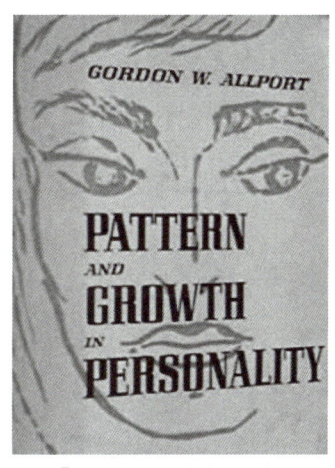

『성격의 패턴과 성장』
(1963년 출판)

(3) 로저스의 주장

비지시적 상담, 즉 내담자중심치료법의 창시자인 로저스(Carl Ransom Rogers, 1902-1987)와 같은 현상학적 이론가들은 건강한 성격을 심리적으로 건강한 개인의 기능에 두고 있다. '지금-여기(here and now)'를 경험한 건강한 성격을 가진 개인은 과거나 미래의 행동에 지나치게 얽매이지 않는다. 즉, 새로운 경험에 대해 보다 개방적이고, 자신의 직관을 신뢰한다. 건강한 성격을 가진 개인은 세계와 가치에 대한 자신의 지각에 도전해 보는 사고와 생활방식을 가지고 있다. 또한 내적인 장점을 믿고 자신의 충동을 두려워하지 않는다.

자아실현이 가능한 사람들의 성격을 정신적으로 건강한 것으로 보았는데, 자아실현의 전제조건은 첫째, 사회와 자기 자신의 구속으로부터 자유로워야 하며, 둘째, 욕구위계에서 하위에 있는 생리적 욕구와 안전의 욕구에만 집착해서는 안 되고, 셋째, 가족 및 타인들과 친밀감을 느끼며, 남과 사랑을 주고받을 수 있어야 하고, 넷째, 무엇보다도 자신의 강점과 약점, 선악에 대한 현실적 지식을 갖추어야 한다고 강조한다.

그러므로 건강한 성격을 가진 개인은 항상 진정한 자기를 사실 그대로 나타내며, 감정이나 신념을 숨기려고 하지 않으며, 또한 그의 생각대로 느낀 대로 행동하는 사람들이며, 결과에 대해 책임을 질 줄 아는 사람이다(Rogers, 1959).

(4) 에릭슨의 주장

정신분석, 특히 자아심리학의 대표적 이론가이며, 유대계 덴마크인의 아들로, 독일 프랑크푸르트 태생인 미국 정신분석학자 에릭슨(Erik Homburger Erikson, 1902-1994)은 1968년 그의 논문「인생주기(Life Cycle)」에서, 에릭슨은 "우리는 병적인 것을 초월해야한다. 병적 상태라고 하는 것은 가치 있는 인간의 자질을 무색하게 한다."고 강조한다. 에릭슨에 따르면, 유아기의 관능적인 욕구와 사회적 태도가 표현되는 양식을 근거로 극단적 병적 상태와 건강상태를 구분하여 그것을 각각의 발달상태에 근거한다. 즉, 인간은 8단계의 발달단계를 거치게 되고 각 단계마다 그 시기에 해결해야 될 발달과업이 있다. 각 시기에 해결해야 될 과업을 만족스럽게 해결하면 앞으로 건강하고 건전한 발달을 할 수 있지만, 잘 해결되지 못한다면 앞으로의 발달단계에 적응하기가 어렵게 됨으로써 병적 상태가 된다. 따라서, 정신건강의 자질은 신뢰감, 자율성, 진취성, 근면성, 자아의주체의식, 친교능력, 생산능력 등을 들 수 있으며, 이러한 자질들이 조직화된 체계 속에서 통합된 부분으로 볼 수 있다.

(5) 융의 주장

스위스 정신의학자이자 심리학자인 융(Carl Gustav Jung, 1875-1961)은 정신분석이론의 추종자였으나, 나중에는 떨어져 나와 분석심리학을 체계화하였다. 1964년 그의 저서『무의식에 접근하기(Approaching the Unconscious)』에 따르면, 성격 전체는 정신이라고 부르며, 이는 개인을 규명하고, 그 사회적·물리적 환경에 적응시키는 지침의 구실을 한다. 또한 성격의 과업을 수행하는 에너지를 '정신에너지'라는 가설적 개념으로 설명하고 있는데, 이는 정신건강의 핵심이다. 즉, 프로이트가 무의식에 의해 성격이 지배되고 통제된다고 본 반면에, 융은 무의식에 바탕을 둔 목적성과 창조성을 강조하고, 무의식의 세력에 대한 의식의 감독과 지시를 통해 건전한 성격이 형성되어진다고 보았다. 이는 의식의 세계와 무의식의 세계가 통합되고, 양쪽이 모두 자유롭게 발달되도록 허용함을 의미한다. 즉, 성격은 과거의 무의식적 경험에 의해 결정될 뿐만 아니라, 미래에 대한 목적의식에 의해서도 결정되며, 이는 정신건강과의 연계로 이어진다.

(6) 아들러의 주장

오스트리아 비엔나 근교 태생의 유대계 의사이며, 개인심리학의 창시자인 아들러(Alfred Adler, 1870-1937)는 1956년 사후 저작집인 『아들러의 개인심리학(The Individual Psychology of Alfred Adler: A Systematic Presentation in Selections from His Writings)』에서, 아들러는 1911년 성에 관한 논쟁을 통해 기존의 프로이트와 의견을 같이하던 데서 벗어나, 사회적 관심 및 우월감 추구의 두 가지 본질적인 개념 그리고 자신의 개인심리학을 발전시켜 나갔다. 아들러에 따르면, 인간의 자기신장, 성장, 능력을 위한 모든 노력의 근원이 열등감이며, 이런 열등감에 대한 보상적 노력이 결국 건강한 성격이다. 즉,

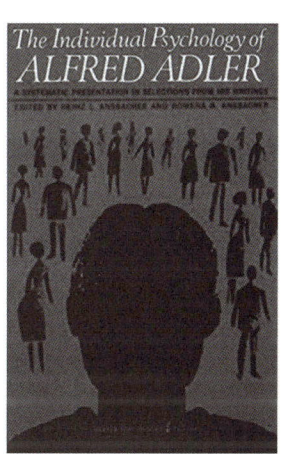

『아들러의 개인심리학』
(1964년 출판)

인간생활의 궁극적인 목적은 '우월 추구'로 이는 모든 삶을 통해 개인의 환경에 대한 적응능력을 좌우한다. 이 우월 추구는 흔히 신경증 환자에게서 보이는 파괴적 경향과 건강한 사람에게서 보이는 건설적 경향 등에서 나타난다.

(7) 설리번의 주장

대인관계이론을 발전시킨 미국 정신과 의사 설리반(Harry Stack Sullivan, 1892-1949)은 1953년 그의 저서 『정신의학의 대인관계이론(The interpersonal theory of psychiatry)』에서, 그는 성숙된 건전한 성격이 정신건강 유지에 필수요인이라고 강조한다. 즉, 성숙된 건전한 성격이란 통합적 사고를 통해 현실적으로 적합한 행동을 하는 것으로 보았고, 성격의 지배적인 주체를 대인관계로 보았

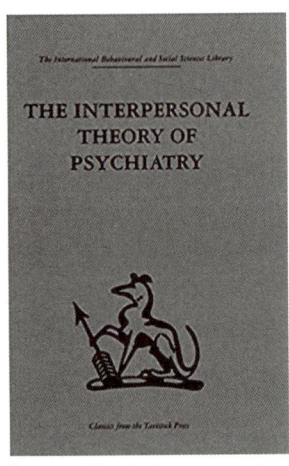

『정신의학의 대인관계이론』
(2013년 출판)

다. 그중에서도 특히 개인생활에 의미를 부여하고, 타인에 대한 지각과 태도를 강조하고 있다. 설리반에 따르면, 한 개인이 타인들과의 관계에서 지속적인 만족과 안정을 유지할 수 있는 것은 그가 타인과 자기 그리고 그 사이에 이루어지는 모든 대인관계에 대해 명백한 이해와 사고를 가지고 있어야만 가능하다. 따라서, 정신적으로 건강한 사람들은 타인과 현실적이고 통합적인관계를 맺으며 행동한다. 즉, 자기 자신 및 타인에 대한 정확한 지각, 신념 등을 통해 이루어진다.

(8) 매슬로우의 주장

뉴욕 태생의 인본주의 심리학자인 매슬로우(Abraham Harold Maslow, 1908-1970)는 『개인적인 문제 및 심리적 프론티어(Personal Problems & Psychological Frontiers, 1957)』에 게재된 그의 논문「철학과 심리학(Philosophy and Psychology)」에서, 그는 완전하게 기능하는 사람만이 자아실현을 할 수 있는 사람이며, 자아실현을 한 사람을 건강한 사람으로 보았다. 자아실현을 한 사람들의 건강한 특성을 보면, ① 적절한 현실지각능력을 가지고 있으며, ② 자기 자신과 타인을 있는 그대로 받아들이며, ③ 사고, 행동, 정서면에서 보다 자발적이며 솔직하고, 문제중심적이며, ④ 환경으로부터 독립적 욕구가 강하며, 자율성과 초연함을 보이며, ⑤ 높은 사회적 관심 및 건전한 대인관계를 맺고 있다. ⑥ 인간에 대한 존경심을 갖고 있으며, 도덕과 윤리를 잘 따르며, 적개심이 없고 유머감각이 있으며, 독창적이고 창조적이다.

(9) 프롬의 주장

독일계 미국인인 유대인 사회심리학자이며, 정신분석학자이고 인본주의 철학자이자 민주주의 사회학자인 프롬(Erich Seligmann Fromm, 1900-1980)

은 1941년 그의 저서 『자유로부터의 도피(Escape from Freedom)』에서, 그는 사회체계와의 관계적 관점을 강조하였다. 프롬에 따르면, 정신건강은 사회와 관련이 있다. 사회구조의 특성이 심리적인 건강을 조장하기도 하지만, 방해할 수도 있기 때문이다. 프롬은 정신건강의 준거를 인간과 그가 속한 사회와의 관계 속에서 설명하고 있다. 즉, 인간의 욕구는 사회적인 것으로 동물적 본성보다는 탁월한 것이고, 정신적으로 건강한 사람들은 이러한 사회적 욕구를 다른 사람들과 적절한 관계를 맺으면서 순차적으로 충족해 나간다. 프롬은 이것을 구체적으로 생산적이고 자신을 외부환경에 관계시키는 사람, 객관적으로 현실을 파악

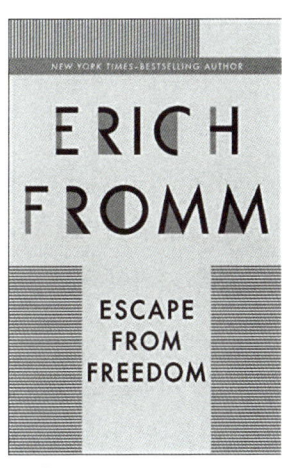

『자유로부터의 도피』
(2013년 출판)

하는 데 이성을 사용하는 사람, 자신을 유일한 개체로 생각하며, 동시에 자신의 친구로도 느끼는 사람, 비합리적인 권위에 복종하지 않고 양심과 이성의 권위를 받아들이는 사람, 살아 있는 한 꾸준히 새로 태어나는 과정이 있음을 아는 사람, 인생이라는 선물을 가장 가치 있는 것으로 여기는 사람이라고 주장한다.

2. 정신건강의 조건

정신건강의 조건은 다음과 같다(임혁 외, 2020: 21-26 ; 이영실 외, 2020: 19-24 ; 고재욱 외, 2019: 26-29 ; 나동석 외, 2015: 15-18).

1) 야호다

영국의 사회심리학자 야호다(Mirie Jahoda 1907-2001)는 1958년 그의 저서 『현대 긍정적인 정신건강 개념(Current Concepts of Positive Mental Health)』에서 지속적인 정신건강을 위한 6가지 조건들을 제시하고 있다.

(1) 자신에 대한 긍정의 태도

자신을 긍정적으로 바라보는 삶의 태도(Positive altitudes toward self)는 비록 부족한 점이 있더라도, 전체적으로 자신을 괜찮은 사람이라고 바라볼 수 있게 해 준다. 있는 그대로 자신을 수용하고 자신이 원하는 바에 따라 행동할 줄 알며, 자신을 객관적으로 바라볼 수 있게 해 준다. 긍정의 마인드로 자신을 바라보는 사람은 자기이해력이 높고 타인에게 자기개방을 잘하여 인간관계가 원만하다.

(2) 자아실현

모든 인간은 적절한 성취를 통해 성장과 발달을 향해 나아가려고 하며, 궁극적으로 자아실현(self actualization)에 대한 강한 동기를 가지고 살아간다. 자아실현은 개인으로 하여금 잠재력을 개발하도록 도와주고, 어려운 과제 앞에서도 도전하고 성취하도록 이끌어 준다. 우리의 정신은 도전하고 성취하는 가운데 행복의 경험들과 자아실현의 경험을 동시에 가지게 되는 것이다.

(3) 통합능력

통합력(integration)은 개인 내면의 갈등이나 환경의 영향으로 생겨나는 외적 갈등에 압도되지 않도록 도와주는 '마음의 근육'과 같다. 높은 통합력을 가진 사람은 자신의 감정을 조절하는 능력이 탁월하여 균형감각을 잘 갖추고 살아가며, 스트레스나 불안에 대처하는 능력도 탁월하다.

(4) 자율성

자율성(autonomy)은 타인이 정해준 삶을 살아가는 것이 아니라, 순전히 자기 결정에 따라 살아가는 능력을 말한다. 높은 자율성을 가진 사람은 자신이 내린 결정에 대해 책임질 줄 안다. 자신의 생각과 감정 그리고 행동들이 전적으로 자신에게 있음도 잘 안다. 내가 하기 싫은 일은 남도 하기 싫은 것을 잘 알기에, 타인의 자율성과 선택의 자유 또한 존중하며 공생의 삶을 살아간다.

(5) 현실판단능력

현실판단능력(perception of reality)은 개인이 현실을 어떤 형태로 지각하고 있는지를 가늠해 줄 수 있는 인지능력이다. 건강한 사람을 세상을 바라볼 수 있는 능력이 유연하고, 문제를 해결하는 방식 또한 실현가능성에 무게를 두는 등 자기존재의 가치를 중요시하며 실존의 삶을 살아간다.

(6) 환경의 통달

환경의 통달(environmental mastery)은 환경을 지배하려는 것이 아니라, 자신이 처한 환경에 잘 적응하고 대처해 가는 능력을 말한다. 이런 사람들은 성급하게 문제를 해결하려 들지 않고 갈등을 잘 관리하며 살아간다. 그리고 긍정적인 인간관계를 형성하고 자신의 욕구와 환경의 조건을 조정하는 능력이 탁월하다.

2) 월만의 정신건강 조건

월만(Benjamin B. Wolman, 1908-2000)은 1992년 그의 저서 『성격 역학(Personality Dynamics)』에서 정신건강 조건을 다음과 같이 제시하고 있다.

(1) 성취동기

어떤 일이든 그것을 성취하고자 하는 내적 동기가 낮은 사람들은 자신이 계획한 일들을 실제로 실행하는 것을 어려워한다. 성취동기(achieve motivation)가 약한 사람들은 항상 갈등과 긴장상태를 경험하여 어려운 과업을 성취하기 어렵다. 그러나 성취동기가 강한 사람들은 목표를 향해 정진하는 힘이 탁월하고 비록 시간이 오래 걸리더라도 자신의 능력 이상으로 어려워 보이는 과제들을 반드시 성취해 내고야 만다.

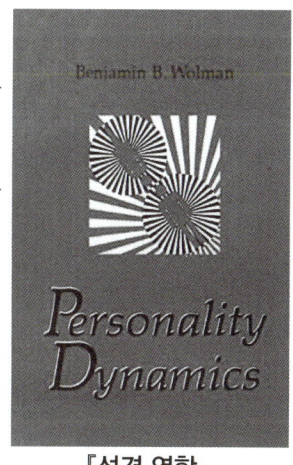

『성격 역학』
(2013년 출판)

(2) 인지적 기능(cognitive function)

어떤 사람은 외부의 위험을 과대평가하거나 과소평가하여 낭패를 보는 어리석음이 있다. 이런 사람들은 환상과 현실을 구별하는 능력이 떨어지고, 외부 세계를 왜곡하여 지각하는 경우가 많다. 그러나 정신적으로 건강한 사람들은 합리적인 사고능력을 가지고 문제를 해결하며, 사실에 근거하여 외부 세계를 바라보는 상식을 잘 갖추고 있다.

(3) 평상심(emotional balance)

평상심은 어떤 유혹이 찾아와도 쉽게 흔들리지 않고, 자신의 감정을 잘 통제하며 살아가는 능력을 의미한다. 항시 마음이 불안하고 안정되지 못한 사람은 사소한 자극들에도 민감하게 반응하는 경우가 많다. 때로는 자신의 화를 이기지 못하여 자신과 타인에게 위해를 가하는 공격적인 행동을 보일 때도 많다. 그러나 정신적으로 건강한 사람은 외부의 자극들에 쉽게 반응을 보이지 않아 사소한 일들에 동요되는 일이 거의 없다.

(4) 자아존중감(self-esteem)

자신을 존중하고 사랑하는 마음(자아존중감)이 큰 사람들은 스스로 매력적이고 사랑받을 가치가 충분한 사람이라고 믿는다. 자신의 가치를 크게 보기 때문에 독립적인 삶을 살아가며, 타인에게 의존하지 않고 자신의 능력을 믿고 만족스러운 삶을 살아간다.

(5) 사회적 적응

정신적으로 건강한 사람은 다른 사람에 대해 이성적 행동을 할 수 있고, 인간관계에서 우호적이고 박애적인 신념을 가질 수 있는 능력을 지니고 있다. 또한 사회적인 관계에서 주어진 일과 진실한 인간관계를 통해서 사회적 적응(social adjustment)을 잘 할 수 있는 능력을 지니고 있다.

3) 펜톤의 정신건강 조건

펜톤(W. C. Fenton)은 『정신의학 이해서(Comprehensive Textbook of Psychiatry, 2000)』에 게재된 그의 논문「정신분열증: 개인심리치료 (Schizophrenia: individual psychotherapy)」에서 정신건강의 조건을 다음과 같이 제시하고 있다.

(1) 조화되고 균형 잡힌 건전한 성격
인격체의 조화를 의미하는 것으로 감성과 이성이 잘 조화되고 균형 잡힌 건전한 성격의 측면을 말한다. 즉, 인격이 조화롭고 환경에 적응적이어서 적절한 정서를 나타낼 줄 아는 것이다. 이는 일시적 갈등, 불안, 공포 등으로 고통을 겪다가도 곧 인격체의 평형을 회복할 줄 아는 능력이 있고 인격체의 조화를 의미하는 것으로, 감성과 이성이 잘 조화되고 균형 잡힌 건전한 성격으로, 결과적으로 이러한 사람은 마음의 행복을 유지할 수 있고, 적응적이며 성공적인 성격을 소유한다.

(2) 자신에 대한 이해와 수용
자기 자신을 객관적으로 판단하고, 있는 그대로 수용하며, 자신의 한계를 받아들이는 것이다. 즉, 현실적 원칙에 따르며, 자신이 처해 있는 현실을 인정하는 것이다. 자신에 대한 정확한 이해를 통하여 자신의 잠재능력 및 자질을 발견하며, 자신의 능력을 올바로 파악하여 그 한계 내에서 최대한 노력을 하는 것이다.

(3) 신뢰에 근거한 인간관계와 사회적 역할수행
인간은 사회적 존재이므로 사회 속에서 타인과의 정신적 유대와 협력 및 신뢰관계가 이루어져야한다. 즉, 인기, 친화성, 지도성, 사회적 유능은 집단 및 조직 내에서 바람직한 인간관계와 연관된다. 집단 및 조직 내에서 자신이 맡은 일에 충실하고 성실히 노력하며 제 역할을 다할 때, 자신의 지위가 확보되고, 그 집단이나 조직에서 꼭 필요한 성원으로 인정되며, 대인관계에서도 신뢰와 조화를 이룰 수 있다.

(4) 잠재력의 실현과 사회적 공헌

정신적으로 건강한 사람은 보다 바람직한 환경조성을 위해 노력한다. 따라서, 사회적 현상을 중요시하고 자신의 요구나 욕망을 사회적 이상으로 정정해나가는 것을 말한다. 즉, 개인적 욕구만족에 집착하지 말고 자기계발과 사회적 이상 실현을 위해 자신의 특성이나 능력을 최대로 발휘하는 것이 생산적이며, 자기실현적인 바람직한 삶이 된다.

4) 로저스의 정신건강 조건

로저스는 1961년 그의 저서 『사람되는 것: 심리치료사의 견해(On Becoming a person: A therapist's view of psychotherapy)』에서 정신건강의 조건을 다음과 같이 제시하고 있다.

(1) 자신의 삶의 경험에 대한개방성

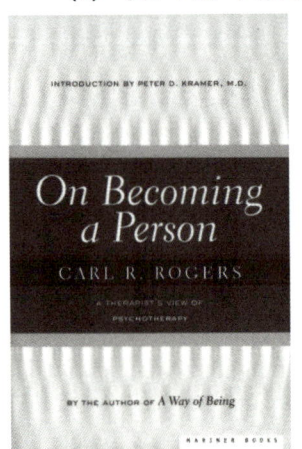

『사람되는 것』
(2012년 출판)

자신의 경험을 개방하는 사람은 그 자신을 들 수 있으며, 자신의 내부에서 무엇이 일어나고 있는지를 경험할 수 있다. 이들은 자신의 감정을 민감하게 인식하고 이를 억압하지 않는다. 또한 감정에 민감하되 충분히 합리적으로 자신의 감정을 인식하며, 사리판단을 하여 상황에 적절하게 반응한다.

(2) 실존적인 삶

실존적인 삶이란 인간이 존재의 매 순간을 충분히 만끽하며 사는 것을 뜻한다. 현재의 자기나 미래의 자기는 그 순간에 나오는 것이며, 개인의 자아와 성격은 경험에서 나타난다. 이들은 실존적인 삶을 살아가는 과정에서 자신의 경험구조를 발견하며, 유동적이고 적응적이며, 관용적이고 자발적이다.

(3) 주관적인 경험적 자유

주관적인 경험적 자유란 스스로 자기의 세계를 형성하는 데 중요한 역할을 담당할 수 있다는 자신의 의지를 나타내는 감정이다. 로저스는 인간의 행위가 생물학적인 신체구조나 사회적 압력, 과거의 경험에 의해서 강하게 영향을 받는다는 점을 인정하고는 있지만, 인간은 자기가 선택한 인생을 자유롭게 살아갈 수 있다고 보았다. 따라서, 경험적 자유는 자신의 행동과 그 결과에 책임을 지는 것은 자기뿐이라는 의미를 내포하고 있다. 그러므로 온전히 기능하는 사람은 자신의 인생에서 수많은 선택을 하며, 실제로 자신이 원하는 것을 실제로 행할 수 있다.

(4) 자기신뢰

대부분의 사람들은 일부 집단이나 기관이 지켜온 사회적 규범에 의존하며, 타인의 판단이나 과거에 자기가 유사한 상황에서 행동했던 방법에 의존한다. 즉, 그들의 의사결정은 외적 영향력의 출처에 의해서 좌우된다. 그러나 온전히 기능하는 사람은 자신의 유기체적 경험을 통하여 자신이 해야 할 것과 하지 말아야 할 것을 결정한다.

(5) 창조성

건강한 삶을 사는 사람은 창조적이며, 자신이 속한 문화권 내에서 건설적으로 살아가는 경향이 있다. 이들은 자신이 깊은 곳에 있는 욕구를 만족시키며, 사회 속에서 살아가고 있지만 사회에 얽매이지 않는다.

3. 정신건강의 영향요인

정신건강에 영향을 미치는 요인은 다음과 같다(김민정 외, 2020: 30-32; 고명수 외, 2019: 34-56).

1) 생물학적 요인

정신건강에 영향을 미치는 생물학적·유전적 요인은 다음과 같다(고명수 외, 2019: 49-50).

부모의 유전인자로부터 출발하여 태내기까지 형성되어 출생 시부터 나타나는 선천적 본성은 흔히 기질로 설명될 수 있다. 이는 이후 개인이 만나고 교류하는 모든 환경에서 또는 그런 환경과의 상호작용에서 반응(양식)의 차이를 만들어낸다. 예를 들어, 선천적으로 수줍음이 많거나 높은 사회적 철회 성향이나 행동억제가 높은 아동은 대인 간 상호작용과 외적 자극에 대해 접근보다는 회피반응을 나타내기 쉬우며, 이는 이후의 상호작용에 지속적으로 영향을 미쳐 아이가 경험하고 만들어 가는 환경에 영향을 미친다. 예를 들어, 기질적 까다로움, 극도의 내향성과 수줍음, 위축성향 등은 다양한 정신건강의 문제(예, 우울, 불안, 적응력 부재, 사회적 고립 등)에 개인을 취약하게 만들 수 있다.

타고난 기질적 요인 이외에도 중요한 생물학적 요인으로 뇌 기능을 들 수 있다. 뇌 기능에 문제가 생기면 정신기능의 변화를 가져와 정신장애를 일으키거나, 정신건강의 문제가 발생하는 것으로, 최근 많은 연구들에서 나타나고 있다. 유전인자뿐 아니라, 뇌 기능의 문제 혹은 신경생리적 결함 등이 여기에 해당된다. 특히, 주의력결핍 과잉행동장애(attention deficit hyperactivity disorder, ADHD), 품행장애, 조현병, 학습장애, 반사회적 성격장애, 우울장애, 불안장애 등의 병인론을 분석하는 데서 최근 뇌 기능의 문제가 갖는 설명력이 더욱 커지고 있다. 신체와 정신은 서로 밀접하므로 신경계의 이상, 호르몬 이상, 각 신경세포에서 활동하는 신경전달물질의 문제는 개인의 정신건강에 영향을 미친다. 예를 들어, 뇌의 신경전달물질의 하나인 세로토닌의 수치가 정상보다 높을 경우 불안장애가 정상보다 낮을 경우 공격적 행동의 발생 가능성이 높다.

이처럼 정신건강 여부에 영향을 미치는 여러 요인들 중 개인의 본성, 기질, 두뇌구조 등을 포함한 생물학적 특성은 다른 요인들의 기능과 작용 정도에 영향을 미치는 기본 요인이다. 예를 들어, 개인의 특성 중 회복탄력성(resilience), 높은 자아통제감, 낙관성 등은 개인을 둘러싼 여러 역기능적 환경에 맞서 적응력을 높여 주는 요인이 될 수 있다.

2) 환경적 요인

정신건강에 영향을 미치는 환경적 요인은 다음과 같다(김민정 외, 2020: 31-32 ; 고명수 외, 2019: 49-50).

(1) 미시적 환경

미시적 환경은 사람이 직접적으로 접촉하고 교류하는 가장 근접한 인적 환경을 의미한다. 여기에는 부모부터 친구, 선생님, 동료, 이웃까지도 해당된다. 아동을 예로 든다면, 가장 가까운 미시적 환경은 부모와 가족 환경으로, 여기에서 형성되는 부모와 자녀 간 안정애착과 우호적인 가족관계, 더 나아가 원만한 교우관계와 학교생활 등은 아동의 정신건강을 지켜 주는 보호요인이 될 수 있다.

부모와 아동 간 상호작용과 관계 특성은 아동의 정신건강과 발달에 큰 영향을 미친다. 부모와 자녀관계를 좌우하는 큰 요인들 중 하나는 부모의 양육행동으로, 이는 아동이 출생 시부터 직접적으로 경험하게 되는 강력한 환경 특성이 된다. 이러한 미시적 환경에는 부모뿐만 아니라, 또래집단과 맺는 관계도 있다. 특히, 청소년기에는 또래집단의 영향력이 더욱 커진다. 아동이 속해 있는 미시적 환경이 안정적이고 그런 환경과의 긍정적 교류가 이루어진다면, 정신건강도 긍정적 영향을 받아 정상발달에서 크게 일탈되지 않는다.

(2) 거시적 환경

거시적 환경은 개인이 소속된 커다란 공동체 사회(예, 지역사회, 국가 등)의 정치적·역사적·경제적·문화적 특성과 시스템 등을 의미한다. 사회적 동물인 인간은 모든 면에서 자신이 속한 준거집단과 더 큰 사회의 영향을 받게 된다. 성인의 경우, 미시적 환경으로서의 직장 내 교우관계와 직장문화의 직접적 영향 아래 놓이며, 더 나아가 우리 사회가 처한 현실, 경제상황, 정치적·사회적 풍토 등과 직·간접적으로 부딪치며 영향을 받는다. 한국사회에서 지속되고 있는 경제불황과 이에 따른 가계빈곤, 취업시장 진입의 어려움과 높은 실업률, 급증하는 교육·빈부 격차 등은 국민 개개인의 안정된 삶의 일차적 토대를 무너뜨리며, 개인의 정신건강의 발달노선을 좌우한다. 이러한 현실은 한국사회가 경제협력개발기구(OECD) 국가 중 노인빈곤율 1위, 자살률 1위를 차지하고 있을 뿐 아니라, 알코올남용, 인터넷 및 도박 중독, 학교폭력 등 현재 한국사회에서 이슈가 되는 다양한 정신건강의 문제들이 급속도로 확장되고 있는 상황과 관계가 깊다.

일반적으로 '건강하다', '건강하지 않다'라고 말할 수 있는 것은 건강 여부를 가늠하고 진단할 수 있는 보편적 기준이 있기 때문이다. 정신건강에 영향을 미치는 요인들은 독립적으로 작용하지 않는다. 예를 들어, 타고난 공격적 소질이 있다 하더라도, 발달과정에서 정서적으로 안정되고 애정적인 가족관계와 미시적 환경을 경험하고, 건강한 사회적 지지체계 안에서 생활할 수 있다면, 공격적 소질이 사회적 대인관계에서 극단적으로 발휘되는 경우는 많지 않다. 따라서, 정신장애의 발현과 정신건강의 문제에서 선천적 본성의 중요성 못지않게 사회환경의 중재효과는 크다.

3) 심리적 요인

인간의 심리는 매우 복잡다단하고 역동적이다. 개인의 정신건강이 얼마나 안정적인가의 문제는 개인의 심리상태와 가장 깊게 관련이 있다. 모든 사람은 평안함을 추구하고 안정된 마음상태를 원하지만, 다양한 체계와의 상호작용 속에서 끊임없는 갈등을 겪으며, 자기에 대한 이해를 새롭게 정립해 간다. 즉, 다른 사람들이 자기를 어떻게 바라보고, 어떤 반응을 보이는가에 따라 자아개념을 형성해 간다. 그 내용은 다음과 같다(고명수 외, 2019: 34-40 ; 서혜석 외, 2015: 29-30).

(1) 자아의 개념

자아란 각 개인에게 독특한 신체적·심리적 속성들의 조합이며, 개인의 본성, 그만의 독특한 신념의 집합체이다. 즉, 자기에 대해 스스로 품고 있는 의미, 태도, 감정 등의 총체에 관계되며, "스스로를 어떻게 생각하는가?"라는 의미이다. 따라서, 자아는 한 개인의 자신에 대한 견해를 구성하는 모든 요소로, 스스로에 대해 형성하고 있는 어떤 이미지라고 할 수 있으며, 이러한 자아개념은 사회적 환경과의 경험을 통해서 형성되어 간다. 보통 자녀교육을 할 때, 흔히 "그저 믿어주라."고 말한다. 이는 "믿어주는 것만으로도 충분하다. 그저 믿어주어라."라는 의미로 해석될 수 있다. 그 이유는 부모의 믿음이 자녀가 긍정적인 자아를 형성하는 데 도움이 되기 때문이다.

자아개념의 범주는 다음과 같이 구분할 수 있다.

첫째, 신체적 자아이다(예, 키가 크다, 잘 달린다, 날씬하다. 잘생겼다.).

둘째, 사회적 자아이다(예, 친구를 잘 사귄다, 모임을 싫어한다, 수줍어한다.).

셋째, 정서적 자아이다(예, 쉽게 긴장한다. 화를 잘 낸다, 우울하다, 즐겁다.).

넷째, 지적인 자아이다(예, 기억력이 나쁘다, 주의력이 좋다, 창의성이 있다.).

이러한 다양한 개념들은 상대적으로 독특한 사고와 감정에 의해 특성화된다. 또한 특정한 상황에서 작동하고 있는 자아개념(working self-concept)은 현재 작용하고 있는 자아개념, 특정 상황에서는 종합적인 자아개념 중 일부만 작용할 수 있다는 것이다. 가능한 자아(possible self)는 미래에 되어 있을 모습에 대해 자기 스스로가 가지는 개념이다.

(2) 자아존중감

자아존중감(self-esteem)은 한 개인이 자기 자신에 대해 가지는 광범위하고 포괄적인 평가를 내포한 개념이다. 인간은 성장하면서 자아개념을 형성하게 되고, 자신을 긍정적으로 평가함으로써 높은 자아존중감을 느끼게 된다. 즉, 자신이 갖고 있다고 지각하는 긍정적 특질들에 대한 자기평가적 측면을 자아존중감이라고 한다.

자아존중감은 개인 삶의 많은 부분에 영향을 미친다. 타인을 공감하는 능력이나, 타인과의 관계 맺기, 개인의 성공 여부까지 결정할 수 있는 중요한 요소이다. 그렇다면 이렇게 중요한 자아존중감은 어떻게 형성될까? 영유아기에 가장 영향력이 큰 부모가 그들에게 상호작용하는 방식, 즉 양육태도에 의해 아이의 자아존중감은 형성된다. 자아존중감은 부모의 태도에 의해 상당 부분 영유아기 때 고착되지만, 가변적이어서 성장하면서 주변의 중요한 사람이 어떻게 상호작용하는가에 따라, 그리고 성공 경험에 따라 긍정적인 방향으로 변화될 수 있다. 자아존중감의 특성 중 하나는 대물림되는 성향이 있다는 것이다. 부모가 자아존중감이 높을 경우, 아이의 자아존중감이 높게 나온 연구들이 있다. 부모의 양육태도는 대부분 부모들이 자신의 부모로부터 받았던 양육태도를 그대로 자신의 자녀에게 보여 주게 되기 때문이다. 지시적이고 비판적이며 판단적인 양육태도를 보이는 부모의 자녀들은 자아존중감이 낮으며, 낮은 자아존중감은 문제해결력이나 대인관계에서 소극적인 태도를 보이게 된다. 반면, 자아존중감이 높은 사람은 아무리 어려운 문제나 과제도 스스로 해결할 수 있으며, 리더십이 있고 매사에 적극적이며, 자신의 성공을 예감하고, 또 실제로 성공을 경험하게 된다. 그리고 이러한 성공의 경험이 자아효능감을 갖게 하고, 도파민이라는 물질을 분비하게 하여 좋은 기억으로 기억저장소에 저장하고, 이러한 경험을 반복하게 하는 선순환구조를 이루면서 다시 자아존중감을 탄탄하게 형성해 간다. 즉, 자아존중감은 개인을 성공으로 이끄는 지름길이며, 개인의 인생을 쥐고 흔드는 명령자이다.

자아존중감을 높일 수 있는 방법은 아이가 자아개념을 형성할 때 거울이 되는 부모가 늘 웃어주고, 순수한 애정으로 바라봐 줌으로써 긍정적 자아상을 갖도록 하는 것이 중요하다. 점차로 성장하면서는 비판과 판단, 지시하는 양육태도를 경계하고, 아이가 스스로 결정하고 실패에도 굴하지 않고 재도전할 수 있는 기회를 제공하며, 작은 것이라도 성공 경험을 통해 성취감을 자주 경험하게 함으로써 가능해질 수 있다. 자아존중감이 높은 사람일수록 삶에 대한 만족감과 행복감을 경험하며, 자아존중감이 낮은 사람은 자신을 무가치한 존재로 여기며, 높은 수준의 우울증, 부정적 정서상태, 과민성, 공격성, 충동성 및 소외감을 경험한다.

자아존중감의 결여로 나타난 건강하지 못한 행동들을 살펴보면, 허풍이나 과장, 헐뜯기, 자기합리화, 완벽주의, 수줍음, 자기평가절하, 방어적 순응, 외톨이 되기, 과잉성취욕구, 냉소적 태도 등을 갖게 된다. 자존감이 낮은 사람의 특성은 자신에게나 타인에게 강점을 발견하기보다 오히려 지각된 부적절함을 선택하고, 거절에 대한 불안이 있어서 실제적 거절을 유발하는 등 타인과 부정적 관계를 맺음으로써 다시 거절에 대해 불안해하는 악순환으로 이어진다. 자기 의견과 다름을 용납하지 못하고, 자기를 무시하거나 거절하는 것으로 받아들여 방어적 태도를 취하는 등 상처와 분노로 반응한다.

그러므로 정신건강을 위해 높은 자아존중감을 유지할 필요가 있으며, 건강한 자아존중감은 자신의 긍정적인 특성과 부정적인 특성 그리고 변화하기를 원하는 자신의 모습을 함께 통합적으로 평가해야 한다.

(3) 자아효능감

반두라(Albert Bandura, 1925-)는 1976년 그의 저서 『사회학습이론(*Social Learning Theory*)』에서 최초로 자아효능감(self-efficacy)의 개념을 정립하였다. 반두라는 자신의 능력에 대한 믿음을 가진 사람은 그렇지 않은 사람에 비해 실제로 어려움을 극복하는 힘이 더 강하다는 사실을 발견하여, 이를 '자아효능감'이라고 명명하였다. 이후 여러 학자들에 의해 자아효능감이 직무현장에 있어서 직무태도를 향상시키고, 교육훈련을 강화시켜 결과적으로 직무성과도 높여 주며, 스트레스로부터 오는 부정적 결과도 완화시킨다는 많은 연구결과들이 도출되었다.

자아효능감의 사전적 의미는 특정한 문제를 자신의 능력으로 성공적으로 해결

『사회학습이론』
(1976년 출판)

할 수 있다는 자기 자신에 대한 신념이나 기대감이다. 높은 자아효능감은 과제에 대한 집중과 지속성을 통해 성취 수준을 높일 수 있으며, 그 결과 긍정적인 자아상(self-image)을 형성하는 데 도움이 된다.

반두라에 따르면, 자아효능감은 영역 특정적이고, 성취동기(achievement motivation)와도 관련이 있다(Bandura, 2000). 영역 특정적이란 자아효능감이 모든 영역에서 절대적이지 않음을 의미한다. 예를 들어, 어떤 사람이 운동 영역에서는 높은 자아효능감이 있으나, 사회적 관계에서는 자아효능감이 낮을 수 있다. 또한 성취동기는 어떠한 과제를 달성하고자 하는 요구이거나, 앞서 나가기 위해 노력하려는 욕구이다. 동기는 외재적 동기(extrinsic motivation)와 내재적 동기(intrinsic motivation)로 구분되는데, 과제를 수행하는 그 자체가 보상이 되는 내재적 동기가 학생의 성취와 창의성에 좋은 영향을 미치게 된다. 여기서 내재적 동기와 관련되는 것이 자아효능감이다. 어떤 일의 성취 여부는 자신이 어떠한 과제를 숙달할 수 있고, 좋은 결과를 만들어 낼 수 있다는 신념이 결정적인 역할을 한다(Bandura, 2000).

교사의 학생들에 대한 기대를 '자아충족적 예언(self-fulfilling prophecy)'이라고 한다. 학생들이 자신에 대한 교사의 긍정적 혹은 부정적 태도를 수용하고 동화됨으로써 교사의 기대와 비슷한 결과를 만들어 내게 된다. 특히, 이러한 자기충족적 예언은 학업성취도가 높은 아이들보다 낮은 아이들에게 더 효과적이다. 교사의 아이에 대한 기대가 아이에게 반영되어 아이의 자아존중감을 높여줄 수 있고, 자아효능감은 자아존중감을 토대로 내적 과정을 통해 길러지며, 또한 성공의 경험이 잦을수록 자아효능감이 향상된다고 볼 수 있다.

(4) 자아정체감

1965년 에릭슨의 저서 『정체성: 청소년과 위기(Identity: Youth and Crisis)』에 따르면, 자아정체감 확립은 청소년기에 수행해야 할 주요 발달과업이다. 의존적이던 아동기를 벗어나 책임 주체로 이행되는 과정에 있는 청소년들이 심리적·신체적 성장에 기초하여 자아에 대한 인식, 즉 주체성을 확립해 가는 과정이다. 이러한 발달과업을 무난히 수행했을 때, 불확실감, 불안정감, 단절감 등의 감정을 조정하여 통합된 자아를 구축하게 된다. 정체감 구조가 발달함으로써 개인은 의사결정, 문제해결 경험과 자기 관련 정보를 해석하고 판단하는 참조의 틀을 얻을 수 있게 된다. 그런데 자아정체감 발달이 적절하게 이루어지지 못할 경우, 개인의 심리적 불균형을 초래할 뿐만 아니라, 사회적 적응, 대인관계, 성 역할, 직업태도 인지, 도덕성 발달 등에 문제가 발생하고 정서불안 공포증 같은 정신병리 현상까지 초래하게 되는 등 온전한 사회적 삶을 살아가는 것을 어렵게 만드는 요인이 될 수 있다. 반면, 높은 자아정체감은 자기를 확립하고 자기 정의를 내릴 수 있으므로, 정신건강을 유지하는 데 중요한 요인이 되는 것은 많은 연구들에서 이미 입증된 바이다.

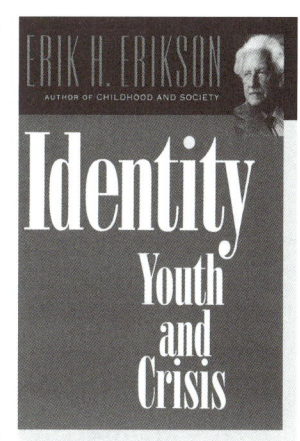

『정체성: 청소년과 위기』
(2013년 출판)

  정체감을 확립하기까지 명확한 자기이해는 어렵고 혼란과 갈등을 체험할 수 있다. 마르시아(Marcia, 1980)는 정체감 지위에 대해 정체감 혼란, 정체감 유실, 정체감 유예, 정체감 달성의 네 가지를 제시하였다.

① 정체감 혼란(identity diffusion) : 정체감 위기나 수행을 아직 경험하지 않았고, 직업이나 자신의 신념에 대한 의사결정도 하지 않은 상태
② 정체감 유실(identity foreclosure) : 정체감의 위기 없이 수행을 한 경우로서, 주로 부모나 다른 역할모델의 가치, 기대 등을 그대로 수용하여 그들과 비슷한 선택을 한 경우
③ 정체감 유예(identity moratorium) : 에릭슨이 말한 정체감 위기상태를 경험하고 있으면서 자아정체감 형성을 위해 다양한 역할, 신념, 행동 등을 실험하고는 있으나, 아직 의사결정을 하지 못한 상태
④ 정체감 달성(identity achievement) : 정체감 위기를 성공적으로 극복하여 직

업, 개인적 신념, 삶의 목표, 정치적 견해 등에 대해 스스로 의사결정을 할 수 있는 상태

이렇듯 정체감은 늘 안정된 개념은 아니며, 삶에서 정신과정의 부분들이 모여 만들어지게 된다. 결국 건강한 자아정체감을 확립한 사람은 매사에 적응적이고 융통성이 있으며, 인간관계나 직업 등의 변화에 개방적일 수 있다. 또한 이러한 일생 동안 계속적으로 재조직하도록 한다.

(5) 자아불일치

개인의 자아개념은 부모를 비롯한 사회적 관계 속에서 형성되어 간다. 그러나 외적으로 부여된 가치조건에 따라 살아가다 보면 자아불일치를 경험하기 쉽다. 유난히 다른 사람을 의식하는 사람은 외적으로 부여되는 가치조건에 의미를 두느라, 진정한 자아를 만나기 어려울 수 있다. 자신에 대한 깊은 통찰을 통해 자기 내면의 소리에 귀 기울이고 진정한 자아를 발견, 자아개념을 확립해야 한다. 자아개념을 형성하는 데 방해요소가 되는 것이 자아불일치(self-discrepancy) 개념이다.

자아불일치 개념은 자아지각에 있어서의 불합치감을 말하며, 그 내용은 다음과 같다(나동석 외, 2015: 29).

① 실제적 자아(actual self) : 자신이 실제로 가지고 있다고 믿는 속성
② 이상적 자아(ideal self) : 자신이 가졌으면 하고 바라는 속성
③ 당위적 자아(ought self) : 자신이 가지고 있어야 한다고 믿는 특질

그러므로 실제적 자아와 이상적 자아, 당위적 자아의 차이가 클수록 삶은 심리적 갈등과 부적응의 문제가 발생하고 고통스러울 수 있다.

4) 사회적 요인

정신건강에 영향을 미치는 사회적 요인은 다음과 같다(강영숙 외, 2020: 34-35 ; 고명수 외, 2019:50-56 ; 서혜석 외, 2015: 45).

(1) 가족과 정신건강

가족이 정신건강에 미치는 영향은 매우 크다. 유전인자의 가족력과 가족의 하위체계 간 상호작용에 의한 관계 모두 개인의 정신건강에 크게 영향을 미친다. 우선, 유전인자의 가족력에 대해 살펴보면, 정신질환에 가족력이 있다는 것이 알려진 이후, 질환의 원인 중 유전적 요인과 환경적 요인이 기여하는 정도를 알기 위해 쌍생아 및 양자 연구가 시작되었고, 정신분열증, 조울증, 신경증 등에서 일란성 쌍생아(MZ) 일치율이 이란성 쌍생아(DZ) 일치율보다 더 높게 나타난 결과에 대해 정신건강의 영향요인을 통해 유전적 요인의 기여도가 입증되었다. 또한 주요우울증 환자의 가족에서 기분저하장애(dysthymia)의 발병률이 증가하였다거나, 양극성장애 환자의 가족에서 주요우울증의 발병률이 증가하였다는 연구, 혹은 정신분열증, 조울증이 일반 연구에서보다 이 질병에 이환된 사람의 가족에서 발병률이 더 높은 것으로 보고된 것으로 볼 때, 인간의 정신건강에서 가족력이 크게 작용하는 것으로 보인다.

가족체계의 양상은 정신건강과 밀접하게 관련된다. 가정은 인간이 태어나서 처음으로 접하는 최소한의 사회단위이고, 대부분 아이들이 부모, 특히 어머니를 통해서 세상에 대한 지식을 습득하고, 사회화의 기초를 형성한다. 부모의 자녀에 대한 양육태도나 방식은 자녀의 행동이나 성격형성에 지대한 영향을 미치게 되는데, 부모의 양육태도에 대해서는 다음 세 가지로 구분하고 있다.

① 민주적 유형 : 자녀를 엄격하게 통제하고 자녀에게 성숙한 행동을 할 것을 기대하고 요구하지만, 자녀의 의견이나 생각을 인내심을 가지고 경청하고 지시할 때에도, 명백하고 합리적인 이유를 들어 설명해 준다. 민주적 부모의 자녀들은 기질 면에서 쾌활하고 열의가 있으며, 자기신뢰감이 높아 새로운 과제에 빨리 숙달하고 자기통제적이다.

② 권위적 유형 : 자녀에 대한 통제나 요구 수준이 높고, 자녀가 자신과 다른 의견이나 신념을 갖는 것을 용납하지 않는다. 부모와 자녀 간 상호호혜적인 의사소통이 전혀 이루어지지 않으며, 자녀가 정해진 행동표준에 위배되는 행위를 하거나, 부모의 말에 무조건적 복종을 하지 않으면 무섭게 처벌하고 자녀의 의

지를 꺾는다. 이런 유형의 부모의 자녀들은 또래와의 상호작용이 원활하지 않고, 타인에 대한 배려가 부족하며, 좌절을 경험할 때 적대적이고 공격적인 반응을 보인다.

③ 허용적 유형 : 자녀에게 벌을 주는 경우가 거의 없으며, 온정적이고 비지배적이고, 비요구적이어서 자녀훈육 시 성숙한 행동을 요구하지도 않고, 자녀의 독립심 훈련 조절에도 어려움을 겪는다. 이러한 부모의 자녀들은 지나치게 의존적이고, 성인에게 요구를 많이 하며, 교실활동에도 덜 참여하는 경향이 있다.

비단 부모의 양육태도뿐만 아니라, 부모와의 애착관계 형성과 형제자매 등 가족하위체계와 맺은 애정적 유대관계는 아동에게 일생 동안 영향을 미치며, 이웃, 또래, 학교, 직장 등 보다 넓은 사회체계와의 상호작용에 있어서 관계형성의 기초가 된다. 부모의 불화, 부모의 정신질환 혹은 범죄 등 부모의 사랑을 받지 못하는 환경은 아이로 하여금 품행장애와 반사회적 행동장애를 갖게 할 수 있다. 특히, 부부갈등은 자녀의 정신건강과 심리적 적응에 매우 부정적인 영향을 주며, 부부갈등에 대한 자녀의 주관적 지각과 해석이 자녀의 심리적 적응에 더욱더 직접적으로 관련된다. 또한 가정의 경제력이 개인의 정신건강에 간접적으로 영향을 미칠 수 있다. 빈곤은 부부간의 불화 등 정신적인 문제를 유발하고, 자녀에 대한 무관심이나 학대 등 바람직하지 못한 양육태도를 통해 아동의 성격형성에 심각한 문제의 소지를 제공할 수 있다.

(2) 생활사건과 정신건강

생활사건과 관련되어 지금까지 가장 많이 연구된 정신질환은 정신분열병, 우울증, 불안장애 등이다.

브라운과 해리스(George W. Brown and Tirril Harris)는 1978년 그들의 저서 『우울증의 사회적 기원: 여성의 정신 장애 연구(Social Origins of Depression: A Study of Psychiatric Disorder in Women)』에서, 그들은 여성이 우울증에 많

이 걸리는 현상을 다음과 같이 설명하고 있다.
 ① 11세 이전에 어머니와 헤어지는 상실을 경험한 경우
 ② 14세 이하의 자녀가 세 명 이상 있는 경우
 ③ 배우자와 신뢰관계가 결여되어 있는 경우
 ④ 유급노동이 결여되어 있는 경우

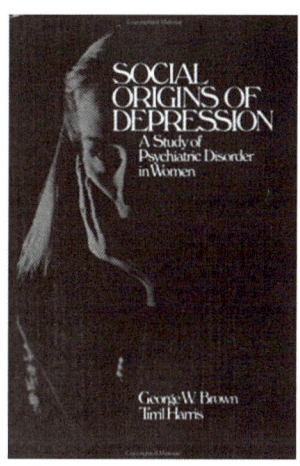

『우울증의 사회적 기원』
(1978년 출판)

저소득층 여성은 중산층 여성보다 우울증에 걸릴 가능성이 네 배나 높은 것으로 나타났다. 이런 연구결과에서는 사회적 요인이 가장 잘 나타나는 정신건강의 문제로 우울증을 예로 든다. 사회적 지지는 스트레스를 주는 생활사건의 영향으로부터 여성을 보호하거나, 생활사건의 부정적인 영향을 완화시킬 수 있다. 주요우울증(major depression)은 사회적 지지가 결여되고 다른 보호적 환경 여건이 주어지지 않을 때 나타날 수 있다(Horwitz & Scheid, 1999).

실제 임상적으로는 많은 경우 생활사건과 연관된 경우의 정신질환을 흔히 경험할 수 있다. 대개 정신분열병 환자는 일반인에 비해 발병적 생활사건이 많다는 것이 일반적인 결론이다.

(3) 종교와 정신건강

정신건강과의 관계 규명에 대해서 동서양을 막론하고 오랫동안 많은 연구들이 이루어져 왔다. 연구결과들은 정신건강에 종교가 긍정적 영향을 미친다는 연구가 대부분이나, 반대로 부정적인 영향을 미친다는 연구결과들도 있다.

볼드와 힐(Seybold & Hill, 2001)은 종교와 정신건강과의 관계를 설명하는 잠재적 메커니즘으로 사회적 지지와 건강한 라이프 스타일(life style), 스트레스 평가(appraisal)와 대처 전략(coping strategies) 등을 들었다(원지영, 2009 재인용).

종교 자체의 영향보다는 종교를 신봉하는 개인적 성향이나 생활방식, 생활사건에 대한 스트레스 평가와 대처 등이 종교생활에 어떻게 작용하는가에 따라 정신

건강에 미치는 영향도 다를 수 있음을 시사한다.

올포트는 1951년 그의 저서 『개인과 그의 종교(The Individual and His Religion)』에서, 그는 개인의 종교성을 내재적 종교성향과 외재적 종교성향으로 개념화하였다. 올포트에 따르면, 내재적 종교성향(intrinsic religious orientation)은 종교 자체를 목적으로 보고 종교에서 삶의 가치를 발견하고 이를 실현함으로써 종교를 생활화하는 사람인 반면, 외재적 종교성향(extrinsic religious orientation)은 종교를 자기 목적을 위한 수단으로 보는 것으로, 종교가 사회적 상호작용을 위한 매개체가 되는 경우가 이에 해당한다(Hackney and Sanders, 2003). 내재적 종교성향을 가진 사람이 외재적 종교성향을 가진 사람보다 심리적으로 훨씬 건강한 것으로 보고된 바 있다. 사람에 따라 종교적 대처방법의 선택에 차이가 있겠지만 이러한 외재적·내재적 종교성향이 매개요인으로 작용한다.

개인적인 종교적 성향이나 대처방법 외에 사회적 지지체의 하나로서의 종교의 역할에 대한 논의도 있다. 종교활동에 적극적으로 참여하는 사람은 그렇지 않은 사람에 비해서 좀 더 넓은 사회관계망(social network)을 형성할 수 있고, 다양한 상호작용의 기회를 통해 물질적 혹은 정신적 지원을 받을 수 있는 기회는 그렇지 못한 사람들에 비해 많을 것임에 따라 결국 보다 나은 안정적인 정신건강 상태를 유지할 수 있다.

정신건강과 종교 간의 관계는 신체적 질병과 종교의 관계보다 더욱 확실한 관계가 있다는 증거가 있다. 즉, 종교활동을 하는 사람은 그렇지 않은 사람보다 고혈압 환자가 적었고, 스트레스 수준을 완화시키는 것으로 나타났다. 노년기 성공적 적응의 한 지표인 건강과 종교성 간의 관계에 관한 연구들에서 대체로 종교생활은 주관적 안녕감을 강화하고(Ellison, 1991), 우울증과 심리적 디스트레스(distress)를 저하시키며, 사망률과 질병이환율을 감소시키는(Levin, 1996) 등 노후의 신체적·정신적 건강 유지 및 증진에 도움을 준다는 사실이 확인되었다.

Chapter 2

정신장애

1. 정신장애의 개념

2. 정신장애의 관점

3. 정신장애의 분류

4. 유사용어의 구분

# Chapter 02
정신장애

1. 정신장애의 개념

1) 장애의 정의

장애(disorder)란 일반적으로 무엇을 수행하고자 할 때 방해가 되는 것을 의미하지만, 장애인복지에서 말하는 장애는 크게 장애인 자신이 가지고 있는 개인적 장애와 사회가 가지고 있는 사회환경적 장애로 구분된다. 그 내용은 다음과 같다(엄태완, 2019: 38-39).

개인적 장애는 신체장애, 의식장애 그리고 능력장애로 구분할 수 있다. 신체장애(impairment)는 생리학적 신체구조장애(예, 신체절단 등)와 신체기능장애(예, 걷는 기능 장애 등)를 포함한다. 의식장애(despair)는 신체장애가 원인이 되어 2차적으로 발생하는 장애이며, 신체장애가 직접 혹은 간접적 원인이 되어 나타나는 현상이다. 의식장애는 신체장애에 기인한 결과로 대상이나 현상을 객관적으로 인식하지 못하고, 그에 따른 반응도 부적절하게 하는 것을 말한다. 하지만 모든 신체장애를 가진 사람들이 의식장애를 가지는 것은 아니다. 능력장애(disability)는 신체장애와 의식장애가 통합되어 주체적 행동을 할 수 없는 상태를 말한다. 신체장애의 경중에 관계없이 또는 의식장애가 없이 주체적으로 생활을 한다면, 신체장애 이외의 다른 장애는 없음을 말한다. 즉, 의식장애는 가변적 장애로 완전히 변화가 가능하기 때문에 능력장애의 기준이 되는 것은 신체장애가 아니라, 의식장애라고 할 수 있다.

장애인이 적응하기 어려운 사회환경적 장애는 크게 물리적 환경장애와 문화적 환경장애로 구분할 수 있다. 물리적 환경장애는 이동수단 등의 물리적 사회환경으로 인해 장애인의 사회생활이나 적응을 어렵게 하는 것을 말한다. 문화적 환경장애는 상징적 문화환경장애, 규범적 문화환경장애, 사회심리적 환경장애를 포함한다. 상징적 문화환경장애는 장애인의 경우, 문화환경에의 접근성이 떨어지기 때문에 문화학습에 제한을 받는 경우가 많아 문화를 내면화하는 데 어려움이 있어 사회가 공유하고 있는 문화환경에 적응하는 데 어려움을 겪는 것을 말한다. 많은 장애인이 문화적 가치기준이나 행동양식을 가지는 데 어려움을 겪게 됨에 따라서 문화환경 자체가 하나의 장애요인이 될 수 있다. 규범적 문화환경장애는 대부분의 규범적 문화환경의 구성이 장애인의 장애를 고려하지 않고 있기 때문에 발생하는 장애이다. 즉, 문화적 환경이 제시하는 가치기준이나 실용성을 장애인이 내면화할 수 없도록 구성되어 있기 때문에 장애인이 사회구성원으로 적응하고 성장해 나가는 데 문화적 환경 자체가 장애요인으로 작용한다. 사회심리적 환경장애는 장애인이 소속되어 있는 지역사회나 공동체 등에 형성되어 있는 사회심리적 환경이 그 구성원인 장애인에 대해 편견을 가지기 때문에 나타나는 적의적 태도 등을 말한다. 이러한 사회심리적 환경은 능력을 가진 장애인을 좌절시키고 사회접근을 방해하는 사회적 장벽이 된다. 심리사회적 환경으로서의 편견은 심리적 태도에만 머물지 않고 때로는 장애인에 대한 혐오, 회피, 거부, 추방 등의 차별 행동으로 발전하기도 한다.

개인적 장애와 사회환경적 장애가 중복된 결과로서 나타나는 것이 사회적 불리이다. 예를 들어, 신체장애의 결과로 일상의 사회생활을 유지하기 위한 능력이 저하되고, 이에 따라 직업의 기회를 얻지 못하게 되며, 지역사회에서 생활의 기초가 되는 인간관계 형성의 기회를 얻지 못하게 되어 지역사회에서 고립되는 경우를 말한다. 이와 같은 상태를 사회적 불리라고 한다. 사회적 불리는 모든 장애요인이 중첩되어 최종적으로 형성되는 것이며, 장애인복지에서 해결해야 할 대상으로 본다.

2) 정신장애의 정의

　정신장애(mental disorder)는 가장 광의의 개념인데, 이는 정신병과 정신질환의 개념을 포괄하는 용어이며, 생각, 느낌, 행동이 병리학적으로 특징되는 장애를 일컫는다(Bruno, 1989). 정신질환과 달리 정신장애는 질병 자체의 활발한 진행 이외에도 질병으로 인한 사회적 기능의 붕괴까지를 포함하는 것으로, 질병의 증상이 없어진 후에도 질병 이전의 상태로 복귀하지 못하는 비가역적인 경우가 해당되는데, 만성정신장애(chronic mental disorder)가 여기에 속한다.

　스피처와 윌슨(Spitzer & Wilson, 1975)에 따르면, 정신장애는 첫째, 근본적으로 정신 및 행동을 변화시키는 상태이다. 둘째, 증상의 발현상태에서 규칙적이고 실질적으로 스트레스를 유발하고, 사회적 기능의 일반적 손상을 초래하며, 신체적 건강을 해치기 때문에 자발적으로 멈추고 싶은 행동과 연관이 있다(사회적 요소에 의해 장애의 여부가 결정된다.). 셋째, 정신장애의 상태는 다른 상태와는 뚜렷이 구별되며, 어떤 방법에 입각하든지 그 치료에 반응을 보이는 상태이다. 따라서, 정신장애는 개인에게 발생되는 생각, 느낌, 행동이 임상적으로 병리적인 양상을 보이는 것인데, 다른 상태와 뚜렷이 구별되며, 규칙적인 진행과정을 갖고 있고, 실질적 스트레스를 유발하며, 사회기능과 일상생활에 영향을 미치는 상태로서, 어떤 방법에 의한 것이든 치료에 반응을 보이는 상태이다.

　터너(Turner, 1997)에 따르면, 정신장애로 인한 실제적인 증상은 정신과적 증상과, 이로 인한 생활기능의 저하라는 두 가지 측면으로 설명할 수 있다. 즉, 어떤 개인이 정신장애의 증상을 보이고, 이러한 증상으로 인해서 일반적인 생활기능상에 저해가 발생했을 때, 통상 그 개인에게 정신장애가 있다고 말한다. 정신과적 증상이란 우울, 불안, 강박, 정신증적 증상 등의 심리적 증상과 위축된 행동, 합리적이지 못한 행동 등의 행동적 증상 및 심리적 증상, 행동적 증상에서 올 수 있는 사회적 관계의 문제 등을 들 수 있다. 기능상의 장애는 이러한 정신과적 증상으로 인해서 기존에는 잘 수행하던 개인적 · 사회적 · 직업적 역할 수행에 장애가 생기는 경우를 말한다. 즉, 일정 정도의 우울이나 불안 등의 정신과적 증상이 있다고 하더라도, 이로 인해서 기능상의 장애가 생기지 않을 경우에는 증상 그 자체만 가지고 정신장애가 있다고 진단하지는 않는다. 반대로, 기존에 잘 수행하던 기능을 잘 수행하지 못하는 경우, 기능장애의 원인이 신체적 장애 때문에 생길 수도 있고, 개인의 능력 부족에서 생길 수도 있기 때문에 기능상의 장애 자체만을 가지고 정신장애를 진단하는 것 역시 한계가 있다. 따라서, 정신과적 증상이 나타나는 경우 등 정신과적 증상과 기능상의 장애가 동시에 나타날 때, 정신장애라고 진단한다. 그러나 오늘날 정신장애의 정의는 병리적인 것만을 내포하지 않고 좀 더 사회적인 측면을 강조하는 용어로 받아들여지고 있다. 정신장애의 개념은 정신장애인의 정서적 안녕(emotional well-being)과 정신과적 증상(psychotic symptom)에서 벗어나는 것만을 의미하지 않는다(Dybwad, 1982: 66). 건강한 시민의 한사람으로서 정신장애인도 정상적 생활이 가능함(normalization)을 믿는 자세는 정신장애에 대한 개념을 회복중심의 관점으로 변화시키는데 중요한 실천의 관점을 제공해 주고 있다.

정신장애의 개념은 정신의학학회나 협회 및 학자 간 많은 논의가 있지만, 미국정신의학협회(American Psychiatric Association, APA)의 정신장애의 진단 및 통계편람(Diagnostic and Statistical Manual of Mental Disorders, DSM)에서 정의한 정신장애의 개념을 가장 보편적으로 사용하고 있다(이영실 외, 2020: 183).

DSM-4(1994)에 따르면, 정신장애는 개인에게 발생되고 있는 임상적으로 중요한 행동적·심리적 증후군이나 양상이다. 이러한 증후군이나 양상은 현재의 고통스러운 증상이나 무능력을 동반하거나, 고통스러운 죽음이나 통증, 상실 위험을 증가시키게 된다. 그러나 사랑하는 사람의 죽음 등 어떤 특정한 사건에 대해 기대할 만하고, 문화적으로 허용되는 반응이어서는 안 된다는 것으로 정의하고 있다.

DSM-5(2013)에 따르면, 정신장애는 개인의 인지, 감정조절 또는 행동에서 나타나는 임상학적으로 의미 있는 장애를 특징으로 하는 증후군이다. 이는 정신기능의 기초가 되는 생물학적·정신적 또는 발달과정에서의 기능장애를 반영하는 것으로 본다. 즉, 정신장애는 대개 사회적·직업적 또는 기타 중요한 활동에서의 의미 있는 고통과 기능장애와 관련되지만, 사랑하는 사람의 죽음 같은 흔한 스트레스 요인 또는 상실에 대한 예측할 수 있거나, 문화적으로 용인되는 반응은 정신장애가 아니며, 또한 정치적, 종교적, 성적 등 사회적으로 변이된 행동 및 주로 개인과 사회와의 사이에서 일어나는 갈등도 개인의 기능장애 때문이 아니라면 정신장애가 아니라고 정의하고 있다. DSM-5의 정신장애에 대한 개념은 현재 정신건강 임상분야에서 도입되어 사용되고 있다.

3) 정신장애의 특성

정신장애의 특성은 다음과 같다(최희철 외, 2019: 46-48).

(1) 급성과 만성정신장애의 개념

복지장애를 규정할 경우, 일반적으로 '장애가 고정화된 상태'에 있다는 것이 장애규정의 기본이었다. 그래서 2000년 「장애인복지법」 2차 개정이 있기 전까지 정신장애는 복지에서 말하는 의미에서의 장애로서 인정되지 못하였고, 이로 인해 정신장애인에 대한 복지측면의 대책은 크게 뒤떨어지고 말았다. 그동안 정신장애는 질환이며, 그것은 의료의 대상이었고, 복지의 대상은 아니었다. 질환은 의학적 방법을 적용하여 개선되고 장애는 경감된다. 정신장애는 매우 유동적이고 고정화된 것은 아니다. 정신장애 중에는 두부외상이나 각종 중독 등에 의한 후유증으로 고정적 기능저하나 기능장애를 남기는 것도 있다. 그러나 정신장애를 가져오는 대표적 질환인 조현병의 경우, 후유증적 결함상태(장애)를 남기지만 그것이 고정화된 것이라고는 할 수 없다. 정신장애는 발병 이후의 생활방법에 따라서 고정화함이 없이 유동적으로 경과한다. 또 생활의 제한도 상당히 완화되든지, 더욱 심해지든지 한다는 점에서 그 특성을 찾아볼 수 있다.

대부분의 질환은 일반적으로 발병상태, 증상의 진행과정, 치료에서의 반응, 그리고 회복에 걸리는 시간 등 광범위한 차원에서 급성과 만성으로 구분된다. APA의 정신장애 분류(DSM-5)에서는 발병일을 기준으로 2년 이상 경과된 상태를 만성으로 규정한다.

앤더슨(Nancy C Andreasen)은 1984년 그의 저서 『부서진 뇌: 정신의학의 생물학적 혁명(The Broken Brain: The Biological Revolution in Psychiatry)』에서, 그는 급성과 만성은 병 자체의 진행속도에 달려 있음을 강조하였다. 급성환자는 빨리 회복하거나 또는 일찍 사망하는 데 반해, 만성환자는 오랜 시일에 걸쳐 어려움을 겪는다.

스트라우스(Strauss, 1975)에 따르면, 급성환자의 빠른 질병 진행속도에 맞추는 치료와 만성환자의 오랜 기간 지속되는 병의 진행에 맞추는 치료에는 차이가 있어야 한다. 급성환자에게는 응급상황에 조속한 조치를 하는 것이 강조된다면, 만성환자에게는 장기간의 보호와 지지가 더 강조된다.

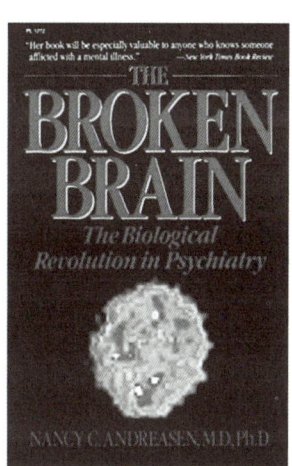

『부서진 뇌』
(1985년 출판)

그러므로 급성은 병이고 만성은 장애라든지, 급성은 치료가 되고 만성은 치료가 불가능하다든지 등의 이분적인 논리 속에서 만성을 이해한다기보다는 만성장애의 특성을 이해하는 것이 더 바람직하다고 하겠다.

(2) 만성정신장애의 특성

만성정신장애에 대한 정의를 내리기란 매우 어렵다. 우리나라에서 사용하는 만성정신장애 정의는 밍코프(K. Minkoff)의 정의를 인용한다. 즉, 밍코프(Minkoff, 1978)는 만성정신장애를 진단기준, 기능의 손상 그리고 시설에의 입원기간에 따라 정의한다. 물론 이러한 정의는 시대 및 정책의 변화에 따라 유동성을 가질 수밖에 없는 것이어서 일정 부분 한계를 가지고 있다. 만성정신장애의 정의를 종합적으로 판단해보면, ① 최소한 2년 이상의 유병기간을 가지고, ② 입원기간이 최소한 90일 이상이 되며, ③ 일상생활에서의 역할수행에서 기능상의 손상이 있어 어느 정도는 타인의 보호를 필요로 하는 기질적 뇌증후군, 조현병, 주요기분장애, 성격장애, 그리고 지적장애 등의 정신장애를 말한다.

이와 같이 정의된 대부분의 만성정신장애를 가진 사람들은 적절한 의료 및 약물치료, 지역사회기반 서비스, 사회적지지, 충분한 생활기회 등이 제공되기만 하면, 비교적 독립된 삶을 영위할 수 있는 능력을 소유하고 있다. 한편, 정신장애는 신체장애와 동질적인 성격을 갖고 있는데, 일반적으로 만성적 특성, 재활서비스의 방향, 그리고 세계보건기구(WHO)의 장애분류안이라는 세 가지 근거로 제시되고 있다. 이를 좀 더 자세히 살펴보면 다음과 같다.

첫째, 정신장애는 만성적 특성을 가진다. 이것은 한정된 시간이 아니라, 어쩌면 평생 동안 문제가 지속된다는 것을 의미한다.

둘째, 재활서비스 체계의 방향이 동일하다. 사회통합과 정상화라는 지역사회 중심의 재활관점에서 볼 때, 정신장애와 다른 장애 사이에 차이가 있을 수 없다.

셋째, 세계보건기구(WHO)에서 제시한 장애분류안에 따르면, 장애를 손상(impairment), 불능(disability), 불리(handicap)의 세 단계로 설명하고 있다. 손상은 심신의 구조적·기능적 손상 자체를 의미하며, 불능은 손상에 의한 개인적 차원에서 일상생활의 활동에 나타나는 2차적 장애를, 그리고 불리는 손상과 불능으로 인한 사회적 차원에서 경험하는 불이익으로 편견과 차별을 의미한다. 따라서, 손상단계에서는 정신병리를 중단시키기 위한 약물치료와 정신치료, 위기개입 등의 서비스가 제공되어야 한다. 불능단계에서는 대인관계와 사회기술훈련, 직업훈련 등의 개입이 그리고 불리단계에서는 고용 및 사회적 서비스 등 제도적 사회환경의 변화를 필요로 한다. 즉, 재활은 손상보다는 불능을 개선시키며, 불리를 보상하는 데 중점을 둔다는 점은 정신장애와 다른 장애 사이의 개입과정에도 큰 차이가 없다는 점을 시사해 준다(Anthony & Liberman, 1992).

정신장애는 병의 진행과정과 치료, 회복이라는 차원에서 질병의 특성상 만성정신장애로 불릴 수 있으며, 여러 다양한 정신장애의 정의나 속성을 통해 발견된 만성정신장애의 심리사회적 특성은 다음과 같다.

① 정신장애는 유병기간이 최소한 2년을 경과하고 있다.
② 입원기간이 90일 이상 되고 재입원의 악순환이 반복된다.

③ 병이 장기화됨에 따라 정신장애인 자신의 능력 상실로 인한 개인생활 및 가정생활에서의 기능이 약화될 뿐 아니라, 어느 정도 타인의 보호를 필요로 한다.
④ 단기간의 치료보다는 장기보호의 성격이 강하므로, 가족의 보호부담이 커지고 그에 따른 욕구들이 강하게 나타난다.
⑤ 정신장애의 장기화 현상으로 경제적 파탄이 초래된다.
⑥ 사회로부터의 편견과 낙인으로 사회적응 기회가 상실된다.
⑦ 만성과 정신장애의 복합적 요소로, 사회복지의 대책이 요구된다.

2. 정신장애의 관점

정신장애의 증상은 어떠하며 어떤 원인으로 발생하고 어떻게 치료되어야 하는지를 설명하기 위해 다양한 이론들이 제안되어 왔다. 그 내용은 다음과 같다(이영실 외, 2020: 182-188 ; 문혁준 외, 2020: 23-26 ; 이태연, 2019: 297-300).

1) 생물의학적 관점

정신장애가 발생하는 원인을 유전 또는 생물학적 구조나 기능의 이상에서 찾으려는 접근은 생물의학적 관점이다. 생물의학점 관점에 따르면, 정신장애의 발생 원인은 다음과 같다.

첫째, 내적 또는 외적 원인으로 인해 뇌 조직이 손상되었을 때, 정신장애가 발생한다. 예를 들어, 정신분열증 환자들의 뇌를 컴퓨터 단층촬영(magnetic resonance imaging, MRI)하면, 뇌실(cerebral ventricles)이 정상인에 비해 두 배 정도 커져 있는 경우가 발견되며, 좌측 전뇌가 손상되었을 때 주요우울장애와 같은 증상을 보이는 경우가 있다.

둘째, 뇌의 신경생화학적 기능이 정상적이지 않을 때, 정신장애가 발생할 수 있다. 예를 들어, 정신분열증은 도파민(dopamine, 신경전달물질의 하나)의 과도한 분비와 관련되어 있으며, 우울증은 노어피네프린(norepinephrine=noradrenalin)

이나 세로토닌(serotonin, 혈액이 응고할 때 혈소판으로부터 혈청 속으로 방출되는 혈관수축작용을 하는 물질)의 분비수준이 낮은 것과 관련되어 있다.

셋째, 유전자의 이상으로 인해 정신장애가 발생할 수 있다. 예를 들어, 일란성 쌍생아는 이란성 쌍생아에 비해 정신분열증이나 조울증이 함께 발생할 가능성이 높으며, 이것은 정신장애의 발병에 유전적 요인이 영향을 미친다는 것을 보여 준다. 그러나 뇌의 생화학적 기능 이상이나 신경조직의 손상이 특정한 정신장애와 관련되어 있다고 해도, 그 관련성을 밝히기 쉽지 않다.

2) 정신분석적 관점

프로이트에 따르면, 인간의 마음은 원초아(id), 자아(ego), 초자아(superego)로 이루어져 있으며, 이들 사이에 갈등이 발생하면 그 결과로 불안이 증가한다. 일반적으로 불안은 객관적인 외부위험이 존재할 때 발생하는 현실불안, 허용되지 않는 원초아의 욕망을 자아가 억압하는 과정에서 생기는 신경증적 불안, 초자아의 지나친 억제로 인해 발생하는 도덕적 불안 등으로 구분된다. 프로이트에 따르면, 사람이 느끼는 불안은 주로 억압된 성적 욕구나 공격적 욕구에 직면할 때 발생하며, 정신장애의 주된 원인이다. 인간은 방어기제(defence mechanism)를 사용하여 신경증적 불안이나 도덕적 불안으로부터 자아를 보호하고자 한다. 예를 들어, 정상적으로 허용되지 않는 성적 욕망을 가진 사람은 강박적으로 손을 씻는 행위(전위)를 통해 자아를 보호한다. 그러나 방어기제를 과도하게 의존하거나 불안을 제대로 방어하지 못하면, 정신장애가 발생하게 된다. 또한 인간은 일정한 심리성적단계를 거치면서 성격을 형성해 나가게 되는데, 특정한 단계에서 적절한 만족을 얻지 못하게 되면 고착(fixation)이 발생되고, 그것이 정신장애의 원인이 될 수도 있다. 예를 들어, 구강기에 입에서 충분한 만족을 얻지 못한 사람은 흡연이나 음주에 집착할 가능성이 높다.

3) 행동주의적 관점

행동주의적 관점에서는 정신장애의 발생과정에서 학습경험의 역할을 중요하게 여긴다. 즉, 대부분의 사람들은 스트레스에 잘 대처하고 주변 사람과 원만한 관계를 이루는 방법을 학습하는 데 비해, 어떤 사람은 스트레스에 제대로 대처하지 못해 우울이나 공격성을 보이고 주변사람들과 갈등을 겪는 등의 부적응행동을 학습한다. 이렇게 학습된 부적응행동을 정신장애라고 부르는데, 부적응행동유형의 구분은 다음과 같다.

첫째, 행동의 결손으로 사회생활을 하면서 일반적으로 기대되는 행동을 전혀 습득하지 못하거나, 결손되어 심리적 장애가 발생하는 경우이다. 예를 들어, 말을 잘 못하거나 알아듣지 못해 대인공포증이 생기는 경우를 예로 들 수 있다.

둘째, 일반적 기준보다 더 자주 어떤 행동을 하여 정신장애로 여겨지는 경우이다. 예를 들어, 자폐증 환자는 같은 행동을 지나치게 반복하는 경향을 보인다.

셋째, 행동과 강화 간의 관계에 대한 기대가 붕괴되어 발생하는 정신장애가다. 예를 들어, 학교에서 노력을 해도 좋은 성적을 얻지 못하는 상황이 반복되면 학습된 무기력이 발생하고, 이로 인해 우울증 같은 정신장애가 발생할 수 있다.

4) 인본주의적 관점

인본주의적 관점에서는 인간의 행동이 본능과 같이 자신이 통제할 수 없는 힘에 의해 결정된다고 보는 정신분석적 관점이나, 환경적 조건에 의해 결정된다고 보는 행동주의적 관점과는 다르다. 즉, 인본주의 관점은 인간을 자아실현과 잠재력을 가진 긍정적인 존재로 보며, 개인의 자유의지와 주관적 경험을 중시한다. 로저스에 따르면, 인간은 자아실현의 경향성을 선천적으로 지니며, 자아성장을 위해 나아가는 능동적인 힘이 있다. 인본주의적 관점에서는 자아실현의 욕구가 좌절된 채 타인의 기대에만 의존하거나 자신의 가치가 부정되는 상황에 처할 경우 또는 실제 자아와 이상적 자아의 불일치가 커질 때, 정신장애가 발생하게 된다고 본다.

5) 인지적 관점

인지는 정보를 지각하고, 인식하고, 판단하고, 추론하는 과정을 말한다. 인지적 관점에 따르면, 사람은 세상과의 상호작용을 통해 세상을 받아들이는 틀인 도식(schema)을 형성하게 되는데, 그 도식이 적응적이지 못하면 정신장애가 발생한다. 예를 들어, 유아기나 아동기에 형성되는 역기능적인 태도나 신념은 부정적인 사건이 발생할 때마다 부정적인 자동적 사고를 활성화시키며, 이것이 정신장애를 유발한다. 역기능적인 태도나 신념의 하나로 인지왜곡이 있는데, 이분법적 사고, 임의적 추론, 과잉일반화, 개인화 등이 대표적 사례이다.

6) 가족 · 사회적 · 문화적 요인

(1) 가족 요인

가족은 대인관계의 시작이자 기본이므로, 가족문제에 대한 연구는 정신장애의 원인 연구에 있어서 필수적이다. 가족의 질병, 사망, 이혼이나 별거 등의 가족위기(family crisis)와 부모사랑의 결핍, 부모부재 등은 자녀의 정신장애 증가와 관련이 있다. 또한 부모의 양육방식도 문제인데 과잉보호, 증오, 거부, 학대, 무관심 등이 영향을 주고 있다. 소아학대의 대상이나 가족 내 성적 학대(sexual abuse), 근친상간(incest) 등은 심각한 병적 원인이 된다.

미혼자와 이혼한 사람이 결혼한 사람보다 정신질환의 빈도가 높은 편이지만, 아내 학대와 같은 배우자와의 갈등이나 고부간의 갈등(conflicts between mother-in-law and daughter-in-law)도 정신질환의 유발인자가 되는 경우가 많다. 특히, 출산 후 산모에게 나타나는 정신병적장애들을 총칭하여 '출산 후 정신병(postpartum psychosis)'이라고 한다. 또한 자식들이 성장하여 출가한 이후 집안에 노부부만 남게 되는 경우, 우울증 같은 정신질환에 이환될 확률이 높아지는 데, 이를 '빈둥지증후군(empty nest syndrome)'이라고 한다(강영숙 외, 2020: 89).

(2) 사회적 요인

정신장애의 임상양상은 시대와 지역에 따라 다르다. 기분장애(또는 정동장애, affective disorder)는 북유럽에 많고, 알코올 습관성 중독은 아일랜드와 러시아에 많으나, 유태인에게는 적은 것이 그 예이다. 한국의 경우 고3병, 직장스트레스, 생활고 등 사회적 문제들도 중요한 정신장애의 원인이 될 수 있다. 이러한 환경적·사회적 스트레스에 의한 정신장애의 전형적 예가 '적응장애(adjustment disorder)'이다. 이에 대한 치유방법으로 친구, 직장 등은 환자에 대한 지지체계로서 원만한 대인관계, 공격성의 해소, 창조적 승화, 성취감 등에 큰 도움을 주고 있다.

사회적 고립 또는 경험 박탈은 창조성, 불안과 스트레스에 대처하는 능력과 성 행동 그리고 의미 있는 대인관계에서의 능력을 감퇴시킨다. 경제적 빈곤도 사회적 고립이 될 수 있지만, 경제적 수준이 낮을 때 발병이 증가하는 것은 원인에 의해서라기보다 병 때문에 경제적으로 빈곤해진다는 결과로 보는 견해도 있다. 도시사회에서는 각종 사건, 소음, 공해 등 물리적 스트레스가 많고, 경쟁, 소외, 좌절 등과 같은 심리적 스트레스도 많다. 또한 정신장애에 대한 사회적 편견이나 낙인은 정신장애의 발병, 악화에 중요한 부정적 요인이 될 수 있다.

(3) 문화적 요인

사회문화와 정신장애 사이의 관련을 보여 주는 좋은 예로는, 문화충격, 이민 또는 사회적 소수자(minority) 등 문화적 요인 및 인류학적 요인이다. 이는 한 문화 속에서 성장한 개인이나 집단이 다른 외래문화에 급격하게 접하게 되었을 때 생기는 현상이다. 특히, 정신병에 대한 사회적 낙인이나 정신질환에 대한 사회적 무지와 편견은 정신질환의 발병, 악화, 치료기회의 박탈, 재발 등 중요한 부정적 요인이 된다.

이와 유사하게 개인의 적응기제나 사회적 지지를 능가하는 문화의 급격한 변화는 불안, 우울, 고립감, 비현실감 등 충격을 일으킬 수 있다. 각각의 문화에 특유한 스트레스 적응양식이 있고, 정신장애의 개념이나 정의가 문화마다 다를 수 있다.

3. 정신장애의 분류

정신장애의 원인은 다양하며, 유전적 및 사회적 환경요인들이 복합되어 있거나, 또는 정확히 알려져 있지 않지 않다. 때문에 정신장애의 분류는 자연히 증상에 의한 기술적인 분류이다. 따라서, 정신장애의 진단분류도 환자의 상태, 원인, 치료, 예후에 관한 정보를 정신건강 영역의 전문가들과 함께 팀워크로 진행한다.

정신장애의 분류는 검사에 의존하기보다는 병력에 대한 정보, 정신상태검사 등 전문적인 임상기술, 면담기술에 의존하여 증상에 근거한 분류를 한다. 적절한 진단을 내리기 위해서는 환자뿐 아니라, 가족이나 친구 등 주위 사람들로부터도 많은 정보를 얻어야 하며, 환자에게 나타난 증상이 질환 때문이 아니라, 생활상의 어려움인 경우도 종종 있다. 이러한 이유로 정신장애 분류는 신체적인 질환에서와는 다른 특징을 갖고 있다. 따라서, 정신장애의 분류에 있어 다양한 학문적 팀 접근이 필요하며, 정신건강 영역의 사회복지사로서 전문성을 요한다(최희철 외, 2019: 72).

정신질환을 정확하게 진단하고 분류해야 하는 이유는, 정신장애 전문가들이 서로 의사소통할 수 있는 공통된 언어를 제공하고 질환의 특성을 밝힘으로써 다른 질환들에 비해 다른 점과 유사한 점에 대한 이해를 하기 위함이다. 또한 질병의 자연적인 과정을 통해 그에 따른 특정한 치료에 대한 방법을 공유하고, 궁극적으로는 다양한 질환들의 원인을 이해하기 위해서이다.

1) 일반적 분류

정신장애는 크게 정신질환(mental illness)과 지적장애(mental handicap, mental retardation)로 구분한다. 정신질환은 과거 건강하였지만, 나중에 병이 발생하는 것을 말하며, 지적장애는 출생 시 또는 어려서부터 나타난 지적능력의 결손을 의미한다. 정신질환(mental illness)은 또한 정신신경증(psychoneurosis) 또는 신경증([neurosis], 또는 신경증적 장애[neurotic disorder])과 정신병

(psychosis)으로 나뉜다. 여기에서 신경증과 정신병을 구분하는 기준은 현실판단능력(reality testing) 유무의 차이라 볼 수 있다. 정신병은 이해하기 어렵고, 쉽게 공감이 가지 않으며, 자아기능의 퇴행이 심하고 현실판단능력이 거의 없다. 신경증은 비교적 흔하고 증상을 이해할 만하고 공감할 수 있다. 신경증 증상은 다양하나, 현실판단능력이 손상되어 있지 않아 증상을 가진 환자 스스로도 자아이질적(ego alien, ego dystonic)이어서 괴롭다. 정신병적 장애는 다시 기질성 정신병(organic psychosis) 및 기능적 정신병(functional psychosis)으로 구분한다. 기질성 정신병은 뇌암, 혈관성 질환, 감염증, 독성, 외상성 또는 선천성 요인과 같은 신체적 병리가 증명되는 경우이다. 기능적 정신병이란 기능의 손상이 있으나 현재의 방법으로는 아무런 기질성 병리를 증명해 낼 수 없는 경우이다. 신체검사상 이상소견이 없으며, 심리적인 증상에 의하여 진단되고 조현병, 기분장애, 편집장애, 기타 정신병적 장애 등이 포함된다(유수현 외 2015: 143).

2) ICD와 DSM의 분류

정신장애의 진단분류 방법에 대한 역사적 고찰을 살펴보면, 19세기 말 서양의학은 중세기보다 많은 진보가 있었는데, 질병이 다르면 치료방법도 달라져야 한다고 인식되면서 진단 절차도 향상되었고, 각종 질병도 분류되었으며, 적용 가능한 여러 치료수단이 시행되었다. 새로운 진단절차가 의학 분야에 기여한 바가 많았기 때문에 이에 이상행동 분야도 영향을 받아 분류체계를 발전시키려고 시도하였다.

그러나 19세기 말뿐만 아니라, 20세기에 들어와서도 이상행동의 분류방식에는 일관성이 상당히 부족하였다. 19세기 말 무렵에는 전문가들 사이의 분류체계가 일치되지 않아 이상행동의 원인과 효율적인 치료법의 탐색작업이 더디게 되었다. 1882년에 영국의 왕립의학심리학회 산하 통계위원회(Statistical Committee of the Royal Medico-Psychological Association)에서 한 가지 분류체계를 만들어내고 그 후 여러 번의 수정에도 불구하고, 이 분류체계는 산하 회원들이 사용하지 않았다. 1889년 파리 정신과학협회(Congress of Mental Science)에서 단일한 분류체계가 채택되었으나, 이것도 널리 사용되지 못하였다. 1886년 미국에서 미국정신의학협회의 전신인 미국정신이상자 연구소의 감독의사협회에서 영국 분류체계를 다소 개정한 체계를 채택하였다. 그러나 일부에서는 자신들만의 고유한 분류체계를 사용할 것을 고집했기 때문에 분류체계의 일관성을 얻어내는 데는 큰 성공을 거두지는 못하였다.

최근 우리나라에서 공식적으로 사용하고 있는 분류기준은 WHO에서 제정하여 발전되어 왔던 '국제질병분류 ICD-10(International Classification of Disease)'과 미국정신의학회(American Psychiatric Association, APA)에 의해 만들어진 '정신장애 진단 및 통계편람 제5판 개정판(Diagnostic and statistical Manual of Mental disorder, DSM-5)'이 있다. 우리나라에서에서는 WHO가 발표하는 국제질병분류 체계를 골격으로, 우리 실정에 맞는 한국표준질병·사인분류(Korean Standard Classification of Diseases, KCD)를 개발하여 사용하고 있다.

(1) ICD-10(1992)과 ICD-11(2022)

ICD는 WHO에서 발간하는 국제질병분류법이다. WHO가 작성하여, 1992년에 간행한 국제질병분류 제10차 개정인 ICD-10의 제Ⅴ장이 '정신과 행동장애(behavioral disorder)'에 해당된다. WHO는 분류통계뿐만이 아니라, 교육, 연구, 치료에 대한 구체적인 협력 또는 발전 장해가 되는 정신애진단(Mental Disorder diagnosis) 또는 분류의 불일치극복, 국제적 합의(consensus) 형성에 중시하여 ICD-9 작성 시부터 준비하여 왔다.

국제질병분류가 출간된 배경은 1830-1847년에 몰아닥친 콜레라 때문에 많은 사람들이 사망하게 된 것이 출발점이 되었고, 국제보건모임에서 질병통계 작성을 위한 국제질병분류모델이 건의되어 1900년에 ICD-1이 출간되었다. 국제보건모임은 1946년 세계보건기구(WHO)로 명칭이 바뀌었다. 정신장애가 ICD안에 포함되기 시작한 것은 ICD-5(1939)부터 정신장애를 하나의 독립적인 장으로 추가했고(5장 정신 및 행동장애), ICD-6(1948)을 통해 더욱 정교한 질병분류법을 발전시켰다. 미국정신의학회는 이와는 별개로 1952년 DSM-1을 출간하였고, ICD와 DSM에 수록된 정신장애 간에는 조화가 이루어지지 못하였다. DSM-5는 ICD-10까지 지속되어 온 정신 및 행동장애와의 조화를 이루도록 개정하였다(최희철 외, 2019: 74).

ICD-10의 제5장은 F00~F99까지를 포괄하며, '정신 및 행동 장애(Mental and behavioral disorders)'에 관한 것이다.

F00-F99 정신 및 행동 장애의 분류는 다음과 같다.

〈표 2-1〉 F00-F99 정신 및 행동 장애의 분류

(F00-F09) 기질성 또는 증상성 정신장애
(F10-F19) 향정신성의약품 사용으로 인한 정신 및 행동 장애
(F20-F29) 조현병, 분열 및 망상 장애
(F30-F39) 기분 (정동) 장애
(F40-F48) 신경증적, 스트레스 관련 및 신체형 장애
(F50-F59) 생리적 교란 및 물리적 요인과 관련된 행동 증후군
(F60-F69) 성인 인격 및 행동 장애
(F70-F79) 정신지체
(F80-F89) 심리적 발달 장애
(F90-F98) 아동기 및 청소년기에 주로 발병하는 기타 행동 및 정서 장애(F99)
          명시되지 않은 정신 장애
단, 여기서 F는 ICD-10 챕터 5에대한 알파벳 고유명칭 코드이다.

ICD-10에서는 정신장애를 ① 정신병(psychosis), ② 신경증(neurosis), 인격장애(personality disorder) 또는 기타의 정신병이 아닌 정신장애(mental health), ③ 지적장애(mental retardation)의 세 가지로 분류하였으며, 원인이 명확한 것 외에는 증후군으로 기술하였다.

ICD-11(International Classification of Disease and Health Problems 11th Edition)은 국제질병분류를 말한다. 질병통계에 이용되고 있는 통계분류는 WHO가 규정한 1975년 제9회 개정판 국제질병분류이다. 이 분류는 1979년

이래 질병통계에 적용되고 있으며, 기본적으로 Ⅰ에서 ⅩⅦ까지 17개항으로 크게 분류되어 있다. ICD-11은 질병 및 관련 건강 문제의 국제통계분류(ICD) 11차 개정판으로, WHO에서 질병과 증상 등을 분류해놓은 것이다. 2018년 6월 18일 발표되어 2019년 5월 개정안을 통과시켰으며, 2022년부터 적용되어 194개 WHO 회원국에 도입된다. 우리나라는 2022년 발효되는 ICD-11을 KCD에 반영하기 위해 2025년 고시하여, 2026년 시행될 전망이다(통계청은 5년마다 KCD를 변경하고 있다).

ICD-11은 ICD-10(1992)에서 '아스퍼거 증후군(Asperger syndrome)'이 삭제되었다. 본래 아스퍼거 증후군은 '자폐스펙트럼장애(Autism Spectrum Disorders, ASD)'의 한 종류로 여겨지며, ICD-10과 DSM-4-TR까지 별도의 진단명으로 구분되었으나, DSM-5과 ICD-11의 개정과 함께 자폐스펙트럼의 일부인 것으로 여겨져 2022년부터 완전히 역사 속으로 사라지게 되었으며, 게임중독을 게임이용장애(gaming disorder)라고 명명하고 이를 추가하여 새로이 분류하였다.

(2) DSM-5(2013)

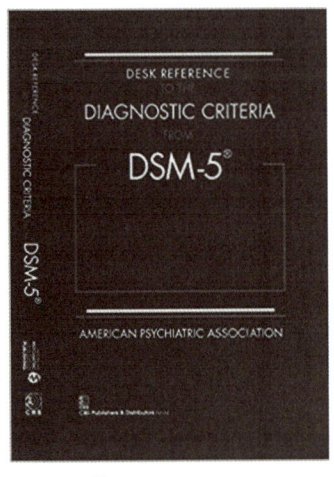

『DSM-5』
(2018년 출판)

DSM은 APA에서 출간된 것으로서, 정신장애의 진단과 체계적인 분류를 위하여 편람된 책이며, 흥미로운 역사를 가지고 있다. 1952년에 DSM-Ⅰ이 처음 발행되었고, 임상적 유용성이 증명되어 지속적인 연구결과가 반영되면서, 여러 차례의 개정과정을 거치게 되었다. 1994년에 네 번째 개정판인 DSM-4가 발간되었고, 2013년 5월에 DSM-5가 발행되었다. DSM-5는 이후 출간예정인 ICD-11과 조화를 이루도록 많은 부분 개정되었는데, 많은 임상가가 정신장애의 진단을 좀 더 편리하게 할 수 있도록 구성되었고, 최근의 과학적 연구결과를 많이 반영하려고 노력하였다. 중요한 변화는

DSM-4에서 사용했던 다축진단체계(multiaxial system)가 임상적 유용성과 타당성이 부족하다는 이유로 폐기된 것이다. 또한 범주적 진단체계의 한계를 보완하기 위해서 차원적 평가를 도입한 혼합모델(hybrid model)을 적용하여 모든 환자의 주된 증상과 다양한 공병증상을 심각도 차원에서 평가하도록 되어 있다. 그러나 DSM-5에서는 최근 관심이 집중되고 있는 인터넷중독이나 게임중독 등을 정신장애에 포함하지 않고 있어서 매우 아쉬운 분류라고 할 수 있다.

(3) ICD와 DSM의 관계

DSM과 ICD는 관련성을 가지고 있다. 1938년 세계보건기구(WHO)는 사망원인에 대한 국제적 목록에 정신장애를 ICD-5로 추가하였다. 그리고 1948년에 WHO는 기존의 목록을 확장시켜서 이상행동을 포함하여 모든 질병들에 대한 포괄적 분류 목록인 질병, 상해 및 사망 원인에 대한 국제적 통계분류 ICD-6(International Statical Classification of Diseases, Injuries, and Causes of Death)으로 발전시켰다. 1952년 ICD-6을 변형, 발전시켜서 『정신장애의 진단 및 통계편람』 제1판 DSM-I을 만들었다. 그 DSM-I에는 'MBTI 성격유형검사' 공동 개발자인 마이어스(Isabel Briggs Myers, 1897-1980)의 정신장애가 심리적·사회적·생물학적 요인에 대한 성격적 반응이라는 견해가 반영되었다.

그러나 ICD-6와 ICD-7에 포함된 정신장애진단은 널리 사용되지 못하였다. 1998년에 ICD-8과 DSM-II는 반응이라는 용어만 빼고 동일하다. 1975년에는 ICD-III가 출간되었다. 여기에는 명백한 진단기준, 다축체계, 원인론에 대해 종합적인 입장을 취하는 서술적인 시도를 들 수 있다.

ICD-9는 특징성 결여라는 의학계의 불만에 따라서, 미국에서 사용할 목적으로 ICD-9-CM(임상적 면접)을 만들었다. 그리고 1987년에는 DSM-III-R(정신장애의 진단 및-III 개정판)을 만들었으며, 1992년에는 ICD-10을 1994년 5월에는 DSM-4를

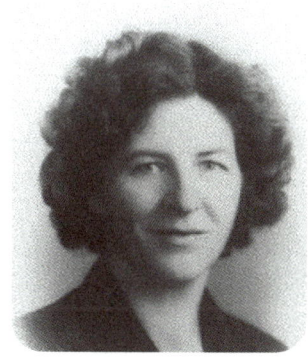

이사벨 마이어스

발표하였다. 2013년 DSM-5가 출판되었다(유수현 외, 2015: 145-146). DSM-5에 포함되어 있는 정신장애의 범주는 다음과 같다.

〈표 2-2〉 DSM-5에 따른 정신장애의 분류

대분류	중분류	소분류
1. 신경발달장애		
	지적장애	지적장애(지적발달장애), 전반적 발달지연, 명시되지 않는 지적장애(지적발달장애)
	의사소통장애	언어장애, 말소리장애, 아동기 발병 유창성장애(말더듬), 사회적(실용적) 의사소통장애, 명시되지 않는 의사소통장애
	자폐스펙트럼장애	자폐스펙트럼장애
	주의력결핍 과잉행동장애	주의력결핍 과잉행동장애, 달리 명시된 주의력결핍 과잉행동장애, 명시되지 않는 주의력결핍 과잉행동장애
	특정학습장애	특정학습장애
	운동장애	발달성 협응장애, 상동증적 운동장애
	틱장애	틱장애, 달리 명시된 틱장애, 명시 되지 않는 틱장애
	기타 신경발달장애	달리 명시된 신경발달장애, 명시되지 않는 신경발달장애
2. 조현병 스펙트럼과 기타 정신증적 장애		망상장애, 단기 정신병적장애, 조현양상장애, 조현병, 조현병동장애, 물질/약물치료로 유발된 정신병적 장애, 다른 의학적 상태로 인한 정신병적 장애
	긴장증	다른 정신장애와 연관된 긴장증(긴장증 명시자), 다른 의학적 상태로 인한 긴장성장애, 명시되지 않는 긴장증, 달리 명시된 조현병 스펙트럼 및 기타 정신병적 장애, 명시되지 않는 조현병 스펙트럼 및 기타 정신병적 장애

3. 양극성 관련 장애	제Ⅰ형 양극성장애, 제Ⅱ형 양극성장애, 순환성장애, 물질/약물치료로 유발된 양극성 및 관련 장애, 다른 의학적 상태로 인한 양극성 및 관련 장애, 달리 명시된 양극성 관련 장애, 명시되지 않는 양극성 관련 장애
4. 우울장애	파괴적 기분조절부전장애, 주요우울장애, 지속성 우울장애(기분저하증), 월경전불쾌감장애, 물질/약물치료로 유발된 우울장애, 다른 의학적 상태로 인한 우울장애, 달리 명시된 우울장애, 명시되지 않는 우울장애
5. 불안장애	분리불안장애, 선택적 함구증, 특정공포증, 사회불안장애(사회공포증), 공황장애, 광장공포증, 범불안장애, 물질/약물치료로 유발된 불안장애, 다른 의학적 상태로 인한 불안장애, 달리 명시된 불안장애, 명시되지 않는 불안장애
6. 강박 및 관련 장애	강박장애, 신체이형장애, 저장장애(수집광), 발모광(털뽑기장애), 피부뜯기(벗기기)장애, 물질/약물로 유발된 강박 및 관련 장애, 다른 의학적 상태로 인한 강박 및 관련 장애, 달리 명시된 강박 및 관련 장애, 명시되지 않는 강박 및 관련 장애
7. 외상 및 스트레스 관련 장애	반응성 애착장애, 탈억제성 사회적 유대감 장애, 외상후 스트레스장애, 급성 스트레스장애, 적응장애, 달리 명시된 외상 및 스트레스 관련 장애, 명시되지 않는 외상 및 스트레스 관련 장애
8. 해리장애	해리성 정체성장애, 해리성 기억상실, 이인증/비현실감 장애, 달리 명시된 해리장애, 명시되지 않는 해리장애
9. 신체증상 및 관련 장애	신체증상장애, 질병불안장애, 전환장애(기능성 신경학적 증상장애), 기타 의학적 상태에 영향을 주는 심리적 요인, 인위성장애, 달리 명시된 신체증상 및 관련 장애, 명시되지 않는 신체증상 및 관련 장애
10. 급식과 섭식장애	이식증, 되새김장애, 회피적/제한적 음식섭취장애, 신경성 식욕부진증, 신경성 폭식증, 폭식장애, 달리 명시된 급식 또는 섭식 장애, 명시되지 않는 급식 또는 섭식 장애
11. 배설장애	유뇨증, 유분증, 달리 명시된 배설장애, 달리 명시되지 않는 배설장애
12. 수면-각성장애	불면장애, 과다수면장애, 기면증

	호흡 관련 장애	폐쇄성 수면무호흡 저호흡, 중추성 수면무호흡성, 수면 관련 환기저하, 일주기리듬, 수면-각성장애.
	사건수면	비급속안구운동수면-각성장애, 악몽장애, 급속안구운동수면 행동장애, 하지불안 증후군, 물질/치료약물로 유발된 수면장애, 달리 명시된 불면장애, 명시되지 않는 불면장애, 달리 명시된 수면-각성장애, 명시되지 않는 수면-각성장애
13. 성기능부전		사정지연, 발기장애, 여성극치감장애, 여성 성적 관심/흥분장애, 성기-골반통증/삽입장애, 남성 성욕감퇴 장애, 조기사정, 물질/약물치료로 유발된 성기능부전, 달리 명시된 성기능부전, 명시되지 않는 성기능부전
14. 성별 불쾌감		성별 불쾌감, 달리 명시된 성별 불쾌감, 명시되지 않는 불쾌감
15. 파괴적, 충동-조절, 품행 장애		적대적 반항장애, 간헐적 폭발장애, 품행장애, 반사회성 성격장애, 병적 방화, 병적도벽, 달리 명시된 파괴적, 충동조절 및 품행 장애, 명시죄 않는 파괴적, 충동조절 및 품행 장애₩
16. 물질 관련 중독 장애		
물질 관련 장애	알코올 관련 장애	알코올사용장애, 알코올 중독, 알코올 금단, 기타 알코올로 유발된 장애, 명시되지 않는 알코올관련장애
	카페인 관련 장애	카페인 중독, 카페인 금단, 기타 카페인으로 유발된 장애, 명시되지 않는 카페인관련장애
	대마 관련 장애	대마사용장애, 대마 중독, 대마 금단, 기타 대마로 유발된 장애, 명시되지 않는 대마관련장애
	환각제 관련 장애	펜시클리딘사용장애, 기타 환각제 사용장애, 펜시클리딘 중독, 기타 환각제 중독, 환각제 지속성 지각장애, 기타 펜시디클리딘으로 유발된 장애, 기타 환각제로 유발된 장애, 명시되지 않는 펜시클리딘관련장애, 명지되시 않는 환각제관련장애
	흡입제 관련 장애	흡입제사용장애, 흡입제 중독, 기타 흡입제로 유발된 장애, 명시되지 않는 흡입제관련장애
	아편류 관련 장애	아편류사용장애, 아편류 중독, 아편류 금단, 기타 아편류로 유발된 장애, 명시되지 않는 아편류관련장애,

물질 관련 장애	진정제, 수면제 또는 항불안제 관련 장애	진정제, 수면제 또는 항불안제사용장애, 진정제, 수면제 또는 항불안제 중독, 진정제, 수면제 또는 항불안제 금단, 기타 진정제, 수면제 또는 항불안제로 유발된 장애, 명시되지 않는 진정제, 수면제 또는 항불안제관련장애
	자극제관련장애	자극제사용장애, 자극제 중독, 자극제 금단, 기타 자극제로 유발된 장애, 명시되지 않는 자극제관련장애
	담배관련장애	담배사용장애, 담배 금단, 기타 담배로 유발된 장애, 명시되지 않는 담배관련장애
	기타(또는 미상의) 물질 관련 장애	기타(또는 미상의) 물질관련장애, 기타(또는 미상의) 물질 중독, 기타(또는 미상의) 물질 금단, 기타(또는 미상의) 물질로 유발된 장애, 명시되지 않는 기타(또는 미상의) 물질관련장애
비물질 관련 장애		도박장애
17. 신경인지장애		섬망, 달리 명시된 섬망, 명시되지 않은 섬망
	주요신경인지장애	주요신경인지장애, 경도신경인지장애, 알츠하이머병으로 인한 주요 또는 경도 인지신경장애, 전두측두엽 주요 또는 경도 신경인지장애, 루이소체 주요 또는 경도 신경인지장애, 혈관성 주요 또는 경도 신경인지장애, 외상성 뇌손상으로 인한 주요 또는 경도 신경인지장애, 물질/약물치료로 유발된 주요 또는 경도 신경인지장애, HIV 감염으로 인한 주요 또는 경도 신경인지장애, 프라이온병으로 인한 주요 또는 경도 신경인지장애, 파킨슨병으로 인한 주요 또는 경도 신경인지장애, 헌팅턴병으로 인한 주요 또는 경도 신경인지장애, 다른 의학적 상태로 인한 주요 또는 경도 신경인지장애, 다중 병인으로 인한 주요 또는 경도 신경인지장애, 명시되지 않는 주요 또는 경도 신경인지장애
18. 성격장애		일반적 성격장애
	A군 성격장애	편집성 성격장애, 조현성 성격장애, 조현형 성격장애
	B군 성격장애	반사회성 성격장애, 경계성 성격장애, 연극성 성격장애, 자기애성 성격장애
	C군 성격장애	회피성 성격장애, 의존성 성격장애, 강박성 성격장애

	기타 성격장애	다른 의학적 상채로 인한 성격 변화, 달리 명시된 성격장애, 명시되지 않는 성격장애
19. 변태성욕장애		관음장애, 노출장애, 마찰도착장애, 성적피학장애, 성적가학장애, 소아성장애, 물품음란장애, 복장도착장애, 달리 명시된 변태성욕장애, 명시되지 않는 변태성욕장애
20. 기타 정신장애		다른 의학적 상태로 인한 달리 명시된 정신장애, 다른 의학적 상태로 인한 달리 명시되지 않는 정신장애, 달리 명시된 정신장애, 명시되지 않는 정신장애

자료: DSM-5(APA, 2018).

4. 유사용어의 구분

1) 정상과 비정상(이상)

보통 정상과 비정상에 대한 정신의학적 기준은 보통상태(average)일 때, 병이 없을(normal) 때, 이상적(idea)일 때, 과정(process)으로써 건강상태를 설명한다. 정신상태는 언제나 변화하는 상태에 있기 때문에 건강함과 건강하지 못함은 절대적인 것이 아니다. 예를 들어, 한때의 불안, 스트레스는 과도하지 않은 한 인격의 성숙을 위해 필요할 수 있다. 이상에 대한 기준들, 즉 정상과 비정상은 상호 비교되는 것이며, 흑과 백으로 명확히 구분할 수 없다(고명숙 외, 2019: 28). 정상과 비정상의 기준은 다음과 같다(고명수 외, 2019: 29-30 ; 고재욱 외, 2019: 16-20).

(1) 정상

어떤 상태를 정상(normal)이라고 하는지에 관한 명확한 한계를 설정하고 규정하기는 참으로 어렵다. 일반 의학적인 상태에서 정상과 비정상, 즉 질병의 유무를 구별하는 것은 비교적 간단하지만, 정신의학에서 정상과 비정상을 구별하는 것은 복잡한 과정이다. 정상이라는 용어는 건강하지 않은 상태, 즉 비정상(이상, abnormal)과 반대되는 개념으로 사용되는 말이지만, 그 경계는 명확하지 않기 때문에 다양한 관점에서 좀 더 본질적이고 가치적이면서 기능적인 수준이 동시에 고려되어야 한다. 그 내용은 다음과 같다(안찰일 외, 2019: 19).

① **정신건강에서 정상의 기준**

건강한 것이 정상이라는 관점이다. 정상의 개념은 건강과 정상을 동일하게 바라보는 전통적인 의학적 접근법에서 나온 것이다. 건강한 것이 곧 정상이다. 즉, 명백한 정신병리가 나타나지 않은 행동은 정상 범주 내에 있다. 기본적으로 건강과 질병에 대한 정신의학적인 관점이다.

② **이상적으로서의 정상의 기준**

이상적인 것이 정상이라는 관점이다. 이상적인 개념은 정신분석 접근에서 나온 것으로, 다양한 정신기제 요소가 최적의 조화를 이루어 최적의 기능을 발휘하는 상태를 정상으로 정의한다. 여기서 말하는 정상이란 원초아(id), 자아(ego), 초자아(superego) 등 인간의 성격구조들이 조화를 잘 이루어 적절한 기능을 수행할 때를 의미한다.

③ **평균으로서의 정상의 기준**

평균이 정상이라는 관점이다. 평균적인 개념은 심리학이나 생물학에서 사용하는 개념으로 표준화된 성격검사와 같이 구체적인 행동이나 특정한 사안이 통계학적인 원칙을 적용하여 평균 범위 내에 위치하면서 정상으로 간주한다. 그러나 양극단에 위치하면 비정상으로 보는 것이다. 예를 들어, 기분이 너무 지나치게 좋은 것도 조증(manic)으로 비정상이고, 기분이 너무 지나치게 우울(depression)도 비정상으로 간주된다.

④ **과정으로서의 정상의 기준**

변화의 과정이 정상이라는 관점이다. 과정으로서 개념은 주로 사회과학에서 사용하는 개념으로 정상을 일정한 시점에서 단면적으로 보기보다는 변화나 과정으로 바라보는 관점이다. 즉, 인간의 발달단계 이론에서 보는 것으로, 어떤 발달단계에서 해결해야 할 발달과제를 성공적으로 수행함으로써 다음 단계로 발전해 나갈 수 있고, 이러한 과정이 정상적인 성숙을 가져오게 된다.

⑤ 기능수행으로서의 정상의 기준

　기능수행이 정상이라는 관점이다. 기능수행으로서 개념은 약간의 신체적 고통이 있을지라도 생산적인 활동을 하는 데 큰 지장이 없고 일상생활이 가능하면 정상이라고 간주한다. 신체는 정산이지만 성격적인 결함 때문에 인간관계에 문제가 있어 일상생활이나 사회생활에 문제가 발생하여 생산적인 일에 참여하지 못한다면 비정상이라 할 수 있다. 그러나 일상생활이나 사회생활 기능을 잘하고 있어도 심적인 고통이 심하게 느낄 경우, 이것을 정상이라고 봐야 하는지에 대한 한계가 있을 수 있다.

　이렇듯 정신건강의 관점을 질환 중심의 부정적인 의미로 또는 삶의 질, 생활만족도 등의 긍정적인 의미로 생각할 수 있다. 심리적으로 건강한 사람은 정상인으로 삶의 질이 높은 사람으로 그대로 수용하고, 긍정적인 대인관계를 유지하고, 자신의 행동을 독립적으로 스스로 조절하는 능력이 있다. 또한, 주위환경에 대한 통제력이 있고, 삶의 목적이 있으며, 자신의 잠재력을 실현시키려는 동기가 있는 사람은 정상인이라고 할 수 있다.

(2) 비정상(이상)

　비정상(이상, 이상심리)은 이상행동으로 불리며, 특정한 하나의 증상을 보인다고 해서 비정상이라고 단정 지을 수는 없다. 실제로는 그 증상의 정도와 지속 기간과 같이 증상의 차이에 따라 정상과 비정상을 구분해야 할 것이다.

　정신건강의학과적으로 환자가 정상이냐 비정상이냐를 어떠한 사안의 유무로 판단하기가 가장 어렵다. 예를 들어, 며칠 전 남편이 사망한 뒤 슬퍼서 대성통곡하는 아내의 모습은 정상적인 모습이라고 간주할 수도 있다. 그러나 어떤 사람이 특별한 이유 없이 자주 울거나 슬퍼하는 모습을 보인다면, 비정상적인 모습으로 간주하고 그 배경을 찾아보아야 한다.

　이렇듯 현실에 대처하거나 세상을 바라보는 시선이 왜곡되고 독특한 경우에도 정상과 비정상을 판단할 때는 환자가 처한 상황과 과거의 경험, 어떤 일의 개연성 등을 모두 따져보아야 한다. 건강은 주관적으로 그 정의와 의미가 달라질 수 있다. 기준이 무엇이냐에 따라서 건강과 이상, 건강과 질병, 정상과 이상 등은 얼마든지 달라질 수 있다. 정신건강 기준에서는 객관적이고 자연과학적인 기준에 따른 의학적 판단이다. 정신적인 측면은 순수한 객관적 판단이 어렵기 때문이다. 의학적인 측면에서 정신적으로 비정상인 사람들의 특징은 다음과 같다(이우경, 2021: 13-16 ; 안창일 외, 2019: 19-21).

① 통계적 기준에서 이탈된 행동

이 기준은 평균적인 것을 정상으로 보고, 그 기준의 범위에서 이탈하면 비정상이라고 보는 관점이다. 심리학적 관점에 적용하면, 인간의 다양한 행동특성이나 능력에 대해 평균적인 범주를 이탈하는 정도가 클수록 비정상 정도가 크다. 이러한 관점에서 본 정상과 비정상의 규범은 평균으로부터의 이탈 정도가 기준이 된다. 그러나 행동특성이나 능력은 신장이나 체중처럼 객관적으로 평균을 내기가 쉽지 않기 때문에 이탈의 정도를 판단하기 어려우므로, 판단자의 주관이 개입되기 쉽다는 문제도 있다. 그러나 이 기준은 다수가 옳다는 면으로 치우칠 경향이 있기에 절대적인 것보다는 상대적인 가치 기준이기에 건강 여부를 판단하기에는 한계가 있다. 한 번의 검사결과로 판단하기보다 반복적인 검사와 지속적인 관찰이 요구된다. 예를 들어, 지능, 신장, 체중 등 인간의 어떤 특성을 수치화했을 때 대부분 '정상분포곡선'을 나타낸다. 정상분포곡선이란 종 모양의 좌우대칭형 분포형태를 말한다. 분포의 중앙인 평균 쪽에 많이 밀집해 있고 평균에서 양방향으로 멀어질수록 분포상태가 희박해진다. 이러한 통계학적 관점에서 본다면 평균으로부터의 이탈 정도가 정상과 비장상을 구분하는 기준이 된다.

② 주관적 자각증상을 가진 행동

개인이 의기가 충천되어 있고 고도로 행복감을 느끼며 마음에 갈등을 느끼지 않으면, 그것이 곧 정상이라고 여기는 관점이다. 반대로, 기분이 좋지 않고 우울하고 불행한 생각이 들고 자기의 사고에 대한 통제가 불가능한 때에는 그것이 곧 비정상이다. 이 관점은 수많은 감정증상 중에 어떤 증상을 더 중요시하느냐의 문제와, 통계상의 관점에서 비정상이라는 것에서도 희열과 행복감을 느낄 수 있는 조현성 인격장애와 자기애적 인격장애 등의 판단은 모호해진다는 것이라는 문제가 있다.

③ 임상적 기준으로 판단

병원을 가서 기초체온과 혈압을 체크할 때, 체온과 혈압을 유지하는 것은 정상이며, 그렇지 못할 경우 비정상을 의미한다. 이것은 평상시와 다른 점을 임상적 측면에서 발견하고자 하는 것이다. 신체적 변화와 인간관계에서의 변화를 관찰하여 나타나는 증상에 따라 정상과 비정상을 판단하고자 하는 것이다. 그러나 병의 원인이 뚜렷한 사례도 있지만, 정신적인 문제와 관련되었을 경우 병인이 명확할 수 없는 것이 많으며, 또한 중복 증상이 나타날 수 있기에 문제점이 있다. 또는 시간의 흐름에 따라 그 증상이 변화하기도 하기 때문에 많은 어려움이 있다.

④ 사회적·문화적 가치 기준으로 판단

사회는 개인이 어떤 사회적 규칙에 순응해 주기를 기대한다. 어떤 사회문화권에서는 지극히 정상적인 것들이 다른 사회문화권에서는 비정상적인 것으로 받아들여지는 경우가 흔히 있다. 예를 들어, 동성결혼의 경우, 전 세계 대부분의 나라가 같은 성끼리의 결혼을 혼인의 실질적 성립요건이 안 되는 것으로 무효로 하고 있으나, 동성애자의 법적 지위와 재산권을 인정하고 있는 덴마크, 포르투갈, 헝가리, 프랑스뿐만 아니라, 네덜란드와 벨기에를 비롯하여 미국의 여러 주들에서도 동성결혼을 합법화하는 추세로 진행되고 있다. 이처럼 정상과 비정상의 구분은 사회적·문화적 관점을 고려하지 않을 수 없다고 할 수 있다.

그러므로 개인은 그가 속한 사회의 틀에 맞추어 질서와 규범에 순응하게 되는데, 이때 개인의 행동이 그 사회적·문화적인 범주 내에서 가치적으로 수용적일 때를 정상으로, 반면 순응하지 못할 때를 비정상으로 판단하는 관점이다. 그러나 이것 역시 한계가 있다. 그가 속하지 아니한 사회에서는 이상행동으로 보일 증상이 그가 속한 사회에서는 순응적인 증상일 수 있기 때문에 일률적으로 적용할 수 있는 관점은 못 된다.

⑤ 발달적 기준으로 판단

발달심리학에서 성장단계별 무엇이 어느 정도 발달하는지에 대한 지식을 제공해 주고 있다. 아동의 행동을 판단할 때도 연령에 따른 적합한 발달의 상태라고 하는 기준을 갖고 보는 경우가 많다. 그러나 영유아 발달과정은 시간적으로 개인차가 심하기 때문에 부적응 행동에 관한 판단 시에는 시간을 두고 관찰을 지켜본다든지 인격의 다양한 측면을 종합적으로 검토하는 것이 중요하다.

이러한 관점들을 살펴보면, 다양한 방면에서 정신건강의 정상과 비정상을 판단하고 있음을 알 수 있으면서 어느 한 관점이 절대적인 관점이라고 말할 수 없음을 알 수 있다. 그것은 곧 정신건강이라는 것은 신체적, 심리적, 사회적, 문화적, 도덕적으로 아주 다양한 방면에서 판단되고 관계되어 있다는 것을 의미한다. 따라서, 어느 한 관점만으로 정신건강의 정상과 비정상을 판단할 수 없으며, 통합적으로 판단하여 신중하게 환자를 대해야 한다.

2) 정신건강과 정신장애

정신장애와 정신건강 사이에 분명한 경계선은 없으며, 모든 인간의 행동은 정신건강과 정신장애의 연속선상의 어떤 지점에 놓여 있다. 정신장애와 정신건강은 일상생활과 사회생활에 적응적인가, 그렇지 않은가 그리고 개인과 사회를 성장으로 이끄는가, 그렇지 않은가의 연속선에서 평가하는 것이 적절하다. 그 내용은 다음과 같다(엄태완, 2019: 43-45).

첫 번째 차원은 적응-부적응의 연속선 평가이다. 개인의 행동이 그 자신이나 사회의 요구에 적절히 대처하는지 아니면 문제를 유발하고 방해하는지와 관련이 있다. 예를 들어, 개인의 어떤 행동이 자신의 삶의 긍정적 범위를 넓히는지 아니면 제한하는 행동인지, 그러한 행동이 자존감을 높이는지 아니면 저하시키는지, 그 행동이 자신이나 타인들에게 긴장이나 스트레스를 고조시키는지 아니면 경감시키는지 등의 평가이다.

적응적 행동이란 자신의 건강, 일, 사랑 등과 같은 인생의 중요한 과업들을 해결하면서 개인의 삶을 향상하는 데 기여하는 것을 말한다. 반면에, 부적응적 행동은 인생과업을 해결하는 능력에 문제가 생기고 새로운 문제를 일으키며, 이를 해결하는 데 방해가 되거나 오랜 시간이 걸리도록 만드는 것을 말한다. 이때 적응적 행동에 가까우면 정신건강의 상태에 있다고 볼 수 있으며, 부적응적 행동이 부각되면 정신장애와의 관련성을 파악해 볼 필요가 있는 것이다.

두 번째 차원은 성장적-파괴적 연속선 평가이다. 성장적 행동은 자신의 심리사회적 성장과 신체적 안녕에 기여하며, 중요한 타인들의 심리사회적 안녕에도 긍정적으로 영향을 미친다. 반면에, 파괴적 행동이란 문제를 대처하는 과정에서 실패한 결과물일 뿐만 아니라, 자신이나 다른 사람들의 생리적·심리적·사회적 안녕을 서서히 해치거나 파괴시키는 것을 말한다. 이러한 행동은 단 한번 일어나거나 반복되거나 간에 개인이나 중요한 타인에게 심각하게 부정적 영향을 미친다. 마찬가지로 성장적 행동은 정신건강과 관련되며, 파괴적 행동은 정신장애와 연관이 된다.

정신장애는 어떤 시점이나 상황에서 부적응하거나 파괴적인 행동의 정도와 범위, 그리고 기간 등의 평가를 통해 내리는 일시적 결정이다. 하지만 다수의 이익을 위해 소수의 특정 이념, 사상, 성향을 가진 사람들을 '정신장애인'으로 낙인찍힐 수도 있다. 정신장애에 대한 사회적 통념이나 오해로 인해 부적절하게 남용되거나 유추되는 경우도 많다.

정신장애에 대한 기준은 사람마다 다르다. 예를 들어, 어떤 사람은 비논리적이고 비합리적인 사람을 정신장애인으로 규정할 수도 있고, 또 다른 사람은 극단적으로 비정상적인 행동(예, 다른 사람과 모든 관계를 단절하고 혼잣말을 하거나 웃는 행동)을 하는 경우로 한정할 수도 있다. 비전문가뿐만 아니라, 정신장애와 관련된 전문가들도 신체질환과 마찬가지로 절대적 기준을 가지고 정답을 말하듯이 정신장애와 정신건강의 상태를 구분할 수는 없다.

정신장애는 개인의 평형을 이루고 있는 적응과 부적응, 그리고 성장과 파괴의 연속선상에서 균형이 깨어져서 정신기능의 모든 영역인 지능, 지각, 사고, 기억, 의식, 정서, 성격, 정신운동 등에서 병리학적 현상이 진행되는 것을 말한다. 동시에 개인은 비참함을 느끼거나 많은 시간을 걱정으로 보내고 공포와 불안으로 인해 고통을 받으며, 가족 및 친구들과의 의사소통에 어려움을 경험하면서 위축된다. 또한 사회적인 지위나 역할의 상실, 폭력 그리고 법적인 문제 등을 동반하게 된다.

하지만 이는 명백한 어떤 기준점에서 평가되는 것이 아니라, 정신장애와 정신건강의 연속선상에서 이루어진다. 그렇다고 현재 정신장애를 사정하고 진단하는 기준이 마술적이고 비과학적이라는 것은 아니다. 어찌 보면 아직도 정신장애인은 많은 편견과 낙인 속에 어려움을 가지고 삶을 살아가고 있기 때문에 '정신장애'라는 용어를 쉽게 정의 내리지 못하는 것일 수도 있다. 아마 정신장애가 감기와 같이 누구나 의식적 혹은 무의식적인 자기검열 없이 사용할 수 있는 말이라면 이런 논쟁은 없을 수도 있다.

3) 정신병, 정신질환, 정신병리

정신장애를 이해하기 위해서는 정신장애와 유사한 용어에 대한 천착이 필요하다. 여기에서는 정신병, 정신질환, 정신병리 등에 관해서 살펴보고자 한다. 그 내용은 다음과 같다.

(1) 정신병

정신병(psychosis)은 정신적으로 문제가 있거나, 정신이상(abnormal)이 있다고 생각하는 것들을 지칭하는 말이다. 그러나 이것은 특수한 정신과적 증상을 의미하는 것으로서, 기질적이거나 기능적인 증상을 일컫는 말이기도 하다. 만약, 어떤 사람이 뇌가 손상되거나, 뇌 기능상에 문제가 생겨서 적절한 생각과 감정을 표현하기 어렵거나 이상행동(abnormal behavior)을 보인다면, 그것은 기질적인 증상 때문에 나타난 정신병이라고 할 수 있다. 반면, 사회적 역할을 적절하게 수행하기 어렵고 대인관계를 맺기 어려울 정도로 병이 심각하다면, 기능적인 이유로 나타난 정신병이라고 말한다(윤숙자 외, 2021: 15-16).

이외에도 정신병은 여러 심리학적 원인에 따라 다양한 증상이 나타날 수 있다. 인지장애나 부적절한 정서나 감정반응, 퇴행행동, 충동통제의 어려움, 미약한 현실판단능력 등은 대표적인 정신병의 특징이라 할 수 있다.

(2) 정신질환(mental illness)

정신질환은 정신과적 증상에 질병의 개념을 강조한 것으로서, 신경증적(neurotic)이고 정신증적(psychotic)인 것들 모두를 포함한다. 신경증은 불안이나 공포와 같은 심인성 증상이 특징인데 비해, 정신증은 주로 정신기능의 이상상태(사고, 감정, 인지, 지각, 기억, 의식 등)와 같은 기능적 이유로 나타나는 뇌의 질병으로 설명할 수 있다(권진숙 외, 2017: 41).

정신질환의 발생원인은 매우 다양하지만 대체로 생물학적, 유전학적, 심리학적, 사회환경적 요인들에 따라 나타난다고 보는 견해가 일반적이다. 그리고 정신질환은 증상의 발생빈도와 심각성의 정도 그리고 치료에 따른 예후가 매우 다양하다고 알려져 있다. 정신질환의 종류에는 정신증(psychosis)과 신경증(neorosis) 외에도 정서장애(affective disorders), 기질적 정신장애(organic mental disorders), 정신성적장애(psychosexual disorders), 성격장애(personality disorders) 등이 포함된다.

(3) 정신병리

정신병리란 비정상적인 인격기능이며, 이것은 행동, 사고, 의식의 면에서 볼 때, 쉽게 눈에 띄는 인간행동의 장애를 인식하는 것에서부터 인간의 전체적인 반응 양상, 즉 인격의 변화를 감지하는 것에 이르기까지 다양하다. 인간의 마음은 자신과 환경 간에 순응상태가 유지되도록 움직이며, 여러 가지 동기(motivation)나 충동(impulses)을 최대한으로 충족시키되, 자신의 가치체계(value system)와 또 자기가 경험하고 있는 현실과 나아가서는 자기가 상호작용하고 있는 다른 인간들의 욕구(needs)나 기대와 조화를 이루는 가운데, 그 충동을 최대한으로 충족시키도록 하는 것이 심적 장치의 기본 역할이다. 그러나 내적·외적으로 개인에게 주어지는 힘이 강하거나 자신의 방어기제(defense mechanism)가 효과적이지 못하면, 역동균형(dynamic equilibrium) 상태가 더 이상 유지되지 않게 되었을 때, 마음의 평형이 깨진 후에 정신병리 현상이 나타난다. 그 내용은 다음과 같다(유수현 외, 2015: 21-22).

첫째, 표정과 태도가 다르다. 즉 힘없는 태도나 무표정함, 방어적 또는 거부적 태도, 괴상한 자세, 무의미한 웃음이나 찌푸린 얼굴, 바보스런 표정, 무례한 태도 등이 나타난다.

둘째, 행동장애(conduct disorder)가 나타난다. 즉, 과잉행동이나 저하된 행동 또는 반복적인 행동, 자동증, 거부증, 강박증적 행동, 충동적 행동, 자살 등의 행동장애를 나타낸다. 유년기나 청년시절에 분명하게 나타나며, 타인의 권리에 대한 계속적이고 반복된 침해, 혹은 연령에 걸맞은 규범(norms)과 사회적 규율의 위반으로 특징지어지는 부적합한 행동유형. 행동장애의 네 가지 하위유형은 ① 사회화되지 못한 것(undersocialized, 빈약한 교우관계, 애정이나 유대감 결핍, 다른 사람의 감정에 대한 무관심, 자기중심주의), ② 사회화된 것(socialization, 특정인에게는 애정이 있지만 외부인에게는 냉담한 것), ③ 공격적인 것(타인에 대한 신체적 공격과 범죄행위), ④ 비공격적인 것(지속적인 거짓말, 무단결석[truancy], 가출, 약물남용[substance abuse])이 있다.

셋째, 의식장애(clouded consciousness)를 보인다. 즉, 의식장애는 대상을 총괄하며, 판단·분별하는 심적 작용에 장애가 있는 상태를 말한다. 환자는 의식의 혼탁이나 착란, 몽롱한 상태, 섬망(delirium, 의식장애와 내적인 흥분의 표현으로 볼 수 있는 운동성 흥분을 나타내는 병적 정신상태), 혼미와 혼수상태, 주의력장애(Attention Deficit Disorder, ADD), 지남력장애(Alzheimer, 의학 기억력장애, 공간 지각력과 지남력의 장애) 등을 나타낸다.

넷째, 정동장애(affective disorder)를 보인다. 즉, 정동장애는 지나치게 가라앉거나 고양된 기분상태가 지속되어 일상생활에서 어려움을 겪고 부적응 행동을 보이는 부적절한 정서표현과 관련된 장애를 말한다. 증상으로는 기분이 고양되거나 우울과 불안, 무감동, 양가감정, 이인증 등을 나타낸다.

다섯째, 사고장애(thinking disorder)를 보이는 경우가 있다. 즉, 사고과정, 사고형태, 사고내용과 관련된 장애를 말한다. 구체적으로 사고과정장애는 사고의 흐름이 원활하지 못하거나, 사고 내용이 빗나가거나, 동문서답식의 이질적인 내용이 뒤섞이거나, 사고의 흐름이 조직화되지 못하거나 멈추는 등의 문제들로 나타난다. 사고형태장애는 특정한 생각에 집착하거나, 비논리적으로 사고를 하거나, 추상적으로 사고하는 것이 힘든 경우이다. 사고내용장애로는 조현병의 하나인 망상이 대표적이다. 망상은 사실과 다른 불합리하고 잘못된 믿음에 의해 현실과 동떨어진 사고를 하게 되는 경우를 일컫는다.

여섯째, 지각장애(perception disorder)를 보이기도 한다. 즉, 환경 내의 여러 물체나 상황을 바르게 인식하는 시각 · 촉각 · 후각 · 미각 · 청각 등의 감각을 이용하는 데 결함을 가진 상태를 말한다. 증상으로는 그리기나 쓰기, 읽기 등 문자학습의 기초기능수행이 곤란하며, 모양의 형태나 크기, 소리, 맛, 냄새 등의 식별 활동에도 어려움이 따른다. 또한 인지장애를 경험하며, 착각, 환각, 환시 등의 증상을 보이기도 한다.

일곱째, 기억장애(memory impairment, Memory Disorders)를 보이기도 한다. 즉, 기억장애는 새롭게 알게 된 사실을 기억하지 못하거나, 사물이나 사람의 이름을 기억할 수 없거나, 과거의 경험을 생각해내는 일이 어려운 상태 혹은 불가능한 상태를 말한다. 이 경우 기억이 항진되거나 건망증이 심하고, 기억착오를 일으키기도 한다.

Chapter 3
정신건강과 생애주기

1. 태내기
2. 영아기
3. 유아기
4. 아동기
5. 청소년기
6. 성인기
7. 중·장년기
8. 노년기

# Chapter 03
정신건강과 생애주기

1. 태내기

1) 발달특성

태내기(womb, prenatal period, intrauterine period)란 정자와 난자가 결합하여 수정란을 이루면서 태내발달이 시작되고, 태아가 수정 후 약 280일(40주) 기간 동안 모체 내에서 자라는 시기를 말한다. 인간의 개인적 차이는 환경이나 그 사람이 성장하면서 부딪히는 경험 이상의 것에 기인한다. 이는 개인적인 변이가 유전에 의해서 영향을 받는다는 것을 의미한다. 부모로부터 전달되는 특성이나 기질을 유전인자라고 하며 이것은 염색체 속에 들어 있다. 우리가 인간의 구조나 모습을 갖춘 것은 인간 특유의 염색체를 가지고 있기 때문이지만, 염색체와 유전인자의 구성이나 배열은 개인마다 다르다.

생물학적 측면의 인간발달은 아기가 수정이 되는 태내기부터 이미 시작된다. 이 시기는 임산부의 연령, 건강, 약물복용 및 정서적 상태까지 태아의 발달에 주요한 영향을 미친다. 임신 중 '태아'를 의학적으로 정확히 구분하면, 정자와 난자가 만나서 수정된 후 3~8주간은 태아가 아닌 '배아'라고 부르며 11주 이후부터는 '태아'라고 부른다.

태내기는 태내발달에서 가장 긴 시기이며, 수정 후 8주경부터 출생하기 전까지를 말한다. 이 시기에는 배아기에 형성된 신체기관이 성장하고 좀 더 정교해진다. 태아는 골격과 근육을 가지고 있어서 발로 차기도 하고, 팔을 구부리고 손을 폈다 접었다 할 수도 있으며, 심지어 손가락을 빠는 행동을 보이기도 한다. 태아의 움직임은 배아기가 끝나는 시점부터 어머니는 성장이 상당히 진행된 후인 수정 후 17~20주 사이에 태아의 움직임을 느끼기 시작한다. 20주쯤에는 외음부가 형성되어 태아의 성별을 초음파로 파악하는 것이 가능해진다.

정상적인 태내발달은 37~40주에 완성되고, 대부분의 아기는 이 시기에 출생을 한다. 하지만 가끔씩 37주 이전에 태어나는 아기들이 있는데, 이런 아이들은 '조산아(immature foetus, preterm infant)'라고 불린다. 조산을 했을 경우에 생존할 수 있는 가장 이른 시기는 22~26주이며, 이보다 전에 태어난 아기들은 폐가 매우 미성숙하고, 호흡이나 체온을 조절할 수 있는 기능을 갖추지 못하였기 때문에 생존율이 낮다. 이 시기는 정자와 난자가 만나는 순간부터 출생의 시기이며, 어머니의 자궁 내에서 태아의 신체조직이 발달하고 신체성장이 가장 큰 폭으로 일어나는 시기이다. 인간의 개인적 차이는 환경뿐 아니라, 유전에 의해서 영향을 받는다. 따라서, 태아에게 유전적 요인과 환경적 요인 등이 영향을 미치기 때문에 각별히 조심해야 하는 시기이다.

2) 정신건강

태아의 정신건강에 미치는 영향은 다음과 같다(강영숙 외, 2020: 42-47).

(1) 태교에 영향을 미치는 요인

태아의 정신건강과 관련하여 가장 중요한 것은 복중에 아이가 자라고 있다는 사실을 즐겁게 생각할 수 있는 어머니 자신의 마음을 위해서는 더욱 중요하고 필요한 일이다. 행복한 임신은 행복한 아이를 낳게 하고 행복하게 태어난 아이는 자라서 행복한 세상을 산다고 믿는다. 그래서 어머니를 행복하게 만들어 주는 태교는 대단한 의미를 갖는 일이 된다. 많은 부모교육 연구자들이 태교를 중요시하는 이유는 아이를 잉태한 어머니가 아이의 건강과 아이의 명석함과 아이의 장래를 생각하는 간절한 마음이 태교 속에 들어 있기 때문이다. 태교의 중요성은 아이의 됨됨이를 부모가 만들어 주는 힘을 가진 것이 아니라, 태교 속에서 어머니가 아이를 귀중하게 생각하는 마음과 귀중하게 생각하는 그 마음을 가지고 아이가 태어난 다음에 아이를 귀중하게 대할 수 있다는 것에서 태교의 의미가 중요해진다. 이렇게 태교는 아이를 잉태한 어머니가 아이가 출산한 후에도 태교할 때처럼 정성스럽게 아이를 기를 수 있는 준비를 하는 과정으로 볼 수 있다.

(2) 모체의 영향
① 모체의 영양 : 어머니가 빈곤, 전쟁, 기근, 다이어트 등으로 적절한 영양을 섭취하지 못하면 유산, 사산, 조산, 높은 영아사망률, 정신발달지체, 성장지체 등을 초래할 수 있다.
② 모체의 정서상태 : 피로, 불안감, 공포, 슬픔 등은 태아의 활동을 촉진시켜 태아의 발달에 영향을 미친다.
③ 모체의 질병 : 매독이나 임질, 풍진, 당뇨병 등은 태내발달에 지장을 초래한다.
④ 모체의 연령 : 16세 이하의 산모는 신경학적 결함을 갖는 미숙아를 출산할 수 있으며, 35세 이상의 산모는 미숙아 출산, 자연유산, 임신중독증 및 난산이 되기 쉽다. 40세 이상의 산모는 다운증후군의 아기를 출산할 가능성이 높다.
⑤ 모체의 분만 횟수 : 첫아이는 이후에 태어나는 아이들보다 출산 합병증과 기형을 더 많이 나타내는 경향이 있다.
⑥ 거대 남성 증후군 : 남성으로서 Y염색체를 더 많이 가지고 있는 것으로, XY 대신 XYY형을 이루며, 평균보다 키가 크고 지능이 낮은 경향이 있다.

(3) 외부적 요인
① 약물 : 모체가 약물에 취할 경우 태아에게 그대로 전달된다.
② 항생제 : 청각장애, 저체중아 출산, 골격 성장 이상 등이 있다.
③ 안정제 : 기형아 출산, 청각장애, 호흡곤란 등이 있다.

④ 아스피린 : 저체중아 출산, 낮은 지능, 운동능력 부족, 위장장애 등이 있다.
⑤ 카페인 : 저체중아 출산, 반사운동 이상 등이 있다.
⑥ 마약 : 저체중아 출산, 운동기능장애, 주의력결핍, 지적 발달의 지체, 심장 기능장애 등이 있다.
⑦ 환각제 : 저체중아, 체중 미달아 등이 있다.
⑧ 코카인 : 출생 후 유아의 불안정, 수면장애, 공포, 과민성, 성장지체 등이 있다.
⑨ 호르몬제 : 저체중아, 태아의 남성화 등이 있다.
⑩ 흡연 : 조산, 저체중아, 유산, 사산, 신생아의 출생 직후 사망 등이 있다.
⑪ 음주 : 태아 알코올증후군을 유발시킨다.
⑫ 방사선 : 기형아, 정신지체아, 태아의 성장지체, 중추신경계의 기형 등이 있다.
⑬ 환경오염 : 중금속 및 유해화학물질로 인한 조산, 출생 후 감각기능저하, 지각변별장애, 단기 기억장애 등이 있다.

2. 영아기

1) 발달 특성

영아기(infancy)는 태어나면서부터 만 3세까지, 즉 36개월까지를 말한다. 현행 우리나라의 보육 서비스에서는 영아를 36개월 미만으로 정의하고 있다. 유아교육법에서는 "유아란 만 3세부터 초등학교 취학 전까지의 어린이를 말한다."(제2조 1)고 규정하고 있다. 하지만 학문적으로 영아기를 더 세분해서 만 2세까지는 영아기(infancy)로, 만 2~3세까지는 걸음마기(toddler)로 구분하기도 한다. 대부분의 저작들에서는 만 2세까지를 영아기로 구분한다. 그중에서도 출생 후 첫 1개월을 신생아기라고 한다.

영아기는 발달의 여러 영역에서 급속한 성장이 이루어지는 시기다. 신체 및 운동 발달단계에서 '제1성장급등기'라고 불릴 만큼 빠른 발달이 이루어지며, 언어발달에 있어서도 다른 사람과의 의사소통이 이루어질 수 있을 정도로 발달한다. 전반적으로 이 시기는 인지발달을 포함한 모든 영역에서 균형적이고 긍정적인 발달을 위해서 새로운 것을 많이 접하고 경험하는 시기이다. 이 시기는 신체적 성장이 매우 급격히 이루어지며, 기본적 운동능력, 언어습득, 개념형성 등의 인지적 발달이 이루어진다. 또한 이후의 사회성 발달에 큰 영향을 미치는 애착관계를 형성하여 다른 사람과 정서적 유대관계를 맺을 수 있게 된다.

이 기간의 가장 큰 특징은 성장속도가 매우 빠르다는 것이다. 영아기는 독립적으로 생활할 수 없으므로 신체적, 심리적으로 성인에게 의존하며, 부모나 형제자매 등 돌보는 사람에게 애착행동을 보이게 된다. 영아기의 가장 큰 변화는 일어서서 이동하는 능력을 나타내는 것이다. 또한 감각운동의 시기이며, 한두 단어를 사용할 수 있게 된다. 이 기간 동안 무력한 존재인 영아는 하나의 독립된 개체로서 성장할 준비를 하게 된다. 특히, 신생아기는 태내환경과 너무나 상이한 새로운 환경에 적응해야 하므로 매우 중요한 의미를 갖는다.

2) 정신건강

영아기의 정신건강에서 가장 중요한 것은 어머니와의 애착관계 형성이다. 애착이란 부모 또는 자신을 돌보는 양육자에게 느끼는 강한 감정적 유대관계로서, 수유과정과 편안한 보살핌을 통해 아이와 어머니의 기본적인 신뢰감이 형성된다. 현대사회에서 맞벌이 가족이 증가하면서 어머니와 떨어져 있는 시간이 많아지고, 직장생활과 육아스트레스로 인하여 어머니의 양육이 방임되어 애착이 원만하게 형성되지 못하면 정서적인 문제나 신체 발육의 지연이 나타날 수 있으며, 경우에 따라서 분리불안이 표출되거나, 부모와 접촉을 회피하는 경우도 있다. 또한 생후 1년이 지나면서 사회성이 발달하기 시작하여 자아의식이 발달하며, 어머니로부터 독립하고자 하는 시기로 반항적 성격이 나타나며, 자기주장이 강해져 자신의 욕구를 충족시키기 위해 시간과 장소를 가리지 않고 떼를 쓰기도 하는데 영아기 초기에는 의사소통이 불가능하여 안아주고 달래주도록 하여야 한다.

영아가 애착을 형성하게 되면, 낯선 사람에 대해 불안반응을 보이는데, 그 현상을 '낯가림'이라고 한다. 대개 생후 5개월에서 15개월 사이에 나타나고 일반적으로 첫돌 전후에 최고조에 달하였다가 서서히 감소한다. 낯가림은 정인에 대한 애착 형성의 표시이며, 영아의 탐색행동과 밀접한 관련이 있다. 또한 분리불안(격리불안)은 영아가 애착을 느끼는 대상과 분리될 때 나타내는 불안반응이다. 분리불안은 친숙 정도 및 분리기간 등 여러 요인들의 영향을 받는다. 안정적인 애착을 형성한 영아는 불안정한 애착을 형성한 영아보다 분리불안 반응을 덜 보인다. 보통 생후 9개월경에 나타나기 시작하여 첫돌이나 15개월경에 절정에 달하며, 그 이후에는 점차 감소되어 20~24개월경에는 없어진다(이영실 외, 2020: 64).

3. 유아기

1) 발달 특성

유아기(early childhood)는 대개 만 3~5세까지의 기간을 말한다. 국내법의 규정을 보면, 「유아교육법」에서는 "유아란 만 3세부터 초등학교 취학 전까지의 어린이를 말한다."(제2조 1)고 규정하고 있다. 「영유아보육법」에서는 "영유아란 6세 미만의 취학 전 아동을 말한다."(제2조 1)고 규정하고 있다. 그러나 많은 경우에 학문적으로는 만 2세부터 유아기로 본다.

이 시기의 유아는 자기주장과 지배에 대한 욕구가 매우 강하다. 이는 개인으로서의 자신을 의식하기 시작하는 데서 비롯된 것으로 반항과 고집, 자기주장이 나타나기 시작한다. 이 시기의 유아가 경험하는 긴장은 아이의 행동을 제한하고 규제하려는 환경의 요구에서 비롯된다. 이러한 과정을 거쳐 초기에는 타인과의 상호관계를 고려하지 않는 자기중심적 존재로부터 타인과의 상호관계를 고려하는 존재로 성장한다. 이 시기에 유아는 자신의 고유성을 인식하기 시작하여, 유아기 후반에 가면 '내 마음대로' 하는 것보다는 '내 스스로' 하는 것에 더 관심을 갖게 된다.

유아기 사회성 발달의 주요 특징은 먼저, 주도성이 강해지면서 점차 독립심과 자신감을 얻게 된다. 6, 7세가 되면 유아는 능력과 기술 등이 향상되면서 부모에게서 독립하여 스스로 결정하고 행동하기 시작한다. 또한 관심의 대상이 가족에서 또래로 바뀌면서 경험의 폭이 넓어진다. 이런 또래와의 경험은 유아가 자기중심적 사고에서 벗어날 수 있도록 해 주고, 자기의 객관적 모습을 보게 해 주며, 폭넓은 경험을 통해 인지적 성장을 촉진시켜 주므로, 집단생활의 교육적 의의가 특별히 부각되는 시기이다. 유아기는 영아기에 비해 대인관계의 폭이 넓어지고 다양해지기 때문에 사람과의 관계에 따른 정서적 긴장이 심하게 나타나며, 언어능력의 발달로 자신의 주장을 관철시키기 위한 언어적 표현도 많이 하게 된다. 특히, 유아는 주로 놀이를 통해 사회적 관계를 형성하고 사회적 기술과 역할을 습득하게 된다.

자유로운 독립보행이 가능하게 되는 유아기에는 무한한 지적 호기심을 충족시키기 위해 많은 탐험과 학습을 하게 된다. 유아기의 두드러진 특징은 활동성이다. 이 시기의 유아는 대단히 바쁘다. 끊임없이 이야기하고 움직이며 계획을 세운다. 또한 부모로부터 사회화 교육을 받고, 이를 바탕으로 향후 사회적 행동의 기준이 되는 가치관을 학습하게 된다. 이 단계에서는 주체성이 확립되기 시작한다. 이전의 시기에 시작되었던 대인관계 및 사회적 관계에 대한 믿음과 불신 그리고 가치관의 확립 등은 향후 독립된 인격체로서의 성장과 정신적인 성숙의 밑거름이 된다.

유아기는 영아기와 같은 급속한 성장은 보이지 않고, 비교적 완만한 성장을 보이는 시기에 해당한다. 신체적으로 정신적으로 미숙한 상태에서 급속한 성장을 통해서 스스로 걷고 달리며, 언어를 사용한다. 사회적으로도 가정 내에서 가족관계로 한정되었던 사회적 관계가 가정을 벗어나, 어린이집 그리고 유치원 생활을 하게 되며, 가정 밖의 또래들과 어울리면서 사회적 관계의 범위도 상당히 넓어지는 시기이다.

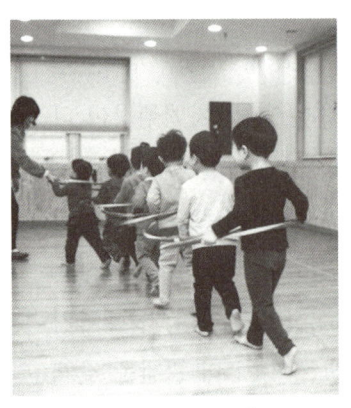

유아기 놀이 모습

2) 정신건강

이 시기의 유아들은 애착형성과 자율성과 자아통제 능력을 형성하고, 사회적 역할을 학습하는 발달과제를 성취하여야 한다. 이러한 발달과제를 성취하기 위해 양육자의 따스하고 편안한 보살핌과 훈육, 원만한 부부관계 형성, 충분한 놀이 경험 등의 환경적 요소들이 잘 갖추어져야 하는데, 이 요소들이 적절히 갖추어지지 않을 경우 발달지연, 반응성 애착장애, 분리불안장애, 청소년 비행이나 품행장애, 반사회적 인격장애 등의 원인이 되기도 한다. 또 이 시기의 유아들은 공격적 충동과 자기주장이 매우 강해져 자신의 뜻대로 되지 않을 경우 분노발작을 일으키기도 한다. 하지만 이 경우 무조건 요구를 들어주게 되면, 이러한 방식으로 욕구를 충족시키는 방식이 습관화될 우려가 있으므로 부모는 일관성 있는 행동통제와 감독을 함으로써 유아의 공격적 감정을 조절해 주고, 아이의 주장과 고집을 적당히 수용·제지하면서 유아로 하여금 행동의 범주를 습득하도록 해야 한다. 또한 과잉보호적인 경우에는 유아의 정서, 행동발달상에 장애가 나타날 수 있다. 유아기의 특징적 정신건강문제는 주의력결핍 및 과잉행동, 손톱 물어뜯기, 자위행위, 분노발작, 유아학대, 유아자폐증 장애 등이 있다. 따라서, 유아가 왜곡된 성격으로 고착되지 않도록 조기에 발견·지도해야 한다.

유아기의 정신건강을 위해서는 부모의 양육기술을 증진시키고 가족기능을 향상시키도록 지원하여 부모와 아동 간의 충분한 애착을 형성시킬 수 있도록 애착증진프로그램을 실시하며, 지역사회 중심의 훈육방식에 대한 부모교육이나, 고위험가정에 대한 사례관리 등 영유아 정신건강프로그램을 확대·실시하여 정신질환을 예방하도록 하고 한다(나동석 외, 2017: 234-235).

4. 아동기

1) 발달 특성

아동기(childhood)는 초등학교 입학에서 졸업까지의 시기로서 6~12세까지를 말한다. 이러한 근거는 앞서 유아기 기준에서 6세 미만으로 규정한 데 따른 반사적 적용이라고 볼 수 있다. 또한 국내법으로 초등학교 입학기준을 만 6세 이상으로 한정한 데 따른 연령기준이라고 볼 수 있다. 아동기를 학령기라 부르기도 하는데, 학령기란 초등학교 재학기간을 나타내며, 청소년기가 13세부터 시작됨을 감안한 기준이라고 볼 수 있다. 따라서, 많은 학자들은 6~12세를 아동기로 본다.

아동기는 일반적으로 아동이 유치원에 들어가는 연령인 6세부터 초등학교를 졸업하는 12세까지의 시기이므로, 실제로 유치원과 초등학교의 경험은 매우 다르다. 유치원은 사실상 학교교육을 받는 시기라고 보기 어려우나, 가족 이외의 사회적 영향력이 새롭게 등장한다는 점에서 이전의 시기와 구별된다. 이를 감안하여, 아동기를 유치원 시기에 해당하는 아동기 전기(학령 전기)와 초등학교 시기에 해당하는 아동기 후기(학령 후기)로 구분하기도 한다.

아동기(middle & late childhood)는 신체적 성장이 급속히 일어나지 않고 꾸준한 성장을 보인다. 살이 빠지고 팔, 다리가 성장하면서 머리와 신체의 비율이 성인과 유사해진다. 초기 아동기에는 인지능력과 언어가 놀라운 속도로 발달하기 시작하며, 도덕성이 발달하고 또래관계를 형성하기 시작한다. 후기 아동기는 논리적 사고, 읽기 능력, 자아, 도덕성, 또래와의 우정 등이 증진되는 시기이다.

아동기에는 학교경험이 시작됨으로써 유아기보다 복잡한 사회적 영향을 받게 된다. 아동기 이전의 시기인 유아기까지 아동은 거의 전적으로 가족의 영향 아래 놓여 있지만, 학교는 아동에게 가족 이외의 외부로부터의 평가, 성공과 실패의 기회, 또래집단과의 경험 등을 제공하는 중요한 영향력의 원천이 된다.

이 시기는 지속적 성장기로서 발육이 왕성하고 운동이 활발하므로 영양공급이 매우 중요하며 충분한 수면이 필요하다. 아직 신체의 소화·흡수 능력이 미숙하며, 식사행동도 자립하려는 단계이다. 유아기의 식습관은 성인 건강의 밑거름이 되므로, 이 시기는 중요한 식습관의 확립기이다. 유아의 풍부한 식생활은 신체적 성장과 발달뿐만 아니라, 정서적·지적 발달을 촉진한다.

2) 정신건강

아동기의 정신건강은 교우관계가 매우 중요하다. 이 시기에는 교우관계나 학습에 대한 실패의 경험이 정신건강에 매우 큰 영향을 미치게 되며, 학업성적이 불량한 아동은 또래집단에서 소외되고, 거부, 고립, 열등감 등 바람직하지 못한 영향을 받게 된다. 따라서, 학교생활에 원만히 적응하기 위해 지나친 통제나 규제를 지양하고, 어린이의 개성을 존중하여 스스로 생각하여 행동할 수 있는 자율성을 부여하여야 한다. 한편, 교사의 정신건강은 학생의 성격 발달에 직접적인 영향을 주는 요인으로 교사 자신의 정서적인 안정과 아동에 대한 이해심을 갖추어 지나치게 학업성적에 집착하지 않고 학생들의 개인차를 이해하며, 지도하여 건전한 교우관계를 형성할 수 있도록 하여야 한다. 부모 또한 아동을 부모의 틀에 끼워 맞추려 하지 않고 아동의 개성을 존중하고, 스스로 선택하여 행동할 수 있도록 지도하여야 한다. 지나친 통제나 규제는 아동의 자율성을 저해하므로 어린이를 위한 전인적인 교육을 통해 인간적인 환경을 조성해 주도록 해야 한다.

아동기의 특징적인 정신건강문제는 학교 거부증, 학습장애, 무단결석, 적응장애, 불안장애, 우울증, 행동장애, 주의력결핍장애, 틱장애, 아동기 정신분열증(schizophrenia, 조현병) 등이다. 이 시기는 배움의 중요성을 강조하고 많은 일에 성공을 경험할 수 있는 기회를 마련해 주어 자신감을 길러주고, 열등의식에 사로잡히지 않도록 도와주어야 한다. 단순히 지식축적의 목적이 아니라, 지식 습득의 기본자세와 지식습득의 기쁨을 경험하여 스스로 공부할 수 있는 동기를 마련할 수 있도록 한다. 또한 지적인 면뿐 아니라, 육체적·감성적·개성적 발전도 강조하여 전인적인 발달을 추구하고 올바른 도덕관과 가치관을 형성할 수 있게 도와주어야 한다(고명수 외, 2019: 145).

5. 청소년기

1) 발달 특성

청소년기(adolescence)는 아동기에서 성인기로 전환하는 시기이다. 연령적으로 만 13~18세를 말한다. 청소년 전기에는 급속한 신체적 변화와 인지적 발달을 경험하며, 청소년 후기는 자아정체감 확립과 더불어 성인생활을 준비하기 위한 여러 가지 과제에 집중한다. 또한 청소년기에는 급격한 신체발달과 더불어 운동능력의 발달도 현저하다. 이것은 개인의 만족과 자신감을 키워주는 역할을 한다.

청소년기는 '사춘기(puberty)'라고 이르는데, 이는 이 시기에 일어나는 다른 신체 변화뿐만 아니라, 개인의 성적인 면까지 포함하는 생리적 변화를 의미하는 개념이다. 이에 대해 청소년기는 인간발달을 뜻하는 일반적인 용어로서 문화적 개념이다. 즉, 행동적 그리고 문화적인 측면에서 성숙하는 시기이다. 따라서, 청소년이라는 용어는 사춘기의 신체적 성숙뿐만 아니라, 심리적·사회적으로 의존에서 벗어나 독립과 책임을 수용하는 것까지 포함된다. 대부분의 청소년기는 중·고등학생 시기이며, 주로 신체적 성숙과 인지적 발달을 경험하게 된다. 사춘기로 시작되는 청소년기는 신체적 변화가 일어나는 생물학적 변화로 인해 그 시작이 분명한 반면, 끝나는 시점은 행동적·문화적·심리적 성숙의 개인차로 인하여 사람마다 다양하다. 따라서, 청소년기는 사춘기의 여러 가지 육체적·심리적 변화로 부모·자녀 관계도 가장 힘들고 청소년 자신도 동요하는 시기이다.

홀(Granvile Stanley Hall)은 1904년 그의 저서 『청소년기(Adolescence)』에서 청소년기를 '질풍노도의 시기(a time of storm and stress)'라고 불렀다. 홀은 아동기에서

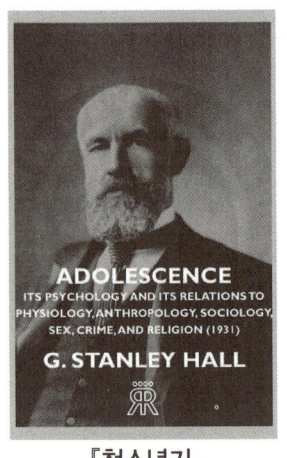

『청소년기』
(2011년 출판)

성인기 사이의 청소년기에 관심을 가지고 연구하였으며, 청소년기를 감정적 혼란과 반항의 시기로 언급한 표현이다. 즉, 청소년기가 거친 바람과 화난 파도처럼 변화가 심하고 불안한 시기임을 나타낸 것이다.

역사적으로 청소년이란 용어가 등장하기 시작한 것은, 얼마 전의 일이다. 이 용어는 산업혁명과 더불어 의무교육이 실시됨으로써, 인간의 발달단계에서 청소년기를 고유한 발달시기로 인식하게 하는 데 결정적인 영향을 미쳤다. 즉, 산업화는 기본적으로 교육받은 노동력이 요구되었으며, 학교교육의 의무화는 청소년들이 노동시장에 유입되지 않고 경제활동에서 제외되는 특권을 주었는데, 이러한 요인들이 본격적으로 청소년기를 인식하게 되는 계기가 되었다.

청소년기의 가장 중요한 과업은 '자아정체감'을 형성하는 것이다. 자아정체감이란, 자신의 독특성에 대한 비교적 안정된 느낌을 말한다. 자아정체감은 개별성, 통합성, 연속성(또는 계속성)의 차원을 갖는다. 개별성은 나는 다른 사람과 구별되는 고유한 존재라는 인식을 말하며, 통합성이란 자신의 행동이나 태도 등이 전체적으로 일관성이 있고, 통합되어 있다는 인식을 말한다. 연속성은 시간의 경과에도 불구하고, '나는 동일한 사람이라는 인식'을 말한다. 자아정체감 형성은 아동기 때부터 시작되는 것으로 볼 수 있으나, 청소년 후기에 가장 중요한 인생과업으로 등장한다. 자아정체감 형성을 위해서는 자신의 신념, 가치관 등에 대한 고통스러운 의문 제시가 선행되어야 하며, 따라서 일종의 위기를 경험하게 된다. 자신이 경험한 많은 요소들을 모아 통합된 명확한 자기정의를 내리는 것은 어려운 일이므로, 자아정체감을 형성하는 과정에서 누구나 혼란과 우울증을 경험할 수 있다.

대부분의 동양권 국가에서는 '소년', '소녀', '미성년', '중·고생', '10대', '1318' 등 다양한 용어를 각각의 환경에 따라 사용하고 있다. 이는 어원적인 의미보다는 발달적·제도적 성격이 복합적으로 작용하여 사회통념상의 용어로 관행화된 성격이 짙다. 최근에는 이러한 동향도 수정되어 매우 구체적으로 접근하고 있는데, 그 대표적인 예가 이른바는 '1318'이다. 즉, 중학생이 되는 시작연령과 고등학생이 끝나는 연령을 연결시키는 '1318'로 범주화하고 있다. 문제는 이렇게 중·고등학생, 청소년, 1318이 동일하다는 등식으로 명확하지만 좁게 사용할 경우, 법적 정의와 충돌하여 청소년 지도와 보호에서 여러 가지 문제가 발생하기 쉽다. 또한 학계에서도 사회통념적 정의를 일부 수용하고 있는데, 대표적으로 아동의 권리에 관한 국제협약을 청소년의 권리에 대한 준거로 채택하고 있다. 마찬가지로 이러한 학계의 관점을 제도권에서도 수용하여 청소년복지정책에 반영하고 있다.

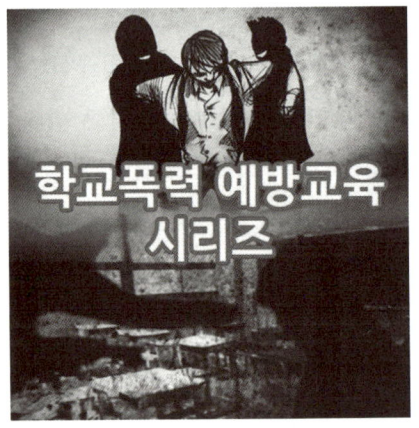

학교폭력예방 포스터

2) 정신건강

청소년기는 인간의 발달과정 중 가장 혼돈과 혼란을 경험하는 시기로, 한 인간으로서 인격을 완성해 나가고 사회인으로서 기능을 성취하기 위한 마지막 준비 단계이다. 이 시기에는 기분의 변화가 심하여 우울이나 불안감, 절망감을 보이기도 하고 부모에 대한 압박감, 기성세대에 대한 분노, 적대감정, 자살에 대한 공상을 하기도 한다. 이 시기의 발달과제인 자아정체감 형성, 자율성 확립, 친숙한 또래관계 형성 등의 발달과업을 적절히 수행하지 못할 경우, 역기능적인 가정(특히 학대적인)에서 도피와 학교의 부적응으로 인해 충동적인 행동, 가출, 약물 오남용, 자살의 문제가 빈번히 발생한다. 또한 신경성 식욕부진, 학교 거절증, 정체성 장애와 지연장애, 반항성 장애, 성도착행위, 불안장애, 공황장애, 광장공포증, 사회공포증, 특정공포증, 강박장애, 외상후 스트레스장애, 급성 스트레스장애, 범불안장애, 우울장애, 조현병, 성문제, 외상성 뇌손상, 주의력결핍 과잉행동장애, 품행장애 혹은 청소년 비행, 이외에도 부모와의 갈등, 거식증, 폭식증과 같은 식이장애, 오토바이나 속도에 집착하는 위험한 행동 혹은 사고로 인한 뇌손상, 무분별한 성행동, 지나친 자위행위, 성기능장애, 그리고 성인기 신경증이나 양극성장애(조울증) 시작 등이 있다. 우리나라에서 청소년기의 정신건강을 위해서는 청소년지원센터 등 관련기관에서 자아성장, 분노조절, 인성개발, 학습기술 프로그램, 진로탐색, 성 가치 교육, 비행청소년프로그램, 약물예방교육 등의 프로그램을 실시하고 있으며, 청소년의 고민이나 위기상황에서 도움을 받을 수 있도록 1366 전화상담을 실시하고 있다(나동석 외, 2017: 241-242).

6. 성인기

1) 발달 특성

성인기(adulthood)는 '청년기' 또는 '성인 초기' 등으로 불리며, 20~40세로 신체적·지적인 면에서 인생의 가장 정점에 해당한다. 성인기 이전의 시기를 준비기라고 한다면, 성인기 이후는 이제까지 준비해 온 것을 실현하고 구체화하고 통합화하여 다음의 인생을 대비하는 시기이다. 심리사회적 측면에서 다른 사람을 보살피는 능력이 심화된 사람은 타인과의 상호관계에 집중할 수 있다. 부모로부터의 심리적·경제적 독립을 시작하며, 직업과 결혼, 군대 등의 환경 변화에 따라 다양한 역할 탐색과 선택을 하는 시기이다. 특히, 우리나라의 경우 고등학교 교육이 대학 진학을 위한 준비 차원에서 이루어지고 있으므로, 대학생 시기에 이르러서야 실습생들은 비로소 자기 자신에 대해서 새롭게 탐색하며, 인간관계 및 사회적응기능의 습득을 위한 시간적·심리적 여유를 누리게 된다.

성인기의 기준은 아동기나 청소년기처럼 새로운 신체적 기능이나 인지적 능력의 획득에 의한 것이 아니라, 사회적·문화적 요소를 적용하게 된다. 즉, 연령·신체적·생리적·심리적·사회적 성숙도 등의 기준을 들 수 있다. 성숙도는 안정된 직업이나 결혼에 대한 준비 태도, 자아정체감의 정착 정도 등이 포함된다.

발달에 대한 잠재력은 전 생애에 걸쳐 존재하지만, 성인기 이후의 발달은 아동기나 청소년기와는 그 성격이 다르다. 다시 말해서 성인기 이후의 발달은 새로운 신체적 기능이나 인지적 능력의 획득에 의해 일어나기보다는, 주로 사회적·문화적 요소에 의해 주도된다.

성인기는 대부분의 청소년들이 예측하고 얻기 위해 노력해온 시기이다. 이 시기로 들어가는 것은 보통 긍정적인 느낌, 꿈, 포부 등을 동반한다. 이 시기의 목표는 직업을 선택하고 취득하는 것, 성적 욕구를 만족시키는 것, 가정 및 가족을 만드는 것, 사교관계 확장시키기, 성숙함의 발달 등이다. 이 시기를 완수하기 위해 성인들은 자신의 이전의 꿈과 업적을 비교하기 시작한다. 이러한 일들이 발생하면서 성인들은 차이를 조정하고 현실을 받아들이거나 변화를 만들어가야 한다.

2) 정신건강

성인기에는 결혼, 자녀의 출산과 양육, 구직에 따른 다양한 역할들이 부여되기도 하며, 이혼이나 실업, 건강의 악화로 인한 어려움을 겪기도 한다. 성인기의 정신건강에서 가장 중요한 것은 원만한 인간관계 형성으로 고부간 또는 부부간의 갈등이나 직장이나 직업상의 인간관계에서 나타나는 갈등이나, 예기치 않은 사건과 상황에서의 갈등, 근친자의 사망이나 경제적 타격 등에서 오는 신경증을 슬기롭게 극복하여야 한다.

성인기의 정신건강을 위협할 수 있는 또 다른 요인은 이혼이다. 이혼이 가져오는 스트레스를 극복하기 위하여 새로운 사회적 역할을 그대로 받아들이고 이혼자로서의 새로운 정체감을 형성하여야 하며, 이혼에 관련된 부정적 감정을 표현하고 취직이나 자립을 하고자 노력하고, 변화된 가족구조에서 새로운 삶에 적응하기 위해 가족과 관련된 활동을 열심히 수행하는 것이다. 또한 가정적·사회적 책임에 따르는 과로와 승진이나 실직의 두려움으로 인한 스트레스는 성인병의 주원인이 되며, 이로 인하여 '과로사', '돌연사'가 발생할 수 있다. 스트레스의 해소 수단으로 술이나 담배를 습관적으로 하게 되는데, 이는 알코올남용이나 알코올의존 또는 각종 질병을 일으키는 원인이 되기도 한다(나동석 외, 2017: 244).

7. 중 · 장년기

1) 발달 특성

중 · 장년기(middle adulthood)는 '성인 후기', '중년기, 장년기' 또는 '베이붐 세대' 등으로 불리는데, 연령으로 볼 때, 40~65세 이전까지 약 25년의 기간을 말한다. 이는 국내법상 노인을 65세로 규정하고 있기 때문이다. 학문적으로는 40~60세를 일컫는 경우도 많다.

중 · 장년기는 인생의 목표를 성취해 나가는 시기로 심리적 · 직업적 · 가정적으로 안정되어 있으며, 사회에 공헌할 수 있는 능력과 태도를 갖추게 된다. 특히, 중 · 장년기의 자녀 성장이나 직업적 성취, 후배 배출 등의 생산성은 중 · 장년기 발달에 원동력으로 작용한다. 중 · 장년기 발달에서 가장 현저하게 진행되는 변화는 노화로 신체적 · 성적 변화가 우선하며, 이와 함께 나타나는 심리적 변화로 성격과 정서의 변화가 있다. 사회적으로는 가정과 사회에서 윗사람으로서의 역할 변화가 있다.

이 시기에는 경제적 · 직업적으로 비교적 안정되는 기간이기도 하지만, 새로운 위기가 시작되는 기간이기도 하다. 중 · 장년기에 들어서면서 지혜를 통하여 문제를 해결하려고 시도하고, 대인관계를 이성보다는 사회적인 관계를 받아들이며, 감정의 대상을 다양화하고, 새로운 사고에 대하여 수용적이어야 건강하다고 할 수 있다. 이 시기는 사회적 관점에서 '빈둥지(empty nest)시기'라고 한다. 이는 자녀가 성장함에 따라 집을 떠나게 되어 부부만 남게 되는 것을 말한다. 각 가정의 부부의 결혼 연령, 자녀의 수, 자녀들의 교육기간, 자녀의 결혼 유무, 결혼 시기 등과 같은 여러 요인에 따라 그 기간이 결정된다. 즉, 이 시기는 남성보다는 여성, 특히 전업주부는 심리적으로 공허감이나 우울감을 느끼게 되어 부적응적 양상이 나타날 수 있으며, 이를 '빈둥지증후군(empty nest syndrome)'이라고 한다. 이러한 현상에 잘 대처하기 위해서는 원만한 부부관계를 유지하기 위한 노력이 필요하며, 다양한 사회적 활동에 참여하는 것이 도움이 된다(강영숙 외,

2020: 89).

이 시기는 인생의 목표를 성취해 가는 인생의 절정기이다. 이 시기에는 노화가 시작되는 자신의 신체적·생리적 변화를 인정하고 적응하며, 사회에 공헌하고 생산성을 획득해 나가면서 장년의 위기에 대처한다. 성숙한 부모의 태도를 소유하고 자녀를 지도하며, 부부간의 동반자 의식을 신장시키고, 노부모를 부양한다. 또한 직업안정을 통하여 경제적 안정을 누리고, 여가를 활용하며, 은퇴에 대비해 나간다. 특히, 중·장년기의 자녀 성장이나 직업적 성취, 후배 배출 등의 생산성은 중·장년기 발달에 원동력으로 작용한다.

2) 정신건강

성인기 이후 발생되는 신체적·생리적인 쇠퇴현상으로 여성은 약 35세 전후, 남성은 약 45세 전후로 쇠퇴현상을 보인다. 당뇨병, 고혈압, 심장병, 담석증, 암 등 건강위협의 신호가 나타난다. 불임, 실업, 성욕, 중년기 위기, 갱년기, 빈둥지증후군 등이 있으며, 중·장년기 특징적 정신건강문제는 우울장애, 질병불안장애, 물질관련 및 중독성장애 등이 있다.

여기서 갱년기 증상은 남성과 여성 모두에게 찾아오며, 여성의 경우에는 폐경기를 맞아 생식능력의 상실을 통해 노화를 실감하여 이제 늙었다는 불안감에 휩싸이게 되며, 육체적 매력의 상실로 인해 인간으로서의 가치가 줄어들고, 여성으로서의 가치가 줄어들었다고 느낀다. 또한 신체적 기능저하와 함께 기분이 우울해진다. 남성의 경우, 여성보다는 긴장감이 훨씬 적은데, 이것은 갱년기가 여성보다 불명료하고 훨씬 늦게 나타나며, 생산능력의 중요성이 여성만큼 크지 않기 때문이다. 그러나 남성적인 매력의 상실은 때로 장애를 일으키기도 한다. 자식이 성장하여 부부 두 사람만이 남게 되면, 심리적 공허감이나 소외감이 원인이 되어 자신의 존재가치가 떨어지고 스스로 무가치함을 갖기도 한다. 이로 인해 심리적 괴로움이 신체적으로 연관되어 자신의 건강상태에 과민한 반응을 보이는 '건강염려증'으로 나타나 병원이나 한의원 또는 민간요법 등으로 과도한 지출을 하기도 한다. 따라서, 중·장년기 건강을 유지하기 위해서는 나이에 맞는 적절한 운동과 균형 잡힌 영양공급이 중요하다. 특히, 정신건강을 위해 부부간에 즐길 수 있는 여가활동을 개발하고, 취미생활에 몰두하거나 타인을 위한 봉사활동 등의 활발한 사회활동으로 보람과 가치를 느낄 수 있도록 하여야 한다(나동석 외, 2017: 244-245).

8. 노년기

1) 발달 특성

인간의 발달단계를 생애주기로 구분할 때, 노년기는 성인기 이후부터 죽음까지를 일컫는데, 노년기는 인생의 마지막 단계이다. 물론 노년기의 시점에 관한 견해는 다양하여 노년기의 시작 나이를 일률적으로 규정하기는 쉽지 않다. 그러나 노년기에 들어서면 성인기에서의 생활로부터 급격한 삶의 변화가 온다. 아울러 임종과 함께 죽음을 맞이하는 노인들은 본인뿐만 아니라, 가족을 포함한 주변인들에게 적지 않은 영향을 미친다. 취업활동을 비롯한 노년기 사회활동이 하향곡선을 그리면서 생활환경이 바뀌고, 노화로 제반활동이 줄어들고, 결국 가족이나 노인복지시설에 의지하는 경향이 강하다. 이뿐만 아니라, 임종과 죽음을 맞이하면서 발생하는 노인들의 심리적 변화와 이들의 가족 간 관계가 불러일으킬 수 있는 여러 문제는 사회문제로까지 대두되고 있다.

이 시기에는 자녀양육 책임으로부터 벗어나 부부관계에 보다 초점을 맞추게 되고, 또한 자녀들이 성인이 되는 등 중년기까지의 자신의 삶이 결혼생활과 자녀양육에서 그리고 직업 등에서 성공했는지 실패했는지를 평가할 수 있는 증거가 축적된다. 따라서, 노년기에는 지나온 삶에 대한 평가를 하게 되는데, 이 과정에서 자신의 성취한계를 깨닫고 어느 정도의 실망을 하게 된다. 문제는 이것을 어떻게 받아들이는가의 여부인데, 어떤 경우에는 지나온 삶을 돌아보면서 극도의 우울감에 빠져 현재의 어떤 경험도 그 우울을 보상하지 못하는 경우가 있는가 하면,

어떤 경우에는 지나온 삶에 대한 평가를 지나치게 긍정적으로 합리화하여 극도의 자신감을 표현하는 경우도 있다.

한편, 노년기의 의미를 바라보는 관점은 긍정적 관점과 부정적 관점이 있는데, 노년기를 죽음에 이르기까지의 인생의 마지막 단계로서, 신체적 능력의 쇠퇴와 사회적 관계의 축소, 그리고 사회경제적 지위의 하락과 같은 쇠퇴가 일어나는 시기로 보는 시각이 있다. 다른 시각은 노년기까지 삶을 살아오는 데 축적된 경험과 지혜를 바탕으로 사회를 위해 봉사할 수 있으며, 죽음에 대비해 자신이 살아온 삶을 정리하는 과업이 중요한 시기로 보는 긍정적인 관점이 있다.

2) 정신건강

의학의 발달과 함께 평균수명의 연장으로 인하여 노인인구는 고령화사회로 접어들면서 노인의 정신건강 문제에 관한 관심이 더욱 증가되고 있는 추세이다. 노년기의 주요문제들은 세대 차이와의 갈등, 고부관계의 갈등, 불면증, 신체질환 등이 있다. 노년기에는 퇴직으로 인하여 일이 상실되고 경제적으로 어려워짐에 따라 노년기의 삶에 많은 변화를 초래하게 된다. 따라서, 노인들은 심리적 상실감과 심리적 위축감을 갖게 되고, 직장생활에 전념하며 지내오던 부부가 퇴직 후 함께 시간을 보내는 경우가 많아지게 됨에 따라 사소한 일이 발단이 되어 마음의 상처를 입히게 되는 경우가 빈번히 발생하게 된다. 또한 노년기에는 배우자 또는 오랫동안 같이 생활을 하던 주위의 친지와 친구들의 죽음으로 인해 큰 충격과 함께 외로움과 쓸쓸함을 경험하게 되고, 앞으로 다가올 자신의 죽음에 대한 실감과 현실적 상황을 접하게 되면서 정신건강의 위협을 초래하게 된다.

노년기의 특징적 정신건강문제로는 신경인지장애, 조현병, 양극성장애, 노인우울증, 신경증장애, 수면장애 등이 나타날 수 있다. 즉, 노인의 우울은 배우자와의 사별, 자녀의 독립, 경제적 손실, 좌절 등 상실이라는 유발인자가 뚜렷한 경우가 많으며, 증상이 주기적이지 않고 지속적이다. 특히, 초조, 격정, 심한 건강염려증, 후회, 죄책감, 절망감, 편집성 경향, 우울 망상이 뚜렷하고 기분이 가라앉음,

절망감, 우울감 등 마음의 고통뿐만 아니라, 두통, 복통이나 위장장애 등의 신체적 증상으로 나타나는 경우가 많다. 결국 다양한 증상으로 나타나기 때문에 우울증을 진단하지 못하고 지나치기 쉬우며, 따라서 빈도가 낮게 나타난다. 하지만 실제로는 그보다 높은 빈도를 보이는 것으로 이해해야 할 것이다.

퇴직, 사별, 경제적 어려움, 우울에서 오는 스트레스를 극복하기 위한 지역사회 내의 다양한 교육프로그램 등의 적극적인 사회활동의 참여가 요구되고 있다. 그러나 무엇보다도 노년기를 건강하게 보내기 위한 긍정적인 태도를 갖고 생활하며, 노인대학이나 복지관 등의 시설을 이용하여 꾸준히 평생교육을 받거나 취미, 운동, 종교, 자원봉사활동 등을 통해 인생의 즐거움을 찾으며, 정신적 건강을 유지하는 것이 우울증 예방에 많은 도움을 줄 수 있다. 또한 다가오는 죽음에 대해 긍정적으로 수용할 수 있는 태도를 갖추는 것이 중요하다(나동석 외, 2017: 247-248).

PART II. DSM-5 정신장애 분석

- Chapter 4. 신경발달 · 신경인지 장애

- Chapter 5. 조현병 관련 장애

- Chapter 6. 양극성 · 우울 · 불안 · 강박 관련 장애

- Chapter 7. 외상 · 해리 · 신체증상 파괴적 관련 장애

- Chapter 8. 급식 · 배설 · 수면-각성 관련 장애

- Chapter 9. 물질 관련 장애

- Chapter 10. 성 관련 장애

- Chapter 11. 성격 · 기타 정신장애

Chapter 4
신경발달·신경인지 장애

1. **신경발달장애**
   지적장애
   의사소통장애
   　1) 언어장애　　2) 말소리장애　　3) 아동기 발병 유창성장애(말더듬)
   　4) 사회적(실용적) 의사소통장애
   자폐스펙트럼장애
   주의력결핍/과잉행동장애
   특정학습장애
   운동장애
   　1) 발달성 협응장애　　2) 상동증적 운동장애　　3) 틱장애
2. **신경인지장애**
   　1) 섬망
   주요 및 경도 신경 인지장애
   　1) 주요신경인지장애　　2) 경도신경인지장애

Chapter 04
신경발달 · 신경인지 장애

1. 신경발달장애

　발달장애란 어느 특정 장애를 지칭하는 것이 아니라, 인지발달의 지연, 사회적 관계나 의사소통 등에서 이상증상을 보이거나, 지연을 보이는 경우로, 발달검사상 평균적인 정상발달의 수준보다 25% 이상 뒤처진 경우를 말한다.

　신경발달장애(Neurodevelopmental Disorders)는 유아 및 아동의 발달 시기에 시작되는 장애들로 DSM-4에서는 아동기·청소년기에 시작되는 장애로 분류되다가 DSM-5에서 새로운 진단 범주로 묶인 장애들이다. 신경발달 결함의 범위는 학습이나 실행기능문제와 같은 제한적인 손상부터 사회기술 결함이나 지적장애처럼 전반적인 손상에 이르기까지 다양하다. 신경발달장애는 신경학적인 기초를 가진 장애로 이해할 수 있다. 대부분 유아기와 아동기 혹은 청소년기에 처음 진단되는 장애이다. 생후 몇 년 동안 변화와 성장이 극적으로 일어나기 때문에 유아기와 아동기는 특히 중요하다 초기에 보이는 특정 기술의부족 혹은 결함이 이후와 삶에 어떤 영향을 미칠 것인가, 발달 시기 중 언제 이런 문제가 나타나난가, 이 장애가 앞으로 영구적으로 나타날 것인가, 아니면 치료가 가능할 것인가가 신경발달장애 영역에서 중요한 문제다(이우경, 2021: 50).

지적장애

(1) 개념

지적장애(Intellectual Disability) 또는 지적발달장애(Intellectual Developmental Disorder)는 18세 이전에 발병한다는 전제 기준을 가지고 있으며, 발달과정에 있어서 연령에 대비하여 전반적인 지능지수가 70 이하인 발달장애이다. 지적장애로 명명되기 전에는 정신지체라는 용어로 사용되었으며, 2007년 장애인복지법 시행령의 개정안에 의해 지적장애로 진단명이 변경되었으나, 아직은 혼용되는 경향이 있다. 이들은 인지적 능력에 제한이 있어 의사소통, 사회활동 참여 및 가정생활, 학교생활 등 일상생활에서 독립적이고 책임 있는 역할 수행이 어렵다. 또한 지적 능력 및 심리적·사회적 적응기능의 제한 정도에 따라 심각도가 경도, 중등도, 고도 및 최고도 등 네 단계로 나뉘어 구분된다. 이 중에서는 70-85%가 경도 지적장애이고, 15% 미만이 중등도 지적장애이다(이향숙 외, 2018: 185-186).

미국 지적장애 및 발달장애협회의 지적장애 정의는 다음과 같다(강영숙 외, 2020: 115).

첫째, 지적장애는 지적 기능은 물론 많은 일상적인 사회 및 실제적 기술을 포함하는 적응행동 모두에 심각한 제한을 보이는 특징을 보이며, 18세 이전에 나타난다.

둘째, 지적 기능은 학습, 추리, 문제해결과 같은 일반적인 정신적 능력을 의미하며, IQ 지수가 70~75일 때 지적 기능의 제한이 있다고 간주된다.

셋째, 적응행동은 표준화 검사를 통해 개념적 기술, 사회적 기술 그리고 실제적 기술의 제한을 평가한다.

(2) DSM-5의 진단기준

DSM-5의 진단기준은 다음과 같다(APA, 2018: 33).

> 지적장애(지적발달장애)는 발달시기에 시작되며, 개념·사회·실행 영역에서 지적 기능과 적응기능 모두에 결함이 있는 상태를 말한다. 다음의 3가지 진단기준을 충족해

> 야 한다.
> A. 임상적 평가와 개별적으로 실시된 표준화된 지능 검사로 확인된 지적 기능(추론, 문제해결, 계획, 추상적사고, 판단, 학업, 경험학습)의 결함이 있다.
> B. 적응기능의 결함으로 인해 독립성과 사회적 책임의식에 필요한 발달학적·사회문화적 표준을 충족하지 못한다. 지속적인 지원 없이는 적응 결함으로 인해 다양한 환경(가정, 학교, 일터, 공동체)에서 한 가지 이상의 일상활동(의사소통, 사회적 참여, 독립적 생활) 기능에 제한을 받는다.
> C. 지적 결함과 적응기능의 결함은 발달시기 동안에 시작된다.

(3) 치료

지적장애는 그 자체보다는 2차적인 정신질환과 후유증 및 사회적 적응에 대한 측면의 문제 때문에 이러한 2차적 후유증에 대한 측면까지 고려하여 치료가 필수적이다. 따라서, 발달놀이치료 등을 포함한 개인 발달 및 정서치료와 가족치료, 인지행동치료를 할 수 있으며, 문제되는 행동에 대한 약물치료를 시행할 수 있다. 더불어 간질과 같은 합병증에 대한 치료를 하기 때문에 참고 되어야 한다.

지적장애에 대한 최선의 치료는 예방이라고 볼 수 있다. 예방방법으로는 유전적 질환에 대한 사전 진단, 가임기 여성의 풍진 예방 접종, 출생 초기의 선천성 질환에 대한 검사 등을 통한 조기발견 및 초기치료가 중요하다. 유전적 위험성이 의심될 경우, 출산 전 유전상담을 진행할 수 있다(이향숙 외, 2018: 203-204).

의사소통장애

의사소통장애(Communication Disorders)는 지능수준은 정상적이지만, 대화에 필요한 말이나 언어 사용에 문제가 나타나는 것이다. 즉, 말(speech)이나 언어(language), 또는 청각(hearing)에 문제가 있는 장애를 의미한다. 영유아기 자녀를 둔 부모가 제기하는 의사소통장애의 사례에는 단순히 부정확한 발음 문제, 말더듬과 같은 말의 유창성 문제, 언어 이해 및 표현의 지체나 장애 등이 있다.

의사소통장애란 음을 듣고 청취하는 능력, 어음을 만드는 능력, 언어를 구사하는 능력에 심한 장애를 보임으로써 정보를 전달하는 사람과 정보를 수용하는 사람 사이에 정보전달이 원만하지 않은 경우를 의미한다. 즉, 자신의 생각이나 감정을 언어로 표현하거나, 다른 사람의 말을 이해하는 데 어려움이 있을 때 의사소통장애로 진단된다(문혁준 외, 2020: 155).

의사소통장애는 다른 장애유형과 무관하게 발생하기도 하지만, 지적장애나 청각장애와 같이 신경·감각·신체적 결함 등으로 인해 발생하기도 하고, 그 원인이 선천적이거나 후천적일 수도 있다. 따라서, 의사소통장애는 발성기관을 통해 산출되는 말, 언어, 청력 및 청지각 등의 특정 영역에 문제가 발생하여 의사소통 능력에 장애를 초래하게 됨을 의미한다.

1) 언어장애

(1) 개념

언어장애(Language Disorder)는 언어의 발달과 사용에 지속적인 곤란을 나타내는 경우를 말한다. 즉, 다른 사람의 말을 이해하는 수용성 언어능력은 비교적 정상이지만 언어표현에는 장애를 보인다. 간단한 단어나 문장 표현도 어려워하며 몸짓이나 손짓으로 대체하려 한다. 다른 사람의 말을 이해하는 능력과 자기 생각을 언어로 표현하는 능력의 장애를 보인다(고재욱 외, 2019: 167).

언어장애는 어휘의 부족, 문장 구조의 빈곤(문법규칙에 따라 문장을 구성하기 위해 단어를 조합하는 능력의 부족), 대화 능력의 장해(어떤 주제나 사건들을 설명하거나 대화를 하기 위해서 어휘를 사용하고 문장을 연결하는 능력의 손상)를 비롯한 언어이해나 표현능력의 손상에 의한 것이다. 이러한 손상으로 인해서 언어능력이 나이에 비해 현저하게 저하되어 효과적인 의사소통, 사회적 참여, 학업적 성취, 직업적 수행에서 기능적 저하를 초래할 때 언어장애로 진단된다. 언어장애의 증상은 초기 동기에 시작된다. 언어장애를 지닌 아동은 어휘가 제한되어 있거나, 짧고 단순한 구조의 말을 주로 사용하며, 어순이나 시제가 잘못된 언어적 표현을 사용한다. 또한 단어나 어휘를 부적절하게 사용하고, 문장의 주요 부분을 생략하며, 길고 복잡한 문장을 만들지 못한다. 언어장애는 학업적·직업적 성취나 사회적 적응에 심각한 어려움을 초래하게 된다(권석만, 2021: 563).

언어장애는 혀, 입술, 턱, 입천장 등 조음기관의 결함에서 나타나는 기능적인 측면에서의 장애로 인해 나타날 수 있고, 아동기-발현 유창성장애는 심리적-환경적 요인에서 비롯되는 경우도 많다. 자녀가 유창하게 말을 하지 못하는 것에 대해 부모가 부정적 반응을 보이거나, 성취에 대한 부모의 과잉기대로 스트레스를 경험하는 경우, 자녀에게 말더듬이 나타날 수 있다(문혁준 외, 2020: 156).

(2) DSM-5의 진단기준

DSM-5의 진단기준은 다음과 같다(APA, 2018: 42).

> A. 언어에 대한 이해 또는 생성의 결함으로 인해 언어 양식(즉, 말, 글, 수화 또는 기타)의 습득과 사용에 지속적인 어려움이 있으며, 다음 항목들을 포함한다.
>   1. 어휘(단어에 대한 지식과 사용) 감소
>   2. 문장 구조(문법이나 형태론적 법칙을 기초로 단어와 어미를 배치하여 문장을 만드는 능력)의 제한
>   3. 담화(어떤 주제나 일련의 사건을 설명하거나 기술하고 또는 대화를 나누기 위해 어휘를 사용하고 문장을 연결하는 능력)의 손상
> B. 언어 능력이 연령에 기대되는 수준보다 상당히 그리고 정량적으로 낮으며, 이로 인해 개별적으로나 어떤 조합에서나 효율적인 의사소통, 사회적 참여, 학업적 성취 또는 직업적 수행의 기능적 제한을 야기한다.
> C. 증상의 발병은 초기 발달시기에 시작된다.
> D. 이러한 어려움은 청력이나 다른 감각손상, 운동기능 이상 또는 다른 의학적·신경학적 상태에 기인한 것이 아니며, 지적장애(지적발달장애)나 전반적 발달지연으로 더 잘 설명되지 않는다.

(3) 치료

언어장애를 나타내는 아동은 먼저 이비인후과, 소아과, 치과 등에서 감각적·신체적 문제가 있는지를 점검하는 것이 필요하다. 아울러 아동이 지니고 있을지 모르는 정서적 문제나 부모-자녀관계의 문제를 잘 탐색하여 이를 해결해 주는 것이 중요하다. 그리고 언어치료사나 교사에 의해 아동에게 체계적인 언어교육을 실시해야 한다. 부모 역시 아동에게 적절한 언어적 자극을 제시하고, 아동의 언어적 표현을 격려하고 강화하는 꾸준한 노력을 통해서 동의 언어적 발달을 촉진할 수 있다(권석만, 2021: 565).

2) 말소리장애

(1) 개념

말소리 장애(Speech Sound Disorder)는 기본적인 조음장애와 음운장애를 포함하는데, 언어음의 생성이 영유아의 연령과 발달단계에 기대되는 수준에 맞지 않고, 이러한 결함이 신체적·구조적·신경학적 또는 청력 손상의 결과로 발생하는 것이 아닐 때 진단된다. 이러한 말소리 장애는 말소리를 생성하는 것은 음소를 뚜렷하게 소리 내어 구어를 조합할 수 있는가에 대한 문제이다.

부정확한 발음이 음에서 흔히 나타나는데, 자음을 대치하거나 음절의 마지막 자음을 생략하는 경우가 흔하다. 빈번하게 잘못 발음되는 자음은 ㅅ, ㅆ, ㅊ, ㅈ 등이며, 모음의 장애도 드물게 나타난다.

말소리 장애는 그 원인이 언어능력에 있는 것으로 보기보다는, 말 산출 능력, 즉 생리학적 차원에 있는 것으로 보는 것이 일반적인 견해이다. 말소리 장애로 인한 아동들은 정상적인 말소리 산출의 어려움으로 타인과의 의사소통에서 실패를 겪게 될 수 있다(고재욱 외, 2021: 167-168).

(2) DSM-5의 진단기준

DSM-5의 진단기준은 다음과 같다(APA, 2018: 44).

> A. 말소리 생성(speech sound production)에 지속적인 어려움이 있고, 이는 언어 가해성(speech intelligibility)를 방해하거나, 메시지의 언어적 의사소통(verbal communication of messages.)을 막는다.
> B. 장애가 효과적인 의사소통(effective communication)을 제한하여 사회적 참여, 학업적 성취 또는 직업적 수행을 각각 혹은 조합해서 방해한다.
> C. 증상의 발병은 초기 발달시기에 시작된다.
> D. 이러한 어려움은 뇌성마비, 구개열, 청력 소실, 외상성 뇌손상이나 다른 의학적 또는 신경학적 조건과 같은 선천적 혹은 후천적 조건으로 인한 것이 아니다.

(3) 치료

말소리장애의 치료방법으로는 말하기 치료가 가장 효과적인 방법이라고 볼 수 있다. 말하기 치료가 가능한 경우를 살펴보면, 말을 상대방이 알아듣기가 매우 어려운 경우나 많은 자음에 오류가 있는 경우, 또는 생략, 치환 등의 심각한 오류가 있는 경우를 들 수 있다. 더불어 치료 가능한 연령은 8세 이상으로 또래관계, 또는 자아 이미지에 있어 문제를 야기할 때도 가능한 방법이라 할 수 있다. 말소리장애를 지닌 대부분의 아동은 치료에 대한 반응이 좋고 시간이 흐를수록 말하기 문제가 개선되기 때문에 장애가 평생 지속되지 않을 가능성이 높다. 그러나 언어장애가 함께 존재하는 경우에는 예후가 안 좋은 편이다(이향숙 외, 2018: 204).

3) 아동기 발병 유창성장애(말더듬)

(1) 개념

아동기 발병 유창성 장애(Childhood-Onset Fluency Disorder)는 말더듬기로 인해서 언어의 유창성에 장애가 있는 경우를 말한다. 말더듬기(stuttering)는 말을 시작할 때 첫 음이나 음절을 반복하여 사용하거나(예, 난-난-난-난 기분이 좋다.), 특정한 발음을 길게 하거나(예, 나는 하~악교에 간다.) 말을 하는 도중에 부적절하게 머뭇거리거나, 갑자기 큰 소리로 발음하는 등 다양한 형태로 나타난다. 말더듬기를 지닌 아동은 발음하기 어려운 단어를 피하기 위해 다른 단어로 대치하여 말하거나 넌지시 돌려서 말하기도 한다(권석만, 2021: 565).

장애의 정도는 상황에 따라 다양한데, 흔히 의사소통에 대한 특별한 압력(예, 학교에서 발표하기, 구직 면접)이 있으면 더 심해진다. 비유창성은 종종 소리 내어 읽거나 노래하기, 또는 무생물이나 애완동물에게 이야기할 때는 나타나지 않는다. 2~7세에 발병하는 경우가 가장 많으며, 98%가 10세 이전에 발병한다. 발병은 대개 만성적인데, 삽화적(episode)이고 눈에 띄지 않는 유창성 문제가 만성적인 문제로 되기까지는 대개 몇 개월이 걸린다. 전형적으로 구의 첫 단어나 긴 단어의 첫 자음을 반복하면서 점진적으로 시작된다. 소아는 일반적으로 말 더듬기를 인식 못하지만, 나이가 들면서 말하기 문제를 인식하게 되고, 유창하지 못함을 피하려는 기제나 감정적 반응이 일어난다.

지나치게 예민한 부모가 아동이 몇 번 더듬는 것을 듣고는 아동이 큰 잘못이라도 저지른 듯이 다그치면서 아동에게 심리적인 부담을 주게 된다면, 아동의 말더듬 증상을 악화시킬 우려가 있다. 정상적인 발달상에서 나타나는 자연스러운 말더듬 현상일지라도 아동의 주위에 있는 여러 사람들의 정확한 이해와 도움이 필요하며, 혼자의 힘으로 어려울 때는 전문 언어치료기관에서 언어치료사 전문인의 도움을 받는 것이 바람직하다.

(2) DSM-5의 진단기준

DSM-5의 진단기준은 다음과 같다(APA, 2018: 45-46).

> A. 말의 정상적인 유창성과 말 속도 양상(normal fluency and time patterning of speech)의 장애로서, 이는 연령이나 언어기술에 비해 부적절하며, 오랜 기간 지속된다. 다음 중 한 가지 이상이 자주, 뚜렷하게 나타나는 것이 특징이다.
>   1. 음과 음절의 반복
>   2. 자음과 모음을 길게 소리내기
>   3. 단어의 깨어짐(예, 한 단어 내에서 머뭇거림)
>   4. 소리를 동반하거나 동반하지 않는 말 막힘(말의 중단 사이가 채워지거나 채워지지

않음).
　5. 돌려 말하기(문제 있는 단어를 피하기 위한 단어 대치)
　6. 과도하게 힘주어 단어 말하기.
　7. 단음절 단어의 반복(예, "나-나-나-나는 그를 본다.")
B. 개별적으로나 복합적으로 장애는 말하기에 대한 불안 혹은 효과적인 의사소통, 사회적 참여 또는 학업적·직업적 수행의 제한을 야기한다.
C. 발병은 초기 발달 시기에 시작된다.
D. 장애는 언어-운동 결함 또는 감각 결함, 신경학적 손상(예, 뇌졸중, 종양, 외상)에 의한 비유창성 또는 다른 의학적 상태로 인한 것이 아니며, 다른 정신장애로 더 잘 설명되지 않는다.

(3) 치료

유창성장애의 경우, 호흡훈련, 이완요법 및 언어치료를 주로 시행하며, 말을 할 때 긴장을 풀고 천천히 말하도록 하는 것이 가장 중요하다. 이 아이들에게 정서장애가 동반될 경우에는 개인심리치료나 가족치료를 병행하여 도움을 주는 것이 바람직하다(이향숙 외, 2018: 205).

4) 사회적(실용적) 의사소통장애

(1) 개념

사회적(실용적) 의사소통장애(Social [Pragmatic] Communication Disorder)는 실용성 또는 언어 및 의사소통의 문제가 특징적으로 나타난다. 사실적 문맥에서 언어적·비언어적 의사소통을 할 때, 사회적인 규칙을 이해하고 따르는 데 있어서 문제가 있고, 듣는 사람 혹은 상황적 요구에 따라 말을 바꾸며 대화를 나누고 이야기 규칙을 따르지 못하는 등의 장애를 나타낸다. 이 장애로 인해 효과적인 의사소통, 사회적 참여, 사회적 관계, 학업 성취, 직업수행의 문제가 생길 수 있다(이우경, 2021: 59).

사회적 의사소통장애의 결과는 다양하게 나타난다. 일부 영유아들은 시간이 흐르면 상당한 개선을 보이는 반면에, 대부분은 성인에 이르기까지 문제가 지속되기도 한다. 유의미한 개선을 보이는 사람들 중에서도 초기 결함은 사회적 관계와 행동 및 쓰기와 같은 다른 연관된 기술 습득에 지속적인 손상을 야기하기도 한다.

사회적 의사소통장애와 관련된 특징을 보면, 언어발달이 지체되는 경향을 볼 수 있고, 주의력결핍/과잉행동장애(ADHD), 행동문제, 특정학습장애 등을 보이는 아동이 사회적 의사소통장애를 동반할 수 있다. 영유아가 4~5세가 된 때, 사회적 의사소통장애 특징을 외부에서 뚜렷하게 관찰할 수 있다. 그러나 경미한 사회적 의사소통장애는 초기 청소년까지 나타나지 않을 수 있다.

(2) DSM-5의 진단기준

DSM-5의 진단기준은 다음과 같다(APA, 2018: 47-48).

> A. 언어적 · 비언어적 의사소통의 사회적 사용(social use of verbal and nonverbal communication)에 있어서 지속적인 어려움이 있는데, 다음과 같은 양상이 모두 나타난다.
>   1. 사회적 맥락에 적절한 방식으로 인사 나누기나 정보 공유 같은 사회적 목적의 의사소통을 하는데 있어서의 결함
>   2. 교실과 운동장에서 각기 다른 방식으로 말하기, 아동과 성인에게 각기 다른 방식으로 말하기 그리고 매우 형식적인 언어의 사용을 피하는 것과 같이 맥락이나, 듣는 사람의 요구에 맞추어 의사소통방법을 바꾸는 능력에 있어서의 손상
>   3. 자기 순서에 대화하기, 알아듣지 못했을 때 좀 더 쉬운 말로 바꾸어 말하기, 상호작용을 조절하기 위해 언어적 · 비언어적 신호를 사용하기와 같이 대화를 주고받는 규칙을 따르는 데 있어서의 어려움.
>   4. 무엇이 명시적 기술이 아닌지(예, 추측하기) 언어의 비문자적 또는 애매모호한 의미(예, 관용구, 유머, 은유, 해석 시 문맥에 따른 다중적 의미)가 무엇인지를 이해하는 데 있어서의 어려움.
> B. 개별적으로나 복합적으로 결함이 효과적인 의사소통, 사회적 참여, 사회적 관계, 학업적 성취 또는 직업적 수행의 기능적 제한을 야기한다.
> C. 증상의 발병은 초기 발달시기에 나타난다(그러나 결함은 사회적 의사소통 요구가 제한된 능력을 넘어설 때 까지는 완전히 나타나지 않을 수 있다.).

> D. 증상은 다른 의학적 또는 신경학적 상태나 부족한 단어 구조 영역과 문법 능력에 기인한 것이 아니며, 자폐스펙트럼장애, 지적장애(지적발달장애), 전반적 발달지연 또는 다른 정신장애로 더 잘 설명되지 않는다.

(3) 치료

사회적 의사소통장애의 가장 중요한 치료방법 중의 하나는 긍정적인 대화경험이다. 언어치료시간에 아동이 유치원이나 학교에서 겪을 수 있는 대화상황을 미리 경험해보고 연습해볼 수 있게 해주는 것이 필요하다. 치료자는 아동의 유치원생활, 학교생활에 대한 그림을 그릴 수 있어야 하고, 세세한 대화상황에 대해 아이디어를 내고, 아동이 자연스럽게 연습해볼 기회를 만들어줘야 한다.

소아정신과나 학습장애 분야를 수련한 개원의나 대학병원 교수에게 찾아가서 사회성치료를 받으면 장래에 다소 도움이 될 수 있다. 중요한 것은, 성장기에 부모나 교사와 같은 보호자의 세심한 관찰을 통해 빨리 징후를 파악하고 정확한 지식과 의사의 지시를 통해 알맞은 대책을 세우고 아이를 배려하는 일이다. 성인에 대한 치료방법론은 원론적 답보에 부딪혀 있는 상태이다. 한편, 기능저하로 인한 우울증 및 기질적 결함(ADHD 등)과 같은 공존 질환(comorbidity)의 가능성이 크므로, 대중적 차원에서 주변의 일반 정신과 상담을 받아보는 것도 한 방법이다.

소통기술 중심으로 훈련해주는 것이 좋으며, 문자를 오해하거나 상황판단을 잘 못한 경우 즉시 교정해줘야 한다. 또한 병을 방치하면 왕따와 우울증이 심각해진다.

DSM-5에서는 사회적 의사소통장애라는 새로운 진단범주를 사용함으로써 적합한 치료를 효율적으로 제공할 수 있고, 반복적 상동행동 패턴이 나타나지 않는데도 불구하고, 자폐스펙트럼장애(혹은 전반적 발달장애)의 진단이 내려지는 것을 방지할 수 있게 되었다.

자폐스펙트럼장애

(1) 개념

자폐스펙트럼장애(Autism Spectrum Disorder, ASD)는 DSM-5에서 새롭게 사용되는 명칭으로, 기존의 자폐증을 대신하는 용어에 해당한다. DSM-4에서는 자폐증과 아스퍼거 장애(Asperger's disorder)가 구분되었으나, DSM-5에서는 자폐스펙트럼장애로 통합되었다. 기존의 광범위성 발달장애(pervasive developmental disorder)의 대표적인 유형인 자폐증은 1943년 유사자폐증(early infantile autism)으로 명명하기 전까지 주로 아동기 정신분열증으로 간주되었다. 자폐스펙트럼장애는 사회적 의사소통 및 상호작용의 결여, 그리고 제한된 반복적 행동, 관심, 활동을 모두 보이는 경우 진단되며, 제한된 반복적 행동, 관심, 활동이 나타나지 않는다면 사회적 의사소통장애로 분류된다.

아스퍼거 장애는 심각한 사회성 결함으로 대인관계 기능에 문제가 있으나, 언어발달이나 인지발달에는 심각한 일탈을 보이지 않는 경우로, '고기능 자폐'라고도 한다. 한편, 자폐스펙트럼 장애는 일반적으로 지적장애와 함께 나타난다. 자폐란 사회성이 단절되고 자기 세계에 빠져 있음을 뜻하는데, 자폐스펙트럼장애는 3세 이전에 발달의 전 영역에 나타나는 심각한 발달장애로 언어발달과 대상관계에서 장애를 보인다. 자폐스펙트럼장애의 발병률은 12세 이하의 소아 만 명당 2~5명, 자폐적 특성을 보이는 발달장애아를 모두 포함하면 소아 천 명당 1명 정도이다(문혁준 외, 2020: 161).

(2) DSM-5의 진단기준

DSM-5의 진단기준은 다음과 같다(APA, 2018: 50-51).

A. 다양한 분야에 걸쳐 나타나는 사회적 의사소통 및 사회적 상호작용(social communication and social interaction)의 지속적인 결함으로 현재 또는 과거력상 다음과 같은 특징으로 나타난다.
    1. 사회적-감정적 상호성의 결함(예, 비정상적인 사회적 접근과 정상적인 대화의 실패, 흥미나 감정 공유의 감소, 사회적 상호작용의 시작 및 반응의 실패)
    2. 사회적 상호작용을 위한 비언어적 의사소통 행동의 결함(예, 언어적, 비언어적 의사소통이 불완전한 통합, 비정상적인 눈 맞춤과 몸짓 언어, 몸짓의 이해와 사용의 결함, 얼굴 표정과 비언어적 의사소통의 전반적 결핍)
    3. 관계 발전, 유지 및 관계에 대한 이해의 결함(예, 다양한 사회적 상황에 적합한 적응적 행동의 어려움, 상상놀이를 공유하거나 친구 사귀기 어려움, 동료들에 대한 관심결여)
B. 제한적이고 반복적인 행동이나 흥미, 활동이 현재 또는 과거력상 다음 항목들 가운데 적어도 2가지 이상 나타난다.
    1. 상동증적(Stereotyped)이거나 반복적인 운동성 동작, 물건 사용 또는 말하기(예, 단순운동 상동증, 장난감 정렬하기. 또는 물체 튕기기, 반향어, 특이한 문구사용)
    2. 동일성에 대한 고집, 일상적인 것에 대한 융통성 없는 집착, 또는 의례 적인 언어나 비언어적 행동 양상(예, 작은 변화에 대한 극심한 고통, 변화의 어려움, 완고한 사고 방식, 의례적인 인사, 같은 길로만 다니기, 매일 같은 음식 먹기)
    3. 강도나 초점에 있어서 비정상적으로 구도로 제한되고, 고정된 흥미(예, 특이한 물체에 대한 강한 애착 또는 집착, 과도하게 국한되거나 고집스러운 흥미)
    4. 감각 정보에 대한 과잉 또는 과소 반응, 또는 환경의 감각영역에 대한 특이한 관심(예, 통증/온도에 대한 명백한 무관심, 특정 소리나 감촉에 대한 부정적 반응, 과도한 냄새 맡기 또는 물체 만지기, 빛이나 움직임에 대한 시각적 매료)
C. 증상은 반드시 초기 발달시기부터 나타나야 한다(그러나 사회적 요구가 개인이 제한된 능력을 넘어서기 전까지는 증상이 완전히 나타나지 않을 수 있고, 나중에는 학습된 전략에 의해 증상이 감춰질 수 있다.).
D. 이러한 증상은 사회적, 직업적, 또는 다른 중요한 현재의 기능영역에서 임상적으로 뚜렷한 손상을 초래한다.
E. 이러한 장애는 지적장애(시적발달장애) 또는 전반적 발달지연으로 더 잘 설명되지 않는다. 지적장애와 자폐스펙트럼장애는 자주 동반된다. 자폐스펙트럼장애와 지적장애를 함께 진단하기 위해서는 사회적 의사소통이 전반적인 발달수준에 기대되는 것보다 저하되어야 한다.

실시하는 것이 중요하다. 자폐아를 지원하기 위한 프로그램에는 감각적 지각운동 발달 프로그램과 응용행동분석 프로그램이 대표적이다. 자폐아는 듣기, 만지기, 맛보기 등의 감각 및 지각 반응에서 결함을 보이므로 대뇌 우반구 발달을 도와주는 감각적 지각운동 발달 프로그램을 실시하면 도움이 된다. 응용행동분석 프로그램은 행동주의 접근에 토대를 두고 구성된 프로그램으로, 자폐아의 주변 환경과 행동을 철저히 조직화해서 자폐 행동이 발생하는 것을 사전에 차단하고 신경계에 적합한 자극과 반응만을 제공함으로써 신경계를 바른 체계로 학습시키는 프로그램이다(문혁준 외, 2020: 165).

> **어린이집에서 자폐아 도와주기**
> ① 부모와 지속적으로 의사소통하기
> ② 자폐아로 진단을 받으면 치료팀과 중재과정에 적극적으로 참여하기
> ③ 유아의 사회적 기술 발달에 초점 맞추기
> ④ 분명하고 일관된 제한과 규칙적인 일상이 포함된 구조화된 환경 제공하기
> ⑤ 의사소통하도록 유아를 격려하기
> ⑥ 유아가 다른 사람과 상호작용하도록 격려하고 돕기
> ⑦ 감각적 예민함이나 감각적 요구를 보일 때 적절한 중재 제공하기
> ⑧ 유아의 관심거리 만들어 주기

주의력결핍/과잉행동장애

(1) 개념

주의력결핍/과잉행동장애(Attention-Deficit/Hyperactivity Disorder, ADHD)는 매우 산만하고 부주의한 행동을 나타내거나, 자신의 행동을 적절히 통제하지 못하여 과잉행동과 충동성을 보이는 상태를 말한다. 특히, ADHD는 아동기에 많이 발견되는데, 해당 아동들은 가정과 학교 등 다양한 상황에서 집중력결핍, 과잉행동, 충동성의 문제를 드러낸다. ADHD 아동의 구체적 행동양상은 잠시도 가만히 앉아 있지 못하고 자리에 앉아도 안절부절못하거나 꼼지락거리는

등 움직임이 많고 부산하다는 점이다. 주어진 정보에 주의를 기울이지 못하고 교사의 지시에 따르지 않으며, 여러 가지 말썽을 피우기 때문에 학교에서는 문제아동으로 지목되는 경우가 많다.

ADHD를 지닌 아동·청소년은 지속적인 집중력을 가지고 참여해야 하는 활동을 회피하거나 싫어한다. 일상적인 약속도 쉽게 잊어버리며, 다른 사람의 말에 귀를 기울이지 못하여 대화에 전념하기가 어렵다. 조별 활동, 게임 등 집단활동에 참여할 때 규칙을 잘 따르지 않는 행동을 보인다. 특히, 이러한 행동들은 아동이 피곤하거나 배가 고프거나 스트레스를 받을 때 더 자주 나타날 수 있다. 이러한 성향으로 인하여 ADHD 아동들은 친구관계가 원만하지 못한 경우가 많다. 또한 교사나 부모로부터 잦은 지적을 받기 때문에 자아개념이 부정적이고 자존감이 낮으며, 정서적으로 불안해진다. 따라서, 학업과 정서 및 또래관계 등의 사회적 영역에서 여러 가지 어려움을 보인다.

ADHD는 우리나라를 포함하여 대부분의 국가, 예를 들어 미국에서는 ADHD가 외래정신건강진료소에 의뢰되는 아동의 약 50%에 해당할 만큼 아동기 장애로 임상 장면에서 가장 많이 상담이 의뢰되는 장애 중 하나이다. ADHD의 유병률은 아동의 경우 약 5%이며, 성인의 경우 약 2.5%로 보고되고 있다. 이 장애는 남성에게서 더 많이 보고되며, 남녀 비율은 아동에서는 약 2:1, 성인에는 약 1.6:1이다. 여성은 남성에 비해 주로 부주의 증상을 보인다(DSM-5).

ADHD는 주로 학령기 전 아동들에게 영향을 미친다고 알려져 있다. 그러나 현재는 동기를 넘어 청소년기와 성인기까지 확장될 수 있다는 인식이 증가하고 있는 추세다. ADHD 증상은 보통 7세 미만에 나타난다. 하지만 행동으로 나타나는 문제들은 아동이 학교를 들어가면서부터 더욱 뚜렷하게 나타나게 된다. 따라서, 초등학교 때 ADHD가 진단된다. 초등학교는 아동이 자아상(self-image)을 형성하는 데에 중요한 존재인 다른 또래 아이들의 눈으로 자기 자신을 평가하기 시작하기 때문에 또래관계 형성에 매우 중요한 시기이다. 이 시기에 건강한 친구관계를 형성하는 것은 미래의 성격과 관계 성장을 야기한다. 그렇기 때문에 이 시기에 따돌림을 당하게 될 경우, 자존감과 자아상에 심각히 부정적인 영향을 미쳐 미래에 학교생활에서의 부적응을 초래한다.

ADHD는 보통 12~20세 사이에 완치가 되지만, 과잉행동 증상은 호전되나 집중력 저하와 충동조절 문제는 지속되는 경향이 있다. DSM-5에 따르면, 약 20년간의 연구를 통하여, 비록 해당 장애가 아동기에 나타났다고 하여도 성인기의 행동에까지 영향을 미칠 수 있다. ADHD 성향 아동의 약 60%는 성인이 되어도 호전되지 않고 지속적인 기능상의 장애를 유발할 수 있다. 특히, 다른 정신건강 문제와의 공병률이 높아서 ADHD 아동의 75%가 성인기에 우울증상을 보이고, 40-60%가 적대적 반항장애(Oppositional Defiant Disorder, ODD)를 가지며, 약 30%는 품행장애(Conduct Disorder)를 나타낸다. 적절한 치료를 받지 않을 경우, 이러한 특성은 아동의 삶 전체에 상당한 위험 요소가 될 수 있다. ADHD의 성인은 급하고 공격적인 성격, 부족한 인내심, 원만하지 못한 대인관계 등으로 가정과 사회생활의 부적응을 초래하게 된다. 이 밖에도 불안장애, 기분장애와 동반될 가능성도 높기 때문에 적절한 시기에 적극적인 치료적 개입이 필요하다(이향숙 외, 2018: 212-213).

(2) DSM-5의 진단기준

DSM-5의 진단기준은 다음과 같다(APA, 2018: 59-60).

> A. 기능 또는 발달을 저해하는 지속적인 부주의 및/또는 과잉행동-충동성이 (1) 그리고/또는 (2)의 특징을 갖는다.
>   1. 부주의 : 다음 9개 증상 가운데 6개 이상이 적어도 6개월 동안 발달 수준에 적합하지 않고, 사회적·학업적·직업적 활동에 직접적으로 부정적인 영향을 미칠 정도로 지속된다.
>   a. 종종 세부적인 면에 대해 면밀히 주의를 기울이지 못하거나, 학업, 작업 또는 다른 활동에서 부주의한 실수를 저지름(예, 세부적인 것을 못 보고 넘어가거나 놓침, 작업이 부정함.).
>   b. 종종 과제를 하거나 놀이를 할 때, 지속적으로 주의집중을 할 수 없음(예, 강의, 대화 또는 긴 글을 읽을 때 계속해서 집중하기가 어려움.).
>   c. 종종 다른 사람이 직접 말을 할 때, 경청하지 않는 것처럼 보임(예, 명백하게 주의

집중을 방해하는 것이 없는데도 마음이 다른 곳에 있는 것처럼 보임.).
d. 종종 지시를 완수하지 못하고, 학업, 잡일 또는 작업장에서의 임무를 수행하지 못함(예, 과제를 시작하지만 빨리 수의를 잃고 쉽게 곁길로 샘.).
e. 종종 과제와 활동을 체계화하는 데 어려움이 있음(예, 순차적인 과제를 처리하는 데 어려움, 물건이나 소지품을 정리하는 데 어려움, 지저분하고 체계적이지 못한 작업, 시간관리를 잘 하지 못함, 마감시간을 맞추지 못함.). 종종 지속적인 정신적 노력을 요구하는 과제에 참여하기를 기피하고, 싫어하거나 저항(예, 학업 또는 숙제, 후기 청소년이나 성인의 경우에는 보고서 준비하기, 서류 작성하기, 긴 서류 검토하기), 과제나 활동에 꼭 필요한 물건들(예, 학습 과제, 연필, 도구, 지갑, 열쇠, 서류 작업, 안경, 휴대폰)을 자주 잃어버림.
h. 종종 외부 자극(후기 청소년과 성인의 경우에는 관련이 없는 생각들이 포함될 수 있음.)에 의해 쉽게 산만해짐.
i. 종종 일상적인 활동을 잊어버림(예, 집일하기, 심부름하기, 후기 청소년과 성인의 경우에는 전화 회답하기, 청구서 지불하기 약속 지키기).
2. 과잉행동-충동성 : 다음 9개 증상 가운데 6개 이상이 적어도 6개월 동안 발달 수준에 적합하지 않고 사회적, 학업적/직업적 활동에 직접적으로 부정적인 영향을 미칠 정도로 지속됨.
a. 종종 손발을 만지작거리며 가만두지 못하거나 의자에 앉아서도 몸을 꿈틀거림.
b. 종종 앉아 있도록 요구되는 교실이나 다른 상황에서 자리를 떠남(예, 교실이나 사무실 또는 다른 업무현장, 또는 자리를 지키는 게 요구되는 상황에서 자리를 이탈).
c. 종종 부적절하게 지나치게 뛰어다니거나 기어오름.
d. 종종 조용히 여가 활동에 참여하거나 놀지 못함.
e. 종종 "끊임없이 활동하거나", 마치 "태엽 풀린 자동차처럼 행동함"(예, 음식점이나 회의실에 장시간 동안 가만히 있을 수 없거나 불편해함. 다른 사람에게 가만히 있지 못하는 것처럼 보이거나 가만히 있기가 어려워 보일 수 있음.).
f. 종종 지나치게 수다스럽게 말함.
g. 종종 질문이 끝나기 전에 성급하게 대답함(예, 다른 사람의 말을 가로, 대화 시 자신의 차례를 기다리지 못함.).
h. 종종 자신의 차례를 기다리지 못함(예, 줄 서 있는 동안).
i. 종종 다른 사람의 활동을 방해하거나 침해(예, 대화나 게임, 활동에 참견할, 다른 사람에게 묻거나 허락을 받지 않고 다른 사람의 물건을 사용하기도 함. 청소년이나 성

> 인의 경우 다른 사람이 하는 일을 해하거나 꿰찰 수 있음.).
> B. 몇 가지의 부주의 또는 과잉행동-충동성 증상이 12세 이전에 나타난다.
> C. 몇 가지의 부주의 또는 과잉행동-충동성 증상이 2가지 또는 그 이상의 환경에서 존재한다(예, 가정, 학교나 직장, 친구를 또는 친척들과의 관계, 다른 활동에서).
> D. 증상이 사회적·학업적 또는 직업적 기능의 질을 방해하거나 감소시킨다는 명확한 증거가 있다.
> E. 증상이 조현병 또는 기타 정신병적 장애의 경과 중에만 발생되지는 않으며, 다른 정신장애(예, 기분장애, 불안장애, 해리장애, 성격장애, 물질 중독 또는 금단)로 더 잘 설명되지 않는다.

(3) 치료

자폐스펙트럼장애에 대해 약물치료를 포함하여 행동수정기법, 교육적 개입, 정신치료, 식이요법 등 다양한 영역의 개입이 이루어지고 있으나, 이와 같은 개입기법의 효과에 대해 체계적인 검증이 이루어지지는 못하였다. 다만, 기본적인 사회적 의사소통 및 대인관계 기술을 습득하기 위한 교육프로그램, 부적절한 행동문제를 감소시키고 적응행동을 증가시키는 데에는 행동수정 기법이 유용하다. 특히, 이와 같은 프로그램은 매우 구체적이고 행동적 수준에서 이루어져야 하며, 주 양육자가 조력자로 참여하여 장기간 유지할 때 효과적이다(안창일 외, 2019: 138).

특정학습장애

(1) 개념

특정학습장애(Specific Learning Disorder)는 정상적인 지능과 정서를 지니고 있지만, 지능수준에 비해 현저한 학습부진을 나타내는 것이 특징이다. 이러한 장애가 있을 경우, 읽기, 쓰기, 산술이나 수리적 계산과 관련된 기술을 습득하는 데에 어려움을 나타낸다(강영숙 외, 2020: 122).

특정학습장애는 나이나 지능에 비해서 실제적인 학습기능이 낮은 경우를 뜻한다. 학습장애아는 정상적인 지능을 갖추고 있고 정서적인 문제가 없음에도 불구하고,

지능수준에 비하여 현저한 학습부진을 보인다. 학습장애는 읽기, 쓰기, 산수 등의 기초적 학습능력에 관련된 심리적 과정에 장애가 있기 때문에 정상적인 지능에도 불구하고, 학습에 큰 어려움을 보이게 된다. 학습장애는 결함이 나타나는 특정한 학습기능에 따라서 읽기장애, 쓰기장애, 산술장애로 구분된다(권석만, 2021: 580).

DSM-5에서는 특정학습장애를 읽기 곤란형, 쓰기 곤란형, 산술 곤란형으로 구분하며, 심각도에 따라 세 수준으로 평가한다. 특정학습장애의 유병률은 학령기 아동의 경우 5~15%이며, 성인의 경우 약 4%로 추정되고 있다. 읽기 곤란형은 단독으로 나타나거나, 또는 다른 학습장애와 동반하여 나타나는 비율이 전체 학습장애의 80%로서 가장 많으며, 학령기 아동의 4% 정도가 이에 해당한다. 읽기 곤란형은 남자 아동에게서 3~4배 정도 더 흔하게 나타난다. 쓰기 곤란형은 다른 학습장애를 동반하지 않는 경우가 거의 없으며, 독립적인 유병률에 대해서는 알려진 바가 없다. 산술 곤란형은 단독으로 발생하는 비율이 전체 학습장애의 정도이고, 학령기 아동의 1% 정도로 평가된다.

아동의 연령이 높아질수록 학습장애를 유발하는 요인들이 증가한다. 초등학교 저학년에서는 주로 읽기 기술이 부족할 때 학습장애가 나타난다. 그러나 학년이 올라갈수록 학습해야 할 내용이 늘어나면서 기억력이 중요해지고, 점점 기억방략이나 인지방략이 학업에 중요한 영향을 미친다. 이처럼 학업성취도에 영향을 주는 요인이 증가하면서 이런 요인에서 취약성을 보이는 아동은 학습장애를 나타내게 되고, 그 결과 학년이 올라갈수록 학습장애 아동의 비율이 증가한다. 특히, 우리나라의 초등학교 교과과정이 상당히 어려워서 지능이 보통 이하거나 학습장애와 같이 특정 영역에 인지적 결함이 있는 아동은 교과과정을 따라가기가 어렵다. 이런 격차가 학년이 올라가면서 급격히 벌어지기 때문에 학년이 올라갈수록 학습장애로 진단되는 비율이 증가한다.

학습장애를 지닌 아동은 학업성적 부진, 낮은 자존감, 사회기술의 부족, 사회적 위축 또는 공격적 행동을 나타내게 되며, 도중에 학업을 중단하는 비율이 높다. 또한 학습장애를 지속적으로 지니고 있는 성인은 직업과 사회 적응에서 심각한 어려움을 겪을 수 있다. 품행장애, 적대적 반항장애, ADHD, 우울증을 지니고 있는 아동이나 청소년의 10~25%가 학습장애를 동반한다고 한다.

(2) DSM-5의 진단기준
DSM-5의 진단기준은 다음과 같다(APA, 2018: 66-67).

> A. 학업기술을 배우고 사용하는데 있어서의 어려움. 이러한 어려움에 대한 적절한 개입을 제공함에도 불구하고, 아래에 열거된 증상 중 적어도 한 가지가 최소 6개월 이상 지속된다.
> 1. 부정확하거나 느리고 힘겨운 단어 읽기(예, 단어를 부정확하거나 느리며 더듬더듬 소리 내어 읽기, 자주 추측하며 읽기, 단어를 소리 내어 읽는 데 어려움이 있음.)
> 2. 읽은 것의 의미를 이해하기 어려움(예, 본문을 정확하게 읽을 수 있으나, 읽은 내용의 순서, 관계, 추론 또는 깊은 의미를 이해하지 못함.).
> 3. 철자법의 어려움(예, 자음이나 모음을 추가하거나 생략 또는 대치하기도 함.).
> 4. 쓰기의 어려움(예, 한 문장 안에서 다양한 문법적·구두점 오류, 문단 구성이 엉성함, 생각을 글로 표현하는데 있어 명료성이 부족함.).
> 5. 수 감각, 단순 연산값 암기 또는 연산 절차의 어려움(예, 숫자의 의미, 수의 크기나 관계에 대한 빈약한 이해, 한 자리 수 덧셈을 할 때 또래들처럼 단순 연산값에 대한 기억력을 이용하지 않고 손가락을 사용함. 연산을 하다가 진행이 안 되거나 연산과정을 바꿔버리기도 함.).
> 6. 수학적 추론의 어려움(예, 양적 문제를 풀기 위해 수학적 개념, 암기된 연산값 또는 수식을 적용하는 데 심각한 어려움이 있음.).
> B. 보유된 학습기술이 개별적으로 실시한 표준화된 성취도 검사와 종합적인 임상평가를 통해 생활연령에 기대되는 수준보다 현저하게 양적으로 낮으며, 학업적·직업적 수행이나 일상생활의 활동을 현저하게 방해한다는 것이 확인되어야 한다. 17세 이상인 경우, 학습의 어려움에 대한 과거 병력이 표준화된 평가를 대신할 수 있다.
> C. 학습의 어려움은 학령기에 시작되나 해당 학습기술을 요구하는 정도가 개인의 능력을 넘어서는 시기가 되어야 분명히 드러날 수도 있다(예, 주어진 시간 안에 시험보기, 길고 복잡한 리포트를 촉박한 마감 기한 내에 읽고 쓰기, 과중한 학업부담).
> D. 학습의 어려움은 지적장애, 교정되지 않은 시력이나 청력 문제, 다른 정신적 또는 신경학적 장애, 정신사회적 불행, 학습지도사가 해당 언어에 능숙하지 못한 경우, 불충분한 교육적 지도로 더 잘 설명되지 않는다.

(3) 치료

특정학습장애는 과제훈련기법을 많이 사용하게 되는데, 과제훈련이란 주어진 과제를 수행하는데 필요한 특정한 기능을 직접적으로 훈련하는 것을 의미한다. 읽기, 쓰기, 수학에서 장애를 겪는 아동들에게 자주 사용되어 오는 기본훈련방식 중 한 가지는 '학습목표 진술'이라는 방법이다. 학습과제를 보다 작고 단순화한 단위로 세분화하여 아동이 수행할 수 있는 하위기술과 수행할 수 없는 하위기술을 결정하고 순서상 아직 학습하지 않은 기능부터 지도하기 시작하는 방법이다. 특히, 읽기장애를 지도할 때에는 학습과제를 보다 쉬운 것부터 점차적으로 어려운 과제로 진행해야 한다. 좀 더 이해가 쉽고, 단순하고, 자주 접촉하고, 이용하는 단어들을 개개 글자나 소리보다 더 쉽게 기억하는 경향이 있다. 읽기장애 아동들은 단어 인식에 필요한 지각적 기억의 문제도 함께 동반하기 때문에 동일한 내용도 반복적으로, 또한 다양한 방법을 통해 제시하면서 아동이 충분히 검토하고 익숙해질 수 있도록 시간을 주어야 한다.

학습장애 아동은 학습에 어려움이 있는 아동이므로, 학습장애 아동에게는 학습을 돕는 방법을 습득하도록 지원할 필요가 있다. 학습장애 아동이 스스로 자신의 학습에 도움이 되는 행동을 익히도록 행동지침을 구체적으로 제시하고 이를 연습하도록 한다. 학습장애 아동은 지능 자체가 낮아서가 아니라, 학습을 위해 지적 능력을 효율적으로 사용하는 데 어려움이 있으므로, 학습장애의 유형과 수준에 적절한 학습전략을 선정하고, 이를 적용하도록 훈련시킨다(문혁준 외, 2020: 175).

더불어 약물치료가 병행되기도 하는데, 두뇌의 특정 부위에서 억제성 정보를 감소시키거나 두뇌 다른 부위로부터의 흥분성 정보를 증가시키는 두 가지 방식 중의 하나인 중추신경 흥분제로 흥분을 유발시킬 수 있다. 단기간 학업수행수준이 향상되는 데 있어 긍정적인 효과를 나타내며, 특히 주의력 장애가 함께 진행되는 경우 효과가 크다는 강점이 있다.

학습장애를 지닌 아동들이 보이는 학업적·사회적 문제들은 자신이나 혹은 상호작용을 하는 부모들에게 만성적인 스트레스의 원인이 될 수 있다. 특히, 청소년기 동안 또래들은 쉽게 수행하는 학업 과제들을 어렵게 완성해 가는 과정을 통해 자존감이 하락하는 경우가 많다. 따라서, 학습장애에 대한 정확한 자료를 제공해 주고, 이 장애의 특징 및 이들이 경험하는 어려움을 공감해 줄 수 있는 치료자를 만난다면 상당한 도움을 얻을 수 있다. 학습장애의 치료는 조기에 이루어질 경우, 예후가 비교적 양호한 편이지만 초등학교 3학년까지 치료가 이루어지지 않을 경우에는 예후가 좋지 않은 편이다. 따라서, 조기치료가 중요하다(이향숙 외, 2018: 207-208).

운동장애

운동장애(Motor Disorders)는 나이나 지능수준에 비해 움직임이나 운동능력이 현저하게 미숙하거나, 부적응적인 움직임을 반복적으로 나타내는 것이 특징이다. 하위유형으로 앉기, 기어 다니기, 걷기, 뛰기 등 운동발달이 늦고 동작이 서투른 발달성 협응장애가 있고, 아무런 목적 없이 특정한 행동패턴을 반복적으로 지속하는 상동증적 운동장애가 있다. 그리고 얼굴 근육이나 신체 일부를 갑작스럽게 불수의적으로 움직이는 행동을 반복하거나 소리를 내는 것이 특징인 틱장애가 있다(전석균, 2019: 70-71).

1) 발달성 협응장애

(1) 개념

발달성 협응장애(Developmental Coordination Disorder)는 앉기, 기어다니기, 걷기, 뛰기 등의 운동발달이 늦고 동작이 서툴러서 물건을 자주 떨어뜨리고 깨뜨리거나 운동을 잘 하지 못하는 경우에 진단된다. 이 장애는 나이나 지능수준에 비해서 움직임이나 운동능력이 현저하게 미숙한 경우를 뜻한다. 이는 움직임에 관여하는 근육운동의 조정능력에 결함을 나타내는 것으로서, '운동기술장애(motor skills disorder)' 또는 '발달성 운동조절장애'라고 불린다(권석만, 2021: 587).

발달성 협응장애의 유병률은 5~11세 아동의 6% 정도로 보고되고 있다. 이 장애는 아동이 달리기, 수저 사용하기, 단추 잠그기, 공놀이 등과 같은 동작을 처음 시도하게 될 때, 흔히 발견된다. 이 장애의 경과는 다양하며, 청소년기와 성인기까지 지속되는 경우도 있다(DSM-5).

(2) DSM-5의 진단기준

DSM-5의 진단기준은 다음과 같다(APA, 2018: 74).

> A. 협응된 운동의 습득과 수행이 개인의 생활연령과 기술 습득 및 사용의 기회에 기대되는 수준보다 현저하게 낮다. 장애는 운동기술 수행(예, 물건잡기, 가위나 식기사용, 글씨쓰기, 자전거 타기 또는 스포츠 참여)의 지연과 부정확성뿐만 아니라, 서투른 동작(예, 물건 떨어뜨리기 또는 물건에 부딪히기)으로도 나타난다.
> B. 진단기준 A의 운동기술 결함이 생활연령에 걸맞은 일상생활의 활동(예, 자기관리 및 유지)에 현저하고 지속적인 방해가 되며, 학업/학교생활의 생산성, 직업활동, 여가, 놀이에 영향을 미친다.
> C. 증상은 초기 발달시기에 시작된다.
> D. 운동기술의 결함이 지적장애(지적발달장애)나 시각 손상으로 더 잘 설명되지 않으며, 운동에 영향을 미치는 신경학적 상태(예, 뇌성마비, 근육퇴행위축Muscular dystrophy, 퇴행성 질환)에 기인한 것이 아니어야 한다.

(3) 치료

발달성 운동협응장애 아동은 약 50% 이상에서 성인기까지 이어진다는 점을 감안한다면 이환된 아동에 대한 적절한 개입이 중요하다. 지금까지 거론된 치료기법은 작어치료, 물리치료, 약물(예, 중추신경자극), 식이요법(지방산과 비타민 E 보충) 등이다.

기존의 치료기법은 과정 지향적 치료, 과제 지향적 치료, 전통적인 물리·작업치료로 감각통합치료, 근육감각훈련, 지각훈련 등이며, 과제 지향적 치료는 특정 운동 수행에 초점을 둔 것으로, 아동이 어려워하는 특정과제수행을 위해 필요한 특정운동기술을 가르치는 기법이다. 최근 메타분석에서는 과제지향적 치료, 전통적 치료, 중추신경자극제 등은 효과적이나, 과정지향적 치료는 효과적이지 못하고, 식이요법은 아직 근거가 부족하다(고재욱 외, 2019: 199-200).

2) 상동증적 운동장애

(1) 개념

상동증(stereotypy, 常同症)은 어떤 특정한 행위를 장시간에 걸쳐서 반복 지속하는 증세를 말한다. 즉, 같은 어구나 행동을 끊임없이 반복하는 일종의 정신질환이다. 상동증적 운동장애(Stereotypic Movement Disorder)는 특정한 패턴의 행동을 외견상 특별한 목적 없이 반복적으로 지속하여 정상적인 적응에 문제를 야기하는 경우를 말한다. 이러한 상동증적 운동에는 손 흔들기, 몸 좌우로 흔들기, 머리를 벽에 부딪치기, 손가락 깨 물기, 피부 물어뜯기, 몸에 구멍 뚫기 등이 있으며, 때로는 심한 신체적 손상을 초래하여 의학적 치료를 받아야 하는 경우도 있다. 틱행동은 비의도적이고 급작스러운 방식으로 나타나는 반면, 상동증적 운동은 율동적이며 자해적인 측면이 있다(권석만, 2021: 587).

상동증적 운동장애은 조현증 환자 등에서 흔히 볼 수 있는 증세로서, 행동이상의 하나이다. 손을 되풀이해서 상하로 흔들거나, 방 안에서 쉬지 않고 왕복을 되풀이하는 등의 동일행위(상동행위)를 주위의 상황에 관계없이 계속적으로 반복하는 것으로, 같은 말을 되풀이하거나(상동언어) 같은 자세를 계속 유지하는(상동자세) 경우도 있다. 이들의 행위는 환자에 있어서는 뜻이 있을지 모르지만, 타인은 그것을 알아낼 수가 없는 경우가 많다. 사람에게는 물론이며 동물에게서도 나타난다. 격리 사육되는 동물이나, 갇힌 동물에게서 관찰할 수 있다. 공장형 축산이나 동물원의 동물은 물론이며, 애완동물에게서도 관찰된다.

(2) DSM-5의 진단기준

DSM-5의 진단기준은 다음과 같다(APA, 2018: 77).

> A. 반복적이고 억제할 수 없는 것처럼 보이고 목적이 없는 것 같은 운동행동(예, 손 흔들기, 손장난하기, 몸 흔들기, 머리 흔들기, 물어뜯기, 자기 몸 때리기)
> B. 반복적인 운동행동이 사회적, 학업적 또는 기타 활동을 방해하고 자해의 원인이 될 수 있다.
> C. 초기 발달시기에 발병한다.
> D. 반복적 운동 행동은 물질의 생리적 효과나 신경학적 상태로 인한 것이 아니며, 다른 신경발달장애나 정신장애(예, 발모광, 강박장애)로 더 잘 설명되지 않는다.

3) 틱장애

(1) 개념

틱장애(Tic Disorder)는 운동장애의 하나로, 얼굴의 근육이나 신체의 일부를 갑작스럽게 움직이거나, 갑자기 이상한 소리를 내는 이상행동을 반복적으로 나타내는 경우를 말한다. 틱장애의 원인은 명확하게 알려져 있지 않으나, 유전적인 원인에 무게를 둔다. 환경적 요인으로는 출산과정에서의 뇌손상이나 산모의 스트레스에 의한 영향으로 본다. 지나친 관심이나 야단을 치는 경우, 긴장을 하는 경우 등 증상이 악화되는 것으로 보아 심리적인 영향도 간과할 수 없다.

(2) DSM-5의 진단기준

DSM-5의 진단기준은 다음과 같다(APA, 2018: 81).

> **투렛장애(Tourette's Disorder)**
> A. 다수의 운동 틱(motor tics)과 한 가지 또는 그 이상이 음성 틱(vocal tics)이 질병 경과 중 일부 기간 동안 나타난다. 2가지 틱이 반드시 동시에 나타날 필요는 없다.
> B. 틱증상은 빈도에 있어서 악화와 완화를 반복하지만, 처음 틱이 나타난 시점으로부터 1년 이상 지속된다.
> C. 18세 이전에 발병한다.
> D. 장애는 물질(예, 코카인)의 생리적 효과나 다른 의학적 상태(예, 헌팅턴병, 바이러스

성 뇌염)로 인한 것이 아니다.

지속성(만성) 운동 또는 음성 틱 장애
(Persistent [Chronic] Motor or Vocal Tic Disorder)

A. 한 가지 또는 다수의 운동 틱 또는 음성 틱이 장애의 경과 중 일부 기간 동안 존재하지만 운동 틱과 음성 틱이 모두 나타나지는 않다.
B. 틱증상은 자주 악화와 완화를 반복하지만 처음 틱이 나타난 시점으로부터 1년 이상 지속된다.
C. 18세 이전에 발병한다.
D. 장애는 물질(예, 코카인)의 생리적 효과나 다른 의학적 상태(예, 헌팅턴병, 바이러스성 뇌염)로 인한 것이 아니다.
E. 투렛장애의 진단기준에 맞지 않아야 한다.

잠정적 틱장애 (Provisional Tic Disorder)

A. 한 가지 또는 다수의 운동 틱 또는 음성 틱이 존재한다.
B. 틱은 처음 틱이 나타난 시점으로부터 1년 미만으로 나타난다.
C. 18세 이전에 발병한다.
D. 장애는 물질(예, 코카인)의 생리적 효과나 다른 의학적 상태(예, 헌팅턴병, 바이러스성 뇌염)로 인한 것이 아니다.
E. 투렛장애나 지속성(만성) 운동 또는 음성 틱장애의 진단기준에 맞지 않아야 한다.

(3) 치료

틱의 심각성에 따라 치료접근이 다르다. 심각한 경우, 약물사용을 하지만, 부작용이 심하므로 신중하게 사용해야 한다. 경미한 틱장애의 경우, 행동치료와 심리치료를 병행하다. 구체적인 치료방법은 다음과 같다(이향숙 외, 2018: 206-207).

틱장애에 있어 가장 많이 사용되는 치료기법은 행동치료기법이다. 행동치료 방법에는 이완훈련, 자기관찰, 습관반전 등이 있다. 이 중 습관반전방법은 틱증상을 하기 전 전조 감각충동을 느낄 수 있어야 가능하다. 따라서, 약 10세 이후에 가능하며, 10세가 넘어가면 틱이 나타나기 전의 전조감각을 느낄 수 있다. 아이에게 직접 틱을 하기 전 느끼는 감각에 대해서 느껴보게 하고 틱에 대한 경쟁적 반응을 실시하게 한다. 예를 들어, 고개를 뒤로 젖히는 운동 틱을 갖고 있는 경우

고개를 숙이는 행동을 의도적으로 하게 한다. 이때 반드시 틱을 한 근육을 사용하지 않고 자신이 편하게 생각하는 다른 부분의 행동(주먹 쥐기, 눈 질끈 감기)으로 대처할 수도 있다. 이러한 훈련은 가족의 충분한 격려와 긍정적 피드백이 필요하며, 매일 시간을 정해서 1주일 이상 지속하게 한다.

더불어 병행할 수 있는 틱장애의 약물치료에서 중요한 것은 학교나 사회에서 보이는 기능의 수준을 고려하여 결정해야 한다는 것이다. 만약 틱증상으로 인해 아동이나 성인 또한 학업성취에 영향을 받거나 주변인들의 놀림을 받고 불편감을 주는 등 적응상에 어려움을 경험하게 된다면 약물치료를 고려할 수 있다. 일반적으로 뚜렛장애, 만성 틱장애의 경우에는 약물치료를 선호하지만, 증상이 심하지 않은 일과성 틱장애에서는 대부분 비약물치료를 시행한다. 약물치료기간은 대략 12~18개월 동안 유지하게 되며, 증상이 조절된 후 용량의 감량을 고려한다. 사용되는 약물들은 할로페리돌(haliperdol), 피모짓(pimozide)과 같은 전형적 항정신계나 리스페리돈(risperidone), 올란자핀아(olanzapine), 아리피프라졸(aripiprazole), 쿼티아핀(quetiapine), 클로자핀(clozapine), 설피라이드(sulpiride) 등과 같은 비전형적 항정신제로 나뉜다.

심리치료와 부모교육도 또 다른 접근방법이 된다. 틱의 발생이나 강화를 시키는 요인으로 극심한 스트레스를 들 수 있다. 부모의 불화, 권위주의적인 부모에게 받는 압박, 또래관계의 어려움, 교사와의 갈등 등이 원인이 될 수 있기에 심리적으로 안정이 되고, 자신에 대한 긍정적 자아상을 확립하며, 지지자를 경험하게 되는 놀이치료나 미술치료 등을 통한 심리적 안정 또한 틱장애에 대한 긍정적 탈출방법이 될 수 있다. 부모나 가족에게는 자세한 관찰은 필요하나 틱 자체에 대해서는 못 본 듯 무시하는 태도를 보이도록 안내한다. 동의 틱행동에 대해서 부모가 가지고 있는 불안감은 동의 증세를 강화시키는 요인이 될 수 있으므로 부모는 조절해야 한다. 틱 자체에 신경을 쓰기보다는 아동이 틱 증상으로 생활에 영향을 받지 않고 자신감 있게 생활을 할 수 있는 것에 훨씬 더 신경 써야 한다. 틱 때문에 오는 스트레스를 줄여주기 위해 아이가 마땅히 해야 할 일들을 넘어가거나 줄여주는 것은 바람직하지 않다. 아이가 스스로의 스트레스를 조절하는 방법을 익히도록 도와줘야 한다.

2. 신경인지장애

신경인지장애(Neurocognitive Disorders, NCDs)는 뇌 손상으로 인해 의식, 기억, 판단 등의 인지적 기능에 심각한 결손이 나타나는 경우를 뜻한다. 인지 결손이 비록 모든 정신장애는 아니라고 해도, 여러 정신장애(예, 조현병, 양극성장애)에서 보이기도 하지만, 핵심적 특징은 인지적 장애알 때만 신경인지장애 범주에 포함된다. 신경인지장애는 인지 손상이 출생 또는 생애 초기에 발생되는 것이 아니라, 이미 획득한 기능수준에서 감퇴하는 후천적 장애를 의미한다.

신경인지장애의 기준은 주요신경인지 영역(즉, 복합주의, 집행기능, 학습과 기억, 언어, 지각-운동, 그리고 사회인지)들에 근거하여 실용적 정의, 일상활동에서의 손상과 관련된 증상이나 관찰의 예와 평가의 예를 제시하고, 이렇게 정의된 영역에 근거하여 신경인지장애의 수준과 하위유형을 진단한다. DSM-5의 신경인지장애에서는 섬망, 그리고 주요신경인지장애, 경도 신경인지장애로 범주화하고 있다(김정미 외, 2019: 12).

다양한 NCDs의 기준은 모두 정의된 인지영역들에 근거를 둔다. 이렇게 정의된 영역들은 임상적 역치(clinical thresholds[분계점])에 대한 지침과 함께 NCDs 및 그 수준과 아류형(subtypes)을 진단할 수 있는 기반이 된다.

1) 섬망

(1) 개념

섬망(Delirium)은 기저에 인지변화를 동반하는 주의 및 의식의 장애로 주의를 기울이고, 집중하고, 유지하고, 전환하는 능력이 심하게 감소하여 정보처리 능력이 손상되며, 의식장애가 오면 자신이 누구인지도 잘 모르게 되는 심각한 질환이다. 주의 장해 및 각성 저하(환경에 대한 현실 감각의 저하), 과도한 약물 복용과 신체적 질병(간질환, 당뇨, 뇌수막염 등)의 직접적 결과로 발생하였다는 명백한 근거가 있으면 진단을 내린다. 섬망이 생기면 정신적 능력이 명료한 시기(주로 아침)와 혼란스럽고 지남력이 상실되는 시기(주로 저녁)가 번갈아 나타난다. 이 장애는 대개 몇 시간에서 며칠 정도 짧은 기간에 걸쳐 발생하고, 보통 저녁과 밤에 상태가 가장 나쁘고, 뒤이어 불면증이 따른다.

 섬망은 기저에 NCDs가 있는 상태에서 발생한다. 적어도 한 개 이상의 다른 인지영역에서 변화가 나타나는데, 기억과 학습(최신기억), 지남력 장애(시간과장소), 언어 변화, 지각 왜곡, 지각-운동장애를 보일 수 있다. 섬망에 동반되는 지각 장애는 오해, 착각 또는 환각 등이다. 진단을 내리려면 인지능력을 평가하여야 하는데, 검사 자극에 반응할 정도로 각성수준이 유지되지 않으면 검사 자체가 불가능하다. 급성으로 낮은 각성상태를 보인다면 면담만으로 진단을 내릴 수 있다.

 섬망이 나타나면 수면-각성주기의 곤란이 일어나 주간에 졸리고, 야간에 초조하고, 수면 입면이 곤란하고, 온종일 졸리고, 밤새 각성이 나타난다. 섬망이 생기면 밤-낮의 수면-각성주기가 완전히 뒤바뀌기 때문에 수면-각성주기장애는 섬망의 핵심적인 임상적 특징이다. 이들은 불안, 공포, 우울, 자극과민성, 분노, 다행감 및 무감동 같은 감정장애를 보인다. 하나의 감정상태에서 다른 감정상태로 빠르게 예측이 어려울 정도로 바뀌며, 큰 소리로 악을 쓰거나 욕설을 하고 투덜거리거나 신음소리를 내기도 한다.

 섬망의 유병률은 입원한 노인에게서 가장 높고 개인적 특징, 치료적 환경에 따라 다양하다. 섬망의 위험 요인으로는 다양한 의학적 조건, 즉 두부 외상, 신진대사 장애(저혈당증 등), 전해질 불균형, 발작 장애(간질 등), 비타민 B 결핍, 뇌 손상, 중주신경계 기능에 영향을 미치는 다양한 질병(파킨슨 병)이 있다. 중독성 물질에 노출되어 장애가 발생하기도 한다. 약물사용의 부작용, 약이나 알코올 중독상태 등도 영향을 미친다. 가장 일반적인 원인은 향정신성 약물, 특히 알코올의 갑작스러운 복용중지가 원인이 된다. 주요신경인지장애(Major Neurocognitive Disorder) 및 경도신경인지장애(Minor Neurocognitive Disorder)가 섬망의 위험성을 높이고 경과를 복잡하게 만든다. 아동기 섬망은 열성 질병 또는 일부 치료약물(예, 항콜린제)과 관련이 있다(이우경, 2021: 441).

(2) DSM-5의 진단기준

DSM-5의 진단기준은 다음과 같다(APA, 2018: 596).

> A. 주의의 장애(즉, 주의를 기울이고, 집중, 유지 및 전환하는 능력 감소)와 의식의 장애(환경에 대한 지남력[orientation] 감소)
> B. 장애는 단기간에 걸쳐 발생하고(대개 몇 시간이나 며칠), 기저상태의 주의와 의식으로부터 변화를 보이며, 하루 경과 중 심각도가 변동하는 경향이 있다.
> C. 부가적 인지장애(예, 기억 결손, 지남력장애, 언어, 시공간 능력 또는 지각)
> D. 진단기준 A와 C의 장애는 이미 존재하거나, 확진되었거나, 진행 중인 다른 신경인지 장애로 더 잘 설명되지 않고, 혼수와 같이 각성수준이 심하게 저하된 상황에서는 일어나지 않는다.
> E. 병력, 신체 검진 또는 검사 소견에서 장애가 다른 의학적 상태, 물질 중독이나 금단(즉, 남용약물 또는 치료약물로 인한), 독소 노출로 인한 직접적·생리적 결과이거나, 또는 다중 병인 때문이라는 증거가 있다.

(3) 치료

섬망은 특히 수술 후 많이 나타난다. 섬망은 심하지 않은 경우 간과되기가 쉬우나 심하지 않은 섬망도 전체적인 치료과정에서 어려움을 유발할 수 있다. 따라서, 노인, 주요 수술환자 등 고위험군에 대해서는 정기적인 관찰이 필요하다. 때로 환자가 적절한 정보를 제공할 수 없는 경우, 보호자와의 면담을 통하거나 정신 상태 검사를 직접 실시하면 된다. 이를 통해 섬망으로 진단되면 그 원인에 대한 검색이 중요하다. 약물 및 알코올 사용력을 포함하는 철저한 병력 청취, 뇌내 병변의 가능성에 대한 평가, 주요 신체기관의 기능 상태에 대한 평가, 실험실 검사를 통한 저산소증, 전해질 이상 등의 평가뿐만 아니라, 환자가 처한 전반적 상황, 감각박탈 여부, 통증 등에 대한 평가가 필수적이다.

섬망상태는 원인에 대한 처치가 이루어지면 대개 일주일 이내에 회복된다. 그러나 원인 요소에 대한 대처가 이루어지지 않으면 더 오래 지속되기도 한다. 섬망에서의 회복은 다양한 경과를 밟는데, 일시적 '통과증후군'을 거치고 완전히 기능을 회복할 수도 있다. 원인적 병리과정이 비가역적으로 진행되는 경우 치매 등 회복 불가능한 뇌기능 장애가 생기거나 죽음에 이를 수도 있다. 섬망상태에 동반되는 자율신경계 및 행동증상이 신체적 손상을 일으켜 사망에 이를 수도 있다(안창일 외, 2019: 513).

> **통과증후군(Durchgangssyndrom)**
>
> 뷔크(H. H. Wieck)가 제창한 개념이다. 뷔크는 신체적으로 기초로 된 정신병을 가역성증후군과 비가역성증후군으로 구별한다. 전자를 의식장애와 통과증상군으로, 후자를 치매와 인격변화로 나눈다. 즉, 통과증상군은 의식장애를 제외한 회복 가능한 병상 모두를 포함한다. 증상은 정서적 장애, 자발성결여, 기억장해, 사고장애, 환각, 망상, 건망증상군 등이다. 예를 들어, 두부외상후의 정신증상은 의식장애에서 시작하여 통과증상군을 거쳐 회복으로 향하나, 증상이 중도의 단계에서 고정하여 기질성 결함증상군으로 이행하는 것도 있다.

주요 및 경도 신경 인지장애

DSM-4에서 치매(dementia)로 지칭되었던 장애가 DSM-5에서는 여러 근원에 의해 생긴 치매를 인지적 손상의 경중에 따라 주요 및 경도 신경인지장애(Major and Mild Neurocognitive Disorders)로 새롭게 명명하고 세분화하였다. 또한 병인에 따라 아형을 명시하였는데, 여기에 알츠하이머병(Alzheimer's Disease), 전두측두엽 변성, 루이소체(Lewy body)병, 혈관질환, 외상성 뇌손상, 물질/치료 약물남용, HIV 감염, 프라이온병(prion disease), 파킨슨병(Parkinson's disease), 헌팅턴병(Huntington's disease) 등이 있다. 이 질환들과 치매의 연관성을 명시함으로써 의학모델의 원형인 원인론적 진단분류를 시도하고 있다(안창일 외, 2019: 514).

주요 및 경도 신경인지장애, 즉 치매는 뇌의 질환 또는 손상과 관련해 의식장애가 없는데도, 기억장애를 포함하는 다양한 인지기능의 장애가 지속적으로 나타나는 경우를 말한다. 또한 치매는 지능의 감퇴가 일어나기 때문에 지적지체와 구별되고, 의식 손상이 일차적 증상이 아니므로 섬망과 구별된다. 치매에서 나타나는 인지기능의 장애로서 기억력, 지남력, 시·공간 인지력, 판단력, 추상적 사고력, 실행능력 및 언어능력의 장애 등이 나타나며, 치매환자는 이러한 다양한 인지기능의 손상으로 일상생활 및 사회적·직업적 기능의 손상을 겪게 된다. 장애 초기에 환자는 병식이 있으며, 따라서 기능장애를 보상하기 위한 노력으로 메모를 열심히 하거나, 면담자의 주의를 다른 데로 돌리기 위한 농담 등을 하기도 하지만, 이런 노력은 부적절해 보이기도 한다. 이러한 인지기능의 장애는 정상적 노화과정에서도 동반되지만, 치매의 경우 이 과정이 심각한 수준으로 진행된 상태라고 할 수 있다(안창일 외, 2019: 513-514).

1) 주요신경인지장애

(1) 개념

주요신경인지장애(Major Neurocognitive Disorder)는 한 가지 이상의 인지적 영역(복합주의, 실행기능, 학습 및 기억, 지각-운동 기능 또는 사회적 인지)에서 과거의 수행수준에 비해 심각한 인지적 저하가 나타나는 경우를 말한다. 이러한 인지적 저하는 본인이나 잘 아는 지인 또는 임상가에 의해서 인식될 수 있다. 아울러 표준화된 신경심리검사나 다른 양화된 임상적 평가에 의해서 인식될 수 있다. 이러한 인지적 손상으로 인해서 일상생활을 독립적으로 영위하기 힘들 경우에 주요신경인지장애로 진단된다. 주요신경인지장애는 알츠하이머 질환, 뇌혈관 질환, 충격에 의한 뇌 손상, HIV 감염, 파킨슨 질환 등과 같은 다양한 질환에 의해서 유발될 수 있다. DSM-5에서는 주요신경인지장애를 그 원인적 요인으로 작용하는 질환에 따라 다양한 하위유형으로 구분하고 있다.

(2) DSM-5의 진단기준

DSM-5의 진단기준은 다음과 같다(APA, 2018: 602-603).

> A. 하나 또는 그 이상의 인지영역(복합주의, 집행기능, 학습과 기억, 언어, 지각-운동 또는 사회인지)에서 인지 저하가 이전의 수행수준에 비해 현저하다는 증거는 다음에 근거한다.
>   1. 환자, 환자를 잘 아는 정보 제공자 또는 임상의가 현저한 인지기능저하를 걱정, 그리고
>   2. 인지수행의 현저한 손상이 가급적이면 표준화된 신경심리검사에 의해, 또는 그것이 없다면 다른 정량적 임상평가에 의해 입증
> B. 인지 결손은 일상 활동에서 독립성을 방해한다(즉, 최소한 계산서 지불이나 치료약물 관리와 같은 일상생활의 복잡한 도구적 활동에서 도움을 필요로 함.).
> C. 인지 결손은 오직 섬망이 있는 상황에서만 발생하는 것이 아니다.
> D. 인지 결손은 다른 정신장애(예, 주요우울장애, 조현병)로 더 잘 설명되지 않는다.

2) 경도신경인지장애

(1) 개념

경도신경인지장애(Minor Neurocognitive Disorder)는 주요신경인지장애에 비해서 증상의 심각도가 경미한 경우를 말한다. 인지기능이 과거의 수행수준에 비해 상당히 저하되었지만, 이러한 인지적 저하로 인해서 일상생활을 독립적으로 영위할 수 있는 능력이 저해되지 않는 경우를 말한다. 경도신경인지장애는 주요신경인지장애와 마찬가지로 알츠하이머 질환, 뇌혈관 질환, 충격에 의한 뇌 손상, HIV 감염, 파킨슨 질환 등과 같은 다양한 질환에 의해서 유발될 수 있으며, 그 원인적 질환에 따라 다양한 하위유형으로 구분되고 있다.

DSM-4에서 치매(dementia)로 지칭되었던 장애가 DSM-5에서는 그 심각도에 따라 경도 또는 주요신경인지장애로 지칭되고 있다. 이러한 신경인지장애는 노년기에 나타나는 가장 대표적인 정신장애로서 기억력이 현저하게 저하되고 언어기능이나 운동기능이 감퇴하며, 물체를 알아보지 못하고, 일상생활에 필요한 여러 가지 적응능력이 전반적으로 손상된다(권석만, 2021: 600).

(2) DSM-5의 진단기준

DSM-5의 진단기준은 다음과 같다(APA, 2018: 605).

> A 하나 또는 그 이상의 인지영역(복합주의, 집행기능, 학습과 기억, 언어, 지각-운동 또는 사회인지)에서 인지 저하가 그 이전의 수행수준에 비해 경미하게 있다는 증거는 다음에 근거한다.
> 1. 환자, 환자를 잘 아는 정보 제공자 또는 임상의가 경도 인지기능저하를 걱정, 그리고
> 2. 인지수행의 경미한 손상이 가급적이면 표준화된 신경심리 검사에 의해, 또는 그것이 없다면 다른 정량적 임상평가에 의해 입증
>
> B. 인지 결손은 일상활동에서 독립적 능력을 방해하지 않는다(예, 계산서 지불이나 치료약물 관리와 같은 일상생활의 복잡한 도구적 활동은 보존되지만, 더 많은 노력, 보상 전략 및 조정이 필요할 수 있다.).
> C. 인지 결손은 오직 섬망이 있는 상황에서만 발생하는 것이 아니다.
> D. 인지 결손은 다른 정신장애(예, 주요우울장애, 조현병)로 더 잘 설명되지 않는다.

Chapter 5
조현병 관련 장애

3. 조현병 스펙트럼 장애
    1) 망상장애
    2) 단기 정신증적 장애
    3) 조현양상장애
    4) 조현병
    5) 조현정동장애

Chapter 05
조현병 관련 장애

3. 조현병 스펙트럼 장애

인간의 사고기능은 여러 포유류 중에서 인간을 가장 인간답게 만드는 고차원적인 기능이다. 한 개인이 태어나서 정상적인 발달을 겪는다면 아동기와 청소년기를 거치면서 사고능력은 훨씬 더 성숙하고 정교화된다. 그러나 이 사고기능영역에서 이상을 보이는 사람들이 있다. 즉, 사고장애를 대표하는 정신질환이 조현병 스펙트럼장애에 속하는 장애들이다. 이 중에서 조현병은 망상과 환각, 혼란스러운 언어와 행동을 보이는 심한 정신질환이다. 조현병과 같은 사고장애의 가장 중요한 특징은 현실 접촉을 상실하고 현실에 대한 판단력이 저하되는 것으로 흔히 정신증(psychosis)이라고 불린다. 같은 정신증을 가진 사람이라고 하더라도, 증상의 심각성, 지속기간, 기능저하 등에 따라 다양한 스펙트럼상에 분류될 수 있다. 현재 DSM-5에서는 조현병 스펙트럼장애(Schizophrenia Spectrum Disorder)로 지칭하고 있다(이우경, 2021: 82-83).

1) 망상장애

(1) 개념
망상(Delusions)은 고정된 믿음으로 상충하는 증거를 고려해 변화할 수 없는 믿음이다. 망상 내용에는 다양한 주제가 포함된다(예, 피해적, 관계적, 신체적,

종교적, 과대적). 그 가운데서도 피해망상(예, 자신이 어떤 사람이나 조직, 혹은 다른 집단에 의해 해를 입거나, 괴롭힘을 당할 것이라는 믿음)이 가장 흔하며, 관계망상(예, 어떤 동작이나 말, 주변의 단서 등이 자신을 겨냥한 것이라는 믿음) 또한 흔하다. 과대망상(예, 자신이 특출한 능력이나 부 혹은 명성을 갖고 있다는 믿음)과 색정망상(예, 다른 사람이 자신을 사랑하고 있다고 잘못 믿음) 또한 나타난다. 허무망상은 대참사가 일어날 것이라는 신념을 수반하고, 신체망상은 건강과 장기 기능에 대한 집착에 치중한다(고재욱 외, 2019: 209).

망상장애(Delusion Disorder)의 주요 특징은 조현병의 다른 특징이 없는데도 현실에 맞지 않는 지속적인 믿음을 가지고 있는 것이다. 예를 들어, 한 직장여성이 특별한 증거 없이 회사의 동료들이 자신을 모함하고 괴롭히고 있고 자신을 몰아내려 한다고 믿고 있다면, 피해형 망상장애일 가능성이 높다. 이 장애는 다른 심각한 정신증이나 뇌 발작과 같은 기질적인 문제는 없지만, 지속적인 망상을 특징적으로 보인다. 조현병보다는 기괴하지 않은 망상이 최소 1개월 동안 지속된다. 망상장애를 가진 사람은 조현병에서처럼 무쾌감, 둔화된 정동 등의 음성증상을 보이지 않지만, 다른 사람을 의심하기 때문에 사회적으로 고립을 자초한다.

망상장애는 상대적으로 드문 데, 정신병적 장애를 가진 사람들에서는 2~8% 정도 된다(Vahia & Cohen, 2008). 그러나 이들이 정신건강 진료를 받지 않으려 하기 때문에 정확한 유병률은 파악하기가 쉽지 않다. 1년 유병률은 0.2%로 추정되며, 가상 흔한 것이 피해형 망상장애이다. 질투형 망상장애는 여성보다 남성에게서 흔히 나타나지만, 남녀 차이는 전반적으로 볼 때 크지 않다. 망상장애 환자의 친척에게서 의심, 질투, 비밀스러운 행동이 많이 나타나는 것으로 보아, 이런 성향이 유전되는 것으로 추정되나 명확한 원인을 찾기는 어렵다.

암페타민(amphetamine)이나 알코올, 코카인(cocaine) 등은 망상을 유발할 수 있고, 뇌종양, 헌팅턴병(Huntington's disease), 알츠하이머병(alzheimer's disease)은 망상을 일으킬 수 있으므로, 진단을 내리기 전에 이런 장애를 먼저 고려해야 한다. 망상장애의 전반적인 기능은 조현병보다 양호하지만, 일부 망상장애는 조현병으로 발전하기도 한다. 망상장애는 조현병 활성기 증상이 없다는 점에서 조현병과 구분된다(이우경, 2021: 108-109).

망상장애의 하위유형은 두드러진 망상의 주제가 어떠한가에 따라 나누어진다(최정윤 외, 2010: 298-299).

① 색정형
망상의 중심주제가 다른 사람이 자신과 사랑에 빠졌다는 내용일 경우에 적용되는 아형이다. 성적인 흥미보다는 이상적인 사랑이나 낭만적인 사랑과 연관되는 내용이 많다. 자신과 사랑에 빠졌다고 확신되는 대상은 유명인이나 전문인처럼 주로 지위가 높고 전혀 알지 못하는 사람이다. 물론 혼자 비밀스럽게 간직하는 경우도 있지만, 통상적으로는 전화나 편지, 선물, 방문, 심지어는 감시나 추적 등을 통해 망상의 대상과 접촉하려는 시도가 흔하다. 이 아형에 속하는 대부분의 환자들은 대부분이 여성이지만, 법적으로 문제가 되는 경우는 남성이 대부분이다.

② 과대형
망상의 주제가 자신이 엄청나지만 인정받을 수 없는 능력이나 통찰력을 가졌다거나 중요한 발견을 하였다는 확신이다. 흔하지는 않지만, 자신이 대통령 보좌관과 같은 특별한 사람과 특별한 관계를 맺고 있다거나, 실제로 자신이 특별한 사람이라고 믿는 망상도 있다. 과대망상은 때때로 신에게서 계시를 받았다는 등의 종교적인 내용을 담을 수도 있다.

③ 질투형
망상의 중심주제가 배우자 또는 연인이 부정하다는 믿음일 경우에 적용된다. 이런 믿음은 아무런 근거가 없으며, 망상을 정당화하기 위해 수집된 매우 사소한 증거들, 예컨대 헝클어진 옷매무새나 시트의 얼룩 등을 잘못 유추함으로써 생긴다. 이러한 망상을 갖고 있는 개인들은 보통 배우자나 연인과 다투고, 배우자의 자율성을 구속하거나, 몰래 미행하거나, 상상의 연인을 조사하거나, 배우자를 공격하는 등 상상의 부정을 막기 위한 시도를 하게 된다.

④ 피해형
망상의 주제가 자신이 모함 받고 있다거나, 속고 있다거나, 감시당하고 있다거나, 미행당하고 있다거나, 음식에 독이나 약이 들어 있다거나, 중상모략을 당한다거나, 괴롭힘을 당한다거나, 자신의 장기적인 목표가 차단당한다는 등의 믿음을 가지는 경우다. 사소한 모욕이 과장되어 망상체계의 초점이 되기도 한다. 피해망상이 있는 개인의 경우, 종종 자신을 해칠 것이라고 믿고 있는 대상에 대해 분노와 원망을 나타내면서 폭력을 행사할 수도 있다.

⑤ 신체형

망상의 중심주제가 신체적 기능이나 감각일 경우에 해당한다. 신체형 망상에서 가장 흔한 경우는 자신의 피부나 입, 직장 또는 질에서 악취가 난다는 확신이다. 다음으로는 피부나 피부 밑에 벌레가 있다는 믿음, 내장에 기생충이 있다는 믿음, 신체의 특정 부위가 없거나 잘못되었다는 생각, 신체의 일부가 기능하지 않는다는 생각에 사로잡히기도 한다.

> **삽화(episode)**
>
> 에피소드, 삽간상태(挿間狀態)로 번역된다. 계속되는 현상의 경과 중에서 일어나는 주목할 만한 일 또는 일련의 사건을 말한다. 예를 들어, 질환의 삽화, 독립적이지만 다소간의 연관이 있는 일들 등이 있다. 삽화에 대한 용어 사용의 난이도가 있지만, 대부분의 번역이 '삽화'로 되어 있다. 실제 의료현장에서는 원어 발음 그대로 '에피소드'를 사용하기도 한다.

(2) DSM-5의 진단기준

DSM-5의 진단기준은 다음과 같다(APA, 2018: 90).

> A. 1개월 이상의 지속기간을 가진 한 가지(혹은 그 이상) 망상이 존재한다.
> B. 조현병의 진단기준 A에 맞지 않는다.
> C. 망상의 영향이나 파생 결과를 제외하면, 기능이 현저하게 손상되지 않고, 행동이 명백하게 기이하거나 이상하지 않다.
> D. 조증이나 주요우울삽화(episode: 증세, 사건, 병이 생기게 된 원인)가 일어나는 경우, 이들은 망상기의 지속기간에 비해 상대적으로 짧다.
> E. 장애가 물질의 생리적 효과나 다른 의학적 상태로 인한 것이 아니고, 신체이형장애나 강박장애와 같은 다른 정신장애로 더 잘 설명되지 않는다.

(3) 치료

망상장애 환자들은 의심이 많고 냉담하므로 치료관계를 형성하기가 매우 어렵다. 병식이 없어 강제로 치료를 받게 되는 경우가 많은데, 이때에는 환자 가족들의 협조가 필요하다.

치료자는 환자의 불안을 제거해 주고, 현실적인 차원에서 환자와 의사소통을 하기 위하여 환자의 마음을 이해하여 주려는 태도를 가져야 한다. 정신치료를 통해 환자와 치료관계가 확립되면 환자는 자신의 욕구를 중화시킬 수 있고, 방어기제가 강화되며, 현재의 갈등은 해소된다. 그리고 환자는 망상이 생겨난 상황을 이해하고 다른 반응양식을 배울 수 있게 된다. 치료목적은 망상을 없애기보다는 우선 만족스러운 사회적응을 하는 데에 두어야 한다.

망상장애 환자에 대한 정신치료가 매우 어렵기는 하지만, 장기간의 정신치료와 약물치료를 병행하였을 때 호전되는 경우가 약 2/3 정도 된다(고재욱 외, 2019: 216).

2) 단기 정신증적 장애

(1) 개념

단기 정신증적 장애(Brief Psychotic Disorder)는 정신분열증의 주요 증상(망상, 환각, 혼란스러운 언어, 전반적으로 혼란스럽거나 긴장증적 행동) 중 한 가지 이상이 하루 이상 1개월 이내로 짧게 나타나며, 병전상태로 완전히 회복되는 경우를 말한다. 단기 정신증적 장애상태에 있는 사람은 전형적으로 격렬한 감정적인 동요나 혼란을 경험한다. 비록 증상이 짧은 기간 동안 나타나지만, 이 기간 동안에 개인의 적응기능이 심하게 손상될 수 있으며, 잘못된 판단이나 망상에 의해 위험한 행동을 할 수 있기 때문에 철저한 보호와 감독이 필요하다. 자살의 위험이 높으며, 특히 젊은 연령층에서 더욱 그러하다.

단기 정신증적 장애에 대한 유병률은 조사된 바가 거의 없으나, 청소년기나 청년기에 많이 나타난다고 추정되고 있다. 낮은 사회경제적 계층에서 많이 나타나고, 성격장애가 있는 사람에게 잘 나타난다고 한다. 재발되는 경향이 적으며, 정신분열증이나 기분장애로 이행하는 경우도 드물다. 단기 정신증적 장애가 기분장애와 연관되어 있다는 증거들도 있으나, 조현병이나 기분장애와는 전혀 다른 장애임을 시사하는 증거들이 더 많다.

단기 정신증적 장애는 이미 있었던 성격장애, 특히 연극성, 자기애성, 편집성, 조현형 및 경계선 성격장애가 있을 때, 잘 발생하는 것으로 알려져 있다. 심한 스트레스에 의해 급격히 발병하는 경우가 많다.

사람은 전형적으로 격렬한 감정적인 동요나 혼란을 경험한다. 비록 증상이 짧은 기간 동안 나타나지만, 이 기간 동안에 개인의 적응기능이 심하게 손상될 수 있으며, 잘못된 판단이나 망상에 의해 위험한 행동을 할 수 있기 때문에 철저한 보호와 감독이 필요하다. 자살의 위험이 높으며, 특히 젊은 연령층에서 더욱 그러하다.

단기 정신증적 장애에 대한 유병률은 조사된 바가 거의 없으나, 청소년기나 청년기에 많이 나타난다고 추정되고 있다. 낮은 사회경제적 계층에서 많이 나타나고, 성격장애가 있는 사람에게 잘 나타난다고 한다. 재발되는 경향이 적으며, 조현병이나 기분장애로 이행하는 경우도 드물다. 단기 정신증적 장애가 기분장애와 연관되어 있다는 증거들도 있으나, 조현병이나 기분장애와는 전혀 다른 장애임을 시사하는 증거들이 더 많다(권석만, 2021: 376).

(2) DSM-5의 진단기준

DSM-5의 진단기준은 다음과 같다(APA, 2018: 94).

> A. 다음 증상 중 하나(혹은 그 이상)가 존재하고, 이들 중 최소한 하나는 (1) 내지 (2) 혹은 (3)이어야 한다.
>   1. 망상(Delusions)
>   2. 환각(Hallucinations)
>   3. 와해된 언어(Disorganized speech ; 예, 빈번한 탈선 혹은 지리멸렬)
>   4. 극도로 와해된 또는 긴장성 행동

> B. 장애삽화(episode of the disturbance)의 지속기간이 최소 1일 이상 1개월 이내이며, 결국 병전 수준의 기능으로 완전히 복귀한다.
> C. 장애가 정신병적 양상을 동반한 주요우울장애나 양극성장애 혹은 조현병이나 긴장증(catatonia) 같은 다른 정신병적 장애로 더 잘 설명되지 않으며, 물질(예, 남용약물, 치료약물)의 생리적 효과나 다른 의학적 상태로 인한 것이 아니다.

(3) 치료

단기 정신증적 장애는 스트레스가 해소되거나 사라지게 되면 정상으로 돌아올 수 있다. 하지만 치료목적상 단기간 입원을 필요로 한다. 심리치료(스트레스에 잘 대처하고, 또는 회피할 수 있도록 하는 것을 목표)와 항정신성 약물치료를 조합하여 치료를 진행하게 된다. 치료함에 있어서 가장 어려운 사항은 조현병적 증상들이 회복되었을 때, 약물치료를 얼마나 지속해야 되는가이다. 이러한 이유로, 증상의 기간, 심각성, 자살충동 여부와 기타 여러 요인에 따라 평가하고 진행되어야 할 것이다.

3) 조현양상장애

(1) 개념

조현양상장애(Schizophreniform Disorder)는 조현병과 동일하지만, 증상지속기간이 6개월 미만일 경우 진단이 내려진다. 전조기, 활성기, 잔류기를 포함하여 전체 지속 기간은 1개월 이상 6개월 미만이다. 첫 진단을 받고 약 1/3 정도는 6개월 이내에 회복된다. 나머지 2/3는 조현병이나 조현정동장애로 발전한다. 적응기능 문제가 심해서 학교나 직장, 대인관계, 자기관리 능력이 떨어진다. 조현병 진단에 요구되는 6개월 지속 기간 내에 장애에서 회복될지는 명확하지 않기 때문에 진단은 '조현양상장애(잠정적)'라고 붙인다.

조현양상장애에는 다른 정신병적 장애와 달리 사회적 · 직업적 기능의 손상을 요구하는 기준이 없다. 잠재적으로 그런 손상이 있을 수도 있지만, 조현양상장애의 진단에 필수는 아니다. 유전적·생리적 위험 인자를 살펴보면, 조현양상장애가 있는 사람의 친척에서 조현병 위험 요인이 높은 것으로 알려져 있어 조현병과 유전인자를 공유하고 있는 것으로 추정된다. 조현양상장애에서 회복된 사람은 조현병보다는 더 예후가 좋지만, 조현병으로 이어지는 경우에는 기능적 결과가 좋지 못하다(이우경, 2021: 105-106).

(2) DSM-5의 진단기준

DSM-5의 진단기준은 다음과 같다(APA, 2018: 96-97).

> A. 다음 증상 중 둘(혹은 그 이상)이 1개월의 기간(성공적으로 치료가 되면 그 이하) 동안의 상당부분의 시간에 존재하고, 이들 중 최소한 하나는 (1) 내지 (2) 혹은 (3)이어야 한다.
>   1. 망상
>   2. 환각
>   3. 와해된 언어(예, 빈번한 탈선 혹은 지리멸렬)
>   4. 극도로 와해된 또는 긴장성 행동
>   5. 음성증상(예, 감퇴된 감정 표현 혹은 무의욕증)
> B. 장애의 삽화가 1개월 이상, 6개월 이내로 지속된다. 진단이 회복까지 기다릴 수 없이 내려져야 할 경우에는 "잠정적(provisional)"을 붙여 조건부 진단이 되어야 한다.
> C. 조현정동장애와 정신병적 양상을 동반한 우울 또는 양극성장애는 배제된다. 왜냐하면 ① 주요우울 또는 조증삽화가 활성기 증상과 동시에 일어나지 않기 때문이거나, ② 기분삽화가 활성기 증상 동안 일어난다고 해도 병의 활성기 및 잔류기 전체 지속 기간의 일부에만 존재하기 때문이다.
> D. 장애가 물질(예, 남용약물, 치료약물)의 생리적 효과나 다른 의학적 상태로 인한 것이 아니다.

(3) 치료

조현양상장애 환자에게는 입원치료가 권장되며, 그들의 정신병적 증상 치료에는 항정신병 약물이 매우 효과적인 것으로 잘 알려져 있다. 하지만 효과적인 치료가 이루어지지 못할 경우에는 조현병이나 조현정동장애로 전이되고 만성화될 수 있다. 한편, 심리치료가 정신병적 경험을 자신의 삶에 대한 이해와 통합시키는 데 큰 도움이 될 수 있다.

4) 조현병

(1) 개념

조현병(schizophrenia)이라는 용어는 그리스어 schizo(분열)와 phren(마음)이 합쳐진 것이다. 우리나라의 경우 과거 '정신분열병'이라는 용어를 사용하다가, 이 병명이 갖는 사회적 편견과 낙인을 바로잡기 위해 2011년 대한신경정신의학회에서 '조현병'으로 개칭하게 되었다. 조현(調絃)이란 사전적인 의미로는 '현악기의 줄을 고르다.'는 뜻으로 조현병 대상자의 모습이 마치 현악기가 정상적으로 조율되지 못했을 때의 혼란스러운 상태를 보이는 것과 같다는 데에서 비롯되었는데, 병으로 인한 정신의 부조화를 치료를 통해 조화롭게 하면 현악기가 좋은 소리를 내듯 정상적인 생활이 가능하다는 의미를 담고 있다(김희숙 외, 2019: 2).

1800년대 초기 무렵부터 정신적 장애로 인식되기 시작한 조현병은 정신장애 중에서 가장 심각한 문제증상을 나타낸다고 할 수 있다. 일반적으로 조현병에서는 성격 전체가 와해되고, 사고와 지각이 왜곡되며, 정서가 둔화되는 등 현실검증력이 심각하게 손상된다. 흔히 사람들이 미쳤다고 표현하는 상태가 바로 여기에 해당한다. 조현병은 10대 후반이나 초기 성인기에 발병하며, 완치가 어렵고 쉽게 재발하는 등 만성적인 과정을 거치기 때문에 개인의 삶을 황폐하게 만드는 것은 물론이고, 사회 전체에도 막대한 손실을 입히게 되는 장애이다. 살면서 누구나 한 번쯤은 경험해 볼 법한 우울이나 불안 증상과는 달리, 조현병은 발생빈도가 그다지 높지 않다(안창일 외, 2019: 157).

조현병은 다양한 인지적 · 행동적 · 정서적 기능 부전을 포함하기 때문에 장애 특유의 단일한 증상은 없다. 조현병 진단을 내리려면 직업 및 사회 영역의 기능 손상과 관련된 징후와 증상군을 면밀히 살펴봐야 한다. 조현병은 상당히 이질적인 임상증후군이어서 같은 진단을 받는 사람들일지라도 세부적인 증상과 특징은 상당히 다르다(이우경, 2021: 84).

　조현병 대상자는 일반인보다 사망률이 높다. 이는 대상자의 80%가 심각한 내과적 질환을 가지고 있지만, 절반이 적절한 진단과 치료를 받지 못한다고 한다. 그리고 술, 담배, 기타 물질 등의 남용이 많은데, 주된 이유는 우울한 기분이나 항정신병약물의 부작용을 줄이거나, 혹은 의욕과 즐거움을 되찾기 위함인 것으로 파악된다. 특히, 젊은 남자들이 약물을 남용할 위험이 크고, 이런 대상자들은 치료에 대한 순응도가 낮아 자주 입·퇴원을 반복한다. 또한 일반인보다 자살위험성이 높은데, 1/3에서 자살시도를 하고, 약 10%가 자살로 생을 마감하며, 자살의 위험요인은 남자, 30세 이하, 실직자, 만성적 경과, 우울증의 과거력, 물질남용, 대인관계에서 거부 또는 소외 경험, 최근에 퇴원한 사람 등인 것으로 파악되고 있다(김희숙 외, 2019: 4).

　보건복지부(홈피, 2021)에 따르면, 조현병(Schizophrenia)은 망상, 환청, 와해된 언어, 정서적 둔감 등의 증상과 더불어 사회적 기능에 장애를 일으키는 질환으로, 예후가 좋지 않고 만성적인 경과를 보여 환자나 가족들에게 상당한 고통을 주지만, 최근 약물 요법을 포함한 치료적 접근에 뚜렷한 진보가 있어 조기 진단과 치료에 적극적인 관심이 필요한 질환이다.

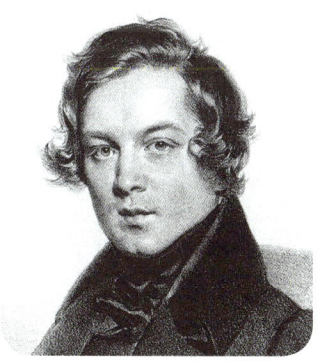

로버트 슈만

◀ 심각한 조현병 환자이면서도 훌륭한 음악가로 명성을 떨친 독일의 슈만
(Robert Schumann, 1810-1856).

(2) DSM-5의 진단기준

DSM-5의 진단기준은 다음과 같다(APA, 2018: 99).

> A. 다음 증상 중 둘(혹은 그 이상)이 1개월의 기간(성공적으로 치료가 되면 그 이하) 동안 상당부분의 시간에 존재하고, 이들 중 최소한 하나는 (1) 내지 (2) 혹은 (3)이어야 한다.
>   1. 망상(Delusions)
>   2. 환각(Hallucinations)
>   3. 와해된 언어(Disorganized speech, 예, 빈번한 탈선 혹은 지리멸렬)
>   4. 극도로 와해된 또는 긴장성 행동(Grossly disorganized or catatonic behavior)
>   5. 음성증상(Negative symptoms, 예, 감퇴된 감정 표현 혹은 무의욕증)
> B. 장애의 발병 이래 상당부분의 시간 동안 일, 대인관계 혹은 자기관리 같은 주요 영역의 한 가지 이상에서 기능 수준이 발병 전 성취된 수준 이하로 현저하게 저하된다(혹은 아동기 또는 청소년기에 발병하는 경우, 기대 수준의 대인관계적·학문적·직업적 기능을 성취하지 못함).
> C. 장애의 지속적 징후가 최소 6개월 동안 계속된다. 이러한 6개월의 기간은 진단기준 A에 해당하는 증상(예, 활성기 증상)이 있는 최소 1개월(성공적으로 치료되면 그 이하)을 포함해야 하고, 전구증상이나 잔류증상(prodromal or residual symptoms)의 기간을 포함할 수 있다. 이러한 전구기나 잔류기 동안 장애의 징후는 단지 음성증상으로 나타나거나, 진단기준 A에 열거된 증상의 2가지 이상이 약화된 형태(예, 이상한 믿음, 흔치 않은 지각 경험)로 나타날 수 있다.
> D. 조현정동장애와 정신병적 양상을 동반한 우울 또는 양극성장애는 배제된다. 왜냐하면 ① 주요우울 또는 조증삽화가 활성기 증상과 도시에 일어나지 않기 때문이거나, ② 기분삽화가 활성기 증상 동안 일어난다고 해도 병의 활성기 및 잔류기 전체 지속기간의 일부에만 존재하기 때문이다.
> E. 장애가 물질(예, 남용약물, 치료약물)의 생리적 효과나 다른 의학적 상태로 인한 것이 아니다.
> F. 자폐스펙트럼장애나 아동기 발병 의사소통장애의 병력이 있는 경우, 조현병의 추가 진단은 조현병의 다른 필요 증상에 더하여 뚜렷한 망상이나 환각이 최소 1개월(성공적으로 치료되면 그 이하) 동안 있을 때에만 내려진다.

(3) 치료

조현병의 치료는 다음과 같다(임혁 외, 2020: 146-148).

조현병 발병 후 첫 3~5년 이내에 기능변화가 크게 발생한다. 그래서 발병이후 5년 이내를 회복을 위한 결정적 시기라고 한다. 따라서, 초기에 적극적인 치료와 개입이 매우 중요하다. 조현병의 예후가 좋은 경우는 발병이 급성일수록, 병기간이 짧을 때, 과거 정신과적 병력이 없을 때, 정동증상이나 착란이 있을 때, 발병할 만한 원인적 사건이 있을 때, 발병 전에 직업상이나 성생활 면에서나 사회적으로 적응이 잘 이루어지고 있을 때, 결혼생활이 잘 영위되고 주위에 살고 있는 사람들과 대인관계가 좋아 감정적으로 따뜻하고 자연스러운 유대관계를 맺고 있을 때, 발병 시 나이가 많을 때 등이다.

조현병의 핵심치료 목표는 정신증상을 조절하고 재발을 방지하며, 사회 및 직업 기능을 유지하는 것이다. 원인이 분명하게 밝혀지지 않았고, 매우 복잡다양하기 때문에 치료 또한 복합적이고 총괄적인 접근이 필요하다.

① 약물치료

조현병의 치료에 있어 항정신병 약물은 증상을 경감시키는 데 있어서 결정적인 역할을 하고 있다. 특히, 망상과 환각과 같은 급성기의 정신병적 증상을 포함하여 조현병의 양성증상의 감소에 매우 효과적이다. 그러나 무기력감, 사회적 철퇴와 같은 음성증상을 감소시키는 데는 효과가 약한 것으로 알려져 있다.

약물치료는 재발과도 관련되는데, 약물치료를 하지 않을 경우, 조현병 재발률은 80%나 되지만, 약물치료의 경우 8~40%의 재발률을 보이고 있다. 약물치료가 효과적임에도 불구하고, 항정신약물의 주요 문제는 약물의 부작용이 수반된다는 점이다. 예를 들어, 안면근육, 다리, 혀, 팔 근육의 강직, 안절부절 등의 부작용은 개인이나 가족이 약물을 복용하는 것을 꺼리게 하는 주요한 이유로 작용한다. 따라서, 약물치료의 가장 중요한 전략은 약물부작용을 최소화하고, 항정신병약의 효과는 최대화하는 것이다.

② 정신사회재활치료

조현병의 약물치료를 비롯한 다양한 치료기법이 개발되면서, 지역사회를 기반으로 하는 치료 및 재활이 이루어지고 있다. 정신사회재활치료의 목표는 대처능력을 강화시킴으로써 독립적 사회생활 기술을 향상시키고자 하는 것으로, 개인정신치료, 집단치료, 가족상담 및 치료, 정신건강교육, 사회기술훈련, 인지재활훈련, 행동적 치료방법, 가족교육, 자조모임 등 다양하게 이루어지고 있다.

③ 상담치료

상담이란 개인이 가지고 있는 어려움을 전문가와 상담을 통하여 자신의 내면적인 감정의 문제를 찾아내어 긍정적인 삶의 변화를 유도하는 것이다. 상담치료를 통해 문제의 원인과 그것이 지속되어 온 배경을 이해하게 되고 해결을 위한 시도를 할 수 있게 되며, 자신의 잠재력과 가능성에 대한 신뢰를 회복해 나가게 된다. 상담치료에는 다양한 종류가 있다. 면담기법에 따라 지지적 정신치료, 인지행동치료, 정신분석치료 등이 있으며, 진행방식에 따라 미술치료, 음악치료 등 다양한 분야로 나뉜다. 특히, 초기 정신병 대상자에게 지지적 정신치료와 인지행동치료가 도움이 된다고 보고되고 있다.

④ 사례관리

사례관리란 지지와 격려를 필요로 하는 대상에게 지역사회 내에서 안정된 생활을 유지해 나갈 수 있도록 지속적이고 통합적인 서비스를 제공하는 것이다. 사례관리는 정신건강복지센터, 병원 기반 사례관리기관 등에서 정신건강전문요원이 개별서비스를 제공하며, 대상자의 욕구 및 상황에 따라 가정방문, 전화상담·내소상담을 통해 이루어진다. 포괄적으로는 모든 시·군·구의 희망복지지원단에서도 사례관리를 통해 실질적이고 통합적인 서비스를 제공하고 있다.

5) 조현정동장애

(1) 개념

조현정동장애(Schizoaffective Disorder)는 조현(Schizo, 분열)과 정동(affective, 감정)이 혼합된 장애를 말한다. 즉, 조현이라는 말은 정신증적 양상(psychotic symptom)을 의미하며, 정동은 기분증상(mood symptom)을 뜻한다.

이 장애는 정신증적 양상과 기분증상이 동시에 발생할 때 조현정동장애를 의심할 수 있다. 조현정동장애는 사고장애가 주로 나타나는 조현병과 달리, 사고장애와 기분장애를 동시에 보이는 장애다. 분열정동장애라고도 한다. 조현정동장애 진단을 내리려면 우선 조현병 진단기준 A(DSM-5)가 충족되어야 하며, 그 기간 동안 우울 및 조증 삽화가 있어야 한다. 핵심적인 증상으로는 기분증상이 전 유병기간 동안 충분히 있어야 한다.

조현정동장애의 유병률은 조현병의 1/3 정도다. 평생 유병률은 0.3%로 추정되며, 남성보다 여성에서 더 높게 발생하고 여성의 경우 우울형이 더 많다. 이들은 주요우울삽화 발병 전에 약 2개월 동안 환청과 피해망상을 갖고 있다. 정신병적 증상과 완전한 주요우울삽화가 그 다음 3개월 동안 나타나며, 이후 기분삽화에서 회복되더라도, 정신병적 삽화가 1개월 더 지속되다가 사라진다. 총 유병기간은 대개 6개월이며, 처음 2개월은 정신병적 증상만, 다음 3개월은 우울 및 정신병적 증상 모두, 마지막 1개월은 정신병적 증상만 있다가 사라지는 경우가 전형적이다. 이 경우 우울삽화 지속이 정신병적 장애의 총 지속기간에 비해 짧지 않기 때문에 조현병보다는 조현정동장애가 더 적합하다(DSM-5).

전체 과정을 보면, 정신병적 증상은 가변적이다. 우울 또는 조증 증상이 정신병 발병 이전, 급성 정신병적 삽화 동안, 잔류기 그리고 정신병 종결 이후에 일어날 수 있다. 진단에 중요한 것은 정신병적 증상과 기분 증상이 동시에 발생하는 것이다.

조현정동장애 양극형은 초기 성인에게서 더 많이 나타나고, 조현정동장애 우울형은 나이든 성인에게서 더 흔하다. 그러나 실제 임상에서 조현병, 조현정동장애, 그리고 정신병적 양상을 동반한 양극성장애 및 우울장애를 구분하는 것이 쉽지는 않다. 이 경우 가장 정확한 진단을 위해서는 병의 경과를 살펴보아야 하며, 약물반응도 고려해야 한다. 처음에 조현병을 진단받은 사람이 조현정동장애 진단으로 바뀌기도 하고, 조현정동장애에서 조현병 진단으로 바뀌기도 한다. 조현정동장애를 가진 사람은 사회적·직업적 기능문제를 보이지만, 진단기준에는 이기준이 들어가 있지 않으며, 환자마다 상당히 다양한 기능적인 결과를 보인다(이우경, 2021: 104-105). 그 내용은 다음과 같다.

〈표 5-1〉 조현병, 조현정동장애, 정신병을 동반한
조울증/우울장애의 감별 진단 포인트

조현병	조현정동장애	정신병을 동반한조울증/우울장애
망상, 환각이 기분삽화와 상관이 없음.	주요기분삽화 증상이 전체 지속기간 중 대부분 존재하며, 기분삽화 없이 최소 2주간 분명한 망상, 환각이 존재함.	기분삽화 동안에 망상, 환각이 존재하며, 기분삽화가 없어지면 망상, 환각도 없음.

자료: 이우경(2021: 104-105).

(2) DSM-5의 진단기준

DSM-5의 진단기준은 다음과 같다(APA, 2018: 105).

> A. 조현병의 연속기간 동안 조현병의 진단기준 A와 동시에 주요기분(주요우울 또는 조증)삽화가 있음.
> B. 평생의 유병기간 동안 주요기분(주요우울 또는 조증)삽화 없이 존재하는 2주 이상의 망상이나 환각이 있다.
> C. 주요기분삽화의 기준에 맞는 증상이 병의 활성기 및 잔류기 부분의 전체 지속기간의 대부분 존재한다.
> D. 장애가 물질(예, 남용약물, 치료약물)의 효과나 다른 의학적 상태로 인한 것이 아니다.

(3) 치료

조현정동장애는 약물치료가 효과적이고, 초기부터 적극적인 치료가 좋은 예후를 보인다. 항정신병 약제와 기분조절제, 항우울제가 주된 치료제로 사용되는데, 증상에 따라서 적절한 약물의 사용이 필요하다.

조현병에 비하여 기분조절제인 리튬(lithium)이나 발포레이트(valproic acid)가 자주 사용되고, 효과적이다. 조현병의 치료와 유사하게 급성기에 과량의 약물을 사용하다가 이후에 중량 이하로 감량하여 사용한다. 조현병에 비하여 적은 용량의 항정신병약제(antipsychotics)를 사용한다. 일반적으로 조현병에 비하여 약물 효과가 좋은데, 조현병도 약물과 조기치료의 발달로 인하여 예후가 많이 좋아졌고, 임상적으로 70% 가량에서 일상활동에 적응이 가능하다.

그러므로 조현정동장애는 조현병 증상과 기분장애 증상이 동시에 있을 때 고려한다. 잠정적인 진단으로 전문가에 의한 정확한 평가가 중요하며, 조기치료 시에 좋은 예후를 보인다.

Chapter 6
양극성·우울·불안·강박 관련 장애

4. 양극성 관련 장애
    1) 제Ⅰ형 양극성장애   2) 제Ⅱ형 양극성장애   3) 순환성장애
5. 우울장애
    1) 파괴적 기분조절부전장애   2) 주요우울장애
    3) 지속성 우울장애   4) 월경 전 불쾌 장애
6. 불안장애
    1) 분리불안장애   2) 선택적 함구증   3) 특정공포증
    4) 사회불안장애   5) 공황장애(Panic Disorder)
    6) 광장공포증   7) 범불안장애
7. 강박 및 관련 장애
    1) 강박장애   2) 신체이형장애   3) 저장장애(수집광)
    4) 털뽑기장애(발모광)   5) 피부뜯기장애

Chapter 06
양극성·우울·불안·강박 관련 장애

4. 양극성 관련 장애

양극성장애(Bipolar Disorders)는 조증삽화와 우울삽화를 모두 나타내거나, 조증삽화만을 나타내는 정신장애를 말한다. 조증삽화(manic episode)는 고양되고 과대하거나, 과민한 기분을 경험하는 것이다. 조증삽화 초기에 대상자들은 대부분 기분이 너무 좋고 힘이 넘치고 자신감이 충만하여 행복감에 도취되었다가 질환이 진행되면서 과민한 기분으로 변화하고, 심각한 사회적, 직업적 문제가 발생하게 된다(김희숙 외, 2019: 42).

양극성 및 관련 장애는 DSM-IV에서는 우울장애와 함께 기분장애라는 범주의 하위유형으로 분류되었지만, 최근 많은 연구에서 우울장애와 양극성장애는 원인, 경과, 예후의 측면에서 뚜렷한 차이를 지닌 것으로 밝혀지고 있다. 이러한 연구결과를 반영하여 DSM-5에서는 양극성장애를 '양극성 및 관련 장애'라는 독립된 장애유형으로 분류하였다.

1) 제I형 양극성장애

(1) 개념

양극성장애에서 조증삽화의 핵심적 특징은 기분의 불안정성이다. 기분의 불안정성은 너무 들떠서 비정상적으로 보이고, 기분이 매우 과민하며, '정상에 올라간 느낌'과 '고양되고 즐거운 상태'를 경험한 뒤, 심하게 우울해 하는 극단적인 모습으로 나타난다. 기분이 고조된 상태에서 성적인 면과 직업적인 면에서 과도하게 의욕적으로 행동할 수 있다. 공공장소에서 낯선 사람에게 쉽게 접근하여 말을 하거나, 짧은 기간 동안 기분이 급변해서 다행감(euphoria)과 행복한 기분을 느끼다가도 곧 과민한 반응을 보여, 주변 사람도 이런 기분의 변화를 쉽게 눈치 챌 수 있다. 조증삽화 동안에 새로운 사업을 한다면서 여러 가지 사업을 동시에 벌이고, 밤잠을 안 자고 설치면서 일에 몰두하기도 한다. 자존감이 팽창하여 자신에 대해 과대하게 지각하고, '신의 아들이다.', '대통령의 아들이다.' 등의 과대망상을 보이며, 유명 정치인이나 유명 연예인과 잘 알고 있고, 특별한 관계를 맺고 있다는 등의 터무니없는 망상에 몰두하기도 한다. 이들은 수면 욕구가 감소하여 거의 잠을 자지 않거나 전혀 자지 않음에도 불구하고, 에너지가 충전되었다고 생각한다. 수면 곤란이 심할 경우, 며칠 간 전혀 잠을 자지 않고도 피곤함을 느끼지 않는다. 이처럼 잠을 잘 자지 않는 증상이 조증삽화의 징후가 될 수 있다(이우경, 2021: 139-140).

제I형 양극성장애의 12개월 유병률은 0.6%이고, 남녀에 따른 평생 유병률은 1.1:1로 남녀 차이는 별로 없다(DSM-5). 제I형 양극성장애가 처음 발병하는 연령은 약 18세로 알려져 있다. 아동을 비롯해서 어떤 연령에서도 발병할 수 있지만, 아동의 경우에는 생활연령과 발달연령이 다르므로 특정 시기의 어떤 행동이 '정상 또는 기대되는 수준'인지 정확히 정의하기 어려워 진단을 내리기 쉽지 않다. 중년기 혹은 노년기에 조증증상이 발병하는 경우는 드물기 때문에 증상이 발생할 경우, 전두측두엽 신경인지장애, 물질섭취 혹은 금단증상의 가능성을 함께 고려해야 한다. 조증삽화의 약 60%는 우울삽화 바로 전에 발생하며, 1년 동안 4회 이상의 기분삽화(주요우울증, 조증, 경조증)를 겪는 제I형 양극성장애는 '급속순환성(rapid cycler) 동반'을 표시한다.

(2) DSM-5의 진단기준

DSM-5의 진단기준은 다음과 같다(APA, 2018: 126).

> A. 적어도 1회의 조증삽화(manic episode)를 만족한다.
> B. 조증 및 주요우울삽화(manic and major depressive episode)는 조현정동장애, 조현병, 조현양상장애, 망상장애, 달리 명시된 또는 명시되지 않는 조현병 스펙트럼 및 기타 정신병적 장애로 더 잘 설명되지 않는다.

(3) 치료

제I형 양극성장애의 치료는 다양하지만 가장 핵심적인 치료는 약물치료이다. 그 외에도 정신치료, 가족치료, 전기경련치료 등 여러 치료들이 있다.

① 급성기 치료

제I형 양극성장애의 급성기에는 조증삽화, 우울삽화 등의 기분증상과 더불어 증상이 심할 경우, 망상, 환청 등 정신병적 증상이 동반된다. 이러한 증상을 호전시키기 위해 증상에 맞는 약물 치료가 우선 시행된다.

② 유지치료 및 재발방지치료

급성기 증상이 호전되면 재발을 방지하기 위해 상당한 기간 동안 유지 혹은 재발방지 치료가 시행된다. 이 시기 역시 약물치료가 핵심적이며, 이와 더불어 정신치료, 가족치료가 같이 시행될 수 있다. 특히, 기분이 안정된 이후 재발 방지 치료가 중요하다. 그 이유는 양극성장애의 특징 상 재발이 반복되면 안정된 기분을 갖는 기간이 점점 줄어들고, 뇌기능의 손상도 동반될 수 있기 때문이다. 따라서, 약을 줄이거나 중단하는 결정을 할 경우, 담당 주치의와 긴밀한 상의가 필요하다.

③ 약물치료

제I형 양극성장애를 치료하기 위해 가장 중요한 약제는 기분조절제이다. 최근에는 제I형 양극성장애 치료에 허가를 받은 몇 가지의 항정신병약물을 사용할 수도 있다. 또한 기분증상 이외의 동반된 증상이나 치료 반응에 따라 항우울제, 수면제, 항불안제, 정신자극제 등의 약물을 사용할 수 있다.

④ 전기경련치료

다른 치료에 반응하지 않는 심한 우울삽화 혹은 조증삽화가 있을 때, 전기경련치료를 사용할 수 있다. 전기경련치료에 대한 부정적 인식 등으로 인해 사용이 제한적이기는 하지만, 자살 위험이 높거나, 임신으로 인하여 약물사용이 어려운 경우, 전기경련치료는 유용하게 사용될 수 있다.

그러므로 양극성장애(I, II)의 치료에서 가장 중요한 부분 중 하나는 재발을 방지하는 것이다. 양극성장애는 재발을 잘하는 질환으로 알려져 있으며, 재발을 많이 할수록 병의 경과 및 예후가 좋지 않기 때문이다. 물론 약물치료를 꾸준히 받는 것이 재발을 막는 가장 중요한 방법이기는 하지만, 평소 재발을 방지하기 위한 노력도 중요하다.

2) 제Ⅱ형 양극성장애

(1) 개념 제Ⅱ형 양극성장애

제Ⅱ형 양극성장애(Bipolar II Disorder)의 진단을 위해서는 반드시 1회 이상의 경조증삽화와 주요우울삽화의 병력이 존재해야 한다. 조증삽화의 과거력이 한 번이라도 있을 경우에는 제Ⅰ형 양극성장애 진단을 받는다. 제Ⅱ형 양극성장애와 마찬가지로 정신병적 장애의 기간 동안 나타나는 경조증삽화는 이 장애로 진단하지 않는다. 최근 연구자들은 제Ⅱ형 양극성장애가 단지 제Ⅰ형 장애의 가벼운 표현형이라기보다는 다른 임상적 경과를 보이는 장애로 간주하는 경향이 있다(DSM-5).

제Ⅰ형 양극성장애가 경미한 형태로 나타날 때, 제Ⅱ형 양극성장애로 오진할 수 있는데, 두 진단의 차이점은 제Ⅱ형 양극성장애는 만성적이며, 평균적으로 우울 삽화기간이 더 길기 때문에 더 심각하고 많은 장애가 발생한다는 점이다. 이 장애는 여성에게서 더 흔하게 나타나고, 경조증 삽화 중에 우울증상이 동반되거나 우울삽화 중에 경조증 증상이 함께 나타나기도 한다.

국제적으로는 제Ⅱ형 양극성장애의 12개월 유병률이 0.3%로 나타나고 있다. 미국의 경우에는 0.8%이다(DSM-5). 이 장애는 청소년기에도 발병할 수 있지만,

제I형 양극성장애와는 달리, 평균 발병 연령은 20대 중반으로 조금 늦게 나타난다. 주요우울증 진단을 받은 사람들의 약 12% 정도가 나중에 제II형 양극성장애로 진단이 전환되기도 한다. 시간이 지날수록 우울삽화가 더 오래 지속되지만, 한 번이라도 경조증삽화가 나타나면, 제II형 양극성장애 진단을 내린다. 1년에 4번 이상의 기분삽화(경조증삽화와 우울삽화)를 보인다면, '급속 순환성 동반'이라고 명시한다. 5~15%의 환자들의 경우, 경조증이 조증삽화로 바뀔 수도 있는데, 이때에는 제I형 양극성장애로 진단이 바뀐다(DSM-5).

(2) DSM-5의 진단기준

DSM-5의 진단기준은 다음과 같다(APA, 2018: 134).

> A. 적어도 1회의 경조증삽화와 적어도 1회의 주요우울삽화의 진단기준을 만족 시킨다.
> B. 조증삽화는 1회도 없어야 한다.
> C. 경조증삽화와 주요우울삽화의 발생이 조현정동장애, 조현병, 조현양상장애, 망상장애, 달리 명시된 또는 명시되지 않는 조현병 스펙트럼 및 기타 정신병적 장애로 더 잘 설명되지 않는다.
> D. 우울증의 증상 또는 우울증과 경조증의 잦은 순환으로 인한 예측 불가능성이 사회적, 직업적, 또는 다른 중요한 기능영역에서 임상적으로 현저한 고통이나 손상을 초래한다.

(3) 치료

제II형 양극성장애의 치료는 전반적으로 제I형 양극성장애의 치료와 같다고 할 수 있다. 다만, 제II형 양극성장애로 진단받는 경우, 이전에 우울증이나 다른 질환으로 진단받았을 가능성이 많기 때문에 주로 사용하던 항우울제 등을 중단하고, 기분조절제를 사용하는 등 치료 약물의 변화가 있을 수 있다. 특히, 양극성장애의 정신치료의 경우, 조증삽화보다는 우울삽화에서 주로 시행한다. 환자의 개인 문제나 대인관계, 스트레스 등을 줄여 재발을 막는데 도움이 될 수 있다. 정신치료에는 인지행동치료, 가족치료, 대인관계치료 등이 있으며, 개인 혹은 집단으로 시행할 수 있다.

3) 순환성장애

(1) 개념

순환성장애(Cyclothymic Disorder)는 기분삽화에 해당되지 않는 양극성장애의 가벼운 경우에 해당한다. 즉, 경조증과 경우울증이 2년(아동과 청소년의 경우 1년) 이상 장기적으로 순환하면서 나타나는 경우를 말한다. 2년의 기간(아동과 청소년의 경우는 1년 이상) 중 적어도 반 이상의 기간에 우울이나 경조증 증상을 나타내야 하며, 아무런 증상이 없는 기간이 2개월 이하이어야 한다. 아울러 조증삽화, 경조증삽화, 주요우울삽화를 한 번도 경험한 적이 없어야 한다. 하지만 주기적인 우울 및 경조증 증상으로 인해서 현저한 고통을 겪거나, 일상생활의 기능에 상당한 지장이 초래되어야 한다. 요컨대, 순환성장애는 경미한 형태의 조증증상과 우울증상이 번갈아 나타나는 만성적인 기분장애이다(권석만, 2021: 347).

순환성장애의 평생 유병률은 0.4~1.0%로 보고되고 있다. 순환성장애는 남녀의 발생비율이 비슷하지만, 임상장면에서는 여성이 남성보다 치료를 받는 경향이 더 높다. 순환성장애는 보통 청소년기나 초기 성인기에 시작되어 서서히 발병하고, 만성적인 경과를 밟으며, 다른 기분장애의 기질적인 취약성을 반영하는 것으로 간주되고 있다. 순환성장애를 지닌 사람이 제Ⅰ형 양극성장애나 제Ⅱ형 양극성장애로 발전하게 될 확률은 15~50%로 매우 높다. 순환감정 장애를 지닌 사람의 직계 가족도 일반 사람들에 비해서 우울장애나 양극성장애를 나타낼 가능성이 높다.(DSM-S)

(2) DSM-5의 진단기준

DSM-5의 진단기준은 다음과 같다(APA, 2018: 140-141).

> A. 적어도 2년 동안(아동·청소년에는 1년) 다수의 경조증 기간(경조증삽화의 진단기준을 충족하지 않는)과 우울증 기간(주요우울삽화의 진단기준을 충족하지 않는)이 있어야 한다.
> B. 2년 이상의 기간 동안(아동·청소년에는 1년), 경조증 기간과 우울증 기간이 절반 이

> 상 차지해야 하고, 증상이 없는 기간이 2개월 이상 지속되어서는 안 된다.
> C. 주요우울삽화, 조증삽화 또는 경조증삽화가 존재하지 않는다.
> D. 진단기준 A의 증상이 조현정동장애, 조현병, 조현양상장애, 망상장애, 달리 명시된 또는 명시되지 않는 조현병 스펙트럼 및 기타 정신병적 장애로 더 잘 설명되지 않는다.
> E. 증상이 물질(예, 남용약물, 치료약물)의 생리적 효과나 다른 의학적 상태(예, 갑상선기능항진증)로 인한 것이 아니어야 한다.
> F. 증상이 사회적, 직업적, 또는 다른 중요한 기능영역에서 임상적으로 현저한 고통이나 손상을 초래한다.

(3) 치료

순환성장애의 원인은 잘 알려져 있지 않다. 그러나 순환성장애가 주요우율장애나 양극성장애를 지닌 환자의 가족에게 흔히 나타난다는 점에서 유전적 요인이 관련되는 것으로 추정하고 있다. 순환성장애의 치료에도 양극성장애와 마찬가지로, 약물치료, 특히 리튬(lithium)이 효과적인 것으로 알려져 있다. 리튬은 가장 효과적인 급성기, 유지기의 조증 치료제이자 재발방지약의 하나이다.

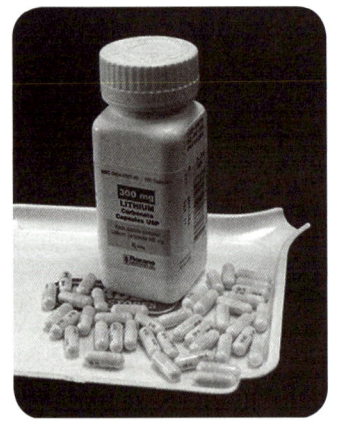

리튬(lithium)

5. 우울장애

우울은 한 개인이 생각하고, 행동하고, 자신과 주위 환경을 지각하는 방식에 영향을 미치는 내적, 주관적, 지속적인 감정이다. 슬픔이나 짧은 기간 동안의 우울은 상실 또는 실망감을 겪는 과정에서의 정상적인 반응으로 볼 수 있지만, 객관적 현실과는 다르게 기분이 가라앉고 감정표현이 없으며, 무디고 슬픈 감정을 지속적으로 지니고 있는 경우는 심한 우울로서, 치료적 중재가 필요한 상태이다. 애착대상의 상실이 있는 경우, 정상 범주인 애도(grief)단계를 거쳐서 시간이 지나면 회복되지만, 애도과정에서 이탈되면 억압, 억제, 부정, 함입 및 해리 등의 정신방어기제를 사용하여 우울상태가 될 수 있으며, 상실대상을 되찾으려고 노력할수록 심한 죄의식, 분노감, 무가치감, 절망감, 허무감을 갖는다.

우울장애(Depressive Disorders)는 오랫동안 과소평가되어 왔으나, 대상자가 심한 고통을 경험하고 죽음에 이르게 할 수도 있다는 측면에서 현대의 주요 건강문제로 다루어지고 있다. WHO 등의 연구결과에 따르면, 2020년까지 우울장애가 비전염성 질병 중 허혈성 심질환에 이어 2위로 질병부담률이 높은 질병이 될 것이라고 예측하였다.

우울장애는 희망 상실, 대인관계 결여, 생산성 상실로 인한 경제적 어려움, 자살 등 많은 문제를 유발하는 원인이 되기도 한다. 우울장애를 앓고 있는 대상자로 인해 가족, 친구, 동료들도 만성적인 우울장애 대상자로 인해 복합적인 감정에 휩싸인다. 가족들은 대상자의 회복이 지연되거나, 증상이 재발하는 상황에 대해 좌절, 슬픔, 무기력함을 느낀다.

우울장애가 심할 경우, 직장생활이 힘들며, 가족들은 경제적인 부담으로 체념하거나 분노한다. 현재 우울장애는 성인을 비롯하여 아동, 청소년, 노인층에서도 급격하게 증가되고 있으며, 심각한 사회문제로 대두되고 있다(김희숙 외, 2019: 62).

1) 파괴적 기분조절부전장애

(1) 개념

파괴적 기분조절부전장애(Disruptive Mood Dysregulation Disorder)는 주로 아동기나 청소년기에 나타나는 장애로, 자신의 불쾌한 기분을 조절하지 못하고 분노행동으로 표출하는 것이 주된 특징이다. 핵심 증상은 만성적인 짜증과 간헐적인 분노발작이다.

  분노발작은 막무가내로 분노를 표출하며, 공격적이고 파괴적인 행동을 나타내는 것으로, 아동의 경우 흔히 다리를 뻗고 앉거나 드러누워 사지를 마구 휘저으면서 악을 쓰고 울어대거나 욕을 하기도 한다. 파괴적 기분조절부전장애는 아동과 청소년의 경우, 1년 유병률이 2~5%로 알려져 있다. 또한 남아의 유병률이 여아보다 더 높으며 연령이 증가할수록 유병률은 감소한다(안창일 외, 2019: 231).

(2) DSM-5의 진단기준

DSM-5의 진단기준은 다음과 같다(APA, 2018: 156).

> A. 고도의 재발성 분노발작이 언어적(예, 폭언) 또는 행동적(예, 사람이나 사물에 대한 물리적 공격성)으로 나타나며, 상황이나 도발자극에 비해 그 강도나 지속시간이 극도로 비정상적이다.
> B. 분노발작(temper outbursts)이 발달수준에 부합하지 않는다.
> C. 분노발작이 평균적으로 일주일에 3회 이상 발생한다.
> D. 분노발작 사이의 기분이 지속적으로 과민하거나, 거의 매일 하루 중 대부분의 시간 동안 화가 나 있으며, 이것이 객관적으로 관찰될 수 있다(예, 부모, 선생님, 또래집단).
> E. 진단기준 A~D가 12개월 이상 지속되며, 진단기준 A~D에 해당하는 모든 증상이 없는 기간이 연속 3개월 이상 되지 않는다.
> F. 진단기준 A와 D가 세 환경(예, 가정, 학교, 또래집단) 중 최소 두 군데 이상에서 나타나며, 최소 한 군데에서는 고도의 증상을 보인다.
> G. 이 진단은 6세 이전 또는 18세 이후에 처음으로 진단될 수 없다.
> H. 과거력 또는 객관적인 관찰에 의하면 진단기준 A~E의 발생이 10세 이전이다.
> I. 진단기준 A를 만족하는 기간을 제외하고 양극성장애의 조증 또는 경조증삽화(manic or hypomanie episode)의 모든 진단기준을 만족하는 뚜렷한 기간이 1일 이상 있지 않아야 한다.
> J. 이러한 행동이 주요우울장애의 삽화(episode of major depressive disorder) 중에만 나타나서는 안 되며, 다른 정신장애(예, 자폐스펙트럼장애, 외상후 스트레스 장애, 분리불안장애, 지속성 우울장애[기분저하증])로 더 잘 설명되지 않는다.
> K. 증상이 물질의 생리적 효과나 다른 의학적 또는 신경학적 상태로 인한 것이 아니다.

2) 주요우울장애

(1) 개념

주요우울장애(Major Depressive Disorder)는 조증이나 경조증 없이 우울한 삽화만이 1회 이상 나타나는 경우를 말한다. 우울한 기분을 주된 증상으로 하며, 다양한 심리적 문제가 동반된다. 슬픔, 죄책감, 고독감, 무가치감, 허무감, 절망감 등 고통스러운 정서를 경험하며, 눈물을 흘리며 울기도 하고, 심한 상태에서는 무표정, 무감각한 정서를 보일 수 있다. 아동·청소년의 경우, 분노, 불안정, 짜증스러운 감정 표출의 형태로 나타나기도 한다.

주요 임상양상은 기분증상, 사고 및 인지 증상, 지각장애, 정신운동증상, 기타 등으로 구분할 수 있다. 주요우울장애의 핵심은 기분의 부정적 변화다. 우울장애에서 기분변화는 단순한 우울감으로 나타나지 않는 경우도 많으며, 고통스러운 기억의 회상, 불쾌한 사건에 대한 감수성의 증가, 즐거운 시간에 대한 감수성의 감소, 무쾌감증, 무감동, 감정적 둔감 등의 형태로 나타나기도 한다(임혁 외, 2020: 152).

(2) DSM-5의 진단기준

DSM-5의 진단기준은 다음과 같다(APA, 2018: 160-161).

> A. 다음의 증상 가운데 5가지(또는 그 이상)의 증상이 2주 연속으로 지속되며, 이전의 기능 상태와 비교할 때 변화를 보이는 경우, 증상 가운데 적어도 하나는 (1) 우울 기분이거나, (2) 흥미나 즐거움의 상실이어야 한다.
> 1. 하루 중 대부분 그리고 거의 매일 지속되는 우울 기분에 대해 주관적으로 보고(예, 슬픔, 공허감 또는 절망감)하거나, 객관적으로 관찰됨(예, 눈물흘림)(주의점 : 아동·청소년의 경우는 과민한 기분으로 나타나기도 함.).
> 2. 거의 매일 하루 중 대부분 거의 또는 모든 일상활동에 대해 흥미나 즐거움이 뚜렷하게 저하됨.
> 3. 체중조절을 하고 있지 않은 상태에서 의미 있는 체중의 감소(예, 1개월 동안 5% 이상의 체중 변화)나 체중의 증가, 거의 매일 나타나는 식욕의 감소나 증가가 있음(주의점 : 아동에서는 체중 증가가 기대치에 미달되는 경우).

> 4. 거의 매일 나타나는 불면이나 과다수면(Insomnia or hypersomnia)
> 5. 거의 매일 나타나는 정신운동 초조나 지연(객관적으로 관찰 가능함. 단지 주관적인 좌불안석 또는 처지는 느낌뿐만이 아님.)
> 6. 거의 매일 나타나는 피로나 활력의 상실
> 7. 거의 매일 무가치감 또는 과도하거나, 부적절한 죄책감(망상적일 수 도 있는)을 느낌(단순히 병이 있다는데 대한 자책이나 죄책감이 아님.).
> 8. 거의 매일 나타나는 사고력이나 집중력의 감소 또는 우유부단함(주관적인 호소나, 객관적인 관찰 가능함.).
> 9. 반복적인 죽음에 대한 생각(단지 죽음에 대한 두려움이 아닌), 구체적인 계획 없이 반복되는 자살 사고 또는 자살 시도나 자살 수행에 대한 구체적인 계획
>
> B. 증상이 사회적, 직업적, 또는 다른 중요한 기능영역에서 임상적으로 현저한 고통이나 손상을 초래한다.
> C. 삽화가 물질의 생리적 효과(physiological effects)나 다른 의학적 상태(medical condition)로 인한 것이 아니다.
> D. 주요우울삽화가 조현정동장애, 조현병, 조현양상장애, 망상장애, 달리 명시된 또는 명시되지 않은 조현병 스펙트럼 및 기타 정신병적 장애로 더 잘 설명되지 않는다.
> E. 조증삽화 혹은 경조증삽화(manic episode or a hypomanie episode)가 존재한 적이 없다.

3) 지속성 우울장애

(1) 개념

지속성 우울장애(Persistent Depressive Disorder, 기분저하증[Dysthymia])의 필수 증상은 적어도 2년 동안, 아동·청소년은 적어도 1년 동안, 우울 기분이 없는 날보다 있는 날이 더 많고, 하루 대부분 지속되는 우울 기분이 있는 것이다(진단기준 A). 이 장애는 DSM-IV 진단기준에 따른 만성 주요우울장애와 기분부전장애를 통합한 것이다. 주요우울장애는 지속성 우울장애에 선행할 수 있고, 주요우울삽화는 지속성 우울장애 기간 중 일어날 수 있다. 2년간 주요우울장애 진단기준을 만족시키는 증상을 가진 경우, 주요우울장애뿐만 아니라, 지속성 우울

장애의 진단도 추가해야 한다(고재욱 외, 2021: 242-243).

　지속성 우울장애는 오랜 시간 동안 만성적으로 나타나는 장애이기 때문에 우울한 증상이 장애로 인한 것인지, 또는 그 사람의 전반적인 성격 유형에 의한 것인지 구분하지 못하는 경우가 있다. 예를 들어, 어떤 사람은 기쁜 일에도 행복을 느끼지 못하는 성향을 지니고 있을 수 있다. 마치 지속성 우울장애가 이러한 성향으로 인한 것으로 여기질 수 있으며, 임상의가 직접적으로 묻지 않으면 보고되지 않는 경우가 흔하다(김민정 외, 2020: 234).

(2) DSM-5의 진단기준

DSM-5의 진단기준은 다음과 같다(APA, 2018: 168-169).

> 　이 장애는 DSM-Ⅳ에서 정의된 만성 주요우울장애와 기분부전장애(dysthymic disorder)를 통합한 것이다.
> A. 적어도 2년 동안 하루의 대부분 우울 기분이 있고, 우울 기분이 없는 날보다 있는 날이 더 많으며, 이는 주관적으로 보고하거나 객관적으로 관찰된다.
> B. 우울기간 동안 다음 2가지(또는 그 이상)의 증상이 나타난다.
> 1. 식욕 부진 또는 과식
> 2. 불면 또는 과다수면
> 3. 기력의 저하 또는 피로감
> 4. 자존감 저하
> 5. 집중력 감소 또는 우유부단
> 6. 절망감
> C. 장애가 있는 2년 동안(아동·청소년에는 1년) 연속적으로 2개월 이상 진단기준 A와 B의 증상이 존재하지 않았던 경우가 없었다.
> D. 주요우울장애의 진단기준을 만족하는 증상이 2년간 지속적으로 나타날 수 있다.
> E. 조증삽화(manic episode), 경조증삽화(hypomanie episode)가 없어야 하고, 순환성장애(cyclothymic disorder)의 진단기준(criteria)을 충족하지 않아야 한다.
> F. 장애가 지속인인 조현정동장애, 조현병, 망상장애, 달리 명시된 또는 명시되지 않는 조현병 스펙트럼 및 기타 정신병적 장애와 겹쳐져서 나타나는 것이 아니다.
> H. 증상이 사회적, 직업적, 또는 다른 중요한 기능영역에서 임상적으로 현저한 고통이나 손상을 초래한다.

4) 월경 전 불쾌 장애

(1) 개념

월경 전 불쾌 장애(Premenstrual Dysphoric Disorder)는 월경 전 증후군 중에서 우울감, 흥미감소, 불안, 집중력저하, 스스로 통제하기 어려운 느낌, 지속적이고 뚜렷한 분노감, 과민함 등의 기분증상이 일상생활에 심각한 기능저하를 초래할 정도일 때를 말한다. 월경 시작 1주 전 발생해서 월경 시작까지 점점 증가하였다가 월경이 시작되면 며칠 이내로 감소되며, 월경이 끝나면 대부분 사라진다. 여성의 3~9%에서 나타나며, 월경주기마다 난소에서 분비되는 호르몬과 뇌 신경 전달물질의 상호작용 등이 원인으로 알려져 있다(임혁 외, 2020: 155).

(2) DSM-5의 진단기준

DSM-5의 진단기준은 다음과 같다(APA, 2018: 208-209).

> A. 대부분의 월경주기에서 월경 시작 1주 전에 다음의 증상 가운데 5가지(또는 그 이상)가 시작되어 월경이 시작되고, 수일 안에 증상이 호전되며, 월경이 끝난 주에는 증상이 경미하거나 없어져야 한다.
> B. 다음 증상 중 적어도 한 가지(또는 그 이상)는 포함되어야 한다.
>   1. 현저하게 불안정한 기분(예, 갑자기 울고 싶거나 슬퍼진다거나 거절에 대해 민감해지는 것)
>   2. 현저한 과민성, 분노 또는 대인관계에서의 갈등 증가
>   3. 현저한 우울 기분, 절망감 또는 자기비난의 사고
>   4. 현저한 불안, 긴장, 신경이 곤두섬 또는 과도한 긴장감
> C. 다음 증상 중 적어도 한 가지(또는 그 이상)는 추가적으로 존재해야 하며 진단기준 B에 해당하는 증상과 더해져 총 5가지의 증상이 포함되어야 한다.
>   1. 일상 활동에서 흥미의 저하(예, 직업, 학교, 또래집단, 취미)
>   2. 집중하기 곤란하다는 주관적 느낌
>   3. 기면, 쉽게 피곤함 혹은 현저한 무기력
>   4. 식욕의 현저한 변화. 즉, 과식 또는 특정 음식의 탐닉

> 5. 과다수면 또는 불면
> 6. 압도되거나 자제력을 잃을 것 같은 주관적 느낌
> 7. 유방의 압통이나 부종, 두통, 관절통 혹은 근육통, 부풀어 오르거나 체중이 증가된 느낌과 같은 다른 신체적 증상
>
> D. 증상이 직업이나 학교, 일상적인 사회활동과 대인관계를 현저하게 저해한다(예, 사회활동의 회피, 직장이나 학교에서의 생산성과 효율성의 감소).
> E. 증상은 주요우울장애나 공황장애, 지속성 우울장애(기분저하증) 혹은 성격장애와 같은 다른 장애로 인해 증상이 단순히 악화된 것이 아니다(이러한 장애 중 어느 것에도 중첩되어 나타날 수는 있다.).
> F. 진단기준 A는 적어도 연속적인 2회의 주기 동안 전향적인 일일 평가에 의해 확인되어야 한다.
> G. 증상은 물질(예, 남용약물, 치료약물, 기타치료)의 생리적 효과나 다른 의학적 상태(예, 갑상선기능항진증)로 인한 것이 아니다.

(3) 치료

우울증은 사춘기와 중년기에 한 번씩 발병하기도 하고 대부분 4년 내지 10년의 건강한 시기를 가지면서 발병한다. 우울증의 예후는 다른 종류의 정신병에 비해 상당히 양호하다. 환자의 4/5는 일단 완전히 회복되고 만성화의 경과를 밟는 경우는 1/10에 불과하다. 자주 발병이 반복되는 경우에도 지능·정서·지각의 변화가 거의 없고, 인격이 와해되는 경우는 극히 드물다. 또한 여성보다 남성에게서 예후가 좋다.

우울증의 발병연령은 20세에서 25세이다. 발병연령이 어릴수록 예후는 나쁘고 재발과 만성화 가능성이 높다. 이와 관련하여 두 가지 설명이 가능한데, 일찍 발병할수록 우울증이 더 심하고 유전적 경향이 강하기 때문이거나, 우울증의 결과로 중요한 사회적 적응기술을 습득하는 데 방해를 받고 인생의 전환기에 필요한 대처가 제대로 이루어지지 않기 때문이다.

우울장애에 대한 가장 효과적인 치료방법은 인지치료와 약물치료로 알려져 있다. 그 내용은 다음과 같다.

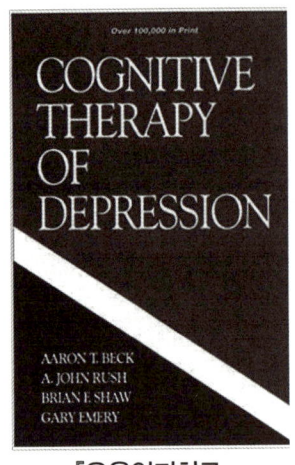

『우울인지치료』
(1987년 출판)

1987년 벡(Aaron T. Beck)과 그의 동료들의 저서 『우울인지치료(Cognitive Therapy of Depression)』에 따르면, 인지치료에서는 우울한 내담자의 사고내용을 정밀하게 탐색하여 인지왜곡을 찾아 이를 교정하고, 보다 더 현실적이고 긍정적인 사고와 신념을 지니도록 유도한다. 우울한 사람들이 지니고 있는 부정적인 자동적 사고를 분석해 보면, 그 내용이 크게 세 가지 주제로 나누어진다. 즉, 우울한 사람들은 자기 자신이나 자신의 미래, 주변 환경을 부정적으로 평가하는 사고방식을 지니고 있다. 이러한 우울한 사람들의 세 가지 주제에 대한 부정적인 사고패턴을 인지삼제(cognitive triad)라고 한다(Beck et al., 1987).

첫째, 자기 자신에 대해 '나는 열등하다.'라는 식의 부정적인 생각이 있다.

둘째, 자신의 미래에 대해 '나의 미래는 비관적이고 암담하다.', '내가 어떤 노력을 하더라도 이 어려운 상황은 개선될 수 없다.'라는 식으로 부정적인 생각을 지니고 있다.

셋째, 마지막으로 우울한 사람들은 자신의 주변 환경에 대해서도 '내가 처한 상황은 너무 열악하다.', '나를 이해하고 도와줄 사람이 없다.', '다들 나에게 무관심하거나 나를 무시하고 비난할 것이다.'라는 식으로 부정적인 생각을 지니고 있다.

이같이 세상에 대한 부정적 생각을 지닌 사람들은 우울상태에서 타인에게 적극적인 도움을 요청하지 않고, 사회적으로 위축되고 고립되는 결과를 초래하게 된다. 따라서, 치료과정에서 내담자가 자신과 세상에 대한 잘못된 믿음과 비현실적 기대로 구성되어 있는 역기능적 신념을 깨닫고, 이를 보다 유연하고 현실적인 신념으로 대체하도록 돕는다.

우울장애를 치료하는 대표적인 약물에는 삼환계 항우울제(Tricyclic Antidepressants, TCA), MAO억제제(Mono Amine Oxidase Inhibitor), 선택

적 세로토닌 재흡수 억제제(Selective Serotonin Reuptake Inhibitors, SSRI) 등이 있다.

소위 반응성 우울은 심리치료만으로 상당히 효과적일 수 있지만, 내인성 우울은 심리치료만으로 효과를 기대할 수는 없고, 약물치료가 우선되어야 한다. 심리치료는 생물학적 치료를 성공적으로 수행하기 위한 치료관계의 형성, 그리고 자신의 성격과 결함을 지니면서도 현실에 적응하도록 훈련시키는 보조수단으로 이용한다. 상담치료 시 처음에 쉽게 치료될 것 같은 인상을 받아 무의식을 파헤치거나, 인격의 변화를 목표로 정신치료를 시작하는 경우가 종종 있으나, 이런 접근은 오히려 환자의 좌절감을 더욱 심각하게 만드는 결과를 초래하기 쉽고, 첫 인상과는 달리 심리치료가 힘들다는 것을 경험하게 된다. 이 때문에 심리치료는 내인성 우울의 경우, 금기라는 견해도 많다.

또한 등산과 여행을 권하거나 산속 조용한 곳에 휴양하기를 권하는 일, 또는 용기를 북돋워 준다고 해서 활동을 권장하고, 자신감을 고양시키기 위해 환자의 장점을 회상시키면서 위로해 주는 일 같은 상식적인 방법은 위험하다. 조용한 사색의 시간은 우울 정도를 심화시키고, 죽음에 대한 집착의 계기를 만들 수도 있으며, 힘겨워하는데 일에 몰두하도록 밀어 주거나, 장점을 강조해 주는 일은 오히려 좌절감과 자살 의욕을 더 가중시키는 결과를 초래할 수 있다. 환자를 대하는 태도는 따뜻하면서도 진지해야 하고, 궁금증이나 증상 등에 대해 자상히 설명해 주는 것이 필요하다. 우울증 환자는 사소한 일에도 실망하고, 그 결과 자살을 할 수도 있기 때문이다.

응급실로 내원한 자살기도자에 대한 연구에서, 이들의 정신과적 최종 진단명 중 우울장애가 전체의 50.9%로 절반 이상을 차지하였다. 가장 조심해야 할 것은 자살의 예방이다. 항상 환자를 가까이에서 보살펴야 하고, 자살도구로 이용될 만한 물건들이 눈에 보이지 않게 해야 한다. 불면증이 고통스러워 자살하는 경우도 종종 있기 때문에 불면증에 대한 조치를 조속히 해야 한다. 우울기 치료에서 명심해야 할 점은 언제나 자살 가능성이 있다는 사실과 그런데도 예후는 양호하다는 사실이다. 따라서, 우울기의 치료목표는 환자를 우울한 상태에서 속히 벗어나게 하는 것이지만, 자살을 방지하는 일이 우선되어야 한다.

6. 불안장애

불안(Anxiety)은 실제적이거나 가상적인 위협에 대한 심리적·생리적 반응으로서, 불안의 원인이나 대상이 가상적·비현실적이거나 또는 현실과 관계가 있어도 그것이 객관적으로 볼 때, 불안을 일으킬 만한 이유가 없으며 만일 있다 할지라도 그렇게 심한 불안을 느낄 이유가 없는데도 불구하고, 정서상태가 안정되지 못하고 걱정이 많고 두려워하는 불안의 정도가 심할 경우 불안장애(Anxiety Disorders)라고 할 수 있다. 예를 들어, 무엇인지 확실치는 않으나, 어떤 크나큰 위험이 닥쳐오리라는 생각에 압도당해서 마음이 혼비백산한 상태, 또는 초긴장상태에 있지만, 무엇 때문에 두려워하는지를 모르고 무엇을 피해야 할지 모른다. 불안감 때문에 일상생활을 제대로 해내지 못한다면 이것은 비정상적 불안으로 볼 수 있다. 그렇다고 불안이 꼭 나쁜 것만은 아니다. 적정한 수준의 불안은 오히려 개인을 발전시킬 수 있으며, 생명보존을 위해서도 꼭 필요하다(박선환 외, 2015: 287).

불안장애의 정신적 증상으로는 신경질, 짜증, 주의집중곤란, 혼동, 두려움, 초조감 등이 나타나며, 신체적 증상으로는 호흡곤란, 심계항진(palpitation, 자신의 심장 박동을 불편하게 느끼는 증상), 식은땀, 피로감, 허약함 등이 나타날 수 있다. 불안장애가 유아기, 아동기에 빈발하는 질병에는 속하지 않았으나, 18세 이하에서도 결코 드물지 않은 것으로 과잉불안장애가 있다. 과잉불안장애는 늘 불안해하고 작은 소리에도 깜짝 놀라고, 악몽도 자주 꾸는 등 유아기, 아동기에 더욱 빈발하는 불안장애이다.

1) 분리불안장애

(1) 개념

분리불안장애(Separation Anxiety Disorder)는 집 또는 애착대상과 분리되는 상황에 대해 발달수준에 비해 부적절하게 심한 수준의 공포·불안 반응을 보여 적응상의 문제를 초래하는 장애를 말한다. 여기에는 분리에 대한 극도의 고통감 뿐만 아니라, 분리상황에서 애착대상에게 죽음이나 안위에 위협이 되는 불행한 사건이 초래될 것에 대한 걱정, 또는 미아가 되거나 납치를 당하는 등 자신에게 위험한 사건이 발생해 애착대상과 이별할 것에 대한 걱정 등이 포함된다. 또한 등교, 출근 등 애착대상과 분리되는 다양한 활동이나 상황을 거부하고, 애착대상과 분리되는 악몽을 반복적으로 꾸기도 하며, 분리되는 상황 또는 분리가 예상되는 상황에서 다양한 신체증상을 반복적으로 보이기도 한다.

(2) DSM-5의 진단기준

DSM-5의 진단기준은 다음과 같다(APA, 2018: 190-191).

> A. 애착대상과의 분리에 대한 공포(fear)나 불안(anxiety)이 발달수준에 비추어볼 때, 부적절하고 지나친 정도로 발생한다. 다음 중 3가지 이상이 나타나야 한다.
> 1. 집 또는 주 애착대상(major attachment figures)과 떨어져야 할 때, 과도한 고통을 반복적으로 겪음.
> 2. 주 애착대상을 잃거나, 질병이나 부상, 재앙 혹은 죽음 같은 해로운 일들이 일어날 것이라고 지속적으로 과도하게 걱정함.
> 3. 곤란한 일(예, 길을 일거나, 납치당하거나, 사고를 당하거나, 아프게 되는 것)이 발생하여 주 애착대상과 떨어지게 될 것이라고 지속적으로 과도하게 걱정함.
> 4. 분리에 대한 공포 때문에 집을 떠나 학교, 직장 혹은 다른 장소로 외출하는 것을 지속적으로 거부하거나 거절함.
> 5. 집이나 다른 장소에서 주 애착대상과 떨어져 있거나 혼자 있는 것에 대해 지속적으로 과도하게 두려워하거나 거부함.
> 6. 집을 떠나 밖에서 자거나, 주 애착대상과 떨어져 자는 것을 지속적으로 과도하게 거부하거나 거절함.
> 7. 분리 주제와 연관된 반복적인 악몽을 꿈.
> 8. 주 애착대상과 떨어져야 할 때, 신체증상을 반복적으로 호소함(예, 두통, 복통, 오심, 구토).
>
> B. 공포, 불안, 회피 반응이 아동, 청소년에서는 최소한 4주 이상, 성인에서는 전형적으로 6개월 이상 지속되어야 한다.

> C. 장해가 사회적, 직업적, 또는 다른 중요한 기능영역에서 임상적으로 현저한 고통이나 손상을 초래한다.
> D. 장해가 다른 정신장애로 더 잘 설명되지 않는다. 예를 들어, 자폐증에서 변화에 대한 저항으로 인해 집 밖에 나가는 것을 회피하는 것, 정신병적 장애에서 분리에 대한 망상이나 환각이 있는 경우, 광장공포증으로 인해 믿을 만한 동반자 없이는 밖에 나가기를 거부하는 경우, 범불안장애에서 건강문제나 다른 해로운 일이 중요한 대상에게 생길까 봐 걱정하는 것, 질병불안장애에서 질병이 발생할까봐 걱정하는 것.

(3) 치료

분리불안장애는 다른 불안장애와 마찬가지로, 인지행동치료가 효과적인 것으로 알려져 있다(Martin & Volkmar, 2017). 분리불안과 관련된 역기능적인 생각을 확인하고 합리적인 생각으로 수정해 나가는 인지 재구조화를 위해 아동들에게는 만화, 말풍선 등을 사용해 이해를 높이고 흥미를 유발하는 것이 효과적이다. 행동적 기법으로는 긴장이완훈련을 병행한 점진적, 직접적인 노출이 필수적이다.

첫 단계에서는 아동들의 흥미를 끄는 영화, 만화 등을 사용해 주 양육자로 분리된 상황관찰, 분리상황에 대한 상상 등 불안을 유발하는 수위가 낮은 간접 노출 상황에서부터 시작해 궁극적으로는 분리상황에 직접 노출시키는 단계까지 진행한다. 이러한 노출을 겪으면서 자신이 예상했던 파국적 결과가 발생하지 않음을 경험함으로써 분리 상황에 대한 불안이 줄어들 수 있다.

2) 선택적 함구증

(1) 개념

선택적 함구증(Selective Mutism)은 말을 할 수 있음에도 불구하고, 특정한 상황에서 지속적으로 말을 하지 않는 장애이다. 주로 아동에게 나타나며, 말하는 것이 기대되는 사회적 상황에서 지속적으로 말을 하지 않는다. 여러 가지 형태로 나타나는데, 또래에게는 말을 잘하지만 어른에게는 말을 하지 않는 아동, 가까운 직계가족과 함께 있을 때는 말을 할 수 있으나, 조부모나 사촌과 같은 친인척이나 친구들 앞에서는 말을 하지 않는 경우 등이다. 이러한 아동은 흔히 학교 가기를 거부하여 학업적 곤란을 초래할 수 있으며, 또래아동들과 친밀한 사회적 관계를 맺기도 힘들다. 이러한 증상이 1개월 이상(입학 후 처음 1개월은 제외) 지속될 경우에 선택적 함구증으로 진단된다(안창일 외, 2019: 248).

(2) DSM-5의 진단기준

DSM-5의 진단기준은 다음과 같다(APA, 2018: 208-209).

> A. 다른 상황에서는 말을 할 수 있음에도 불구하고, 말을 해야 하는 특정 사회적 상황(예, 학교)에서 일관되게 말을 하지 않는다.
> B. 장애가 학습이나 직업상의 성취 혹은 사회적 소통을 방해한다.
> C. 이러한 증상이 최소 1개월 이상 지속된다(학교생활의 첫 1개월에만 국한되지 않는 경우).
> D. 사회적 상황에서 필요한 말에 대한 지식이 부족하거나, 언어가 익숙하지 않아서 말을 하지 않는 것이 아니다.
> E. 장애가 의사소통장애(예, 아동기 발병 유창성장애)로 더 잘 설명되지 않고, 자폐스펙트럼장애, 조현병 또는 다른 정신병적 장애의 경과 중에만 발생하지는 않는다.

(3) 치료

선택적 함구증을 불안장애의 한 하위유형으로 분류하는 이유는 선택적 함구증이 사회적 상황에서의 심한 불안에 의해 유발되는 것으로 생각되기 때문이다. 발병은 주로 5세 이전에 시작되나, 학교에 다니기 시작하면서 사회적 상황에 노출되고, 읽기와 같은 과제를 수행하면서 증상이 두드러지게 나타난다. 시점 유병률은 0.03~1% 사이로 어떤 상황에서 평가했는가에 따라 달라진다.

선택적 함구증을 치료하기 위해 약물치료와 행동치료가 병행된다. 약물치료는 세로토닌 재흡수 억제제(Selective Serotonin Reuptake Inhibitors, SSRI)를 비롯한 항우울제가 처방되며, 이는 불안을 완화시키는 역할을 한다. 하지만 여기에 행동치료가 병행되는 것이 바람직하다.

행동치료에서는 자기-모델링기법, 신기한 동기유발법, 둔감법, 자극 약화법 등을 적용한다(안창일 외, 2019: 248).

3) 특정공포증

(1) 개념

특정공포증(Specific Phobia)은 특정한 종류에 대한 공포증으로 불안장애의 하나로 간주되고 있다. 특정공포증 환자의 특징은 어떤 특정한 물체나 상황에 노출되어 있을 때, 비합리적인 공포감을 느낀다. 따라서, 공포감을 느끼는 것을 꺼려하며, 피하려는 경향을 보인다. 예를 들어, 개공포증(Gynophobia), 곤충공포증(entomophobia), 뱀공포증(ophidiophobia) 등이 있다. 직접 원인(PTSD)의 경우와 환경 등으로부터 영향을 받는 경우가 있다. 이 공포증은 개개인의 삶에서 기능장애를 일으킬 수 있다(강영숙 외, 2020: 124).

(2) DSM-5의 진단기준

DSM-5의 진단기준은 다음과 같다(APA, 2018: 197-198).

> A. 특정 대상이나 상황에 대해서 뚜렷한 공포나 불안이 유발된다(예, 비행기 타기, 높은 곳, 동물, 주사맞기, 피를 봄.). 주의점 : 아이들의 경우 공포나 불안은 울기, 발작, 얼어붙거나 매달리는 것으로 표현될 수 있다.
> B. 공포 대상이나 상황은 대부분의 경우 즉각적인 공포나 불안을 유발한다.
> C. 공포 대상이나 상황을 능동적으로 회피하거나, 아주 극심한 공포나 불안을 지닌 채 참아낸다.
> D. 공포나 불안이 특정 대상이나 상황이 초래하는 실제 위험에 대한 것보다 더 극심하며, 사회문화적 맥락에서 통상적으로 받아들여지는 것보다 심하다.
> E. 공포, 불안, 회피는 전형적으로 6개월 이상 지속된다.
> F. 공포, 불안, 회피는 사회적, 직업적, 또는 다른 중요한 기능영역에서 임상적으로 현저한 고통이나 손상을 초래한다.
> G. 장애가 다른 정신장애로 더 잘 설명되지 않는다. 공포, 불안, 회피가 광장공포증에서 공황 유사 증상이나 무력하게 만드는 다른 증상들과 관련된 상황, 강박장애에서 강박

> 사고와 연관된 대상이나 상황, 외상후 스트레스장애에서 외상사건을 상기시키는 것, 분리불안장애에서 집이나 애착대상으로부터 분리되는 것, 사회불안장애에서의 사회적 상황과 연관된 경우가 아니어야 한다.

(3) 치료

특정공포심을 없애주는 데는 인지행동치료가 효과적이다. 가족 중에 특정공포증을 지닌 사람이 있을 때 나타나는 경우가 많지만, 공포증의 원인이 유전이라고 보기에는 연관성이 약하다. 과거에 특정 대상에 대한 좋지 않은 경험을 했거나 사고를 당했을 때, 특정공포증이 생긴다고 보는 것이 더 일반적이다. 어떠한 대상에 대한 공포심이 생기면, 그것에 대해 부정적인 느낌이 들어 공포심이 더 커지거나 사라지지 않는다.

특정공포증은 주로 인지행동치료를 통해 호전되는 경우가 많다. 심호흡이나 근육이완을 통해 불안과 긴장을 줄여 주는 긴장이완훈련, 공포의 대상에 직면하는 노출, 점진적으로 공포심을 줄여나가는 체계적 둔감법, 스티커나 칭찬을 활용한 토큰강화 기법 등 일반적인 인지행동치료기법들이 주로 쓰인다. 이러한 치료과정을 거치면서 자신의 공포심이 비합리적이라는 것을 깨닫고, 대상에 대한 부정적인 생각과 공포를 이겨낼 수 있다는 자신감을 얻게 된다. 이러한 훈련은 반드시 자격을 갖춘 전문가에게 받아야 한다.

특정공포증은 시간이 지나면서 호전되는 경우가 많다. 대부분은 저절로 사라지거나 통제할 수 있는 정도까지 약화된다. 그러나 성인이 되어도 사라지지 않는 경우가 있으며, 범불안장애나 우울증 등 다른 장애로 발전하는 경우도 있으므로 세심한 주의와 꾸준한 관찰이 필요하다(강영숙 외, 2020: 125).

4) 사회불안장애

(1) 개념

사회불안장애(Social Anxiety Disorder)는 사회공포증(Social Phobia)이라고

도 한다. 사회불안장애는 특정한 상황에 처했을 때 비현실적 두려움과 불안증세가 생겨서 이를 극복하지 못하고, 그 상황을 피해버리는 장애를 말한다. 사람 대하기를 두려워하고, 자신의 어떤 점이 남에게 이상하게 보이지 않을까, 어떻게 비춰질까 두려워한다. 상대방에게 관심이 있으면서도, 사회적 기술이 결여되어 기피한다. 친밀하지 않은 사람에게 노출되거나, 타인으로부터 심사받을 수 있는 사회적 상황 또는 일을 수행해야 하는 상황에 대해 현저하고 지속적인 공포가 있다. 창피를 당하거나 난처해질 만한 행동을 하는 것 또는 불안해하는 증상을 보이게 될까 봐 두려워한다. 두려워하는 사회상황에 노출되면 거의 예외 없이 불안반응을 일으키는데, 환자 자신도 공포가 과도하고 비합리적이라는 것을 잘 알고 있다.

사회불안장애의 증상으로는 가장 흔한 예가 적면공포(얼굴이 붉어지는 것)이며, 시선, 표정, 추한 얼굴, 자기 몸에서 악취가 난다는 등의 공포를 가지고 있다. 평균 발생연령은 14~15세경으로, 이 시기는 여러 사람 앞에서 자신을 드러내기도 하고 인정을 받으려하며, 자신의 신체변화에 대하여 매우 민감한 시기이므로, 자신에게 신체결함이 있지 않나 하는 불안과 대인관계에서 오는 어려움이 관련 있는 것으로 볼 수 있다. 대개 만성적이나 중년 이후에는 약화되기도 하며 약물남용이 합병되기도 한다(박선환 외, 2015: 289).

사회불안장애의 원인으로는 대개 환자가 어릴 때 체질적으로 부끄러움이 많고 행동억제 소질이 많으며, 대개 그들의 부모는 돌봄이 적고 배척을 잘하며 과잉보호하기도 한다. 또한 노르에피네프린(norepinephrine), 도파민(Dopamine) 등의 신경전달물질이 관여한다고도 하며, 유전적 요인도 있는 것으로 추정된다(박선환 외, 2015: 289-290).

(2) DSM-5의 진단기준

DSM-5의 진단기준은 다음과 같다(APA, 2018: 202-203).

> A. 타인에게 면밀하게 관찰될 수 있는 하나 이상의 사회적 상황에 노출되는 것을 극도로 두려워하거나 불안해한다. 그러나 상황의 예로는, 사회적 관계(예, 대화를 하거나 낯

선 사람을 만나는 것), 관찰되는 것(예, 음식을 먹거나 마시는 자리), 다른 사람들 앞에서 어떤 일을 수행하는 것(예, 연설)을 들 수 있다.
B. 다른 사람들에게 부정적으로 평가되는 방향(수치스럽거나 당황한 것으로 보임, 다른 사람을 거부하거나 공격하는 것으로 보임)으로 행동하거나 불안 증상을 보일까봐 두려워한다.
C. 이러한 사회적 상황이 거의 항상 공포나 불안을 일으킨다.
D. 이러한 사회적 상황을 회피하거나 극심한 공포와 불안 속에 견딘다.
E. 이러한 불안과 공포는 실제 사회상황이나 사회문화적 맥락에서 볼 때, 실제 위험에 비해 비정상적으로 극심하다.
F. 공포, 불안, 회피는 전형적으로 6개월 이상 지속되어야 한다.
G. 공포, 불안, 회피는 사회적, 직업적, 또는 다른 중요한 기능영역에서 임상적으로 현저한 고통이나 손상을 초래한다.
H. 공포, 불안, 회피는 물질(예, 남용약물, 치료약물)의 생리적 효과나 다른 의학적 상태로 인한 것이 아니다.
I. 공포, 불안, 회피는 공황장애, 신체이형장애, 자폐스펙트럼장애와 같은 다른 정신장애로 더 잘 설명 되지 않는다.
J. 만약 다른 의학적 상태(예, 파킨슨병, 비만, 화상이나 손상에 의한 신체 훼손)가 있다면, 공포, 불안, 회피는 이와 무관하거나 혹은 지나칠 정도이다.

(3) 치료

 치료로는 일시적 증상완화를 위해 항불안약물을 이용한 약물치료, 행동치료, 인지치료, 정신분석치료 등을 사용하며, 우리나라에서는 이시형 등에 의하여 개발된 체계적 집단치료방법이 효과적인 것으로 보고된 바 있다. 특히, 아동·청소년에게는 친구와의 상호작용을 증진시켜 친구관계를 원만하게 하고, 자신의 감정을 잘 표현하고, 상대방의 감정을 잘 깨닫게 하고, 자아존중감 향상, 친사회적 행동을 촉진시키는 사회성 훈련이 필요하다(박선환 외, 2015: 290).

5) 공황장애(Panic Disorder)

(1) 개념

공황장애는 반복적으로 무서운 공포와 불안증상이 갑자기 밀려오는 현상을 말한다. 이유 없이 갑자기 불안이 극도로 심해지며 곧 죽지 않을까 하는 극단적 공포증세를 보인다. 증상으로는 강한 공포와 동반하여 호흡곤란, 심계항진, 흉부통증, 흉부불쾌감, 질식감, 숨이 막힐 듯한 느낌, 현기증, 휘청거리는 느낌, 자기나 주위가 달라진 것 같은 비현실감, 손발이 저리는 감각이상이나 몸의 떨림, 때로는 돌발적 열감이나 냉감, 땀 흘림 등이 나타나고, 동시에 실신하거나 죽거나 또는 미치거나 어떤 사고를 저지르지 않을까 하는 공포 등이 엄습한다. 발작이 없는 시기에도 그런 일이 또 생기지 않을까 하는 예기불안(expectation anxiety, Erwartungsangst)이 있다. 비교적 순식간에 악화되는 형태로 시작되고, 대개 10~20분간 지속되다가 빠르게 또는 서서히 소실되며, 대개 주 2회 정도 나타난다.

공황장애는 유전, 환경, 정신적 요인 등의 복합적 원인에 의해 발병하는 것으로 추정되고 있다. 공황장애는 대개 청년기에 나타나고 만성적이다. 환자의 30~40%는 회복되나, 만성화하면 40~80%에서 우울증이 생기며, 자살의 우려가 있고, 약 20~40%는 알코올과 약물을 남용하기도 한다. 강박증, 건강염려증, 광장공포증, 회피행동 등이 합병되기도 한다(DSM-5).

(2) DSM-5의 진단기준

DSM-5의 진단기준은 다음과 같다(APA, 2018: 208-209).

> A. 반복적으로 예상하지 못한 공황발작이 있다. 공황발작은 극심한 공포와 고통이 갑작스럽게 발생하여 수분 이내 초고조에 이르러야 하며, 그 시간 동안 다음 중 5가지 이상의 증상이 나타난다.
> 1. 심계항진, 가슴 두근거림 또는 심장 박동 수의 증가
> 2. 발한(Sweating)
> 3. 몸이 떨리거나 후들거림
> 4. 숨이 가쁘거나 답답한 느낌

5. 질식할 것 같은 느낌
6. 흉통 또는 가슴 불편감
7. 메스꺼움 또는 복부 불편감
8. 어지럽거나 불안정하거나 멍한 느낌이 들거나 쓰러질 것 같음
9. 춥거나 화끈거리는 느낌
10. 감각 이상(감각이 둔해 지거나 따끔거리는 느낌)
11. 비현실감(현실이 아닌 것 같은 느낌) 혹은 이인증(나에게서 분리된 느낌)
12. 스스로 통제할 수 없거나 미칠 것 같은 두려움
13. 죽을 것 같은 공포

B. 적어도 1회 이상의 발작 이후에 1개월 이상 다음 중 한 가지 이상의 조건을 만족해야 한다.
   1. 추가적인 공황발작이나 그에 대한 결과(예, 통제를 잃음, 심장발작을 일으킴, 미치는 것)에 대한 지속적인 걱정
   2. 발작과 관련된 행동으로 현저하게 부적응적인 변화가 일어난다(예, 공황발작을 회피하기 위한 행동으로 운동이나 익숙하지 않은 환경을 피하는 등).
C. 장애는 물질(예, 남용약물, 치료약물)의 생리적 효과나 다른 의학적 상태(예, 갑상선기능항진증, 심폐질환)로 인한 것이 아니다.
D. 장애가 다른 정신장애로 더 잘 설명되지 않는다(예, 사회불안장애에서처럼 공포스러운 사회적 상황에서만 발작이 일어나서는 안 된다. 특정공포증에서처럼 공포 대상이나 상황에서만 나타나서는 안 된다. 강박장애에서처럼 강박사고에 의해 나타나서는 안 된다. 외상후 스트레스장애에서처럼 외상성 사건에 대한 기억에만 관련되어서는 안 된다. 분리불안장애에서처럼 애착대상과의 분리 때문이어서는 안 된다.).

(3) 치료

치료는 먼저 신체장애를 확인하고, 병의 개념과 발작증상에 대해 정확하게 환자가 알도록 한다. 약물치료도 매우 효과적이며, 병에 대해 환자에게 자세히 설명해 주고, 환자가 오해하거나 잘못 알고 있는 편견을 바로잡아 주는 인지적 치료, 공포의 대상이 되는 장소나 상황에 불안감 없이 접근할 수 있도록 도와주는 행동치료, 질병에 대한 교육이 환자 자신이나 가족에게 필요하며, 불안에 대한 무의식적 갈등을 알아보는 정신치료 등이 사용된다. 치료를 하면 대부분의 환자

의 증상이 좋아진다.

6) 광장공포증

(1) 개념

광장공포증(Agoraphobia)은 광장이나 공공장소, 특히 급히 빠져나갈 수 없는 상황에 도움 없이 혼자 있게 되는 것에 대한 공포를 말한다. 광장공포증 환자의 약 2/3 정도가 공황장애를 가지고 있다. 조건화 기전에 의해 공황발작을 겪었던 장소에 대해 광장공포증이 발생해 유사한 장소를 회피하는 행동을 보인다. 공황장애와 광장공포증은 매우 밀접한 관계를 가지고 있다(강영숙 외, 2020: 136).

광장공포증의 특징은 다양한 상황에 실제로 노출되거나, 노출이 기대되는 상황에서 유발되는 현저한, 극도의 공포와 불안이다. 광장공포증 환자는 도움을 받기 어려운 상황을 한사코 회피하려 한다. 사람이 많은 거리나 상점, 밀폐된 공간(예, 터널, 다리, 엘리베이터), 또는 도중에 내리기 어려운 운송수단(예, 지하철, 버스, 기차)을 회피하며, 어쩔 수 없는 경우 누군가를 반드시 동행하려한다. 심한 경우, 외출도 안 하려 하지만, 혼자 있는 것도 두려워한다. 공포와 불안은 개인이 불안해하는 상황에서는 거의 항상 나타난다. 따라서, 광장공포 상황에서 가끔씩 불안해하는 사람(예, 줄을 서 있던 5회 가운데 단지 1회만 불안해하는 사람)은 광장공포증으로 진단하지 않는다(안창일 외, 2019: 261-262).

(2) DSM-5의 진단기준

DSM-5의 진단기준은 다음과 같다(APA, 2018: 217-218).

> A. 다음 5가지 상황 중 2가지 이상의 경우에서 극심한 공포 또는 불안을 느낀다.
>   1. 대중교통을 이용하는 것(예, 자동차, 버스, 기차, 배, 비행기)
>   2. 열린 공간에 있는 것(예, 주차장, 시장, 다리)
>   3. 밀폐된 공간에 있는 것(예, 상점, 공연장, 영화관)
>   4. 줄을 서 있거나 군중 속에 있는 것

5. 집 밖에 혼자 있는 것
 B. 공황 유사증상이나 무력하거나 당혹스럽게 만드는 다른 증상(예, 노인에서 낙상에 대한 공포, 실금에 대한 공포)이 발생했을 때 도움을 받기 어렵거나, 그 상황에서 벗어나기 어려울 것이라는 생각 때문에 그런 상황을 두려워하고 피한다.
 C. 광장공포증 상황은 거의 대부분 공포와 불안을 야기한다.
 D. 광장공포증 상황을 능동적으로 회피하거나, 동반자를 필요로 하거나, 극도의 공포와 불안 속에서 견딘다.
 E. 광장공포증 상황과 그것의 사회문화적 배경(sociocultural context)을 고려할 때, 실제로 주어지는 위험에 비해 공포나 불안(fear or anxiety)의 정도가 극심하다.
 F. 공포, 불안, 회피(avoidance)는 전형적으로 6개월 이상 지속된다.
 G. 공포, 불안, 회피가 사회적, 직업적, 또는 다른 중요한 기능영역에서 임상적으로 현저한 고통이나 손상을 초래한다.
 H. 만약 다른 의학적 상태(예, 염증성 장 질환, 파킨슨병)가 동반된다면 공포, 불안, 회피 반응이 명백히 지나쳐야 한다.
 I. 공포, 불안, 회피가 다른 정신장애로 더 잘 설명되지 않는다. 예를 들어, 증상이 특정공포증의 상황 유형에 국한되어서는 안 된다. (사회불안장애에서처럼) 사회적 상황에서만 나타나서는 안 된다. (강박장애에서처럼) 강박사고에만 연관되거나, (신체이형장애에서처럼) 신체외형의 손상이나 훼손에만 연관되거나, (외상후 스트레스장애에서처럼) 외상사건을 기억하게 할 만한 사건에만 국한되거나, (분리불안장애에서처럼) 분리에 대한 공포에만 국한되어서는 안 된다.

(3) 치료

약물치료 및 다양한 인지행동치료적 기법들이 단독 또는 몇 가지를 조합하여 개인 및 집단에게 적용할 수 있다. 그 내용은 다음과 같다(강영숙 외, 2020: 140).

① 약물치료

선택적 세로토닌(serotonin) 재흡수 억제제와 같은 항우울제가 불안장애의 치료에 사용된다. 또한 벤조다이아제핀(Benzodiazepine)과 같은 항불안제가 효과적이라는 보고가 있다. 그러나 약물치료 단독으로 회피행동을 치료하기는 매우 어렵다.

② **인지치료**

인지치료의 두 가지 중요한 요소는 환자의 그릇된 믿음과 광장과 같은 장소에 대한 잘못된 정보이다. 따라서, 특정 장소에서 환자에게 나타나는 가벼운 신체감각을 공황발작, 죽음과 같은 파국적인 상황으로 잘못 인식하는 것을 교정해야 하며, 동시에 불안반응은 일시적이며 치명적인 요소가 아니라는 정확한 정보를 주어야 한다.

③ **노출기법**

상상 노출, 실제 노출 등 다양한 노출기법이 적용된다. 그중 실제 노출은 공황장애의 행동치료에 기본이 된다. 노출기법은 환자들이 두려워하는 상황에 점진적으로 노출시켜 자극에 대해 탈감각(desensitization, 알레르기 질환 치료법의 하나로 개체의 과민성을 제거·감약시키는 수단)되도록 하는 것이다.

④ **기타**

가족이 환자의 증상으로 인해 영향을 받는 경우 가족치료가 필요하다. 이 경우 교육과 지지가 중요한 요소이다. 통찰정신치료도 효과적이다. 치료의 목표는 불안의 무의식적 의미, 회피상황의 상징성, 충동을 억압할 필요성, 증상의 2차적 이득 등을 이해하도록 환자를 돕는 것이다.

7) 범불안장애

(1) 개념

범불안장애(Generalized Anxiety Disorder)는 과잉불안장애라고도 하는데, 과거, 현재, 미래의 다양한 행동과 사건에 대해서 심하게 걱정하고 불안해하는 병이다. 범불안장애는 스스로 조절이 안 되는 지나친 걱정과 불안 증상이 6개월 이상 지속되는 만성적인 질병이다. 직장이나 가정생활에서 겪게 되는 여러 가지 사건이나 활동에 대해서 지나치게 걱정함으로써 지속적인 불안과 긴장을 경험한다. 이와 더불어 안절부절함, 피로감, 근육의 긴장, 과민함, 집중이 안 됨, 수면장애와 같은 여섯 가지 증상 중 적어도 세 가지 이상이 동반된다. 이런 상태가 지속되면 개인은 몹시 고통스러우며, 현실적인 적응능력이 저하되고, 일상생활의 기능이 현저히 떨어져서 정상적인 생활을 못 하게 되는데, 이러한 상태를 범불안장애라고 하며, '일반화된 불안장애'라고 부르기도 한다.

범불안장애 환자들은 늘 불안해하며, 매사에 잔걱정을 많이 한다. 따라서, 일상생활에서 일어나는 모든 일에 대해 끊임없이 걱정한다. 이들이 느끼는 불안은 생활 전반에 걸쳐 있고, 주제도 계속 바뀌기 때문에 '부동불안(free-floating anxiety)'이라고도 불린다. 객관적으로 볼 때, 걱정이 지나치고 비현실적이며, 항상 긴장되어 있고, 두통, 흉통, 근육의 통증, 피로감, 불면증, 과민성 대장증후군 등 여러 신체증상이 동반되는 경우도 많다. 불필요한 걱정이 많아 우유부단하고 꾸물거리는 행동을 나타내기도 한다. 정상적인 불안과의 차이점은 걱정과 불안이 지나치며, 스스로 통제할 수 없고, 이로 인하여 일상생활에 기능저하가 나타난다는 특징이 있다.

평생 유병률은 약 5%이며, 1년 유병률은 약 3%이다. 남성보다 여성의 유병률이 높다. 주로 30대에 처음 발생하지만 일부는 16세 이전에 발생하기도 한다. 범불안장애는 시기에 따라 증상의 심각도에 차이를 보이기는 하지만, 대개는 만성적인 경과를 나타내는 경우가 많으며, 특히 스트레스가 많은 시기에 증세가 악화되는 경향이 있다. 일부 학자는 범불안장애를 생애 전반에 걸쳐 나타나는 심리적 특질이나 성격장애로 보기도 한다(안창일 외, 264-265).

(2) DSM-5의 진단기준

DSM-5의 진단기준은 다음과 같다(APA, 2018: 222).

> A. (직장이나 학업과 같은) 수많은 일상 활동에 있어서 지나치게 불안해하거나 걱정(우려하는 예측)을 하고, 그 기간이 최소한 6개월 이상으로 그렇지 않은 날보다 그런 날이 더 많아야 한다.
> B. 이런 걱정을 조절하기 어렵다고 느낀다.
> C. 불안과 걱정은 다음의 6가지 증상 중 적어도 3가지 이상의 증상과 관련이 있다(지난 6개월 동안 적어도 몇 가지 증상이 있는 날이 없는 날보다 더 많다.).
> **주의점**: 아동에서는 한 가지 증상만 만족해도 된다.

> 1. 안절부절못하거나 낭떠러지 끝에 서 있는 느낌
> 2. 쉽게 피곤해짐.
> 3. 집중하기 힘들거나 머릿속이 하얗게 되는 것
> 4. 과민성
> 5. 근육의 긴장
> 6. 수면 장해(잠들기 어렵거나 밤새 뒤척이면서 불만족스러운 수면 상태)
>
> D. 불안이나 걱정 혹은 신체증상이 사회적, 직업적, 또는 다른 중요한 기능영역에서 임상적으로 현저한 고통이나 손상을 초래한다.
> E. 장해가 물질(예, 남용약물, 치료약물)의 생리적 효과나 다른 의학적 상태(예, 갑상선기능항진증)로 인한 것이 아니다.
> F. 장해가 다른 정신장애로 더 잘 설명되지 않는다(예, 공황장애에서 공황발작을 일으키는 것, 사회불안장애[사회공포증]에서 부정적 평가, 강박장애에서 오염이나 다른 강박사고, 분리불안장애에서 애착대상과의 분리, 외상후 스트레스장애에서 외상사건을 상기시키는 것, 신경성 식욕부진증에서 체중 증가, 신체증상장애에서 신체적 불편, 신체이형장애에서 지각된 신체적 결점, 질병불안장애에서 심각한 질병, 조현병이나 망상장애에서 망상적 믿음의 내용에 대해 불안해하거나 걱정하는 것).

(3) 치료

범불안장애의 치료는 정신치료와 약물치료로 나눠서 생각할 수 있으며, 두 가지 치료법을 병행해서 시행할 경우가 많다. 치료기간은 대개 6개월 이상의 장기 치료가 필요하다. 약물치료에 많이 사용되는 약물로는 항우울제 계통의 약물, 벤조디아제핀(benzodiazepine, 신경안정제에 속하는 향정신성의약품의 하나)계 약물이 있다. 이러한 약물은 자극에 대한 과민성을 저하시키고, 진정시키는 효과를 나타낸다.

인지행동치료(Cognitive-Behavioral Therapy, CBT)에서는 걱정과 관련된 내면적 사고과정을 관찰하고 이해하도록 해 준다. 이때 '걱정사고기록지'를 작성하게 되는데, 이것을 통하여 자신이 언제 어떤 내용의 걱정을 얼마나 오랫동안 하는지를 관찰하게 한다. 이를 바탕으로 걱정이 과연 현실적이고 효율적인 것인지를 논의한다. 통찰정신분석치료는 정신분석적인 관점에서 무의식의 내용을 분석하여 현재 겪고 있는 불안이 과거 어린 시절의 심리적 경험과 밀접한 관련이 있음을 밝혀내는 치료법이다. 불안의 신체증상에 대해서는 근육이완법이나 바이오피드백 같은 행동치료기법이 효과를 보일 수 있다(안창일 외, 266-267).

7. 강박 및 관련 장애

강박 및 관련 장애(Obsessive-Compulsive and Related Disorders)는 정상적인 몰두나 반복의식과 달리 발달에 적절하지 않고 지나치거나, 지속적인 상태를 보인다.

1) 강박장애

(1) 개념

강박장애(Obsessive-Compulsive Disorder, OCD)는 강박사고와 강박행동을 보인다. 강박사고는 반복적으로 떠오르는 지속적인 사고와 충동, 심상들을 말하며, 강박행동은 한 개인이 강박사고에 의해 또는 완고하게 따르는 규칙에 따라 일어나는 자동적인 행동 또는 심리 내적인 행위를 뜻한다. 구체적인 강박사고와 강박행동의 내용은 개인마다 다르지만, 청소(오염 강박사고와 정리 강박행동), 균형(대칭성에 대한 강박사고와 반복하기, 정리정돈하기, 숫자 세기), 금기시된 생각들(공격적, 성적이거나 종교적인 강박사고와 관련 강박행동), 위해(자해나 타해에 대한 공포와 확인하기 강박행동) 등의 특정한 증상이 강박장애에서 흔하게 나타난다.

어떤 개인은 위험에 대한 공포 등 전형적인 강박사고를 가지며, 강박행동의 결과로 물건을 버리는 데 어려움을 겪고 수집하게 되기도 한다. 이러한 행동은 문화권에 걸쳐 일관된 형태를 가진다. 또한 한 개인이 한 차원 이상의 증상을 자주 보일 수 있다. 강박장애 환자들은 강박사고와 강박행동을 촉발시키는 상황에 처하면 다양한 정서 반응을 보인다. 예를 들어, 재발성 공황발작 및 불안감 또는 강한 혐오감을 느끼기도 한다. 강박행동을 수행하는 동안 그것이 올바르게 보이거나 느껴지고 명확해질 때까지 불완전감과 불편감으로 고통을 받는다. 이러한 강박사고와 강박행동을 유발하는 사람들이나 장소, 물건을 흔히 회피하려 한다. 예를 들어, 오염에 대한 염려로 인해 공공장소(예, 식당, 공중화장실)를 피하게 되고, 위험을 일으키는 침투적인 생각으로 인해 사회적 소통을 피하게 된다. 보통 성인기 초기에 발병하며, 남성이 여성에 비해 이른 나이에 발병한다. 아동기 강박행동은 눈에 잘 띄기에 강박사고보다 더 쉽게 진단된다. 높은 부정적 감정성과 아동기 행동 억제 등은 강박장애의 기질적 위험요소이며, 아동기 신체적·성적 학대 및 스트레스나 외상적 사건들도 영향을 준다(김정미 외, 2019: 253-254).

강박장애는 DSM-4에서는 불안장애로 분류하였으나, DSM-5에서는 '강박 및 관련 장애'의 범주로 분류되었다.

(2) DSM-5의 진단기준

DSM-5의 진단기준은 다음과 같다(APA, 2018: 237).

> A. 강박사고(obsessions)나 강박행동(compulsions) 혹은 둘 다 존재하며, 강박사고는 (1)과 (2)로 정의된다.
> 1. 반복적이고 지속적인 생각, 충동 또는 심장이 장애시간의 일부에서는 침투적이고 원치 않는 방식으로 경험되며, 대부분 현저한 불안이나 괴로움을 유발함.
> 2. 이러한 생각, 충동 및 심상을 경험하는 사람은 이를 무시하거나 억압하려고 시도하며, 또는 다른 생각이나 행동을 통해 이를 중화 시키려고 노력 함(즉, 강박행동을 함으로써).
>
> **강박행동은 (1)과 (2)로 정의된다.**
> 1. 예를 들어, 손 씻기나 정리정돈 하기, 확인하기와 같은 반복적 행동과 기도하기, 숫자 세기, 속으로 단어 반복하기 등과 같은 정신적인 행위를 개인이 경험하는 강박사고에 대한 반응으로 수행하거나 엄격한 규칙에 따라 수행함.
> 2. 행동이나 정신적인 행위들은 불안감이나 괴로움을 예방하거나 감소시키고, 또는 두려운 사건이나 상황의 발생을 방지하려는 목적으로 수행됨. 그러나 이러한 행동이나 행위들은 그 행위의 대상과 현실적인 방식으로 연결되지 않거나 명백하게 지나침.
> **주의점**: 어린 아동의 경우 이런 행동이나 정신적인 행위들에 대해 인식하지 못할 수 있다.

> B. 강박사고나 강박행동은 시간을 소모하게 만들어(예, 하루에 1시간 이상) 사회적, 직업적 또는 다른 중요한 기능영역에서 임상적으로 현저한 고통이나 손상을 초래한다.
> C. 강박증상(obsessive-compulsive symptoms)은 물질(예, 남용약물, 치료약물)의 생리적 효과나 다른 의학적 상태로 인한 것이 아니다.
> D. 장애가 다른 정신장애로 더 잘 설명되지 않는다(예, 범불안장애에서의 과도한 걱정, 신체이형장애에서의 외모에 대한 집착, 수집광에서의 소지품 버리기 어려움, 발모광에서의 털뽑기, 피부뜯기장애에서의 피부뜯기, 상동증적 운동장애에서의 상동증, 섭식장애에서의 의례화된 섭식 행동, 물질관련 및 중독 장애에서의 물질이나 도박에의 집착, 질병불안장애에서의 충동, 주요우울장애에서의 죄책감을 되새김, 조현병 스펙트럼 및 기타 정신병적 장애에서의 사고 주입 혹은 망상적 몰입, 자폐스펙트럼장애에서의 반복적 행동 패턴).

(3) 치료

강박장애에 대한 심리적 치료방법으로는 노출 및 반응 방지법(Exposure and Response Prevention, ERP)이 효과적이라고 알려져 있다. 이는 학습이론에 근거한 행동치료적 기법으로서, 강박장애 환자를 그들이 두려워하는 자극(더러운 물질)이나 사고(손에 병균이 묻었다는 생각)에 노출시키되, 강박행동(손 씻는 행동)을 하지 못하게 하는 방법이다. 노출에는 실제의 불안 상황에 직접 맞닥뜨리는 실제적 노출(공중화장실의 문손잡이를 실제로 만지는 것)과 불안상황을 상상하게 하는 심상적 노출(화장실의 손잡이나 변기를 만지는 상상)이 있다. ERP의 노출연습은 일반적으로 약한 불안을 느끼는 자극에서부터 시작하여 점차 강한 불안을 느끼는 자극으로 진행된다. 이러한 시행을 통해서 두려워하는 자극과 사고를 강박행동 없이 견디어 내는 둔감화 효과가 나타날 뿐만 아니라, 강박행동을 하지 않아도 그들이 두려워하는 결과(병에 전염됨)가 일어나지 않는다는 것을 학습하게 된다. ERP를 통해서 강박장애 환자의 60~85%가 유의미한 증상 개선이 이루어졌다고 보고되고 있다(권석만, 2021: 205 재인용).

이 밖에도 강박사고를 줄이기 위해 다양한 기법이 적용되고 있다. 사고중지(thought stopping)기법은 강박사고가 떠오를 때마다 환자 자신이 "그만

(Stop)!"하고 소리침으로써 강박사고에 집착하는 것을 완화시키는 방법이다. 이러한 방법을 통해서 환자는 자신을 괴롭히는 생각과 집착을 차단할 수 있을 뿐만 아니라, 자신의 주의를 보다 적응적인 생각에 기울일 수 있게 된다. 역설적 의도(paradoxical intention)는 강박행동을 하지 않으려고 투쟁하지 말고, 오히려 그러한 행동을 과장된 방식으로 하려고 행동하는 것이다. 이러한 역설적 의도는 강박사고에 의한 불안을 완화시킬 뿐만 아니라, 강박행동을 해야 한다는 심리적 압박감에서 벗어나도록 돕는다. 또한 강박장애를 지닌 사람들은 자신의 감정을 과도하게 억제하는 경향이 있기 때문에 자기주장훈련(self-assertion training)을 통해 적절한 표현방법을 익혀서 지나친 자기억제를 줄이고 상대방을 공격하지 않으면서 자신의 감정과 의견을 솔직하게 표현하도록 돕는다.

최근에는 강박장애의 인지적 이론에 근거한 인지적 치료기법이 활용되고 있다. 강박장애의 인지치료는 치료자가 치료의 원리, 즉 침투적 사고는 위험하지도 중요하지도 않은 정상적인 경험이라는 점을 설명하면서 시작한다. 침투적 사고는 그 내용이 아무리 비윤리적이고 위협적인 것이라 하더라도, 누구나 경험하는 보편적 현상이므로 자연스러운 것으로 받아들이면서 통제하려 들지 않으면 저절로 사라진다. 문제는 침투적 사고에 대해서 과도한 책임감과 통제의무감을 느끼게 만드는 자동적 사고이다. 치료자는 자동적 사고의 중요성을 강조하면서 환자가 지니는 자동적 사고를 찾아내어 변화시킴으로써 강박적 사고와 행동을 감소시킨다. 아울러 사고에 대해 과도한 중요성을 부여하고 사고를 통제하려는 욕구, 불확실성을 견디지 못하는 완벽주의와 같은 역기능적 신념을 확인하고 변화시킨다.

약물치료 역시 강박증상을 완화하는 데 도움이 될 수 있다. 강박장애에 대한 약물치료로는 클로미프라민(Clomipramine, 항우울제)이나 세로토닌 재흡수 억제제가 주로 사용되고 있다. 이러한 약물은 많은 강박장애 환자의 증상 완화에 도움이 되고 있으나, 그 치료효과가 제한적이고 약물을 중단할 경우, 증상이 재발된다는 문제점을 지니고 있다.

2) 신체이형장애

(1) 개념

신체이형장애(Body Dysmorphic Disorder)는 하나 이상의 신체적 외모의 결함을 의식하고, 이에 대해 지나치게 집착하는 것이다. 사실과는 다르게 스스로 자신이 못생기거나 매력적이지 않거나, 비정상 또는 기형으로 보인다고 믿으나, 그들이 인식하는 외모의 결함은 타인에게는 알아볼 수 없거나 미미한 정도이다. 집착은 보통 피부(예, 여드름, 흉터, 선, 주름살, 창백함), 모발(예, 가는 머릿결, 과다한 신체 혹은 얼굴의 털), 또는 코(예, 크기나 모양)가 흔하나, 눈, 치아, 몸무게, 배, 유방, 다리, 얼굴 크기나 모양, 입술, 턱, 눈썹, 성기, 신체 부위의 비대칭성에 이르기까지 모든 신체 부위가 걱정의 대상이 된다. 이러한 집착은 스스로 원하지 않는 침투적인 것이며, 이러한 걱정을 하는 데 많은 시간이 소모되고(평균적으로 하루 3~8시간), 이에 대해 저항하거나 통제하기 어렵다(DSM-5).

신체이형장애 발병의 평균연령은 16~17세이며, 아동기의 무시나 학대, 가족력이 원인으로 작용한다. 이러한 장애를 가진 사람들은 외모에 대한 걱정 때문에 정신사회적 기능이 손상되어 직업, 학업, 부모나 보호자로서의 역할을 제대로 수행하지 못하거나, 결석, 결근 등의 심각한 문제를 보이기도 한다(김정미 외, 2019: 254).

(2) DSM-5의 진단기준

DSM-5의 진단기준은 다음과 같다(APA, 2018: 242).

> A. 타인이 알아볼 수 없거나, 혹은 미미한 정도인 하나 혹은 그 이상의 신체적 외모의 결함을 의식하고, 이에 대해 지나친 몰두와 집착을 보인다.
> B. 외모에 대한 걱정 때문에 질환 경과 중 어느 시점에 반복적 행동(예, 거울보기, 과도한 치장, 피부뜯기, 안심하려고 하는 행동)이나 정신적인 행위(예, 자신의 외모를 다른 이와 비교하는 것)를 보인다.

> C. 이런 집착은 사회적, 직업적, 또는 다른 중요한 기능영역에서 임상적으로 현저한 고통이나 손상을 초래한다.
> D. 외모에 대한 집착이 섭식장애의 진단을 만족하는 사람에서 보이는 신체 지방이나 몸무게에 대한 염려로 더 잘 설명되지 않는다.

(3) 치료

신체이형장애에는 한 사회나 문화 속에 존재하는 미모에 대한 개념이 중요한 영향을 미친다는 주장도 있다. 신체이형장애 환자들은 대부분 심리적 원인을 받아들이지 않으며, 심리적 치료를 거부한다. 때로는 신체적 기형에 대한 집착이 매우 강하여 망상적 수준인 경우도 있다. 극히 정상적인 외모에 대해서 전혀 비현실적인 근거로 자신의 외모가 기형이라는 확신을 지니며, 그 내용이 상식적으로 이해하기 어렵고 기괴한 것일 경우에는 신체적 망상을 고려해 보아야 한다.

신체이형장애 환자는 자신의 외모를 바꿀 수 있는 성형수술을 원하는 경향이 있다. 그러나 성형수술은 도움이 되지 않으며, 대부분 새로운 수술을 받고자 한다. 최근에 신체이형장애의 치료에 효과적인 두 가지 치료방법이 있다(권석만, 2021: 211 재인용).

첫째, 세로토닌 재흡수 억제제(예, Clomipramine, Fluvoxamine)를 사용한 약물로서 망상적 수준의 신체변형 장애를 지닌 일부 환자의 증상을 완화시켰다.

둘째, 인지행동적 치료방법의 하나인 노출 및 반응 방지법(ERP)으로서 비교적 경미한 증상을 지닌 신체변형 장애 환자의 치료에 매우 효과적이다.

이러한 치료방법은 흔히 강박장애의 치료에 적용되는 것이기 때문에 신체이형장애가 강박장애의 하위유형이라는 주장도 제기되고 있다. 이러한 주장을 하는 연구자들은 신체이형장애가 흔히 강박장애를 동반하며, 자신의 외모가 기형이라는 불쾌한 생각이 지속적으로 침투하고 이를 확인하거나, 교정하려는 반복적 행동을 보인다는 점에서 강박장애와 유사하다는 점을 근거로 제시하고 있다(Zimmerman & Mattia, 1998).

신체이형장애에 대한 인지행동적 치료에서는 노출 및 반응 방지법을 통해서 회피적 행동을 줄이고, 건강한 행동을 증가시키도록 돕는다. 신체이형장애 환자들은 신체적 결함과 사회적 거부에 대한 두려움 때문에 학교 가기를 거부하거나, 여러 사람과 함께 만나는 사회적 상황을 회피한다. 치료자는 환자와 함께 불안을 야기하는 상황들에 대한 위계를 작성하여 점진적으로 노출시킨다. 이와 더불어 외모에 대한 불편감을 느낄 때마다 반복하는 행동(예, 거울보기, 피부뜯기, 과도한 화장, 반복적인 성형수술, 다른 사람과 비교하기)을 하지 못하도록 한다. 환자들이 지니는 부정적인 생각(예, '이런 얼굴로 학교에 가면 놀림을 받을거야.')을 검증하기 위해 행동실험을 계획하고, 그 결과를 검토하면서 좀 더 현실적인 생각을 지니도록 돕는다.

아울러 신체이형과 관련된 역기능적인 사고의 수정을 위해서 심리교육과 인지 재구성 방법을 적용한다. 신체이형장애를 지닌 사람들은 외모와 관련된 부적응적인 신념을 지니고 있기 때문에 이러한 신념에 도전하며, 좀 더 건강하고 합리적인 신념을 지니도록 유도하는 것이 중요하다. 신체적 결함에 집착하게 만드는 부정적인 사고(예, '나는 괴물같이 보일 거야. 이런 나를 누가 좋아하겠어.')를 찾아내어 도전할 뿐만 아니라, 그 기저에 존재하는 역기능적 신념(예: 외모가 추하면, '나는 무가치해. 성공하려면 외모가 중요해.')을 파악하여 수정하도록 돕는다. 외모가 아니라, 재능, 기술, 경험, 성격적 매력, 도덕성과 같은 특성을 통해서 자기가치감을 느낄 수 있도록 돕는다.

최근의 연구(Feusner et al., 2007, 2010)에 따르면, 신체이형장애 환자들은 시각 자극의 사소한 부분에 과도하게 집중하는 경향을 나타낸다. 실제로 이들은 거울을 통해 자신의 모습을 바라볼 때, 신체의 다른 부분들은 무시하고 염려하는 신체부위에만 선택적 주의를 기울인다. 이러한 편향적 주의경향성을 개선하기 위해서 마음챙김을 결합한 '지각 재훈련(perceptual retraining)'은 신체이형장애 환자들로 하여금 자신의 신체를 전체적인 관점에서 바라볼 수 있도록 돕고, 신체적 결함을 제외한 다른 신체부위에 관심을 갖도록 돕는다.

3) 저장장애(수집광)

(1) 개념

저장장애(Hoarding Disorder) 대상자들의 다른 흔한 증상으로 우유부단함, 완벽주의, 회피, 꾸물거림, 업무조직과 계획수립의 어려움, 산만함 등이 있다. 동물수집광(animal hoarding)은 많은 수의 동물을 수집하면서도, 최소한의 영양, 위생, 수의학적 관리에 실패하고, 동물에게 치명적인 상태(예, 질병, 기아, 죽음)나 환경(예, 과잉수용, 극도로 비위생적인 환경)를 만드는 것으로 정의된다. 과거에는 저장장애적인 행동을 보이는 대상자들은 강박장애, 강박성 인격장애 등으로 진단되는 경향이 있었다(김희숙 외, 2019: 109).

체계적으로 유병률 연구가 이루어진 것은 아니나, 대략 일반인구 중 2~5%가 시점유병률을 나타내는 것으로 보고되고 있다. 생물학적 원인에서는 이러한 수집광을 가진 사람의 50%에서 1차 가족 중에서 동일한 질병을 가지고 있다고 보인다. 뇌장애도 원인 중 하나로 꼽히고 있다(DSM-5).

인지행동모델에서는 과도한 수집, 버리는 것의 어려움 등 특징적인 행동을 인지행동요인으로 설명할 수 있다. 정보처리능력의 결함, 소유물에 대한 부적응적인 믿음, 정서적 고통을 회피하기 위한 방편으로 수집광 증상을 보이는 것으로 알려져 있다.

〈사례연구〉

저장장애(수집광)

35세의 전업주부인 혜진 씨는 첫인상이 매우 세련된 느낌을 주는 여성이다. 남편은 은행원으로, 경제적 형편은 좋은 편이나 물건을 버리지 못하여 온갖 물건을 집에 쌓아두고 있다. 신문, 잡지, 그 어떤 것이든 그녀는 집에 한번 들어온 물건이라면 내보내는 법이 없다. 같이 사는 가족이 불편함을 느껴도 언젠가 쓸 필요가 있을 거 같다면서 버리지 못한다. 아이들이 어떤 것을 사 달라고 조르면 종류에 상관없이 사 주기 때문에 혜진 씨가 모으는 물건들과 아이들이 매일매일 사는 물건들로 집 안은 그야말로 쓰레기장

> 이라고 할 수 있다. 상상할 수도 없을 만큼 지저분한 쓰레기와 온갖 잡동사니로 가득 차 있어 이웃 사람들도 악취가 난다고 민원을 제기할 정도였다. 그러나 정작 혜진 씨 자신은 이런 스스로에 대해 아무런 문제의식도 지니고 있지 않았고, 남편이 치료를 받아야 한다고 하면 불같이 화를 내며, 자기는 문제가 없다고 손사래를 치곤하였다.

자료: 이우경(2021: 215).

(2) DSM-5의 진단기준

DSM-5의 진단기준은 다음과 같다(APA, 2018: 247).

> A. 실제 가치와는 상관없이 소지품을 버리거나, 소지품과 분리되는 것을 지속적으로 어려워한다.
> B. 이런 어려움은 소지품을 보관해야만 하는 욕구와, 이를 버리는데 따르는 고통에 의해 생긴다.
> C. 소지품을 버리기 어려워서 결국 물품들이 모여 쌓이게 되고, 이는 소지품의 원래 용도를 심각하게 저해하여 생활을 어지럽히게 된다. 생활이 어지럽혀지지 않는다면 그것은 가족구성원이나 청소부, 다른 권위자등 제 3자의 개입이 있을 경우뿐이다.
> D. 수집광 증상은(자신과 타인을 위한 안전한 환경을 유지하는 것을 포함하여) 사회적, 직업적 또는 다른 중요한 기능영역에서 임상적으로 현저한 고통이나 손상을 초래한다.
> E. 수집광 증상은 뇌손상이나 뇌혈관 질환, 프래더-윌리 증후군과 같은 다른 의학적 상태로 인한 것이 아니다.
> F. 수집광 증상은 다른 정신장애로 더 잘 설명되지 않는다(예, 강박장애의 강박사고, 주요우울장애의 감소된 에너지, 조현병이나 다른 정신병적 장애에서의 망상, 주요신경인지장애에서의 인지능력 결함, 자폐스펙트럼장애에서의 제한된 흥미).

(3) 치료

우울증, 불안장애, ADHD, 알코올사용장애 등이 병존하는 경우가 많다. 저장장애 대상자들의 치료에서 가장 어려운 점은 그들을 정신과적 치료로 끌어들이기가 어렵다는 점이다. 자신이 다른 사람들에게 해를 끼친다는 사실을 인정하지 않기 때문이다.

치료 목표는 더 이상 수집하지 않고 인생을 즐기도록 하는 것이다. 인지행동치료는 수집물을 옮기고 더 이상 수집하지 않도록 하는 것이다. 행동조직, 의사결정, 문제해결 등의 인지기술 훈련, 노출 및 반응억제기법, 이완, 왜곡된 인지교정 등의 인지행동치료가 저장장애 대상자에게 효과가 있다. 약물치료의 효과에 대하여는 논란이 많이 있다(김희숙 외, 2019: 109-110).

4) 털뽑기장애(발모광)

(1) 개념

털뽑기장애(Hair-Pulling Disorder, 모발뽑기장애, 발모광[Trichotillomania])는 자신의 털을 뽑으려는 충동을 억제하지 못하는 것이다. 털을 뽑는 것이 피부의 염증 혹은 망상이나 환각에 의한 것일 때는 이 진단을 내리지 않는다.

털뽑기장애 대상자들은 두피에 드문드문 불완전한 탈모증을 보인다. 그 밖에 털을 뽑는 부위는 보통 눈썹, 속눈썹, 턱수염 등이며, 드물게는 몸통, 겨드랑이, 사타구니 등에서도 볼 수 있다. 대상자에 따라 털을 뜯는 위치나 모양에서 독특한 면을 보여주기도 한다. 털뽑기가 오로지 자신의 신체적 외모를 개선시키기 위한 미용적인 이유만이라면 발모광 진단은 하지 않는다. 털을 뽑을 때는 통증은 호소하지 않으나, 침범된 부위에는 가려움이나 따끔거림을 호소하기도 한다. 합병증으로 두피의 탈모증이 있는데, 심한 경우에는 전체 탈모증이 생기기도 한다. 성인에서 수치감과 사회적 고립이 초래될 수 있다(김희숙 외, 2019: 110).

〈사례연구〉

털뽑기장애(발모광)

27세의 Y양은 다른 사람을 만나기 위해 외출을 할 때마다 매우 신경이 쓰인다. 10년 전부터 스트레스가 쌓일 때마다 머리털을 만지작거리다가 하나씩 뽑기 시작했던 행동이 습관으로 굳어져 요즘에는 머리털의 상당 부분이 빠져버린 흉측한 모습이 되었기 때문이다. Y양은 머리털이 빠져버린 모습을 감추기 위해서 평소에도 모자를 쓰고 있으며, 스카프로 가리거나 가발을 사용하기도 하였다. 가족을 제외하면 그녀가 대머리라는 사실을 아무도 알지 못하고 있다.

> Y양의 머리카락 뽑는 행동은 우연하게 시작되었다. 대학진학을 위해 재수를 하던 시절에 어려운 시험문제를 풀 때마다, 머리카락을 쓰다듬으며 만지는 습관이 시작되었다. 특히, 문제가 풀리지 않아 마음이 답답할 때, 머리털을 탁 뽑으면 개운한 느낌이 들며 스트레스가 풀리는 듯 하였다. 이렇게 시작된 행동이 습관으로 굳어져 10년째 계속되고 있다. Y양은 평소에도 공부를 하거나 책을 보며 집중할 때면, 자신도 모르게 손가락이 머리로 올라가 머리털을 더듬으며 뽑기 시작한다. 정신을 차리고 보면 책상 위에는 뽑힌 머리카락이 수북하게 쌓여 있으며, 그제야 자신이 한참 동안 머리털을 뽑고 있었다는 것을 자각하게 된다. 현재 법학전문대학원에 다니는 Y양은 이러한 행동을 하지 않으려고 온갖 노력을 기울이고 있지만, 시험이 다가오거나 심한 스트레스를 받으면 머리털을 뽑는 행동을 멈출 수가 없다.

자료: 권석만(2021: 216).

2) DSM-5의 진단기준

DSM-5의 진단기준은 다음과 같다(APA, 2018: 251).

> A. 탈모(hair loss)로 이어지는 반복적으로 스스로 털뽑기다.
> B. 털뽑는 행위를 줄이거나 멈추려는 반복적인 시도다.
> C. 털뽑기는 사회적, 직업적, 또는 다른 중요한 기능영역에서 임상적으로 현저한 고통이나 손상을 초래한다.
> D. 이런 털뽑기는 (피부과적 질환과 같은) 다른 의학적 상태로 인한 것이 아니다.
> E. 이런 털뽑기는(신체이형장애 환자들이 의식하는 외모 결함을 개선시키려는 시도처럼) 다른 정신장애로 더 잘 설명되지 않는다.

(3) 치료

아직까지 일치된 치료방법은 없으나, 피부과 의사, 정신과 의사의 협동이 필요하다. 적극적인 정신치료, 행동치료가 효과적이며, 약물치료로 항불안제, 항우울제, 특히 SSRI(Selective Serotonin Reuptake Inhabator, 선택적 세로토닌 재흡수 억제제, 우울병치료제, 불안장애치료제), 항정신병 약물 등이 사용된다. 피부에 스테로이드 제제의 국소도포와 겸하면 효과적이다(김희숙 외, 2019: 110).

5) 피부뜯기장애

(1) 개념

피부뜯기장애(Excoriation [Skin-Picking] DIsorder)의 주요 증상은 자기 자신의 피부를 계속해서 반복적으로 뜯어내는 행동을 보이는 것이다. 피부 병변을 일으키고 임상적으로 유의한 고통을 수반한다. 피부뜯기는 피부나 상처 딱지와 관련된 다양한 행동이나 의례와 함께 동반될 수 있다. 따라서, 대상자는 특별한 종류의 상처 딱지를 찾고, 이들 피부를 뜯은 이후에 눈으로 관찰하거나 장난치거나 입으로 갖고 놀거나 삼키기도 한다(김희숙 외, 2019: 110).

유병률은 성인 인구 중 1.4% 이상, 또는 2.0~5.4%이다. 3/4 이상이 여성이다. 뚜렷한 원인이 밝혀진 것은 없으나, 대체로 강박장애와 공통적이며, 대뇌의 세로토닌 체계불균형이 관련되어 있고 가족력도 있다고 알려져 있다. 전 연령층에서 나타나지만, 사춘기 시작과 함께 청소년기에 가장 자주 발병한다. 흔하게 얼굴의 여드름 같은 피부 저간으로부터 시작하지만 시간이 갈수록 다양한 부위로 퍼진다. 적절한 치료가 필요하며, 그렇지 않을 경우 악화와 호전을 반복한다(DSM-5).

피부뜯기는 여러 가지 감정상태가 선행되거나 동반될 수 있다. 불안이나 지루한 감정에 의해 촉발될 수 있으며, 피부뜯기 전 잠깐이나 혹은 이 충동에 저항하는 시도로 인한 긴장감이 증가할 수 있고, 혹은 피부나 상처 딱지를 뜯은 이후에 만족감, 쾌감, 안도감 등을 느끼기도 한다. 어떤 대상자들은 긴장감의 증가, 잠깐의 안도감과 함께 피부뜯기에 좀 더 집중하며, 어떤 대상자들은 피부뜯기가 마치 무의식적으로 일어나는 것과 같이 자동화된 행동 형태로 보이기도 한다. 많은 대상자는 이 두 가지 행동 형태를 모두 보인다. 피부뜯기는 보통 가족구성원을 제외하고는 다른 사람이 함께 있을 때는 일어나지 않는다. 피부 병변을 화장이나 옷으로 숨기고 위장하기도 한다.

(2) DSM-5의 진단기준

DSM-5의 진단기준은 다음과 같다(APA, 2018: 254).

> A. 피부병변으로 이어지는 반복적인 피부뜯기다.
> B. 피부뜯기 행위를 줄이거나 멈추려는 반복적인 시도가 있다.
> C. 피부뜯기는 사회적, 직업적, 또는 다른 중요한 기능영역에서 임상적으로 현저한 고통이나 손상을 초래한다.
> D. 피부뜯기는 물질(예, 코카인)의 생리적 효과나 다른 의학적 상태(예, 옴)에 의한 것이 아니다.
> E. 피부뜯기는 다른 정신장애(예, 정신병적 장애에서의 망상이나 환촉, 신체이형장애에서의 외모상의 결함을 인식하고 이를 개선하려는 시도, 상동증적 운동장애에서의 상동증 또는 자살의도가 없는 자해에서의 자해의도)로 더 잘 설명되지 않는다.

(3) 치료

피부뜯기장애에는 주로 약물치료와 행동치료가 적용되고 있다. 피부뜯기장애의 치료를 위해서는 대체로 강박장애의 치료약물이 사용된다. 특히, SSRI 계열의 항우울제가 흔히 처방된다. 이러한 약물을 통해서 증상이 호전될 수도 있으나 행동치료와 병행하는 것이 바람직하다. 행동치료에서는 우선 환자로 하여금 자기관찰을 통해서 피부뜯기 행동이 나타나는 횟수나 상황을 기록함으로써 자신의 증상을 자각하게 한다. 아울러 습관반전훈련(habit reversal training)을 통해 피부를 벗기는 충동이 일어날 때, 다른 행동을 하도록 가르친다. 특히, 피부뜯기와 동시에 할 수 없는 경쟁반응(예, 장난감 만지작거리기, 뜨개질하기, 구슬 꿰기, 다른 손을 바쁘게 움직이도록 하는 행동)을 하도록 학습시킨다. 또한 자극통제(stimulus control)를 통해서 환자가 피부뜯기 충동을 느끼게 되는 상황이나 심리적 상태를 확인하여 회피하도록 돕는다. 예컨대, 피부뜯기 행동은 혼자 있을 때 주로 나타나므로, 다른 사람들과 더 많은 시간을 함께 보내도록 한다. 거울 앞에 있을 때 이러한 행동이 자주 나타난다면, 집에 있는 거울을 없애거나 가리도록 한다. 이러한 치료의 궁극적 목표는 피부뜯기 충동을 느끼지 않도록 하는 것이다. 이를 위해서 피부뜯기 충동을 느낄 때, 피부뜯기 행동을 하지 않도록 하는 것이다. 그러한 행동을 하지 않으면 피부 벗기기 충동이 점차로 약화되기 때문이다(권석만, 2021: 222).

Chapter 7
외상·해리·신체증상·파괴적 관련 장애

8. 외상 및 스트레스 사건 관련 장애
  1) 반응성 애착장애   2) 탈억제 사회관여 장애
  3) 외상후 스트레스장애   4) 급성 스트레스장애
  4) 적응장애

9. 해리장애
  1) 해리성 정체성장애   2) 해리성 기억상실
  3) 이인증/비현실감 장애

10. 신체증상 및 관련 장애
  1) 신체증상장애   2) 질병불안장애
  3) 전환장애(기능성 신경학적 증상장애)   4) 인위성장애

11. 파괴적, 충동조절 및 품행장애
  1) 적대적 반항장애   2) 간헐적 폭발장애   3) 품행장애
  반사회적 성격장애
  1) 병적 방화   2) 병적 도벽

Chapter 07
외상·해리·신체증상·파괴적 관련 장애

8. 외상 및 스트레스 사건 관련 장애

　인간의 삶은 크고 작은 생활사건의 연속으로 이루어진다. 그러한 사건에 대처하며 적응하는 과정이 인생이다. 특히, 부정적인 사건을 겪게 되면, 일시적으로 고통을 경험하지만 곧 일상적인 생활로 되돌아간다. 그런데 어떤 사건들은 너무 강력하고 충격적이어서 심적으로 극심한 고통과 혼란을 유발할 뿐만 아니라, 오랜 세월이 지난 후에도 고통스러운 심리적 상처를 남기기도 한다. 이처럼 외부로부터 주어진 충격적인 사건에 의해서 입은 심리적 상처가 바로 '외상', 즉 '트라우마(trauma)'이다. 인간의 생명과 안녕을 위협하는 충격적인 사건들이 우리의 주변에서 드물지 않게 발생하고 있다. 외상을 유발하는 사건들로는 지진, 해일, 전쟁, 건물붕괴, 치명적 교통사고, 살인 및 강간, 납치 등을 비롯하여 수없이 많다(권석만, 2021: 227).

　외상은 한 개인이나 사회에 심각한 피해를 입히는 사건이나 경험으로 전쟁이나 자연재해, 테러, 인질 등의 공포스러운 사건을 겪은 후에 여러 가지 심리적 고통과 정신적 장애에 시달리는 것이다. 초기 외상후 스트레스장애가 처음 정신과적 진단명으로 채택되었을 당시, 외상사건은 전쟁, 고문, 자연재해와 같은 거의 모든 사람에게 상당한 스트레스 요인으로 작용될 만한 사건으로 한정되었으나, 연구들에 의해 다소 심각성이 덜하나 일상에서 반복적으로 경험할 수 있는 사건에 의해서도 외상후 스트레스장애가 유발될 수 있음이 확인되고 있다(김희숙 외,

2019: 124).

현대사회에서 스트레스는 누구에게나, 어디에서나 존재한다. 현대인들은 많은 스트레스를 경험하며 생활하고 있으며, 개인적으로 적절하게 대처해 나가고 있다. 이 스트레스의 개념은 관련 전문가들 사이에서도 관점에 따라서 다르게 정의하고 있으며, 학문적 관점에 따라서 스트레스를 보는 시각과 그 초점이 다르게 때문에 정확하게 정의를 내리기 어렵다. 스트레스의 어원은 라틴어 'stringere'로서, 이는 '팽팽하게 죄다'라는 뜻을 가지고 있다. 스트레스의 개념은 14세기에 역경, 고뇌, 억압, 곤란 등의 심리정서적 의미로 사용되어 왔으며, 19세기에 물체나 인간에게 작용하는 압력, 힘 등의 강한 영향력을 가리키는 용어로, 기술과학에 관련된 공업적 의미에서 사용되어 오다가, 비로소 20세기에 사회학, 생물학, 심리학 분야까지 확대되어 사용되었는데, 이렇게 시대에 따라 개념을 달리해 사용되고 있다(김이일 외, 2018: 243).

일반적으로 스트레스는 의학적 경험에 의해서 부신피질(adrenal cortex) 호르몬 및 카테콜라민(catecholamine)이 상승하는 상황을 말한다. 이는 스트레스 상황에서 장시간 노출될 경우에 혈관을 수축시켜서 혈압의 상승효과로 고혈압에 노출되기가 쉽고, 혈당을 상승시키는 기능을 하게 되기 때문에 심한 경우 당뇨에까지 이를 수 있다. 스트레스는 개인이 환경으로부터의 압박 때문에 느끼는 일종의 심리적인 것이고 신체적인 증상을 말한다(윤가현 외, 2019: 381). 즉, 사람들은 원하지 않는 자극이나 혹은 상황과 조우하였을 때, 이를 통제하지 못하기 때문에 겪게 되는 곤란이나 혹은 곤경이 바로 스트레스라고 할 수 있다. 다시 말해서 일반적으로 불편함이나 혹은 만족스럽지 않을 때 스트레스라고 말한다. 각자 처해져 있는 상황에 따라서 여러 가지 증상을 스트레스로 표현하기도 한다. 예를 들어, 학생들은 과중한 학업과 시험, 직장인들은 상사와의 갈등이나 과다한 업무 그리고 가정에서는 경제적 문제와 부부관계 갈등 등 각각 자신의 생활에서 겪는 문제들을 스트레스라 정의하고 있다.

스트레스의 정의는 다음과 같다(이억범 외, 2014: 206).

첫째, 사회적·환경적인 스트레스로 긴장과 불안감을 일으키는 스트레스 원으로 주로 외부 환경으로부터 스트레스가 발생하는 경우이다.

둘째, 생리적인 반응의 스트레스로 심장박동 수 증가, 면역기능의 변화, 혈압 상승, 스트레스 호르몬 증가 등으로 주로 병원에서 의사로부터 진단받게 되는 경우를 들 수 있다.

셋째, 심리적인 스트레스로 경험과 인지, 정서의 반응으로서 느껴지는 것으로 긴장감과 불안 등의 어려움을 겪는다.

어떠한 경우든 외상사건을 경험한 사람은 그 충격과 후유증으로 인해 심각한 부적응 증상을 나타내는 경우가 흔하다. DSM-5는 외상사건을 비롯한 다양한 스트레스 사건의 경험으로 인해 발생하는 심리적 문제들을 외상 및 스트레스 관련 장애(Trauma and Stress-Related Disorders)라는 독립된 장애범주로 분류하여 제시하고 있다. 이 장애범주의 주된 특징은 외부 세계에서 주어진 환경적인 스트레스 사건과 그에 대한 개인의 부적응적 반응이다.

1) 반응성 애착장애

(1) 개념

DSM-5에서 반응성 애착장애(Reactive Attachment Disorder)는 성인양육자에 의해 충족되어야 하는 기본적인 감정적 요구에 대한 지속적 결핍으로 주 양육자의 잦은 교체, 애착형성 기회의 제한이 있는 독특한 구조의 양육환경에서 발생한다. 최소 9개월 이상의 아동으로 5세 이전에 나타나야 하며, 증상은 12개월 이상 지속되어야 한다.

반응성 애착장애자는 지나치게 억제적이고, 경계적이며, 심하게 양가적이고 상반된 반응을 나타낸다. 소아는 양육자에 대해 접근, 회피가 혼합된 태도로 반응하고, 안락감에 저항하고 냉정하게 경계한다. 낯선 사람에 대한 지나친 친근감을 보이고, 애착대상을 선택하지 못한다.

반응성 애착장애는 안락함, 자극, 애정 등 소아의 기본적인 감정적 욕구 및 신체적 욕구를 지속적으로 방치하거나, 돌보는 사람이 반복적으로 바뀜으로써 안정된 애착형성을 저해하는 요인이 적어도 1개 항목에서 드러난다. 유병률은 알려져 있지 않으며, 빈곤, 가족붕괴, 낮은 사회적 지지 등 경제적으로 어려운 계층에 많다는 보고가 있다. 정상적인 양육환경으로 변화되면 건강한 발달이 되기도 한다(김희숙 외, 2019: 131).

(2) DSM-5의 진단기준

DSM-5의 진단기준은 다음과 같다(APA, 2018: 265-266).

> A. 성인 보호자(adult caregivers)에 대한 억제되고 감정적으로 위축된 행동의 일관된 양식이 다음과 같은 2가지 모두로 나타난다.
>   1. 아동은 정신적 고통을 받을 때, 거의 안락을 찾지 않거나, 최소한의 정도로만 안락을 찾음.
>   2. 아동은 정신적 고통을 받을 때, 거의 안락에 대한 반응이 없거나, 최소한의 정도로만 안락에 대해 반응함.
> B. 지속적인 사회적·감정적 장애가 다음 중 최소 2가지 이상으로 나타난다.
>   1. 타인에 대한 최소한의 사회적·감정적 반응성
>   2. 제한된 긍정적 정동(애정, 감정, affect)
>   3. 성인 보호자와 비위협적인 상호작용(nonthreatening interactions)을 하는 동안에도 설명되지 않는 과민성, 슬픔 또는 무서움의 삽화
> C. 아동이 불충분한 양육의 극단적인 양식을 경험하였다는 것이 다음 중 최소 한 가지 이상에서 분명하게 드러난다.
>   1. 성인 보호자에 의해 충족되는 안락과 자극, 애정(comfort, stimulation, and affection) 등의 기본적인 감정적 요구에 대한 지속적인 결핍이 사회적 방임 또는 박탈(Social neglect or deprivation)의 형태로 나타남.
>   2. 안정된 애착(stable attachments)을 형성하는 기회를 제한하는 주보호자(primary caregivers)의 반복적인 교체(예, 위탁보육에서의 잦은 교체)
>   3. 선택적 애착(selective attachments)을 형성하는 기회를 고도로(심각하게) 제한하는 독특한 구조의 양육(예. 아동이 많고 보호자가 적은 기관)
> D. 진단기준 C의 양육이 진단기준 A의 장애 행동에 대한 원인이 되는 것으로 추정된다(예. 진단기준 A의 장애는 진단기준 C의 적절한 양육 결핍 후에 시작하였다.).

> E. 진단기준이 자폐스펙트럼장애를 만족하지 않는다.
> F. 장애가 5세 이전에 시작된 것이 명백하다.
> G. 아동의 발달 연령이 최소 9개월 이상이어야 한다.

(3) 치료

반응성 애착장애의 치료에서는 아동이 적절한 신체적·정신적 보살핌을 받고 주 양육자와 바람직한 관계를 개선하는 것이 가장 중요하다. 따라서, 아동이 일상생활에서 자연스럽게 경험하게 되는 놀이를 치료의 매개로 사용하는 것이 반응성 애착장애 치료에 효과적이다.

놀이치료는 부모, 특히 어머니와의 애착형성 실패로 정상적인 자극들을 통해 놀이할 기회를 얻지 못한 반응성 애착장애 아동들에게 어머니와 아동의 관계를 새롭게 형성해 나갈 수 있는 시발점이 될 수 있다. 또한 발달수준을 최대한 고려하여 과도한 요구조건 없이 자연스러운 접촉을 제공하면서 아동 자신의 방법으로 느끼고, 자신의 환경을 이해하도록 해 주는 매개체 역할을 함으로써 치료효과를 극대화할 수 있다(고재욱 외, 2019: 279).

2) 탈억제 사회관여 장애

(1) 개념

DSM-4에서는 반응성 애착장애, 탈억제으로 불리던 것으로, DSM-5에서는 분리된 하나의 질환으로 기술하고 있다. 탈억제 사회관여 장애(Disinhibited Social Engagement Disorder)는 반응성 애착장애와 같이, 애착형성의 장애에서 비롯되지만, 반응성 애착장애가 애착행동의 부재가 주된 증상이라면, 탈억제 사회관여 장애는 비선택적 사회친화적 행동이 특징이다(김희숙 외, 2019: 131).

(2) DSM-5의 진단기준

DSM-5의 진단기준은 다음과 같다(APA, 2018: 268-269).

> A. 아동이 낯선 성인에게 활발하게 접근하고 소통하면서 다음 중 2가지 이상으로 드러나는 행동양식이 있다.
>   1. 낯선 성인에게 접근하고 소통하는 데 주의가 약하거나 없음.
>   2. 과도하게 친숙한 언어적 또는 신체적 행동(문화적으로 허용되고 나이에 합당한 수준이 아님.
>   3. 낯선 환경에서 성인 보호자와 모험을 감행하는 데 있어 경계하는 정도가 떨어지거나 부재함.
>   4. 낯선 성인을 따라가는 데 있어 주저함이 적거나 없음.
> B. 진단기준 A의 행동은 (주의력결핍 과잉행동장애의) 충동성에 국한되지 않고, 사회적으로 탈억제된 행동을 포함한다.
> C. 아동이 불충분한 양육의 극단적인 양식을 경험하였다는 것이 다음 중 최소 한 가지 이상에서 분명하게 드러난다.
>   1. 성인 보호자에 의해 충족되는 안락과 자극, 애정 등의 기본적인 감정적 요구에 대한 지속적인 결핍이 사회적 방임 또는 박탈의 형태로 나타남.
>   2. 안정된 애착을 형성하는 기회를 제한하는 주보호자의 반복적인 교체(예, 위탁보육에서의 잦은 교체)
>   3. 선택적 애착을 형성하는 기회를 고도로(심각하게) 제한하는 독특한 구조의 양육 (예, 아동이 많고 보호자가 적은 기관)
> D. 진단기준 C의 양육이 진단기준 A의 장애 행동에 대한 원인이 되는 것으로 추정된다 (예, 진단기준 A의 장애는 진단기준 C의 적절한 양육 결핍 후에 시작했음.).
> E. 아동의 발달 연령이 최소 9개월 이상이어야 한다.

(3) 치료

한 사람과 깊이 있는 친밀한 관계를 맺지 못하고 다수의 사람들과 매우 피상적인 관계 속에서 실질적인 고립 상태로 살아가는 경향이 있다. 이러한 내적 작동 모델은 오래도록 지속되어 성인기의 인간관계에 부정적인 영향을 미칠 수 있다.

탈억제 사회관여 장애를 치료하는 방법은 반응성 애착장애의 경우와 거의 동일하다. 특히, 탈억제 사회관여 장애를 지닌 아동의 경우에는 한 명의 양육자와 친밀한 애착관계를 형성하는데 초점을 맞춘다(Newman & Mares, 2007). 양육자가 어머니인 경우에는 아동의 욕고를 민감하게 인식하고 적절하게 반응하도록 양육기술을 가르치면서 아동과 친밀한 관계를 형성하고 심화시키도록 돕는다. 만약 어머니가 주된 양육자가 되기 어려운 상황이라면, 아동에게 안정된 애정과 관심을 기울여줄 수 있는 한 명의 양육자를 제공해야 한다. 아동이 안전한 양육환경 속에서 이러한 양육자와 긍정적인 상호작용을 통해서 신뢰를 형성하며, 깊이 있는 애착관계를 경험하도록 하는 것이 중요하다. 반응성 애착장애는 우울정서와 밀접히 관련되어 있으며, 향상된 양육환경이 주어지면 증상이 호전되는 반면, 탈억제 사회관여 장애는 우울정서보다 부주의나 과잉행동과 관련성이 더 높고, 양육환경이 향상되어도 증상이 잘 개선되지 않는 경향이 있다(Zeanah & Smyke, 2008).

3) 외상후 스트레스장애

(1) 개념

외상후 스트레스 장애(Posttraumatic Stress Disorder, PTSD)는 충격적인 사건을 경험한 후 그 후유증으로 충격사건을 재경험하는 것이다. 사람이 전쟁, 고문, 자연재해, 사고 등의 심각한 사건을 경험한 후 그 사건에 공포감을 느끼고 사건 후에도 계속적인 재경험을 통해 고통을 느끼며, 거기서 벗어나기 위해 에너지를 소비하게 되는 질환으로, 정상적인 사회생활에 부정적인 영향을 끼치게 된다. 외상후 스트레스 장애는 사람이 전쟁, 고문, 자연재해, 사고 등의 심각한 사건을 경험한 후 그 사건에 공포감을 느끼고, 사건 후에도 계속적인 재경험을 통해 고통을 느끼며, 거기서 벗어나기 위해 에너지를 소비하게 되는 질환으로, 정상적인 사회생활에 부정적인 영향을 끼치게 된다. 외상후 스트레스장애의 증상은 사건 경험 후 대개 3개월 이내에 나타나지만, 짧게는 1주에서 길게는 30년 후에도 나타날 수 있다. 시간이 지나면서 증상은 변화하며, 스트레스 상황에서 악화된다(김혜금 외, 2016: 240).

2010년 3월 서해에서 발생한 '천안함 폭침'으로 인한 국가유공자 12명 중 9명이 외상후 스트레스장애(PTSD)를 겪고 있는 것으로 나타났다. 외상후 스트레스장애는 생명을 위협하는 충격을 경험한 뒤 발생하는 정신적 질환으로 천안함 생존 장병 상당수가 이를 겪고 있는 것으로 알려졌다.

"외상후 스트레스 장애" ▶
MBC뉴스 2021년 3월 21일자

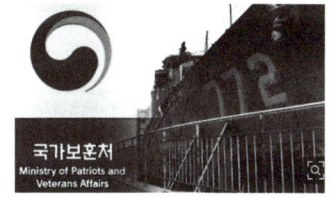

(2) DSM-5의 진단기준

DSM-5의 진단기준은 다음과 같다(APA, 2018: 271-272).

> **주의점** : 이 기준은 성인, 청소년 그리고 7세 이상의 아동에게 적용한다. 6세 또는 더 어린 아동을 위해서는 다음의 해당 기준을 보기 바란다.
> A. 실제적이거나 위협적인 죽음, 심각한 부상, 또는 성폭력에의 노출이 다음과 같은 방식 가운데 한 가지(또는 그 이상)에서 나타난다.
>   1. 외상성 사건(들)[traumatic event(s)]에 대한 직접적인 경험
>   2. 그 사건(들)이 다른 사람들에게 일어난 것을 생생하게 목격함.
>   3. 외상성 사건(들)이 가족, 가까운 친척 또는 친한 친구에게 일어난 것을 알게 됨.
>   4. 외상성 사건(들)의 혐오스러운 세부사항에 대한 반복적이거나, 지나친 노출의 경험 (예, 변사체 처리의 최초 대처자. 아동학대의 세부사항에 반복적으로 노출 된 경찰관)
> B. 외상성 사건(들)이 일어난 후에 시작된, 외상성 사건(들)과 관련이 있는 침습증상의 존재가 다음 중 한 가지(또는 그 이상)에서 나타난다.
>   1. 외상성 사건(들)의 반복적, 불수의적이고, 침습적인 고통스러운 기억
>   2. 꿈의 내용과 정동이 외상성 사건(들)과 관련되는 반복적으로 나타나는 고통스러운 꿈
>   **주의점** : 아동에서는 내용을 알 수 없는 악몽으로 나타나기도 한다.
>   3. 외상성 사건(들)이 재생되는 것처럼 그 개인이 느끼고 행동하게 되는 해리성 반응 (예, 플래시백) (그러한 반응은 연속선상에서 나타나며, 가장 극한 표현은 현재 주변 상황에 대한 인식의 완전한 소실일 수 있음.)
>   4. 외상성 사건(들)을 상징하거나, 닮은 내부 또는 외부의 단서에 노출되었을 때 나타나는 극심하거나 장기적인 심리적 고통

5. 외상성 사건(들)을 상징하거나, 닮은 내부 또는 외부의 단서에 대한 뚜렷한 생리적 반응
C. 외상성 사건(들)이 일어난 후에 시작된, 외상성 사건(들)과 관련이 있는 자극에 대한 지속적인 회피가 다음 중 한 가지 또는 2가지 모두에서 명백하다.
 1. 외상성 사건(들)에 대한 또는 밀접한 관련이 있는 고통스러운 기억, 생각 또는 감정을 회피 또는 회피하려는 노력
 2. 외상성 사건(들)에 대한 또는 밀접한 관련이 있는 고통스러운 기억, 생각 또는 감정을 불러일으키는 외부적 암시(사람, 장소, 대화, 행동, 사물, 상황)를 회피 또는 회피하려는 노력
D. 외상성 사건(들)이 일어난 후에 시작되거나, 악화된, 외상성 사건(들)과 관련이 있는 인지와 감정의 부정적 변화가 다음 중 2가지(또는 그 이상)에서 나타난다.
 1. 외상성 사건(들)의 중요한 부분을 기억할 수 없는 무능력(두부 외상, 알코올 또는 약물 등의 이유가 아니며, 전형적으로 해리성 기억상실에 기인)
 2. 자신, 다른 사람 또는 세계에 대한 지속적이고 과장된 부정적인 믿음 또는 예상(예, "나는 나쁘다.", "누구도 믿을 수 없다.", "이 세계는 전적으로 위험하다.", "나의 전체 신경계는 영구적으로 파괴되었다.")
 3. 외상성 사건(들)의 원인 또는 결과에 대하여 지속적으로 왜곡된 인지를 하여 자신 또는 다른 사람을 비난함.
 4. 지속적으로 부정적인 감정상태(예, 공포, 경악, 화, 죄책감 또는 수치심)
 5. 주요 활동에 대해 현저하게 저하된 흥미 또는 참여
 6. 다른 사람과의 사이가 멀어지거나 소원해지는 느낌
 7. 긍정적 감정을 경험할 수 없는 지속적인 무능력(예, 행복, 만족 또는 사랑의 느낌을 경험할 수 없는 무능력)
E. 외상성 사건(들)이 일어난 후에 시작되거나 악화된, 외상성 사건(들)과 관련이 있는 각성(환기, 격려, arousal)과 반응성(reactivity)의 뚜렷한 변화가 다음 중 2가지(또는 그 이상)에서 현저하다.
 1. (자극이 거의 없거나 아예 없이) 전형적으로 사람 또는 사물에 대한 언어적 또는 신체적 공격성(verbal or physical aggression)으로 표현되는 민감한 행동과 분노폭발(Irritable behavior and angry outbursts)
 2. 무모하거나 자기파괴적 행동
 3. 과각성(Hypervigilance)
 4. 과장된 놀람 반응
 5. 집중력의 문제

> 6. 수면교란(예, 수면을 취하거나 유지하는 데 어려움 또는 불안정한 수면)
> F. 장애(진단기준 B, C, D 그리고 E)의 기간이 1개월 이상이어야 한다.
> G. 장애가 사회적, 직업적, 또는 다른 중요한 기능영역에서 임상적으로 현저한 고통이나 손상을 초래한다.
> H. 장애가 물질(예, 치료약물이나 알코올)의 생리적 효과나 다른 의학적 상태로 인한 것이 아니다.

(3) 치료

PTSD 심리치료로는 인지행동치료가 가장 잘 알려져 있다. 외상에 대한 인지행동치료는 외상후의 두려움 및 불안 증상과 관련된 부정적인 사고와 믿음을 직접 다루는 접근방법이다. 인지행동치료에서 가장 효과적인 기법은 지속적 노출(Cioitre, 2009)이다. 무서운 영화를 반복적으로 보다 보면 처음 느꼈던 공포와 두려움이 점차 완화되듯이, 지속적으로 외상사건에 노출시키는 것이 효과적이다. 이 치료에서는 외상사건을 단계적으로 떠올리게 하여 불안한 기억에 반복적으로 노출하고 큰 불안 없이 직면할 수 있도록 유도하는데, 그러면 공포가 둔감화되고 외상기억을 회피하려는 시도를 감소시킬 수 있다. 이렇게 되면 공포기억 구조가 수정되고, 기존의 인지체계와 통합될 수 있다. 지속노출치료를 할 때, 이완훈련과 같은 행동치료기법을 병행하여 사용하면, 외상사건에 따른 불안이 효과적으로 다루어질 수 있다. 지속노출치료는 두려워하는 외상기억을 직면하도록 하기 때문에 특히 치료자와 환자 사이의 치료적 관계가 중요하다. 노출치료에 참여할 정도로 치료자를 믿을 수 있어야 치료가 효과적이다. 특히, 성폭력이나 데이트 강간 같은 관계외상을 경험한 사람은 사람을 잘 믿지 못하기 때문에 치료자가 신뢰적이고 따뜻하고 안전하고 지지적인 환경을 제공해 주어야 한다.

인지처리치료(Cognitive Processing Therapy) 역시 인지행동치료의 한 형태로 외상사건의 원인과 결과에 대한 잘못된 생각이 강한 부정정서를 유발하고, 외상기억에 대한 인지적 처리를 방해한다는 가정에서 비롯되었다(Resick et al., 2012). 이 치료방법은 외상사건을 좀 더 상세하고 정교하게 재평가하여 사건에 부여한 부정적 의미를 수정하고 기억 회피를 줄여 주는 것이 핵심이다(Ehlers & Clark, 2003).

최근 들어 미국 임상심리학자 샤피로(Francine Shapiro)가 산책을 하면서 우연히 발견하게 되어 개발한 '안구운동 둔감화 재처리 치료(Eye Movement Desensitization and Reprocessing, EMDR)'가 PTSD 치료에 효과적이다. PTSD를 위한 EMDR 표준 프로토콜은 ① 환자의 과거력을 파악하고 치료계획을 세우기 ② 준비하기 ③ 평가하기 ④ 탈감각 및 재처리 ⑤ 긍정적 인지 주입 ⑥ 신체 스캔 ⑦ 종결 ⑧ 재평가 등 8단계로 구성되어 있다. EMDR에서는 외상기억의 괴로운 내용을 떠올리게 하고, 치료자의 손가락 움직임을 눈으로 따라가게 하여 외상기억과 관련된 부정적 사고, 감정 및 심상을 점차 약화시키고, 외상기억의 정보처리가 촉진될 수 있도록 한다.

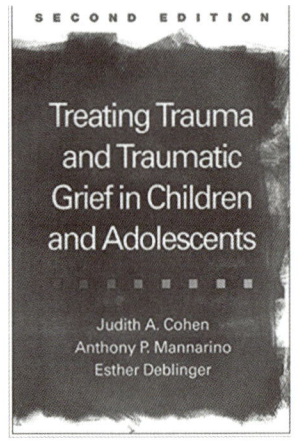

『아동과 청소년의 외상과 외상성 슬픔 치료)』
(2017년 출판)

2006년 코헨(Judith A. Cohen) 외의 저서 『아동과 청소년의 외상과 외상성 슬픔 치료(Treating trauma and traumatic grief in children and adolescents)』에 따르면, 외상 중심 인지행동치료(Trauma-Focused CBT, TF-CBT)는 애착 외상을 경험한 아동·청소년을 위해 개발된 치료법이다. 애착 외상에 대한 TF-CBT의 절차는 ① 대처기술 단계 ② 외상처리단계 ③ 공고화 및 종결단계로 이루어진다. 대처기술 단계는 안전확보, 심리교육, 양육기술, 이완기술, 정서조절기술, 인지대처기술 과정으로 구성되어 있다(Cohen et al., 2017).

4) 급성 스트레스장애

(1) 개념

급성 스트레스장애(Acute Stress Disorder, ASD)의 핵심 특징은 한 가지 또는 그 이상의 외상사건에 노출된 후 3일에서 1개월까지 특징적 증상들이 나타난다는 것인데, 이때 외상사건의 정의는 DSM-5의 PTSD 정의와 동일하며, 특징적 증상들의 내용도 PTSD 증상과 거의 유사하다. 다만, ASD 증상에서는 PTSD의 부정적 인지와 기분(진단기준 D) 영역의 인지 관련 증상이 모두 빠져 있고, PTSD에서는 부가적인 진단에서 고려되던 해리증상이 포함되어 있는 것이 큰 차이점이라고 할 수 있다. 또한 PTSD로 진단받기 위해서는 침투, 회피, 부정적 인지와 기분, 각성의 네 가지 영역 각각에서 모두 해당 증상이 있어야 하지만, ASD는 침투, 부정적 기분, 해리, 회피, 각성의 5개 영역의 총 14개 증상 중 영역과 상관없이 9개 증상만 해당하면 진단이 가능하다(안창일 외, 2019: 317).

ASD와 PTSD의 진단을 구분하는 중요한 특징은 증상들의 지속기간이다. ASD는 외상사건 이후 최소 3일 동안 나타나야 하고, 외상사건 이후 1개월까지 지속될 경우, 진단될 수 있어 사건 이후 바로 나타났다가 3일 이내로 사라지거나, 1달 이상 지속되는 증상들은 ASD의 진단기준에 해당되지 않는다. 반면, PTSD로 진단하기 위해서는 해당 증상들의 지속기간이 1개월 이상이 되어야 한다.

ASD로 진단받은 지 1개월 후 PTSD로 진행될 수도 있지만, 외상사건에 노출된 후 1개월 이내에 회복되어 PTSD로는 진행되지 않은 일시적 스트레스 반응에 그칠 수도 있다. PTSD로 진단된 사람들의 반 정도가 처음에 ASD를 보이는 것으로 알려져 있다(DSM-5). 진단기준 A에 제시된 사건들처럼 심각하고 외상적 요인들을 가지고 있는 스트레스 사건이 아닌데 스트레스 증상이 나타나고 있다면, 적응장애를 고려해 볼 수 있다.

ASD 유병률은 외상사건의 특징과 평가되는 맥락에 따라 다양하게 나타난다. 대인관계와 관련 없는 외상사건에서는 피해자의 20% 미만이 ASD로 진단받는 경향이 있는데, 자동차 사고의 13~21%, 경도 외상성 뇌 손상의 14%, 고도 화상의 10%, 산업재해의 6~12%가 ASD로 나타났다. 반면, 폭행, 강간, 총기난사 목격과 같은 대인관계 외상사건을 경험한 경우 20~50%의 높은 진단비율을 보였다(DSM-5). ASD는 PTSD와 마찬가지로 남성보다 여성에게서 더 흔하다. 이는 스트레스 반응의 신경생물학적 성차 때문일 수도 있고, 강간이나 대인관계 폭력 같은 ASD를 일으키기 쉬운 외상성 사건을 경험할 가능성이 남성보다 여성이 더 높기 때문일 수도 있다.

(2) DSM-5의 진단기준
DSM-5의 진단기준은 다음과 같다(APA, 2018: 280-281).

> A. 실제적이거나 위협적인 죽음, 심각한 부상, 또는 성폭력에의 노출이 다음과 같은 방식 가운데 한 가지(또는 그 이상)에서 나타난다.
>   1. 외상성 사건(들)에 대한 직접적인 경험
>   2. 그 사건(들)이 다른 사람들에게 일어난 것을 생생하게 목격함.
>   3. 외상성 사건(들)이 가족, 가까운 친척 또는 친한 친구에게 일어난 것을 알게 됨.
>   4. 외상성 사건(들)의 혐오스러운 세부사항에 대한 반복적이거나 지나친 노출의 경험 (예, 변사체 처리의 최초 대처자, 아동학대의 세부사항에 반복적으로 노출된 경찰관)
>   **주의점**: 진단기준 A4는 노출이 일과 관계된 것이 아닌 한, 전자미디어, 텔레비전, 영화 또는 사진을 통해 노출된 경우는 적용되지 않는다.
> B. 외상성 사건이 일어난 후에 시작되거나 악화된 침습, 부정적 기분, 해리, 회피와 각성의 5개의 범주 중에서 어디서라도 다음 증상 중 9가지(또는 그 이상)에서 존재한다.
>
> **침습증상**
>   1. 외상성 사건(들)의 반복적, 불수의적이고, 침습적인 고통스러운 기억
>   2. 꿈의 내용과 정동이 외상성 사건(들)과 관련되는 반복적으로 나타나는 고통스러운 꿈
>   3. 외상성 사건(들)이 재생되는 것처럼 그 개인이 느끼고 행동하게 되는 해리성 반응 (예, 플래시백) (그러한 반응은 연속선상에서 나타나며, 가장 극한 표현은 현재 주변 상황에 대한 인식의 완전한 소실일 수 있음.)
>   4. 외상성 사건(들)을 상징하거나 닮은 내부 또는 외부의 단서에 노출되었을 때, 나타나는 극심하거나 장기적인 심리적 고통 또는 현저한 생리적 반응
>
> **부정적 기분**(Negative Mood)
>   5. 긍정적 감정을 경험할 수 없는 지속적인 무능력(예, 행복, 만족 또는 사랑의 느낌을 경험할 수 없는 무능력)
>
> **해리증상**(Dissociative Symptoms)
>   6. 주위 환경 또는 자기 자신에의 현실에 대한 변화된 감각(예, 스스로를 다른 사람의 시각에서 관찰, 혼란스러운 상태에 있는 것, 시간이 느리게 가는 것)
>   7. 외상성 사건(들)의 중요한 부분을 기억하는 데의 장애(두부 외상, 알코올 또는 약물 등의 이유가 아니며, 전형적으로 해리성 기억상실에 기인)

회피증상(Avoidance Symptoms)
  8. 외상성 사건(들)에 대한 또는 밀접한 관련이 있는 고통스러운 기억, 생각 또는 감정을 회피하려는 노력
  9. 외상성 사건(들)에 대한 또는 밀접한 관련이 있는 고통스러운 기억 생각 또는 감정을 불러일으키는 외부적 암시(사람, 장소, 대화, 행동, 사물, 상황)하려는 노력

각성증상(Arousal Symptoms)
  10. 수면 교란(예, 수면을 취하거나 유지하는 데 어려움 또는 불안한 수면)
  11. 전형적으로 사람 또는 사물에 대한 언어적 또는 신체적 공격성으로 표현되는 민감한 행동과 분노폭발(자극이 거의 없거나 아예 없이)
  12. 과각성
  13. 집중력의 문제
  14. 과장된 놀람반응(Exaggerated startle response)

C. 장애(진단기준 B의 증상)의 기간은 외상 노출 후 3일에서 3일 1개월까지이다.
D. 장애가 사회적, 직업적, 또는 다른 중요한 기능영역에서 임상적으로 현저한 고통이나 손상을 초래한다.
E. 장애가 물질(예, 치료약물이나 알코올)의 생리적 효과나 다른 의학적 상태(예, 경도 외상성 뇌손상)로 인한 것이 아니며, 단기 정신병적 장애로 더 잘 설명되지 않는다.

(3) 치료

급성 스트레스장애는 외상후 스트레스 장애의 한 변형으로 이해되고 있다. 따라서, 급성 스트레스장애는 외상후 스트레스 장애와 유사한 원인에 의해서 유발될 수 있다. 급성 스트레스장애는, 특히 심한 무력감을 느끼게 한 외상사건에 대한 단기적인 신체적·심리적 반응으로 여겨지고 있다. 외상 경험의 부정적인 결과를 과장하는 파국적 평가와 그로 인한 무력감, 죄책감, 절망감이 급성 스트레스 장애를 유발할 수 있다.

급성 스트레스장애의 특징 중 하나는 해리증상을 나타낸다는 점이다. 해리는 기억이나 의식의 통합적 기능이 교란되거나 변질된 상태로서 현실의 부정을 통한 비현실감, 자신을 낯설게 여기는 이인증, 정서적 마비나 기억상실 등을 나타낼 수 있다. 이러한 해리증상은 강력한 외상에 노출되었을 때, 일시적으로 자신

을 보호하기 위한 기능을 할 수 있다. 외상 경험을 한 사람들은 자신에게 일어난 일이 실재가 아니라, 한바탕의 꿈이었기를 바라며, 이러한 악몽에서 깨어나기를 바란다. 이처럼 현실을 부정하려는 해리기능에 의해서 평소의 자신뿐만 아니라, 다른 사람과 주변 환경이 낯설게 느껴지거나, 중요한 기억을 상실하는 증상을 나타내게 된다.

이런 점에서 해리증상은 외상후 스트레스에 대한 주요한 심리적 반응이라고 할 수 있다. 급성 스트레스장애는 외상사건에 대해서 자신을 보호하기 위한 해리반응으로서, 점차적으로 현실을 수용함에 따라 해리가 해소되면서 증상도 완화되는 단기적인 장애로 이해되고 있다.

그러나 급성 스트레스장애는 치료하지 않은 채 방치하면 증상이 더욱 악화되면서 더 심각한 외상후 스트레스 장애로 발전할 수 있다. 급성 스트레스장애를 나타내는 모든 사람이 외상후 스트레스 장애로 진전되는 것은 아니지만, 외상사건에 대한 침투증상과 각성증상이 두드러진 사람들이 외상후 스트레스 장애로 진전되는 경향이 있다(Creamer et al., 2004). 급성 스트레스장애에는 노출과 인지적 재구성을 중심으로 한 인지행동치료가 증상을 완화시킬 뿐만 아니라, 외상후 스트레스 장애로 진행되는 것을 예방하는 데 효과적인 것으로 알려져 있다(권석만, 2021: 242-243).

5) 적응장애

(1) 개념

DSM-5에서 적응장애(adjustment disorder)는 인식 가능한 스트레스 요인에 대한 반응으로 감정적·행동적 증상이 발생하며, 스트레스 시작 후 3개월 이내 증상이 발생하며, 스트레스 요인이 사라지면 그 증상은 6개월 이상 지속되지 않아야 한다. 스트레스 원인은 외상뿐 아니라, 이사, 부부싸움, 전학과 같은 심각하지 않을 수 있는 사건들도 적응장애를 일으킬 수 있다.

경제적 어려움, 신체질환, 또는 대인관계의 문제에서 비롯되는 스트레스 후에 불안, 우울과 같은 감정적 증상이나 문제행동을 보이는 경우에 적응장애를 의심할 수 있다. 적응장애 유병률은 인구의 약 3%로 추정되며, 만성적 경과는 17% 이내로 경과 예후는 좋지 않다. 여성이 남성보다 2배 더 많지만 아동·청소년의 남녀 유병률은 같다. 전 연령대에서 발생 가능하지만, 청소년에게서 가장 흔히 진단되고, 독신 여성이 가장 적응장애 위험도가 높은 것으로 알려져 있다(DSM-5).

적응장애는 우울, 불안, 우울과 불안 함께 동반, 품행장애, 정서와 품행장애를 함께 동반하는 등 인지적, 정서적, 행동적 증상들로 인해 사회적·직업적 기능에 부정적인 영향을 미치게 된다. 이러한 부정적 영향으로 사회적 위축, 신체적 호소, 일과 학업의 어려움이 유발된다(김희숙 외, 2019: 131).

(2) DSM-5의 진단기준

DSM-5의 진단기준은 다음과 같다(APA, 2018: 286-287).

> A. 인식 가능한 스트레스 요인(들)에 대한 반응으로 감정적 또는 행동적 증상이 스트레스 요인(들)이 시작한 지 3개월 이내에 발달
> B. 이러한 증상 또는 행동은 임상적으로 현저하며, 다음 중 한 가지 또는 모두에서 명백하다.
>   1. 증상의 심각도와 발현에 영향을 미치는 외적 맥락과 문화적 요인을 고려할 때, 스트레스 요인의 심각도 또는 강도와 균형이 맞지 않는 현저한 고통
>   2. 사회적, 직업적, 또는 다른 중요한 기능영역에서 현저한 손상
> C. 스트레스와 관련된 장애는 다른 정신장애의 기준을 만족하지 않으며, 이미 존재하는 정신장애의 단순한 악화가 아니다.
> D. 증상은 정상 애도 반응을 나타내는 것이 아니다.
> E. 스트레스 요인 또는 그 결과가 종료된 후에 증상이 추가 6개월 이상 지속하지 않는다.

(3) 치료

치료적으로는 같은 적응문제를 가진 사람들에게 집단치료가 도움이 될 수 있다. 은퇴한 사람들의 모임이나 특정 질병을 가진 사람들의 모임 같은 자조모임이 도움이 될 수 있다. 치료를 할 때는 적응장애를 보이는 사람의 이차적인 이

득(secondary)의 문제를 고려할 필요가 있다. 어떤 사람의 경우 환자 역할(sick role)을 하는 것이 책임을 회피하게 해 줄 수도 있기 때문이다.

적응장애에서의 약물치료는 우울증이 동반될 경우에는 항우울제를 사용하고, 불안증상이 동반될 때는 항불안제를 사용하되, 짧은 기간 약물을 사용하는 것이 좋다. 사랑하는 사람을 잃고 나서 외상적 비탄을 경험하고 있다면 SSRIs 계열의 항우울제가 도움이 된다.

9. 해리장애

해리장애(Dissociative Disorders)는 의식, 기억, 정체성, 감정, 지각, 신체 표상, 운동 통제, 그리고 행동의 정상적 통합의 붕괴 또는 비연속성을 특징으로 한다. 해리증상은 잠재적으로 모든 심리 기능영역을 붕괴시킬 수 있다.

해리장애는 개인의 의식이나 정체감이 급작스럽게 변화하는 것을 말한다. 중요한 개인적 사건들이 회상될 수 없거나, 일상적인 자신의 신분이 일시적으로 망각되기도 한다. 때로 자신의 일상에서 멀리 떨어진 장소에서 방황하는 경우도 있다. 일반적으로는 통합적 기능-의식, 기억, 정체감, 환경에 대한 지각 등-에서 붕괴가 일어나는 것으로 갑작스럽거나 점진적일 수 있으며, 일시적이거나 만성적일 수 있다. 해리장애의 하위유형에는 해리성 정체성 장애, 해리성 기억상실, 이인성/비현실감 장애가 포함된다(김정미 외, 2019: 260-261).

1) 해리성 정체성장애

(1) 개념

해리성 정체성장애는 1886년 스티븐슨(Robert Louis Stevenson, 1850-1894)의 괴기소설 『지킬 박사와 하이드 씨의 이상한 사건(*The Strange Case of Dr. Jekyll and Mr. Hyde*)』을 통해 잘 알려져 있다. 이 소설의 줄거리를 다음과 같다. 학식이 높고, 자비심이 많은 지킬박사는 인간이 잠재적으로 가지고 있는 선악의 모순된 2중성을 약품으로 분리할 수 있을 것이라는 착상에서 약품을 만들어 복용한 결과, 악성을 지닌 추악한 하이드로 변신하였다. 그리고 점차 악이 선을 이겨, 약을 먹지 않아도 하이드로 변신하여, 지킬 박사로 되돌아갈 수 없게 된다. 마침내 하이드는 살인을 하고 경찰에게 쫓겨서 체포되려는 순간, 자살하여 모든 것을 유서로 고백한다는 내용이다. 오늘날 이중인격이라 하면 이 작품의 제명을 연상할 정도로, 이 작품은 현대인의 성격분열을 암시한다.

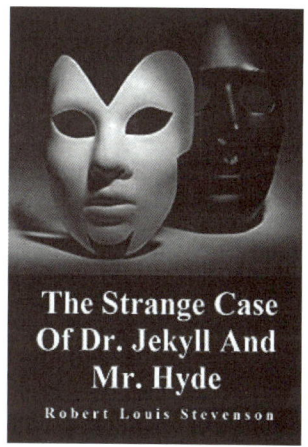

『지킬 박사와 하이드 씨의 이상한 사건』
(2021년 출판)

해리성 정체성장애(Dissociative Identity Disorder)는 한 사람 안에 둘 이상의 각기 다른 정체감을 지닌 인격이 존재하는 경우를 말한다. 과거에는 다중성격장애(multiple personality disorder)라고 불리기도 하였다.

해리성 정체감장애는 한 사람 안에 서로 다른 정체성과 성격을 지닌 여러 사람이 존재하면서 상황에 따라 각기 다른 사람이 의식에 나타나서 말과 행동을 하는 것 같은 모습을 나타낸다. 각각의 인격은 각기 다른 이름, 과거경험, 자아상과 정체감을 갖고 있는 것처럼 행동한다. 대개의 경우, 개인의 원래 이름을 그대로 유지하는 일차적 인격은 수동적이고 의존적이며 우울하거나 죄책감을 지니고 있다. 교체되는 인격들은 다른 이름을 지니고 있고 일차적 인격과는 대조적인 성격을 지니는 경우가 많다. 이들은 자신의 연령, 사용하는 어휘나 상식, 주된 정서, 심지어 목소리에서도 서로 차이를 나타내기도 한다. 교체되는 인격들은 번갈아 지배권을 갖게 되는데, 한 인격이 다른 인격의 의견을 부정하기도 하고, 서로 비판적이기도 하며, 공공연하게 갈등을 표출하기도 한다(권석만, 2021: 261).

이 장애를 지닌 사람들은 기억에 있어서 빈번한 공백을 경험한다. 즉, 한 인격이 의식에 나타나 경험한 것을 다른 인격이 기억하지 못하는 경우가 많다. 의식에 나타나는 인격의 변화는 보통 심리사회적 스트레스에 의해 일어난다. 하나의 인격에서 다른 인격으로 바뀌는 데 소요되는 시간은 대개 몇 초 범위이지만, 서서히 진행되는 경우도 있다. 인격의 수는 2~100개 이상이다. 그러나 보고된 사례들의 반 이상이 10개 이하의 인격을 나타낸다.

해리성 정체감장애의 1년 유병률은 미국의 경우 1.5%로 보고되고 있으며, 남성(1.6%)과 여성(1.4%)이 비슷한 유병률을 나타내고 있다(DSM-5). 이 장애는 초기 아동기에서부터 노년기에 이르기까지 어떤 연령에서도 나타날 수 있다. 특히, 사춘기 이후 여상에 많고 소아의 경우는 남자에게 많다. 가족력이 있을 때에는 발병률이 높고 다른 정신장애, 즉 불안장애, 기분장애, 물질사용장애, 식이장애 등과 같이 오는 경우가 많다(고명수 외, 2019: 270).

일반적으로, 해리성 정체감장애는 만성적이고 재발되는 경향이 높으며, 변화가 많은 경과를 나타낸다. 첫 증상이 나타난 이후 진단에 이르기까지 평균 기간은 6~7년이다. 또한 이 장애는 40대 후반 이후에는 잘 나타나지 않는 경향이 있지만, 심한 스트레스 상황이나 물질남용 시에 다시 나타날 수 있다.

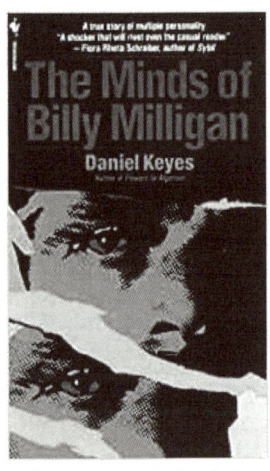

『빌리 밀리건의 기질』
 (1995년 출판)

1997년 납치와 강간 혐의로 기소되었다가 해리성 정체성장애로 무죄가 된 밀리건(Billy Milligan)의 일대기를 소설화한 키스(Daniel Keyes)의 소설

(2) DSM-5의 진단기준

DSM-5의 진단기준은 다음과 같다(APA, 2018: 292).

A. 둘 또는 그 이상의 별개의 성격상태로 특징되는 정체성의 붕괴(Disruption of identity)로, 어떤 문화권에서는 빙의 경험(experience of possession)으로 설명된다. 정체성의 붕괴는 자기감각과 행위 주체감에 현저한 비연속성을 포함하는데, 관련된 변화가 정동(affect), 행동, 의식, 기억, 지각, 인지, 그리고/또는 감각-운동 기능에 동반된다. 이

러한 징후와 증상들은 다른 사람들의 관찰이나 개인의 보고에 의해 알 수 있다.
B. 매일의 사건이나 중요한 개인적 정보, 그리고/또는 외상적 사건의 회상에 반복적인 공백으로 통상적인 망각과는 일치하지 않는다.
C. 증상은 사회적, 직업적, 또는 다른 중요한 기능영역에서 임상적으로 현저한 고통이나 손상을 초래한다.
D. 장애는 널리 받아들여지는 문화나 종교적 관례의 정상적인 요소가 아니다. **주의점** : 아동에서 증상은 상상의 놀이 친구, 또는 다른 환상극으로 더 잘 설명되지 않는다.
E. 증상은 물질의 생리적 효과(예, 알코올 중독 상태에서의 일시적 기억상실 또는 혼돈된 행동)나 다른 의학적 상태(예, 복합 부분 발작, complex partial seizures)로 인한 것이 아니다.

(3) 치료

해리성 정체성장애의 주된 치료목적은 여러 인격 간의 통합을 통한 적응기능의 향상이다. 여러 인격의 통합은 가장 중심적이고 적응적인 인격을 중심으로 이루어지는 것이 바람직하다. 이러한 중심적 인격으로 하여금 다른 인격에 대한 이해와 통제의 폭을 넓혀 가도록 유도하게 된다. 한 중심적 인격으로의 통합이 어려울 경우에는 여러 인격의 적응적 기능을 향상시키고, 이들 간의 조화로운 협력을 촉진해야 한다(권석만, 2021: 2066).

클루프트(Richard P. Kluft)가 제시하는 해리성 정체성장애의 심리치료를 성공직으로 이끌기 위한 세 가지 지침은 다음과 같다(Kluft, 1991).

첫째, 환자와 치료자 간의 견고한 치료적 관계가 형성되어야 한다. 환자의 주된 인격뿐 아니라, 다른 인격들과도 긴밀한 관계를 형성해야 한다. 특히, 각 인격을 해치지 않을 것이니 치료를 기피하거나, 도망쳐 버리지 않을 것에 대한 동의가 이루어져야 한다. 인격 간의 통합을 이루기 위해서 치료자는 중립적이어야 하며 어떤 인격만을 편애해서는 안 된다.

둘째, 과거의 외상경험을 드러내고 정화시킬 수 있도록 도와주어야 한다. 즉, 각 인격이 지니고 있는 과거의 고통스러운 경험을 그 인격이 견딜 수 있는 방법으로 드러내고 감정을 표현하도록 도와주어야 한다.

셋째, 인격들 간의 원활한 협동을 이루도록 유도한다. 인격들이 치료자와 안전한 관계를 체험하고 외상적 경험을 정화하게 되면 하나로 합쳐져 통합을 시도한다. 대부분의 해리성 정체감 장애 환자들은 아동기나 사춘기에 대한 장기간의 기억상실 때문에 통합된 자기의식을 갖지 못해 고통스러워한다. 효과적인 심리치료는 그동안 상실된 것을 회복시켜 주며, 환자로 하여금 조각난 것을 모아서 새롭게 형성된 자기를 위해 기초가 되는 연대기적 이야기나 자서전을 만들어 낼 수 있도록 도와주어야 한다.

2) 해리성 기억상실

(1) 개념

해리성 기억상실(Dissociative Amnesia)은 환경의 심한 자극으로 인하여 급격히 나타나는 기억상실, 둔주(fugue) 혹은 인격의 변화가 있는 경우로서, 이 장애의 주요 특징은 정보를 회상하는 능력을 잃어버리는 것이다. 어떠한 고통스러운 상황에 처해서 급격히 발병하고, 대개는 짧은 기간이 지나면 급작스럽게 회복되는 편이다.

스트레스를 받은 직후, 자신의 신상에 대한 일들을 회상할 수 없는 경우도 있고, 배우자가 사망하는 것과 같은 외상적 경험을 겪은 후 상당 기간 있었던 사실들을 기억하지 못하는 경우도 있으며, 또 자신의 전 생애를 통해서, 혹은 특정한 기간에 있었던 중요한 사실을 선택적으로 망각하는 수도 있다. 그리고 이와 같은 증후는 몇 시간 지속되는 수도 있지만, 몇 해까지 비교적 장기간 지속되는 경우도 있다(임혁 외, 2020: 160).

사춘기 혹은 초기 성인의 여성에서 주로 발생한다. 전시나 천재지변 시에 많이 발생하며, 통상 심리치료 상담, 약물치료, 증상소거 후에도 지속적인 지지와 상담이 필요하다. 해리성 기억상실증의 임상적 경과에 대해서는 별로 알려진 바가 없다. 대체로 급성으로 나타났다가 갑자기 사라질 수 있고, 심한 경우에는 만성화되어 지속적으로 심각한 기억상실을 보여서 사회적 지지를 받아야만 일상생활을 할 수 있을 정도가 된다.

〈사례연구〉

해리성 기억상실

　L양은 35세의 미혼여성으로 밤중에 거리를 돌아다니다가 경찰에 의해 발견되었다. L양은 자신의 이름을 기억하지 못했고, 자기가 지금 어디에 살고 있는지도 기억을 하지 못하였다. 또 자신의 지갑, 운전면허증 및 주민등록증도 알아보지 못하였다. 경찰은 가족들과의 연락이 여의치 않아 인근 병원에서 검사를 받았다. L양은 가슴에 약간의 타박상을 제외하고 신체적 질병증상은 없었다. 그리고 자신이 병원에 오게 된 이유에 대한 혼란과 기억상실 이외의 인지기능은 비교적 정상이었다. 다음날 담당의는 L양의 가족을 만났고, 이틀 전 L양이 직장동료와 함께 출근하던 중 교통사고가 났었다는 것을 알게 되었다. 이 사고 당시 L양은 약간의 타박상을 입고 무사했지만, 옆자리에 타고 있던 동료는 안전벨트를 매지 않아 심각하게 부상을 당하였다고 하였다. 이것이 L양의 잘못은 아니지만 이후 L양은 자신을 자책하는 것처럼 보였고, 위축되었고, 누구와도 이야기를 하지 않으려고 하였다고 한다. 이후 그녀는 아파트에서 사라졌고, 가족들은 그녀를 찾고 있었다. 며칠이 지나자 그녀의 기억은 서서히 돌아오기 시작하였다. 처음에는 친구를 알아보지 못했으나, 차츰 사건의 세세한 부분들을 기억해내기 시작하였다.

자료: 임혁 외(2020: 130).

(2) DSM-5의 진단기준

DSM-5의 진단기준은 다음과 같다(APA, 2018: 298).

A. 통상적인 망각과는 일치하지 않는, 보통 외상성 또는 스트레스성의, 중요한 자전적 정보(autobiographical information)를 회상하는 능력의 상실이다. **주의점**: 해리성 기억상실에는 주로 특별한 사건이나 사건들에 대한 국소적 또는 선택적(localized or selective) 기억상실이 있다. 또한 정체성과 생활사(identity and life history)에 대한 전반적 기억상실도 있다.
B. 증상은 사회적, 직업적, 또는 다른 중요한 기능영역에서 임상적으로, 현저한 고통이나 손상을 초래한다.
C. 장애는 물질(예, 알코올이나 다른 남용약물, 치료약물)의 생리적 효과나 신경학적 상태 또는 기타 의학적 상태(예, 복합 부분 발작, 일과성 전기억상실, 두부 손상에 의한 후유증/외상성 뇌손상, 다른 신경학적 상태)로 인한 것이 아니다.
D. 장애는 해리성 정체성장애, 외상후 스트레스장애, 급성 스트레스장애, 신체증상장애, 주요 또는 경도 신경인지장애로 더 잘 설명되지 않는다.

(3) 치료

해리성 기억상실에는 인지행동치료가 효과적일 수 있다. 외상에 기저하는 특정 인지왜곡을 확인하게 되면 자서전적 기억으로 들어갈 수 있다. 환자가 이전 외상의 의미에 대해 가지고 있는 인지왜곡을 교정하게 되면 외상사건을 보다 상세하게 회상할 수 있다.

최면 역시 해리성 기억상실치료에 도움이 된다. 특히, 최면은 증상의 강도를 조절하고, 환자에게 정서적인 지지를 제공해 주면서, 자아를 강화시킬 수 있게 해 주어 해리된 자료를 처리하고 통합할 수 있게 도와준다. 환자는 자기최면을 배워서 일상생활에서 자신을 안심시키는 기법으로 활용할 수 있다. 이렇게 되면, 침습적인 증상과 기억상실 사이를 왔다 갔다 하는 것을 효율적으로 통제할 수 있다. 만성적이고 잘 회복되지 않는 해리성 기억상실증 환자에게는 벤조디아제핀과 암페타민류(amphetamine, 중추 신경과 교감 신경을 흥분시키는 작용을 하는 각성제)의 약물을 사용할 수 있다(이우경, 2021: 263-264).

해리성 기억상실증의 치료를 위해서는 우선 상실된 기억을 회복시키는 것이 중요하다. 이를 위해서 약물치료를 할 경우에는 빨리 효과가 나타나는 바르비투르산염(barbiturate, 불안과 불면증 치료에 사용되는 중추신경 안정제) 계열의 약물(thiopenthal 또는 amobarbital)을 정맥주사로 투여한다. 또는 최면치료가 적용되기도 하며, 심리치료를 통해 환자의 정신적 충격과 정서적 갈등을 완화시켜 주면, 기억이 회복되는 경우가 많다(권석만, 2021: 271).

3) 이인증/비현실감 장애

(1) 개념

이인성/비현실감 장애(Depersonalization/Dereallzation Disorder)는 다른 해리장애처럼 기억을 못하는 것이 아니라, 주 증상이 이인성(자신의 정신기능이나 신체 감각이 비현실적이거나 분리되는 느낌)이나 비현실감(주변 상황이 비현실적이거나 분리되는 느낌)으로 나타난다(Comer, 2017).

이인성 증상은 비현실적이고 이상한 감각을 느끼는 증상으로, 마치 자신이 몸 밖으로 나와 자신을 외부에서 관찰하고, 꿈속에서 생활하는 것 같은 느낌을 받는다. 그리고 신체 감각이 이상하게 느껴지기도 하는데, 자신의 몸이 기계처럼 작동되는 것 같기도 하고, 다른 사람의 몸속에 갇혀 있는 느낌을 받기도 하며, 일시적으로 자신의 현실 감각이 상실되는 장애이다. 비현실감 증상은 외부세계가 비현실적이고 이상하다는 느낌을 갖는 것으로 물건의 모양과 크기가 변하거나, 사람들이 로봇 혹은 죽은 사람으로 느껴지는 장애이다. 이인성은 자기지각의 변화이고, 비현실감은 외계지각의 장애이다.

이인성/비현실감 장애는 흔히 청소년기나 젊은 성인에게서 나타나는데, 주로 갑작스럽게 발생하고, 심한 피곤과 강한 스트레스, 통증 등에 의하여 촉발되고, 심한 외상 경험이나 생명을 위협하는 환경(납치, 인질)에 처했던 사람들이 이 장애에 걸리기 쉬운 것으로 알려지고 있다. 감정반응이나 주변 상황에 대한 관심 및 주의력이 감소되나 현실감을 잃지는 않고, 질문에 반응을 하거나 상호작용은 이루어지며, 이상한 느낌이 잘못되었다는 것은 인식한다.

이인성/비현실감증상은 정상적인 성인이나 아동기에 일시적으로 나타나기도 하므로, 그 증상이 생활에 지장을 주거나 고통의 원인이 되지 않으면, 이인성/비현실감 장애라고 진단 내리지 않는다. 사람들은 일시적인 비현실감으로 주변 상황에 대하여 기시감과 미시감을 경험한다. 기시감(deja vu)은 처음 보는 장소나 상황인데도 전에 보았던 것처럼 느끼는 것이고, 미시감(jamais vu)은 전에 본 적이 있는 장소나 상황인데 처음 본 것 같이 낯설게 느껴지는 것이다. 이인성/비현실감 장애는 불안장애, 공황장애, 우울증과 연합되는 경우가 자주 있다. 특히, 불안이 이인성/비현실감 장애의 증상을 심하게 만들고, 이인성/비현실감 증상은 불안을 더욱 야기시킨다.

이인성/비현실감 장애는 기억상실이 수반되지 않으므로 해리장애에 포함시켜야 하는지 논란이 있으나, 일시적이라도 현실감에 대한 혼란이 있고, 그로 인하여 정체성에 영향을 미치므로 해리장애에 포함시킨다(안창일 외, 2019: 350-351).

(2) DSM-5의 진단기준

DSM-5의 진단기준은 다음과 같다(APA, 2018: 302).

> A. 이인증, 비현실감 또는 2가지 모두에 대한 지속적이고 반복적인 경험이 존재한다.
>   1. 이인증 : 비현실감. 분리감 또는 자신의 사고, 느낌, 감각, 신체나 행동에 관하여 외부의 관찰자가 되는 경험(예, 인지적 변화. 왜곡된 시간 감각, 비현실적이거나 결핍된 자기, 감정적 또는 신체적 마비)
>   2. 비현실감 : 비현실적이거나 자신의 주변 환경과 분리된 것 같은 경험(예, 개인 또는 사물이 비현실적이거나, 꿈속에 있는 것 같거나, 안개가 낀 것 같거나, 죽을 것 같거나, 시각적으로 왜곡된 것 같은 경험을 한다.)
> B. 이인증이나 비현실감을 경험하는 중에 현실 검증력은 본래대로 유지된다.
> C. 증상은 사회적, 직업적, 또는 다른 중요한 기능영역에서 임상적으로 현저한 고통이나 손상을 초래한다.
> D. 장애는 물질(예, 남용약물, 치료약물)의 생리적 효과나 다른 의학적 상태(예, 발작)로 인한 것이 아니다.
> E. 장애는 조현병, 공황장애, 주요우울장애, 급성 스트레스장애, 외상후 스트레스장애 또는 다른 해리장애와 같은 다른 정신장애로 더 잘 설명되지 않는다.

(3) 치료

해리장애는 다른 장애에 비하여 환자도 적고, 치료법에 대한 연구도 매우 빈약한 실정이다. 다른 장애들은 장애의 기제에 적절한 약물치료 연구가 많으나, 해리장애는 장애에 적합한 약물치료를 하기보다 해리장애로 인하여 동반되는 우울장애, 불안장애, 외상후 스트레스 장애 등을 치료하여 안정감을 갖게 하는 경우가 많다.

해리장애 환자는 전쟁이나 사고 후 불안과 두려움이 강해지고, 아동기 시절부터의 신체 및 성적 학대 경험 후 분노와 비통함 등의 정서가 강하므로, 그러한 정서문제를 해결하고 불안을 치료하면 해리장애의 증상이 감소하기도 한다.

해리장애는 효과적인 치료법이 정립되어 있지 않아서 환자들에게 증상을 관리하는 기법을 교육시키기도 하는데, 이를테면 증상을 촉진시키는 스트레스 상황에 참여하지 않도록 하거나, 스트레스 대처기술을 가르쳐 주고, 안정감을 찾도록 긍정적 정서 관리 및 조절에 초점을 맞추기도 한다(안창일 외, 2019: 354).

심리치료로는 정신분석, 인지행동치료, 최면치료, 지지치료가 사용되고 있지만, 그 효과는 잘 알려져 있지 않다. 많은 환자가 특정 유형의 표준적인 심리치료에 잘 반응하지는 않는다. 스트레스 관리 훈련, 주의분산 훈련, 감각자극의 감소, 이완훈련, 운동 등이 다소 효과적이라고만 알려져 있다(이우경, 2021: 266).

이인증의 증상은 대부분 간헐적으로 나타나며, 주로 급성 기분장애와 관련되어 나타나는 경우가 많다. 따라서, 우울증이나 불안 증상을 완화시키는 약물치료가 도움이 될 수 있다. 선택적 세로토닌 재흡수 억제제를 비롯한 항우울제나 벤조디아제핀 계열의 항불안제가 이인증/비현실감 증상을 완화하는 데 도움이 된다(권석만, 2021: 275).

10. 신체증상 및 관련 장애

신체증상 및 관련 장애(Somatic Symptom and Related Disorders)는 다양한 신체적 증상이 심리적 원인에서 비롯된 것으로 의학적 검사로 설명할 수 있는 신체적 이상이 발견되지 않고, 일상적인 기능 수행에 심각한 고통 또는 지장을 초래하는 신체증상에 강하게 집중하는 특성이 있는 정신건강장애이다(고재욱 외, 2019: 288).

DSM-4에서는 신체형 장애라고 불리던 질환이다. 하위범주로는 신체화장애, 전환장애, 건강염려증, 통증장애, 신체변형장애, 감별불능형 신체형장애 등이었으나, 그 기준이 다소 복잡하여 진료현장에서 적용이 어려운 점이 있었다.

DSM-5에서는 상위범주 및 하위유형 명칭의 상당한 변경이 있다. 혼돈을 줄이기 위해 진단의 범주를 축소하고 단순화하여 신체형장애를 신체증상 및 관련 장애로 재정의하였다. 신체변형장애는 강박 및 관련 장애로 이동하였고, 통증장애는 삭제하였고, 허위성장애는 추가되었다. 그 내용은 다음과 같다.

<표 7-1> 신체증상 및 관련 장애의 변동 내용

DSM-4	DSM-5
신체화장애	신체증상장애
전환장애	전환장애
건강염려증	질병불안장애
통증장애	삭제
신체변형장애	강박 및 관련 장애로 이동
감별불능형 신체형장애	명시되않는 신체증상 및 관련 장애
───	인위성장애 추가

1) 신체증상장애

(1) 개념

신체증상장애(Somatic Symptom Disorder)는 하나 이상의 만성신체증상과 심각하고 과도한 수준의 고통걱정 및 일상적인 기능의 장애가 동반되는 특성이 있다. 신체증상장애는 DSM-4에서 '신체화장애'였으나, DSM-5에서는 신체증상장애로 재정의하였다. 신체증상장애가 있을 경우, 자신의 증상에 몰두하고 이 증상과 건강에 대한 걱정에 과도한 시간과 에너지를 소모한다. 이러한 장애를 지닌 사람들은 자신의 신체증상을 위협적인 것으로 지각하고, 건강에 관한 최악의 상황을 상상한다. 그와 반대되는 증거를 가지고 있더라도, 자신의 증상이 심각함을 이야기하며 과도하게 염려한다.

신체증상장애는 사회경제적 지위와 교육수준이 낮은 계층에서 흔히 나타나는 경향이 있다. 또는 어린 시절 신체적(성적)·정서적 학대의 경험이나 만성적인 질병, 우울, 불안 등의 정신과적장애에 연관되어 있다. 신체적 장애가 배제된 후에도 증상에 계속 몰두하거나, 증상에 대해 걱정하거나, 신체적 장애에 대한 반응이 비정상적으로 강할 경우, 의사들은 이 장애를 진단한다. 의사와 믿을 수 있는 신뢰관계를 형성하는 것과 마찬가지로, 심리치료, 특히 인지행동치료가 도움

이 될 수 있다.

신체증상장애와 다른 의학적 문제를 가진 사람들이 의학적 문제에 과잉반응을 보일 수 있다. 예를 들어, 심장마비 후 신체적으로 완전히 회복될 수 있지만, 계속 병자처럼 행동하거나 심장마비가 다시 발생하는 것에 대해 끊임없이 걱정할 수 있다. 이 장애가 있는 사람들 대부분은 자신에게 정신건강장애가 있음을 인식하지 못하고, 의학적 치료를 요하는 신체증상이 있다고 확신한다. 그 결과, 철저한 평가 이후에 아무것도 발견되지 않았거나, 심각하게 잘못된 것이 발견되지 않았음에도 불구하고, 이들은 일반적으로 검사와 치료를 추가하거나, 반복해 달라고 의사를 계속해서 압박한다.

신체증상장애 발병 연령은 주로 10대 후반이며, 보통 일생에 걸쳐 만성적 경과를 가진다. 남성보다 여성에서 5~20배 호발한다. 가족구성원 중에는 물질남용, 반사회적 인격이 많다. 일란성 쌍생아에서 발병 일치율이 높고, 사회적 하위계층, 교육수준이 낮은 사람, 가난한 계층에 많은 경향이 있다.

자신의 증상 호소를 과장된 몸짓과 함께 극적 또는 감정적으로 나타내는 경우가 많다. 의존적이고 자기중심적이며, 칭찬과 인정받기를 갈망한다. 자살위험도 어느 정도 있으나, 실제로 자살하는 경우는 드물다.

(2) DSM-5의 진단기준

DSM-5의 진단기준은 다음과 같다(APA, 2018: 311).

> A. 고통스럽거나 일상에 중대한 지장을 일으키는 하나 이상의 신체증상이다.
> B. 신체증상 혹은 건강염려와 관련된 고도한 생각, 느낌 또는 행동이 다음 중 하나 이상으로 표현되어 나타난다.
>   1. 증상의 심각성에 대해 편중되고 지속적인 생각
>   2. 건강이나 증상에 대한 지속적으로 높은 단계의 불안
>   3. 이러한 증상들 또는 건강염려에 대해서 과도한 시간과 에너지 소비
> C. 어떠한 하나의 신체증상이 지속적으로 나타나지 않더라도 증상이 있는 상태가 지속된다(전형적으로 6개월 이상).

(3) 치료

　신체증상장애는 매우 치료하기 어려운 장애로 알려져 있으며, 치료효과가 잘 입증된 치료방법도 없다. 우선 신체증상장애를 지닌 환자들은 자신의 신체적 증상이 심리적 요인에 의한 것일 수 있다는 점을 인정하려 하지 않으며, 심리치료에 저항적이고, 비협조적인 태도를 나타내는 경향이 있다. 그러나 신체증상장애는 다각적인 심리치료적 노력을 통해서 호전될 수 있다. 우선 치료자는 환자와 견고한 신뢰관계를 형성해야 한다. 이러한 치료적 관계 속에서 환자에게 신체증상장애의 속성을 교육시키고, 질병가능성에 대한 환자의 우려를 일관성 있게 안심시켜 주는 것이 필요하다. 아울러 신체증상의 유발과 관련된 심리적 갈등이나 부정적 감정을 표현하고 해소하도록 도와주어야 한다. 신체증상장애를 지닌 사람들은 내면적으로 우울, 불안, 죄책감, 분노, 적개심 등의 부정적 감정을 지니고 있지만, 이를 인정하거나 표현하지 않으려는 경향이 있다. 따라서, 부정적 감정에 대한 표현을 격려하고 자기주장훈련을 통해 대인관계에서 부정적 감정이 누적되지 않도록 도와야 한다.

　인지치료적 접근에서는 신체적 감각이나 통증에 대해서 환자가 과도한 주의를 기울이지 않도록 하는 동시에, 신체적 증상을 새롭게 해석하도록 유도한다. 신체증상장애를 지닌 사람들은 신체적 감각이나 증상을 해로운 것이고 심각한 질병에 기인한 것이라고 해석함으로써 신체감각에 더욱 주의를 기울이고 강한 통증을 지각하게 된다. 이러한 속성을 잘 이해시키고, 신체적 증상에 대해 과장되고 왜곡된 해석을 하지 않도록 대안적인 해석방법을 제공하는 것이 필요하다. 아울러 환자가 일상생활 속에서 경험하게 되는 스트레스를 줄이고, 이에 잘 대처할 수 있도록 도와야 한다.

　마지막으로, 환자의 가족이나 주변 사람들의 협조를 구하는 것이 중요하다. 환자가 증상을 호소할 때, 가족이 관심을 기울여 주고, 의무나 책임을 면제해 주는 행동을 통해서 환자의 증상을 강화하지 않도록 해야 한다. 신체증상장애를 직접적으로 치료하는 약물은 없다. 그러나 우울증이나 불안장애와 같은 정신장애를 동반할 경우에는, 그에 적절한 약물치료가 도움이 될 수 있다. 그러나 신체증상장애 환자들은 약물을 규칙적으로 복용하지 않는 경향이 있으므로, 약물복용을 잘 감독하는 것이 필요하다(권석만, 2021: 282-283).

2) 질병불안장애

(1) 개념

질병불안장애(Illness Anxiety Disorder)는 DSM-4에서 건강염려증과 유사한 신체적 감각증상에 근거하여 심각한 질병을 가졌다는 잘못된 집착하여 공포를 느끼는 장애이다.

신체증상장애가 하나 이상의 신체적 증상이 나타나는 것이 특징적이라면, 질병불안장애는 신체적 증상은 없음에도 불구하고, 높은 건강에 대한 불안을 가질 때로 정의하였다. 신체증상장애가 기존의 신체화장애보다 포괄적으로 정의됨에 따라 기존의 질병염려증으로 분류되던 75% 정도의 환자들이 신체증상장애로 포함되고 25%만이 질병불안장애로 분류된다(DSM-5). 신체증상이나 감각을 비현실적으로 부정확하게 인식하여 자신이 심한 병에 걸렸다는 집착과 공포를 경험하게 된다.

질병불안장애는 심각한 질병이 있거나, 심각한 질병에 걸렸다고 집착하는 것이다. 질병에 걸렸거나 질병에 걸렸을 수 있다고 걱정하여 심하게 괴로워하고 정상적인 기능을 하기가 어려워진다. 철저한 검사를 통해 심각한 질병이 없다고 나타난 후에도 심각한 질환이 있다고 걱정하거나, 심각한 질환에 걸릴까 봐 계속 걱정할 경우, 의사들은 이 장애를 진단한다. 예를 들어, 호흡이 가빠지면 심장마비를, 두통이 생기면 뇌종양을 의심하며 불안해한다. 항상 자신이 병에 걸렸을까 두려워하며 여러 병원을 찾아다니지만(의사 쇼핑), 아무런 의학적 근거도 발견하지 못한다.

질병불안장애는 주로 성인 초기에 시작되고, 남성과 여성에게 고르게 나타나는 것으로 보인다. 중요하지 않은 신체증상이나 정상적인 신체기능(심장 고동 감지와 같이)을 잘못 해석하기 때문에 과도한 걱정에 빠질 수 있다. 인지행동치료와 마찬가지로 지원을 아끼지 않는 믿음직한 의사와의 관계가 도움이 될 수 있다.

(2) DSM-5의 진단기준
DSM-5의 진단기준은 다음과 같다(APA, 2018: 315).

> A. 심각한 질병에 걸려 있거나 걸리는 것에 대해 몰두한다.
> B. 신체증상들이 나타나지 않거나, 신체증상이 있더라도 단지 경미한 정도다. 다른 의학적 상태가 나타나거나 의학적 상태가 악화될 위험(예, 강한 가족력이 있음.)이 있을 경우, 병에 대한 몰두가 분명히 지나치거나 부적절하다.
> C. 건강에 대한 높은 수준의 불안이 있으며, 건강상태에 대해 쉽게 경각심을 가진다.
> D. 지나친 건강 관련 행동(예, 반복적으로 질병의 신체 징후를 확인함)을 보이거나, 순응도가 떨어지는 회피행동(예, 의사 예약과 병원을 회피함)을 보인다.
> E. 질병에 대한 집착(Illness preoccupation)은 적어도 6개월 이상 지속되지만, 그 기간 동안 두려움을 느끼는 구체적인 질병은 변화할 수 있다.
> F. 질병에 대해 집착하는 것이 다른 정신장애. 즉 신체증상장애, 공황장애, 범불안장애, 신체이형장애, 강박장애 또는 신체형 망상장애 등으로 더 잘 설명되지 않는다.

(3) 치료
질병불안장애의 치료에는 인지행동치료와 스트레스 관리훈련이 효과적이다. 질병불안장애에 대한 인지행동치료는 크게 3가지 요소로 구성된다(Warwick et al., 1996).

첫째, 신체적 감각을 질병과 관련지어 해석한 내용을 확인하여 도전한다.

둘째, 특정한 신체부위에 주의를 집중함으로써 유사한 신체감각이 느껴지는 과정을 체험한다.

셋째, 의사나 병원을 방문하여 질병을 확인하고 안심을 구하는 행동을 감소시킨다. 그들에 따르면, 이러한 치료방법을 통해 질병불안장애 환자의 76%가 호전되었으며, 인지행동치료에 더해서 스트레스 관리훈련을 병행한 결과, 치료효과가 1년 이상 지속되었다.

질병불안장애에는 의사가 자세한 설명을 통해 환자를 안심시키는 것이 효과적이다(Kellner, 1985, 1986). 일반적으로 의사의 안심시키기는 질병불안장애에 도움이 되지 않는다고 알려져 있으나, 안심시키는 방법에 따라서 상당한 효과를 거둘 수도 있다. 흔히 의사는 매우 짧은 시간 동안 간략한 설명을 해주는 것이 일반적이다. 그러나 충분한 시간을 할애하여 환자가 경험하는 증상의 속성과 그 원인에 대해서 자세하게 설명해 주고, 환자가 궁금해 하는 점에 대해서 충분한 설명을 해주었더니 환자의 질병불안과 병원방문 행동이 현저하게 줄었다.

3) 전환장애(기능성 신경학적 증상장애)

(1) 개념

전환장애(Conversion Disorder, Functional Neurological Symptom Disorder)는 과거에 히스테리(Hysteria, 정신적·심리적 갈등으로 인해 발생하는 신경증, 이상 성격)이라고 불리던 장애로 개인의 무의식적인 심리 갈등이 신체증상으로 나타나는 경향을 보이는 장애이다. 운동이나 감각기능상 장애가 나타나지만, 그와 같은 기능장애를 설명할 수 있는 이상이 발견되지 않는다. 의도적으로 가장된 것이 아니며, 스트레스나 정신적 갈등이 원인이 되어 신경계증상, 즉 감각상실이나 마비 등의 운동기관의 증상으로 전환되어 나타난다. 아동·청소년에게 상대적으로 발병률이 높고, 남성보다 여성이 더 많이 나타난다(고재욱 외, 2019: 297).

전환장애의 경우, 신경계(신경학적 증상)장애와 유사한 신체증상이 나타난다. 팔이나 다리가 마비되거나, 촉각, 시각 또는 청각을 상실하기도 한다. 증상이 신체적 장애에서 비롯된 것이 아닌지 확인하기 위해 다수의 신체검사가 통상적으로 시행된다.

믿음직한 의사가 안심시켜 주면 도움이 될 수 있고, 최면 및 인지행동치료 역시 도움이 된다. 전환장애가 아동기 후기 또는 성인기 초기에 발달하는 경향은 있지만, 어느 연령에서나 나타날 수 있고, 여성에게 더 일반적으로 나타난다.

〈사례연구〉

전환장애

기혼 여성인 김미숙(가명)은 어느 날부터인가 가슴이 죄어 오면서 저리고 아파서 호흡하는 것도 힘들었고 똑바로 일어서 있기도 힘들었다. 10분 정도 가슴을 웅크리고 쪼그려 앉아 있을 정도로 통증이 심했고, 이런 일이 반복되면서 매우 예민하고 신경질적인 상태가 되었다. 폐나 심장의 문제도 없었고, 4~5개월 약을 먹는 동안에도 효과가 없었다.

그녀는 고등학교 졸업 후 은행을 다니다가 남편을 만나 결혼, 남편은 회사생활을 만족할 수 없어 진학하여 계속 공부하였고, 유학에서 돌아 온 후 학교에 자리를 잡았다. 그녀는 자기성장을 위한 노력을 하고 있었다. 그러나 남편이 자주 자신을 무시하고 자녀들의 성적이 떨어지면 '집에서 아이들 관리 하나 제대로 못 하면서 뭐 하나, 자녀의 지능은 엄마를 닮는다더니…' 등의 질책을 하였다. 그녀는 아이들의 성적에 집착하고 아이들을 질책하며 남편뿐만 아니라도 자녀들과도 갈등의 상황에 처하게 되었다. 긴장된 가족관계는 큰아들의 가출상황까지 발생하게 되었다. 그녀는 중간고사 2주 전부터 숨이 저리며 통증을 느끼기 시작하였다.

자료: 고재욱 외(2019: 297).

(2) DSM-5의 진단기준

DSM-5의 진단기준은 다음과 같다(APA, 2018: 318).

A. 하나 또는 그 이상의 변화된 수의적 운동이나 감각기능의 증상이 있다.
B. 임상 소견이 증상과 인정된 신경학적 혹은 의학적 상태의 불일치에 대한 증거를 제공한다.
C. 증상이나 결함이 다른 의학적 장애 또는 정신장애로 더 잘 설명되지 않는다.
D. 증상이나 결함이 사회적, 직업적, 또는 다른 중요한 기능영역에서 임상적으로 현저한 고통이나 손상을 초래하거나, 의학적 평가를 필요로 한다.

(3) 치료

전환장애를 치료하기 위해 많은 치료접근방법이 제안되어 왔다. 그러나 현재까지 어떤 방법도 큰 효과를 가져왔다는 보고는 없고, 다만 대부분의 방법이 어느 정도 치료에 기여하였다고 보고되고 있다. 그렇지만 지원을 아끼지 않는 믿음직한 의사와 환자의 관계가 필수적이다. 가장 큰 도움이 되는 접근법에는 1차 진료 의사가 정신과 의사 및 신경과 전문의 또는 내과 전문의 등 여타 분야의 의사들과 협진하는 것이 수반될 수 있다. 의사가 가능성 있는 신체적 장애를 배제하고, 증상이 심각한 기저질환과 관련성이 없다고 안심시키면, 상태가 나아지기 시작하고, 증상이 서서히 사라질 수 있다.

최면요법은 스트레스 및 기타 정신적 상태가 신체기능에 미치는 영향을 통제할 수 있도록 하는 데 도움이 된다. 최면과 유사한 과정인 마취분석은 졸리게 하기 위해 진정제를 투여하는 경우를 제외하고는 거의 사용되지 않는다.

통찰 지향적 심리치료에서는 환자의 내적 갈등과 전환증상이 상징하는 바가 무엇인지를 탐색하게 되는데, 이때 치료자의 태도가 매우 중요한 역할을 한다. 예를 들어, 환자의 증상이 의학적으로 이상이 없는 상상에 의한 것이라고 말하는 것은 증상을 더욱 악화시키게 한다.

전환장애 치료에서 또 하나 중요한 점은 증상으로 얻게 되는 이차적 이득, 즉 중요한 인물로부터의 관심이나 책임회피 등을 제거하는 것이다. 치료자는 환자와 환자 가족의 협력하에 증상을 강화시키는 이런 이득을 줄여 가도록 노력해야 한다(고재욱 외, 2019: 300).

4) 인위성장애

(1) 개념

인위성장애(Factitious Disorder)는 환자의 역할을 하기 위하여 신체적 또는 심리적 증상을 의도적으로 만들어 내거나 위장하는 경우를 말한다. 따라서, 이를 허위성장애라고도 한다. 이러한 증상으로 인하여 아무런 현실적인 이득(예, 경제적 보상, 법적 책임의 회피 등)이 없음이 분명하며, 다만, 환자 역할을 하려는 심리적 욕구에 기인한 것으로 추정될 때 이러한 진단이 내려진다. 예를 들어, 스스로 철사를 삼켜 위상에 궤양을 만들어 치료를 위해 병원에 입원하거나, 정신장애와 유사한 증상을 나타내기 위해 향정신성 약물을 몰래 복용하는 환자가 있다.

이러한 행동으로 인해 환자가 얻는 현실적 이득을 발견할 수 없을 때, 인위성장애로 판단하게 된다. 병을 위장한다는 의미로서 '위병장애'라고 불리기도 한다(권석만, 2021: 293).

인위성장애는 자발적인 통제하에 일어나므로, 어떤 목적이 있는 전환장애나 꾀병(malingering)과는 구별된다. 다양한 신체증상을 호소하며, 통증으로 인해 진통제 요구가 많다. 또한 질병이나 비정상적인 실험결과를 유도하기 위해 물질을 삼키고, 신체적으로 스스로에게 부상을 입히거나, 자신이나 다른 사람에게 질병을 유도한다. 신체증상이 그럴듯하며 수없이 입원하므로, 이를 '뮌하우젠 증후군(Münchausen Syndrome)'이라고도 한다(고재욱 외, 2019: 301).

스스로에게 혹은 타인에게 부여된 인위성장애를 가진 사람들은 자기 스스로나 타인에게 상해를 입힘으로써 상당한 심리적 고통이나 기능적 손상을 경험할 위험이 있다. 가족, 친구, 그리고 건강관리 전문가들도 그들의 행동에 부정적인 영향을 받는다. 인위성장애는 물질사용장애, 섭식장애, 충동조절장애, 소아성애장애, 그리고 속임수를 통해 이상행동을 숨기려는 고의적인 노력이나 지속적 행동과 관련되는 몇몇 장애와 유사성을 가지고 있다. 반면, 인위성장애의 몇몇 특징은 범죄행위로 나타날 수 있는데(예, 타인에게 부여된 인위성장애에서 부모의 행동이 아동에 대한 남용과 학대로 표현되는 경우), 이런 범죄행위와 정신질환은 상호 배타적이지 않다. 인위성장애의 진단은 의도나 동기에 대한 추론보다 질병의 징후나 증상 조작에 의한 객관적인 증거를 강조한다. 더군다나 상해나 질병 유도와 같은 행위들은 사기와 관련이 있다.

인위성장애의 유병률은 잘 알려져 있지 않으나, 여성보다는 남성에게 더 많이 일어나고 있다. 인위성장애는 한두 번 입원으로 호전될 수도 있으나, 대부분 만성적 경과를 나타내며, 여러 병원을 전전하는 경향이 있다.

발병시기는 대개 성인기 초기이다. 특히, 허위성장애 환자들은 어린 시절 부모로부터의 무시를 당하였거나, 학대와 버림받은 경험이 있는 경우에 발병하는 장애이다. 보호자나 양육자가 아동에게 행하는 언어적, 정서적 위협이나 감금이나 억제 등의 가학적인 행위로 인하여 자아존중감을 해칠 뿐만 아니라, 경멸과 모욕감과 수치심을 갖게 한다.

(2) DSM-5의 진단기준
DSM-5의 진단기준은 다음과 같다(APA, 2018: 324).

> **스스로에게 부여된 인위성장애**
> A. 분명한 속임수와 관련되어 신체적이거나, 심리적인 징후나 증상을 허위로 조작하거나, 상처나 질병을 유도한다.
> B. 다른 사람에게 자기 자신이 아프고, 장애가 있거나 부상당한 것처럼 표현한다.
> C. 명백한 외적 보상이 없는 상태에서도 기만적 행위가 분명하다.
> D. 행동이 망상장애나 다른 정신병적 장애와 같은 다른 정신장애로 더 잘 설명되지 않는다.

(3) 치료
인위성장애를 지닌 사람들은 지속적으로 피학적인 또는 자기파괴적 행동을 나타내는데, 무의식적인 죄책감을 덜고자 하는 시도이거나, 다른 사람을 향한 증오나 적개심을 내면화하는 것으로 해석된다. 이러한 자기파괴적 또는 과학적 행동은 거부적인 부모나 가족에 대한 복수이기도 하다.

대다수의 환자는 갑자기 병원을 떠나거나 추후 약속을 지키지 않음으로써 심리치료를 회피하는 경향이 있다. 환자가 자신의 허위증상을 인정하도록 하는 것이 치료에서 가장 핵심적인 요소이다. 아울러 환자의 역할을 통해 무의식적으로 추구하는 것을 환자가 좀 더 현실적인 방법을 통해 충족시킬 수 있도록 유도하는 것이 중요하다(고재욱 외, 2019: 303).

11. 파괴적, 충돌조절 및 품행장애

파괴적, 충돌조절 및 품행장애(Disruptive, Impulse-Control, and Conduct Disorders)의 경우, 사회적으로 파괴적인 행동을 보이며, 아동 자신보다 함께 있는 친구나 선생님, 부모님과 같은 주변의 다른 사람을 더 고통스럽게 만든다는 특징이 있다. 파괴적, 충동조절 및 품행장애의 경우, 감정과 행동에 대한 자기조절문제와 관련된 장애를 의미한다. 특히, 이 장애들은 공격행동이나 과민한 기분으로 인하여 타인의 권리를 침해하거나, 사회적 규범을 위반하는 등의 문제를 보이는 특징이 있으며, 주의력 결핍/과잉행동장애(Attention deficit/Hyperactivity disorder, ADHD)와 함께 대표적인 외현화장애로 꼽힌다. 또한 이 장애들은 파괴적, 충동적, 통제되지 않는, 반항적, 반사회적, 품행장애, 비행, 분노발작과 같은 다양한 용어로 개념화되는 경향이 있다. 이들 장애는 학령기 초기에 시작하여 청소년기 전반에 걸쳐 성인들의 걱정을 야기한다. 특히, 공격성과 괴롭힘, 타인의 권리 침해 등은 아동 및 청소년 개인과 가족뿐만 아니라, 학교를 포함한 기관이나 나아가서 사회 전체의 문제라고 할 수 있다(안창일 외, 2019: 475-476).

1) 적대적 반항장애

(1) 개념

적대적 반항장애(Oppositional Defiant Disorder)는 거부적이고, 적대적이며, 도전적인 행동을 지나치게 많이 나타내는 경우에 흔히 진단된다. 이 장애에 해당하는 아동은 화를 잘 내고, 어른의 요구나 규칙을 무시하며, 어른에게 논쟁을 통해 도전하고, 고의로 타인의 기분을 상하게 하거나 귀찮게 한다. 이러한 행동이 지나쳐 학교나 가정에서 많은 문제가 생겨날 때, 적대적 반항장애로 진단된다.

이 장애를 진단할 때 고려해야 할 가장 중요한 요소는 분노/과민한 기분, 논쟁적/반항적 행동 또는 보복적인 행동과 관련된 증상이 적어도 4개 이상 나타나는 기간이 6개월 이상 지속되어야 한다는 점이다. 적절하고 능숙하게 자신의 요구사항을 주장하면서 어른의 지시에 순응하지 않는다면, 그런 행동은 적대적 반항장애가 아니라, 오히려 바람직하고 발달을 촉진하는 요소가 될 것이다. 그러나 자신의 형제나 자매가 아닌 적어도 1명 이상의 다른 사람과의 관계에서 서툴고 지속적이며 과도하게 나타나는 반항행동의 경우, 장애로 진단 가능하다. 반항과 자기주장이 적절한지를 구분하기 위해서는 이런 행동이 또래 아동에 비해 더 빈번하게 나타나는지, 그러한 행동이 아동의 사회적·학업적 기능에 유의미한 손상을 초래하는지를 포괄적으로 파악하여 진단해야 한다.

분노나 과민한 기분과 같은 부정적 정서가 동반되지 않은 채, 행동문제만 보이는 경우도 있지만, 대부분 행동문제와 정서적 어려움이 함께 나타나며, 가까운 가족에게 분노폭발과 반항적인 행동을 보이는 경우가 가장 흔하다. 이 때문에 심리검사나 면담장면에서는 뚜렷한 증상의 징후가 관찰되지 않으나, 가족과 함께 있을 때에는 심각한 문제행동으로 드러날 가능성이 높다. 따라서, 증상이 가정이라는 한 가지 상황에서만 발생한다 하더라도, 진단적 역치(threshold value, 한계값, 생물이 자극에 대해 어떤 반응을 일으키는 데 필요한 최소한의 자극의 세기)를 충족시키면서 사회적 기능 손상을 야기할 경우에는 적대적 반항장애로 진단할 수 있다(안창일 외, 2019: 477).

(2) DSM-5의 진단기준

DSM-5의 진단기준은 다음과 같다(APA, 2018: 462).

> A. 분노/과민한 기분, 논쟁적/반항적 행동 또는 보복적인 양상이 적어도 6개월 이상 지속되고, 다음 중 적어도 4가지 이상의 증상이 존재한다. 이러한 증상은 형제나 자매가 아닌 적어도 한 명 이상의 다른 사람과의 상호작용에서 나타나야 한다.
> **분노/과민한 기분(Angry/Irritable Mood)**
>   1. 자주 욱하고 화를 냄.
>   2. 자주 과민하고 쉽게 짜증을 냄.
>   3. 자주 화를 내고 크게 분개함.
> **논쟁적/반항적 행동(Argumentative/Defiant Behavior)**
>   4. 권위자와의 잦은 논쟁, 아동이나 청소년의 경우는 성인과 논쟁함.
>   5. 자주 적극적으로 권위자의 요구나 규칙을 무시하거나 거절함.
>   6. 자주 고의적으로 타인을 귀찮게 함.
>   7. 자주 자신의 실수나 잘못된 행동을 남의 탓으로 돌림.
> **보복적 특성(Vindictiveness)**

> 8. 지난 6개월 안에 적어도 두 차례 악의에 차 있거나 앙심을 품음.
> B. 행동장애가 개인 자신에게, 또는 자신에게 직접적으로 관련 있는 사회적 맥락(예, 가족, 또래집단([peer group], 동료[work colleagues]) 내에 있는 상대방에게 고통을 주며, 그 결과 사회적, 학업적, 직업적, 또는 다른 중요한 기능영역에서 부정적인 영향을 준다.
> C. 행동은 정신병적 장애(psychotic), 물질사용장애(substance use), 우울장애(depressive) 또는 양극성장애(bipolar disorder)의 경과 중에만 국한에서 나타나지 않는다. 또한 파괴적 기분조절부전장애(disruptive mood dysregulation disorder)의 진단기준을 충족하지 않아야 한다.

(3) 치료

적대적 반항장애의 치료는 장애대상 및 가족의 개별적 상황에 적합하게 다양하게 구성되어 적용된다. 문제행동의 심각성과 대상의 연령, 가족의 상황이나 자원, 목표 등을 고려해야 하기 때문이다. 다만, 이러한 치료는 특정 기한 동안 집중적이고 연속적으로 제공될 필요가 있으며, 가족도 치료에 포함시켜야 한다. 또한 학령기 아동의 경우 학교 및 교사와도 적절한 훈련과 부모관리훈련이다(고재욱 외, 2019: 324).

적대적 반항장애는 성장하면서 자연적으로 사라질 수도 있지만, 부모나 교사와의 관계를 악화시킬 뿐 아니라, 교우관계나 학업성취도를 저하시키고 품행장애나 기분장애로 발전될 수 있는 위험성을 지니고 있다. 따라서, 장애의 정도가 심한 경우에는 개인심리치료를 받게 하는 것이 좋다. 치료자는 아동과 좋은 치료적 관계를 형성하고 아동의 욕구불만과 분노감을 잘 수용해 줄 필요가 있다. 아울러 자신이 원하는 바를 효과적으로 실현할 수 있는 적응적 행동을 습득시키고 강화해 주는 것이 중요하다(권석만, 2021: 589). 그리고 이러한 치료원칙을 부모에게 이해시키고 아동을 대하는 태도를 변화시켜 좀 더 효과적인 부모-자녀 의사소통과 관계개선이 이루어지도록 유도하는 것이 필수적이다(이우경, 2021: 422).

2) 간헐적 폭발장애

(1) 개념

간헐적 폭발장애(Intermittent Explosive Disorder)는 충동조절장애(Impulse control Disorder)의 일종으로, DSM-4에서는 분노조절장애로 분류되었으나, DSM-5로 개정되면서 간헐적 폭발장애라는 명칭으로 변경되었다. 이 장애는 간헐적인 공격충동이 억제되지 않아 심각한 파괴적 행동으로 법적인 문제를 야기하며, 사회적으로 심각한 상황에 처하게 되는 경우가 많다.

간헐적 폭발장애에서 보이는 충동적인 행동폭발은 급성으로 발병하며, 전형적으로 전구기(prodromal stage)가 거의 혹은 전혀 없다. 분노폭발은 대부분 30분 이내로 지속되며, 매우 친하거나 관계가 있는 사람에 의해 유발된 사소한 촉발자극에 대한 반응으로 발생한다. 간헐적 폭발장애가 있는 사람은 언어적 공격 또는 신체적 공격을 보일 수 있다. 특히, 신체적 공격의 경우 재산 피해나 상해를 가하지 않는 덜 심각한 삽화(진단기준 A1)를 보이거나, 혹은 더 심각하고 파괴적이고 공격적인 삽화(진단기준 A2)를 보일 수 있다.

진단기준 A1은 빈번한(예, 3개월 동안 평균적으로 매주 2회 이상) 공격적 행동폭발로 정의된다. 여기서 공격적 행동폭발은 분노발작, 장황한 비난, 논쟁이나 언어적 다툼, 기물파괴를 보이지 않고, 동물 및 타인에게 상해를 입히지 않는 공격행동이 특징적이다. 진단기준 A2는 덜 빈번한(예, 1년에 3회) 충동적인 공격적 행동폭발로 정의된다. 충동적인 공격적 행동폭발은 동물 및 타인에게 상해를 입힐 수 있는 공격행동으로, 금전이나 권력, 친밀감을 얻기 위한 것으로 한정된 것이 아니라, 미리 계획되지 않은 채 충동적으로 발생하는 분노폭발이라는 점이 특징적이다.

간헐적 폭발장애는 6세 이하이거나 이에 준하는 발달 단계에 있는 사람에게는 진단할 수 없으며, 공격적 행동폭발이 다른 정신질환에 의해 더 잘 설명되는 경우는 배제해야 한다. 파괴적 기분조절부전장애가 있는 사람이나, 다른 의학적 상태나 물질의 생리적 효과로 인해 충동적인 공격적 행동폭발을 보이는 사람에게는 간헐적 폭발장애를 진단할 수 없다. 특히, 6~18세 아동의 경우, 적응장애 맥락 내에서 충동적인 공격적 행동을 보인다면 간헐적 폭발장애라고 진단할 수 없다.

이 장애는 기분장애, 불안장애, 물질사용장애와 밀접하게 관련되어 있으며, 대부분의 경우 간헐적 폭발장애가 발병한 이후 불안장애나 기분장애, 물질사용장애가 발생한다(안창일 외, 2019).

(2) DSM-5의 진단기준

DSM-5의 진단기준은 다음과 같다(APA, 2018: 466).

> A. 공격적인 충동을 통제하지 못해서 보이는 반복적인 행동폭발로, 다음의 항목 중 하나를 특징적으로 보인다.
>   1. 언어적 공격성(Verbal aggression, 예, 분노발작[temper tantrums], 장광설[tirades, 격론], 논쟁이나 언어적 다툼[verbal arguments or fights]) 또는 재산, 동물, 타인에게 가하는 신체적 공격성이 3개월 동안 평균적으로 일주일에 2회 이상 발생함. 신체적 공격성은 재산 피해나 재산 파괴를 초래하지 않으며, 동물이나 다른 사람에게 상해를 입히지 않음.
>   2. 재산 피해나 파괴 그리고/또는 동물이나 다른 사람에게 상해를 입힐 수 있는 신체적 폭행을 포함하는 폭발적 행동을 12개월 이내에 3회 보임.
> B. 반복적인 행동폭발 동안 표현된 공격성의 정도는 정신사회적 스트레스 요인에 의해 촉발되거나 유발되는 정도를 심하게 넘어선 것이다.
> C. 반복적인 공격적 행동폭발은 미리 계획된 것이 아니며(예, 충동적이거나 분노로 유발된 행동), 유형적인 대상에만 한정된 것이 아니다(예, 돈, 권력, 위협).
> D. 반복적인 공격적 행동폭발은 개인에게 현저한 심리적 고통을 유발하거나, 직업적 또는 대인관계 기능에 손상을 주거나, 경제적 또는 법적 문제와 관련된다.
> E. 생활연령(Chronological age)은 적어도 6세 이상이다(또는 6세에 상응하는 발달 단계 수준).
> F. 반복적인 공격적 행동폭발이 다른 정신장애로 더 잘 설명되지 않으며(예, 주요우울장애, 양극성장애, 파괴적 기분조절부전장애, 정신병적 장애, 반사회성 성격장애, 경계성 성격장애), 다른 의학적 상태(예, 두부 외상, 알츠하이머병)나 물질(예, 남용약물, 치료약물)의 생리적 효과로 인한 것이 아니다. 6~18세 아동의 경우에 적응장애의 일부로 보이는 공격적 행동을 이 진단으로 고려해서는 안 된다.

(3) 치료

간헐성 폭발장애의 치료방법으로 심리요법과 약물치료가 병행되고 있으며, 개인상담 또는 그룹상담 모두 효과가 있고, 공격적 반응을 유발하는 상황을 인지시키고, 그런 상황에서 마음에 안정을 찾으면서 대처하는 방법을 가르친다.

약물치료는 항울제, 항경련제, 항불안제, 기분안정제 등을 이용한 약물치료가 있다. 간헐적 폭발장애는 매우 드물기 때문에 치료에 대한 연구가 거의 없는 실정이다. 심리치료로는 과거에 쌓였던 분노나 적개심을 비공격적인 방법으로 표출하도록 도와주고, 스트레스에 대한 인내심을 기르도록 하는 방법이 있을 수 있다(고재욱 외, 2019: 318).

약물치료로는 연구가 거의 없긴 하지만, 최근에 세로토닌(serotonin)이 공격행동과 관계가 있다는 연구로 살펴보아 세로토닌 재흡수를 차단하는 약물이 효과가 있는 것이라고 제안되고 있다.

3) 품행장애

(1) 개념

품행장애(Conduct Disorder)는 ADHD 아동의 약 30~50%, 그중에서도 특히 남자 아동들에게서 나타나는 것으로 보고된다. 품행장애를 야기하는 요인으로는 유전적 요인, 신경학적 이상, 카테콜라민(catecholamine)이나 세로토닌과 같은 신경전달물질의 이상, 혈중 남성 호르몬 과다, 뇌파 이상 및 기타 심리사회적 인자 등이 꼽힌다. 이런 아동들은 다른 사람들에게 과민하게 반응하여 때때로 자신의 기분이 나쁠 때, 남에게 욕설을 퍼붓거나 밀치거나 또는 폭력을 행사하기도 한다. 이 아동들은 고집이 세고, 쉽게 화를 내고, 반항적인 행동을 한다(이향숙 외, 2018: 222).

(2) DSM-5의 진단기준

DSM-5의 진단기준은 다음과 같다(APA, 2018: 469-470).

A. 다른 사람의 기본적 권리를 침해하고 연령에 적절한 사회적 규범 또는 규칙을 위반하는 지속적이고 반복적인 행동양상으로, 지난 12개월 동안 다음의 15개 기준 중 적어도 3개 이상에 해당되고, 지난 6개월 동안 적어도 한 개 이상의 기준에 해당된다.

사람과 동물에 대한 공격성
1. 자주 다른 사람을 괴롭히거나, 위협하거나, 협박함.
2. 자주 신체적인 싸움을 시작함.
3. 다른 사람에게 심각한 신체적 손상을 입힐 수 있는 무기를 사용함(예, 방망이, 벽돌, 깨진 병, 칼, 총).
4. 다른 사람에게 신체적으로 잔인하게 대함.
5. 동물에게 신체적으로 잔인하게 대함.
6. 피해자가 보는 앞에서 도둑질을 함(예, 노상강도, 소매치기, 강탈, 무장강도).
7. 다른 사람에게 성적 활동을 강요함.

재산 파괴
8. 심각한 손상을 입히려는 의도로 고의적으로 불을 지름.
9. 다른 사람의 재산을 고의적으로 파괴함(방화로 인한 것은 제외).

사기 또는 절도
10. 다른 사람의 집, 건물 또는 자동차를 망가뜨림.
11. 어떤 물건을 얻거나 환심을 사기 위해 또는 의무를 피하기 위해 거짓말을 자주 함(즉, 다른 사람을 속임.).
12. 피해자와 대면하지 않은 상황에서 귀중품을 훔침(부수거나 침입하지 않고 상점에서 물건 훔치기, 문서 위조).

심각한 규칙 위반
13. 부모의 제지에도 불구하고, 13세 이전부터 자주 밤늦게까지 집에 들어오지 않음.
14. 친부모와 살거나 부모를 대신한 가정에서 사는 동안 밤에 적어도 2회 이상 가출, 또는 장기간 귀가하지 않은 가출이 1회 있음.
15. 13세 이전에 무단결석을 자주 함.

B. 행동 장애가 사회적, 학업적, 또는 직업적 기능영역에서 임상적으로 현저한 손상을 초래한다.
C. 18세 이상일 경우, 반사회성 성격장애의 기준에 부합되지 않는다.

(3) 치료

품행장애는 다각적인 방법과 부모, 가족, 교사 등 서로 협력하여 치료하여야 하며, 초기에 개입할수록 효과가 좋기 때문에 조기개입을 하도록 하여야 한다. 최근 들어 품행장애 아동에게 약물치료가 사용되기도 한다.

부모훈련은 아동과 청소년의 공격성, 불순종 행동에 대한 가장 성공적인 방법에 속한다. 부모훈련 프로그램이 가진 여러 가지 공통적 특징을 살펴보면, 치료 대상은 일차적으로 부모를 상대로 실시되며, 부모가 아동과의 상호작용 방식을 변화시킬 수 있도록 가르친다.

문제해결 기술훈련 치료는 품행장애 행동에서의 대인관계 및 사회인지적 측면을 다룬 것들이다.

반사회적 성격장애

DSM-5에 따르면, 반사회성 성격장애(Antisocial Personality Disorder)에 대한 진단기준 및 본문 내용은 "성격장애" 장에 수록되어 있다. 반사회성 성격장애는 "물질관련 및 중독 장애"뿐만 아니라, '외현화된' 품행장애의 스펙트럼과 밀접하게 연관되어 있기 때문에 여기서는 "성격장애" 장에서 뿐만 아니라, 여기에서 이중으로 부호화된다.

1) 병적 방화

(1) 개념

병적 방화(Pyromania)의 필수 증상은 고의적이고 목적을 가진 수차례의 방화 삽화가 특징적이다. 방화 전에 긴장감, 정서적 흥분을 경험하며 불과 관련된 상황에 매력을 느낀다. 이웃집에 불이 나면 언제나 구경꾼이 되고 가짜 경보를 누르기도 하며, 불과 관련 있는 시설, 용품, 소방관을 보면 기쁨을 느낀다. 이들은 지역소방서에서 시간을 보내기도 하고, 소방서와 관련을 맺기 위해 일부러 방화를 지르기도 하고, 심지어 소방관이 되고 싶어 한다. 불을 지르거나 그 결과를 보면, 기쁨과 만족감을 느끼고, 희열을 느끼고, 긴장이 완화된다.

병적 방화는 사회기술이 부족하고, 학습에 어려움이 있는 남자아이에게서 흔하다. 미국에서는 체포된 사람들 중 약 40%가 18세 미만이라고 알려져 있다. 아동의 병적 방화는 드물지만, 청소년의 방화는 품행장애, ADHD, 적응장애와 관련이 있다(이우경, 2021: 433).

(2) DSM-5의 진단기준

DSM-5의 진단기준은 다음과 같다(APA, 2018: 476).

> A. 1회 이상의 고의적이고 목적 있는 방화(Deliberate and purposeful fire)가 존재한다.
> B. 방화행위 전의 긴장 또는 정서적 흥분이 나타난다.
> C. 불에 대한 그리고 불과 연관된 상황적 맥락에 대한 매혹, 흥미, 호기심 또는 매력(예, 방화용품, 그것의 사용, 방화 결과)을 가지고 있다.
> D. 불을 지르거나, 불이 난 것을 목격하거나, 참여할 때의 기쁨, 만족 또는 안도감이 나타난다.
> E. 방화는 금전적 이득, 사회적·정치적 이념의 표현, 범죄 행위 은폐, 분노나 복수심 표현, 생활환경 개선, 망상이나 환각에 대한 반응 또는 손상된 판단력의 결과(예, 주요신경인지장애, 지적장애([지적발달장애], 물질중독)에 기인된 것이 아니다.
> F. 방화는 품행장애, 조증삽화 또는 반사회성 성격장애로 더 잘 설명되지 않는다.

(3) 치료

병적 방화는 특별한 치료에 대해 알려진 것이 없고, 동기가 없는 경우가 많아 치료가 어렵다. 재발을 막기 위해 감금이 유일한 치료방법이 될 수도 있으며, 감금상태에서 행동치료를 한다. 특히, 아동기의 방화는 심각하게 치료해야 하며, 처벌보다는 치료와 예방에 더 많은 관심을 주어야 한다.

2) 병적 도벽

(1) 개념

통상적인 도둑질은 계획적인 행위이고, 물건의 유용성과 경제적인 가치에 의해 동기화된다. 반면, 병적 도벽(Kleptomania)은 쓸모가 없고, 금전적으로 가치가 없는 물건인데도, 반복적으로 훔치려는 충동을 통제하지 못하는데서 비롯된다. 훔치기 전에 주관적인 긴장감이 고조되고, 훔친 후에는 기쁨, 만족감, 안도감을 느낀다. 병적 도벽 행위는 분노나 복수를 위해서 하는 것은 아니며, 망상이나 환각에 의한 것도 아니다. 물건이 전혀 가치가 없고, 충분히 돈을 지불할 능력이 있는데도 훔치는 행동을 반복하며, 훔치고 나서 남에게 주거나 버리면서까지 훔치는 행동을 통제할 수 없다는 특징이 있다. 이들은 도벽을 미리 계획하지 않고 체포 위험에 대해서도 충분히 고려하지 않는다.

도벽 행동이 잘못되고 비상식적 이라는 것을 병적 도벽자 스스로도 잘 알고 있다. 따라서, 도벽을 하고 나면 체포될 것을 두려워하고, 도둑질에 대해 우울해하거나, 죄책감을 느낀다. 세로토닌, 도파민, 아편류를 포함한 중독 행동과 관련된 신경전달물질 경로가 병적 도벽과 관련이 있다. 유병률은 상점에서 물건을 훔친 사람들 중 4~25%로 나타난다. 일반 인구 집단은 약 0.3~0.6%로 드물다. 주로 청소년기에 시작되며, 성인기 후기에 발생하는 경우는 드물다. 남성에 비해 여성의 유병률이 1:3 정도로 더 높다(DSM-5).

(2) DSM-5의 진단기준

DSM-5의 진단기준은 다음과 같다(APA, 2018: 478).

> A. 개인적인 용도로 쓸모가 없거나, 금전적으로 가치가 없는 물건을 훔치려는 충동을 저지하는 데 반복적으로 실패한다.
> B. 훔치기 직전에 고조되는 긴장감이 나타난다.
> C. 훔쳤을 때의 기쁨, 만족감 또는 안도감이 있다.
> D. 분노나 복수(anger or vengeance)를 표현하거나, 망상이나 환각에 대한 반응으로

> 훔치는 행위를 하는 것이 아니다.
> E. 훔치는 행위가 품행장애, 조증삽화 또는 반사회성 성격장애로 더 잘 설명되지 않는다.

(3) 치료

병적 도벽은 아직 확립된 치료는 없다. 하지만 치료에 대한 동기가 있으면 통찰적 정신치료가 도움이 되고, 행동치료(체계적 탈감각[체계둔감법], 혐오요법)는 비록 치료 동기가 부족한 경우에도 효과가 있는 것으로 알려져 있다. SSRI(선택적 세로토닌 재흡수 억제제) 같은 약물치료도 일부 환자에서 도움이 된다.

Chapter 8
급식·배설·수면 - 각성 관련 장애

12. 급식과 섭식장애
   1) 이식증   2) 되새김장애   3) 회피적/제한적 음식섭취 장애
   4) 신경성 식욕부진증   5) 신경성 폭식증   6) 폭식장애

13. 배설장애
   1) 유뇨증   2) 유분증

14. 수면—각성장애
   1) 불면장애   2) 과다수면장애   3) 기면증

   #### 호흡 관련 수면장애
   1) 폐쇄성 무호흡 저호흡   2) 중추성 수면무호흡증
   3) 수면 관련 환기저하   4) 일주기리듬 수면—각성장애

   #### 사건수면
   1) 비급속안구운동(비REM)수면—각성장애   2) 악몽장애
   3) 급속안구운동(REM)수면 행동장애   4) 하지불안 증후군

Chapter 08
급식·배설·수면–각성 관련 장애

12. 급식과 섭식장애

　사람은 육체적 건강을 유지하고 활동에너지를 보충하기 위해 매일 적당한 양의 음식을 섭취하고, 그 섭취한 음식의 양은 체형과 몸매에 영향을 미치게 된다. 지나치게 많은 음식을 먹게 되면 몸이 비대해지므로, 보기에 좋은 날씬한 몸매를 유지하고자 하는 사람은 음식의 양을 줄여야 한다.
　동서양을 막론하고 여성의 경우 날씬한 몸매를 매력적인 것으로 인식하는 경향이 있다. 과거에는 건강하고 풍만한 여성의 몸매가 선호되었으나, 현대사회에 들어서서 여성의 날씬한 몸매를 선호하는 경향이 확산되었다. 어린 여자아이들이 선호하는 바비인형이나 미인선발대회에서 입상하는 여성들은 매우 날씬한 몸매를 지니고 있다. 날씬한 몸매는 아름다운 여성의 필수조건처럼 여겨지게 되었다. 따라서, 많은 여성이 자신의 몸매를 날씬하게 유지하기 위한 노력을 하고 있다. 이러한 사회적 풍토 속에서 자신의 몸매를 날씬하게 만들기 위해서 장기간 음식을 먹지 않아 저체중과 영양실조 상태에 이르는 경우가 있다. 때로는 체중조절을 하다가 간헐적으로 폭식을 하게 되고 살찌는 것에 대한 불안 때문에 구토를 하거나 설사제 등을 사용함으로써 신체적·심리적 문제를 야기하는 경우가 있다.
　급식 및 섭식장애(Feeding and Eating Disorders)는 개인의 건강과 심리사회적 기능을 현저하게 방해하는 부적응적인 섭식행동과 섭식 관련 행동을 의미한다(권석만, 2021: 437). 즉, 급식과 섭식장애는 섭식(攝食) 혹은 식이(食餌) 행동에 심각한 문제가 있는 정신장애로, 먹는 양을 극도로 제한하거나 또는 폭식을 한 뒤 일부러 구토를 하거나 하제(설사가 나게 하는 약)를 오용하기도 하는 등의 이상증상이다.

　DSM-5에서는 먹는 것과 관련하여 심각하게 신체적 건강이나 심리사회적 기능을 손상시키는 장애를 '급식 및 섭식장애'라는 범주에 포함시켰으며, 이식증, 되새김장애, 회피적/제한적 음식섭취장애, 신경성 식욕부진증, 신경성 폭식증 및 폭식장애의 진단기준을 제공하였다. 이들 진단기준은 상호배타적인 분류체계로, 단일 삽화는 이들 진단 중 하나의 분류에만 해당한다. 이런 접근의 근거는 수많은 일반적인 심리적 및 행동적 특징에도 불구하고, 이 장애들은 임상적 과정, 결과 및 치료적 요구 면에서 실질적으로 다르기 때문이다. 그러나 이식증 진단은 어떤 다른 급식 및 섭식장애가 있을 때에도 해당될 수 있다. 비만은 DSM-5에 심리장애로 포함시키지 않았는데, 비만을 일으키는 유전적·신체적·행동적·환경적 요인은 개인에게 다르게 작용하기 때문이다.

　이 장애는 사회적인 인지도도 낮지만, 국내 학계에서도 섭식장애는 소외된 분야다. 전문 서적도 부족하고 연구자도 많지 않다. 그 사례를 소개하면 다음과 같다.

　김안젤라는 2021년 그의 저서 『살이 찌면 세상이 끝나는 줄 알았다』에서, "17년째 섭식장애와 더불어 살고 있다."며, 유년시절부터 패션디자인 전공자로서 외모 강박을 지니게 된 과정, 비교의식과 열등감 등 상처나 치부로 여겨질 수도 있는 경험을 낱낱이 드러내고 있다. 그가 이 책을 집필한 이유는 섭식장애의 심각성을 알리기 위해서이다.

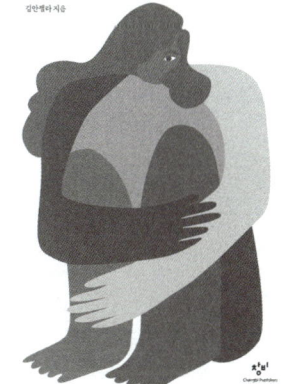

『살이 찌면 세상이 끝나는 줄 알았다』
(2021년 출판)

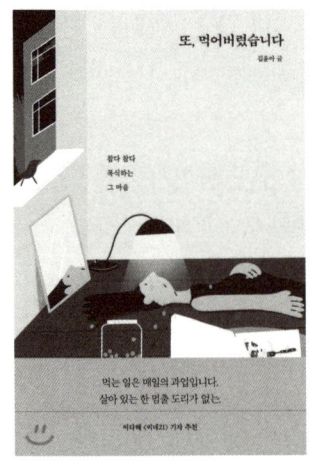

김윤아는 2021년 그의 저서 『또, 먹어버렸습니다: 참다 참다 폭식하는 그 마음』에서, "더 나아지고 싶고 인정받는다는 심리 때문에 다이어트 강박을 겪었고, 18세 때부터 6년 동안 섭식장애를 경험하였다. 위장장애, 방광염, 탈모, 면역력 약화로 인한 피부 알레르기를 겪었다. 비 오는 날 계단을 오르내리지 못할 정도로 관절도 망가졌다."고 말한다. 그에 따르면, 섭식장애는 동경의 대상이 아니라, 치료가 필요한 병이다.

『또, 먹어버렸습니다』 (2021년 출판)

섭식장애의 간이사정도구는 다음과 같다.

〈표 8-1〉 섭식장애의 간이사정도구

질 의 항 목	예	아니오
1. 대부분의 시간을 음식에 관한 생각으로 보냅니까?		
2. 체중이 1kg만 증가해도 매우 걱정이 됩니까?		
3. 통제할 수 없이 먹어본 적이 있습니까?		
4. 음식을 섭취한 후에 죄책감을 느낍니까?		
5. 단식이나 절식을 한 적이 있습니까?		
6. 체중조절을 위해 구토를 유도하거나 하제를 사용합니까?		
7. 월경주기가 불규칙하거나 중지되었습니까?		
8. 엄격한 운동요법을 하십니까?		
9. 원하는 만큼 운동을 못하면 매우 걱정이 됩니까?		

자료: 김희숙 외(2019: 174).

1) 이식증

(1) 개념

이식증(Pica)의 중요한 특징은 한 달 이상 지속적으로 하나 이상의 영양가 없고, 음식이 아닌 물질을 먹는 것이다. 전형적으로 섭취하는 물질은 나이와 구하기 쉬운 정도에 따라 다양하며, 종이, 비누, 천, 머리카락, 끈, 털, 흙, 풀, 분필 등이다. 또한 이런 행동이 발달수준에 적합하지 않고, 사회적 관습이나 문화적으로 설명될 수 없는 경우이다. 다른 심리장애(예, 지적장애, 자폐스펙트럼장애, 조현병) 기간에만 나타나는 것이 아니어야 하며, 다른 장애기간에 나타나더라도 심각한 경우에는 별도로 이식증 진단을 한다. 이식증의 유병률은 분명치 않으며, 이식증은 모든 연령에서 발병할 수 있지만, 주로 아동기에 발병한다.

이식증의 원인은 밝혀지지 않았지만, 부모의 무관심이나 지도감독이 소홀한 가정에서 양육되는 유아에게 나타나며, 임신 중인 젊은 여성이 흙 등을 먹는 것 혹은 심각한 지적장애가 있는 경우에 나타나는 것으로 알려져 있다. 또한 이식증을 나타내는 사람은 비타민이나 미네랄이 결핍된 것이 입증되기도 하였다.

이식증에 대한 치료로는 양육자가 이런 장애를 보이는 아동에게 바람직한 행동을 강화하도록 하는 조작적 조건형성이나 긍정적인 관심과 상호작용을 보여 주는 것 등을 들 수 있다. 또한 아동의 환경을 깔끔하게 하고 위험한 물질을 치우는 것도 도움이 된다.

(2) DSM-5의 진단기준

DSM-5의 진단기준은 다음과 같다(APA, 2018: 329).

> A. 적어도 1개월 동안 비영양성·비음식 물질(nonnutritive, nonfood substances)을 계속 먹는다.
> B. 비영양성·비음식 물질을 먹는 것이 발달수준에 비추어 볼 때 부적절하다.
> C. 먹는 행동이 사회적 관습(socially normative practice)이 아니거나, 문화적 지지(culturally supported)를 받지 못한다.

> D. 만약 먹는 행동이 다른 정신장애(예, 지적장애, 자폐스펙트럼장애, 조현병)이나 의학적 상태(임신 포함) 기간 중에만 나타난다면, 이 행동이 별도의 임상적 관심(clinical attention)을 받아야 할 만큼 심각한 것이어야 한다.

(3) 치료

이식증의 치료에는 부모와 아동에 대한 교육이 중요하다. 어머니가 아동이 먹는 것에 대해서 세심한 관심을 가지고 적절하게 양육하도록 교육하는 것이 필요하다. 영양분 결핍에 의해 이식증이 초래된 경우라면 결핍된 양분을 보충해야 한다. 이와 같은 방법이 효과적이지 않을 때는 행동치료적 기법이 사용되기도 한다.

2) 되새김장애

(1) 개념

되새김장애(Rumination Disorder)는 일반적으로 지적장애가 있는 사람이나 유아에게 나타날 수 있으며, 비교적 드물게 나타나는 장애이다. 되새김이란 자발적으로 음식을 토하여 되씹고 다시 삼키는 것을 말한다. 이런 되새김 과정을 통해 많은 음식물을 섭취하기 어려워지며, 심각한 영양실조가 될 수 있고, 만성적인 되새김장애로 인한 사망률이 12~20%에 달한다(DSM-5).

되새김장애의 발생과 유지에 대해 정확히 알 수는 없다. 발달적 관점에서 보면, 되새김이나 반추는 자극의 부족이나 방임과 같은 부모-유아 간의 불만족스러운 관계와 연관된다. 또한 유아가 음식을 게우는 것에 대해 부모가 달래거나 긍정적 관심이나 강화를 보일 수 있으며, 이런 강화는 되새김 행동을 증가시킬 수 있다. 또한 음식을 토하는 것이 내적인 불만족 상태를 이완시켜 주고, 견딜 만한 다른 즐거움을 가져온다는 것을 학습하는 것과 연관된다.

되새김장애는 학습이나 행동치료를 통해 치료하는 것이 강조되어 왔다. 이런 행동의 선행사건을 다른 행동으로 바꾸어 보는 것, 음식물의 질감이나 품질을 바꾸는 것, 다른 행동에 대해 변별적인 강화를 하거나, 되새김 반응을 무시하는 것

등을 시도해 볼 수 있다.

(2) DSM-5의 진단기준
DSM-5의 진단기준은 다음과 같다(APA, 2018: 332).

> A. 적어도 1개월 동안 음식물의 반복적인 역류(Repeated regurgitation)가 있다. 역류된 음식은 되씹거나(re-chewed), 되삼키거나(re-swallowed), 뱉어낼(spit out) 수 있다.
> B. 반복되는 역류는 동반되는 위장상태 또는 기타 의학적 상태(예, 식도역류, 유문협착증)로 인한 것이 아니다.
> C. 신경성 식욕부진증, 신경성 폭식증, 폭식장애 혹은 회피적/제한적 음식섭취장애의 경과 중에만 발생되지는 않는다.
> D. 만약 증상이 다른 정신장애(예, 지적장애[지적발달장애]나 다른 신경발달장애)와 관련하여 발생한다면, 이 증상은 별도로 임상적 관심을 받아야 할 만큼 심각한 것이어야 한다.

(3) 치료
되새김장애는 아동의 생명을 위협하는 장애가 될 수 있으므로, 영양학적 개입과 행동치료를 통해 신속하게 치료하는 것이 중요하다. 아동에게 음식을 먹이고 정서적인 관계를 맺는 어머니의 태도를 변화시키는 교육이 필요하다. 행동치료에 의해 잘 치료되지 않고, 지속적인 체중감소나 폐렴 등의 증상이 나타나면, 음식을 토하지 못하게 하는 외과적 처치를 시행해야 한다.

3) 회피적/제한적 음식섭취 장애

(1) 개념
회피적/제한적 음식섭취장애(Avoidant/Restrictive Food Intake Disorder, ARFID)의 주요 특징은 음식섭취를 회피하고 제한하는 것이며, 입을 통한 음식섭취로는 적절한 영양이나 에너지 섭취가 부족하다. 심각한 수준으로 체중이 감소하거나, 심각한 수준의 영양부족을 나타내며, 위장관 급식이나 경구 영양보충제에 의존하고, 현저한 심리사회적 기능의 장애를 나타낸다(안창일 외, 2019: 419).

회피적/제한적 음식섭취장애는 보통 성인보다는 아동에게서 나타난다. 이 장애는 체중이나 체형에 대한 과도한 관심이나 살찌는 것에 대한 두려움과는 관련이 없다는 점에서 신경성 식욕부진증과는 다르다. 이 장애의 원인으로 때로는 음식의 색, 냄새, 식감, 온도, 맛에 대한 지나친 감수성과 같은 감각적 특징에 기인할 수 있으며, 이는 선택적인 섭식, 까다로운 섭식, 상습적인 음식 거부 등으로 불린다. 또한 섭식장애를 가진 어머니의 자녀들이 유아의 급식장애에서 높은 비율을 나타내는 것으로 밝혀졌다. 회피적/제한적 음식섭취장애는 유년기와 아동기 초기에 남녀에서 비슷한 확률로 일어나지만, 자폐스펙트럼장애와 연관해서 나타날 경우는 남성의 비율이 더 우세한 것으로 나타났다(DSM-5).

(2) DSM-5의 진단기준

DSM-5의 진단기준은 다음과 같다(APA, 2018: 334).

> A. 적절한 영양 그리고 에너지의 필요가 지속적으로 좌절되는 섭식 또는 급식 장애(예, 음식 섭취에 대한 명백한 흥미 결여, 음식의 감각적 특성에 근거한 회피, 섭식의 부정적 결과에 대한 걱정)이며, 다음 중 한 가지 이상의 증상을 나타낸다.
>   1. 심각한 체중감소(혹은 아동에서 기대되는 체중에 미치지 못하거나, 더딘 성장)
>   2. 심각한 영양 결핍
>   3. 위장관 급식 혹은 경구 영양보충제에 의존
>   4. 심리사회적 기능에 현저한 방해
> B. 장해(disturbance)는 구할 수 있는 음식이 없거나, 문화적으로 허용되는 관습에 의해 더 잘 설명되지 않는다.
> C. 신경성 식욕부진증이나 신경성 폭식증의 경과 중 나타나는 것이 아니고, 사람의 체중이나 체형에 관한 장해의 증거가 없어야 한다.
> D. 의학적 상태로 인한 것이 아니고, 다른 정신장애로 더 잘 설명되지 않는다. 만약이 섭식장애가 다른 상태나 질환과 관련하여 발생한다면, 섭식장애의 심각도는 일반적으로 나타나는 것보다 심해야 하거나, 별도로 임상적 관심을 받아야 할 만큼 심각한 것이어야 한다.

(3) 치료

ARFID의 치료를 위한 방법은 다음과 같다.

첫째, 장애의 근본 원인을 파악해야 한다. 즉, 식도역류, 위장장애 등 질환이 있는지 살펴보아야 하고, 신체적인 문제가 없다면, 체계적 둔감화 기법과 노출치료를 포함한 인지행동치료가 효과적이다.

둘째, 부모의 식사교육이나 지지가 부족한 경우가 있어 부모교육이 중요하다. 까다롭게 먹는 사람은 치료가 필요하지 않을 수도 있다. 그러나 까다로운 식사가 아동의 성장과 발달에 영향을 주기 시작하면, 부모나 간병인이 치료자를 만나도록 해야 한다. 치료자는 ARFID의 근본 원인을 조사하여 가족이 해결책을 찾도록 도울 수 있다.

적절한 보살핌을 받으면 ARFID를 가진 어린이는 두려움 없이 다른 음식을 받아들이고 체중이 증가하고 다시 자랄 수 있다. 치료자가 원인을 파악하기 어려울 수 있으므로, ARFID 관리에는 인내가 필요하다. 의사는 아직 따라야 할 임상지침이 없으므로 효과적인 치료계획을 수립하는 데 시간이 걸릴 수 있다.

4) 신경성 식욕부진증

(1) 개념

신경성 식욕부진증(Anorexia Nervosa)은 자발적으로 섭식을 거부하고, 연령과 신장을 고려할 때 낮은 체중인데도 불구하고, 체중증가와 비만에 대한 극심한 두려움이 있으며, 왜곡된 신체상을 보이며, 현재의 낮은 체중의 심각성을 부정하고, 잔인할 정도로 날씬해지려는 욕구로 먹기를 거부하는 섭식장애이다.

신경성 식욕부진증은 여성 인구의 약 1~2%에서 발생하며, 호발연령은 대부분 13~14세이나 사춘기 전 아동, 나이가 많은 사람 등 어떤 연령에서도 발생할 수 있다. 신경성 식욕부진증은 남자에서도 볼 수 있는데, 여성과 남성의 비율은 대략 10:1 정도이고, 치사율은 5~18% 정도이다(김희숙 외, 2019: 168).

(2) DSM-5의 진단기준

DSM-5의 진단기준은 다음과 같다(APA, 2018: 338-339).

> A. 필요한 양에 비해 지나친 음식물 섭취제한으로 연령, 성별, 발달과정 및 신체적인 건강수준에 비해 현저하게 저체중을 유발하게 된다. 현저한 저체중은 최소한의 정상수준보다 체중이 덜 나가는 것으로 정의된다. 아동과 청소년의 경우, 해당 발달단계에서 기대되는 최소한의 체중보다 체중이 적게 나가는 것을 의미한다.
> B. 체중이 증가하거나 비만이 되는 것에 대한 극심한 두려움, 혹은 체중증가를 막기 위한 지속적인 행동, 이러한 행동은 지나친 저체중(significantly low weight.)일 때도 이어진다.
> C. 기대되는 개인의 체중이나 체형(weight or shape)을 경험하는 방식에 장애, 자기평가에서 체중과 체형에 대한 지나친 압박, 혹은 현재의 저체중에 대한 심각성 인식의 지속적 결여가 있다.

(3) 치료

신경성 식욕부진증의 치료 목표는 잃었던 체중을 회복하고 영양부족상태를 벗어나게 하기 위해 정상적으로 음식을 먹게 하는 것에 있다. 신경성 식욕부진증을 보이는 사람의 경우, 영양실조 상태에서 여러 합병증의 위험이 있어서 입원 치료를 하는 경우가 많다. 치료 상황에서 체중을 증가시키려는 행동은 긍정적인 강화를 받고, 음식 섭취를 통해 체중을 늘려 나간다. 체중회복기법으로 가장 인기를 얻고 있는 것은 지지적 간호(supportive nursing care), 영양 상담, 고칼로리 식이요법을 종합한 것이며, 효과적인 치료를 위해서는 다학제적 접근이 필요하다. 임상심리 영역에서는 심리검사 및 교육, 심리치료, 가족치료를 혼합한 방법을 주로 사용한다.

인지적 접근에서는 신체상에 대한 왜곡과 불만감을 다루어 주고 신체상에 대한 둔감화나 비합리적 신념과 인지적 왜곡에 도전하는 등의 기법을 적용한다. 섭식을 제한하게 만드는 행동과 사고과정을 인식하고, 이를 변화시키는 것이 중요하다. 행동적 측면에서는 환자에게 스스로 자신의 감정, 배고픔의 수준, 음식 섭취를 관찰하고 일지를 쓰도록 한다. 특히, 이들이 가진 독립성에 대한 욕구를 인식하고 적절하게 자기를 통제하는 기술을 가르친다. 이때 자신의 내적 감정과 감각을 잘 알아차리고 이를 신뢰하도록 하는 것이 중요하다. 이들이 가지고 있는 섭식과 체중에 대한 태도, 즉 '난 항상 완벽해야 해.', '몸이 날씬해야 나는 가치가 있어.' 등의 부적응적이고 역기능적인 가정들을 찾아내서 도전하고 변화시키는 것도 매우 효과적이다(Fairburn et al., 2014).

가족치료적인 접근도 신경성 식욕부진증 환자에게 효과적이다. 대개 이들 환자의 가족은 역기능적이고, 갈등이 많으며, 의사소통의 문제를 가지고 있다. 세대 간, 개인 간 경계가 모호하여 신경성 식욕부진증 여성 환자의 경우, 어머니와 밀착된(enmeshed) 상태에서 독립과 의존의 갈등을 겪는다. 따라서, 신경성 식욕부진증을 가진 환자 스스로 자신의 감정과 욕구를 밀착된 다른 가족구성원의 감정과 욕구로부터 분리할 수 있게 해 주어야 한다. 모든 가족치료가 항상 성공적인 것은 아니지만, 청소년의 경우에는 가족치료를 병행하면 효과적일 수 있다. 신경성 식욕부진증 중환자는 우울증 외에도 강박장애, 사회불안을 보이는 경우가 많아 이에 대한 약물치료를 병행하는 것이 필요하다.

5) 신경성 폭식증

(1) 개념

신경성 폭식증(Bulimia Nervosa)은 일정한 시간 동안 대부분의 사람이 먹을 수 있는 양보다 훨씬 많은 양의 음식을 먹고, 먹는 동안 조절상실감을 느끼며, 체중증가를 막기 위해 스스로 구토를 유발하고, 하제(변비약), 이뇨제, 관장 및 다른 약물의 오용, 굶기 또는 지나친 운동 등과 같은 부적절한 보상행동을 반복적으로 보이는 섭식장애이다.

섭식장애는 주로 청소년이나 젊은 여성에서 발생하며, 폭식증과 식욕부진증은 같은 대상자에게서 나타날 수 있는데, 식욕부진증 대상자의 50%가 폭식증으로 발전하고, 폭식증이 있는 사람이 식욕부진증으로 발전할 수 있다. 세계적으로 섭식장애의 발병률이 증가되는 추세이고, 우리나라에서도 서구문화의 빠른 도입과 더불어 다이어트나 미의 기준변화, 비만에 대한 인식의 변화 및 가족체계의 변화 등으로 증가하고 있다. 젊은 여성, 특히 발레리나(ballerina) 또는 직업모델처럼 극도로 제한된 식이요법이 요구되는 집단에서 일반인에 비해 10배 정도 높다. 최근 대학생을 대상으로 역학조사를 한 결과, 신경성 식욕부진증이 0.7%이었고, 신경성 폭식증이 0.8%로 보고되었다.

신경성 폭식증은 식욕부진증보다 더 일반적이다. 인구의 2~4%를 차지하며, 여고생과 대학생에서는 4~15%의 이환율을 보인다. 호발연령은 15~18세로, 남성에서 이 장애의 발생률은 여성의 약 1/10 정도이다. 폭식증의 빈도가 농촌보다 대도시에서 높게 나타났는데, 이는 도시가 폭식증의 위험요인이 될 수 있음을 시사한다. 그러나 이러한 차이는 식욕부진증에서는 나타나지 않았다. 폭식증은 주로 정상 체중인 사람에게서 발생하지만, 비만이나 마른 사람에서도 발생할 수 있다(김희숙 외, 2019: 168).

신경성 폭식증의 경우, 짧은 시간에 많은 양의 음식을 섭취한 뒤 스스로 혹은 약물을 통해 일부러 구토를 유도하는 증상이다. 구토를 하면 폭식을 여러 번 반복할 수 있기 때문에 먹고 토하고 또 먹는 행동을 반복한다.

신경성 폭식증에 있는 사람이 하는 행동은 다음과 같다.

첫째, 짧은 시간에 다른 사람보다 훨씬 더 많은 양의 음식을 섭취한다.

둘째, 먹는 것을 멈출 수 없거나, 음식을 얼마나 먹을 것인지 통제하지 못한다는 느낌을 받는다.

셋째, 스스로 구토를 유발하거나, 하제, 이뇨제, 관장제 등의 약물을 남용한다. 반복된 구토로 식도와 치아가 손상될 수 있다.

(2) DSM-5의 진단기준

DSM-5의 진단기준은 다음과 같다(APA, 2018: 345).

> A. 반복되는 폭식삽화(Recurrent episodes of binge eating), 폭식삽화는 다음 2가지로 특징지어진다.
>   1. 일정시간 동안(예, 2시간 이내) 대부분의 사람이 유사한 상황에서 동일한 시간 동안

> 먹는 것보다 분명하게 많은 양의 음식을 먹음.
>   2. 삽화 중에 먹는 것에 대한 조절능력의 상실감을 느낌(예, 먹는 것을 멈출 수 없거나, 무엇을 혹은 얼마나 많이 먹어야 할 것인지를 조절할 수 없는 느낌.).
> B. 체중이 증가하는 것을 막기 위한 반복적이고 부적절한 보상 행동. 예를 들어, 스스로 유도한 구토, 이뇨제, 관장약, 다른 치료약물의 남용, 금식 혹은 과도한 운동 등이 나타난다.
> C. 폭식과 부적절한 보상 행동이 둘 다, 평균적으로 적어도 3개월 동안 일주일에 1회 이상 일어난다.
> D. 체형과 체중이 자기평가에 과도하게 영향을 미친다.
> E. 이 장애가 신경성 식욕부진증의 삽화기간 동안에만 발생한다.

(3) 치료

신경성 폭식증은 식욕부진증과 달리 정상체중이 유지되고, 폭식-배출행동이 몰래 이루어지므로, 대개 발병 후 수년이 지난 후에야 치료를 받는다. 심각한 체중 감소가 없으므로 주로 외래치료를 하지만, 하루에 적어도 한번 이상 폭식-배출행동을 하거나, 심한 우울증이나 경계선 성격장애 등을 함께 지니고 있거나, 오랫동안 외래치료를 해도 별로 나아지지 않을 때에는 입원치료를 고려해 보아야 한다.

폭식증 치료의 초기목표는 폭식-배출행동의 악순환을 끊고, 섭식행동을 정상화하는 것이다. 이를 위해서 하루에 적어도 세 번 식사를 하게하고, 먹는 양을 점차 늘린다. 아울러 체중에 대한 비합리적인 태도와 비효율적인 문제해결 기술을 수정하며, 우울증과 같은 이차적인 심리적 문제가 있다면, 그에 대한 치료를 시도한다. 폭식증의 치료를 위해서는 장기적으로 건전한 식사 습관을 통해 적절한 체중을 유지하면서 신체상에 대한 적응적인 생각을 발전시키는 것이 중요하다.

폭식증에 대한 인지행동치료는 4가지 요소로 구성된다(권석만, 2021: 449-450).

첫째, 음식을 먹되 토하는 등의 배출행위를 하지 못하게 하는 것이다. 이를 통해 토하지 않아도 불안이 사라진다는 것을 배우게 된다.

둘째, 인지적 재구성을 통해 음식과 체중에 대한 비합리적인 신념과 태도를 확인하고 도전하도록 가르친다. 좀 더 적응적인 인지를 형성하도록 격려하고, 행동

실험을 통해 자신의 신념의 타당성을 검증해 보도록 한다.

셋째, 신체상을 변화시키는 치료로서 자기 신체의 불만족에 관한 정보를 제공하는 동시에, 심상을 통한 신체상 둔감화나 자신의 몸에 대한 긍정적 평가기법 등이 사용된다.

넷째, 영양 상담을 통해 건강하고 균형적인 섭식행동을 유도하거나, 신체의 에너지 요구량과 같은 영양학적 정보를 제공한다. 아울러 폭식-배출행동을 대신할 수 있는 건강한 식이요법과 운동 프로그램을 지속하도록 하는 것이 중요하다. 폭식증에 대한 이러한 인지행동치료가 효과적이라는 경험적 증거가 많다.

폭식증 환자에게는 표현적-지지적 정신역동치료도 도움이 된다. 이 경우, 환자와 치료자 간의 적대적인 전이와 역전이가 나타날 수 있는데, 이에 잘 대처해야 한다. 폭식증을 치료하는 데 가장 중요한 원칙은, 치료계획을 환자 개개인의 특성에 맞추어 수립하는 것이다. 우울증, 성격장애, 약물남용 등과 같이 공존하는 심리장애에 대한 치료도 계획의 일부로 포함되어야 하는데, 특히 경계선 성격장애나 주요 우울장애를 함께 지니고 있는 경우에는 자해나 자살 가능성을 잘 살펴야 한다. 폭식증은 가족문제와 얽혀 있는 경우가 많기 때문에 가족치료가 필요하다.

6) 폭식장애

(1) 개념

폭식장애(Binge-Eating Disorder)는 일정기간 동안 대부분의 사람이 유사한 상황에서 동일한 시간 동안 먹는 것보다 분명하게 많은 양의 음식을 먹는 것이며, 음식섭취를 참을 수 없거나, 한번 먹기 시작하면 멈출 수 없게 되는 조절능력의 상실감이 동반되나, 신경성 폭식증에서 관찰되는 것과 같은 부적절한 보상행동은 보이지 않는다.

폭식장애는 인구의 2~4% 정도이며 20~50%에서 성적 학대가 보고되었다. 야식증후군은 일반 인구에서 1.5% 정도이고, 비만 인구에서 8.3%, 외과적 치료를 요하는 중증 비만 인구에서 27% 정도를 차지한다. 폭식증 발병은 대도시에서 높고, 청소년이나 젊은 여성에게 많다(김희숙 외, 2019: 168).

(2) DSM-5의 진단기준
DSM-5의 진단기준은 다음과 같다(APA, 2018: 350).

> A. 반복되는 폭식삽화, 폭식 삽화는 다음과 같이 특징지어진다.
>   1. 일정시간 동안(예, 2시간 이내) 대부분의 사람이 유사한 상황에서 동일한 시간 동안 먹는 것보다 분명하게 많은 양의 음식을 먹음.
>   2. 삽화 중에 먹는 것에 대한 조절능력의 상실을 느낌(예, 먹는 것을 멈출 수 없거나, 무엇을 혹은 얼마나 많이 먹어야 할 것인지를 조절할 수 없는 느낌)
> B. 폭식삽화는 다음 중 3가지(혹은 그 이상)와 연관된다.
>   1. 평소보다 많은 양을 급하게 먹음.
>   2. 불편하게 배가 부를 때까지 먹음.
>   3. 신체적으로 배고프지 않은데도 많은 양의 음식을 먹음.
>   4. 얼마나 많이 먹는지에 대한 부끄러운 느낌 때문에 혼자서 먹음.
>   5. 폭식 후 스스로에 대한 역겨운 느낌, 우울감 혹은 큰 죄책감을 느낌.
> C. 폭식으로 인해 현저한 고통이 있다고 여겨진다.
> D. 폭식은 평균적으로 최소 3개월 동안 일주일에 1회 이상 발생한다.
> E. 폭식은 신경성 폭식증에서 관찰되는 것과 같은 부적절한 보상행동과 연관되어 있지 않으며, 신경성 폭식증 혹은 신경성 식욕부진증의 기간 동안에만 발생하지 않는다.

(3) 치료
폭식장애에는 인지행동치료, 대인관계 심리치료, 그리고 약물치료가 효과적인 것으로 알려져 있다. 인지행동치료는 환자로 하여금 자신의 섭식행동을 지속적으로 관찰하게 하면서 잘못된 섭식습관을 변화시킨다. 또한 부정 정서를 느낄 수 있는 스트레스 상황에서 폭식이 아닌 다른 방식으로 대처하도록 돕는다. 대인관계 심리치료는 가족이나 친구와의 관계에 초점을 맞추어 갈등영역을 찾아내고 대인행동을 변화시키도록 돕는다. 아울러 항우울제를 사용하는 약물치료도 폭식행동을 감소시키는 데 도움이 될 수 있다. 폭식장애를 지닌 사람들이 서로 지지하며, 문제를 개선해 나기는 '과식자 익명집단(Overeaters Anonymous)'도 있다.

13. 배설장애

대소변 가리기는 걸음마기에 이루어지는 대표적인 자기통제훈련으로 일반적으로 2세경에 시작하여 3세 이전에 가릴 수 있게 된다. 배설장애(Elimination Disorders)는 아동의 개인차를 고려하더라도 대변을 4세까지 가리지 못하거나, 소변을 5세까지 가리지 못하는 경우를 의미한다. 즉, 발달상 배뇨의 조절이 가능한 연령인 4~5세가 지난 이후에도 배뇨 조절에 실패하는 장애이다. 아동은 보통 소변에 비해 대변을 먼저 가리며, 밤보다 낮에 먼저 가리게 된다. 따라서, 밤에 오줌을 싸는 경우가 가장 흔하고 가벼운 증상이며, 낮에 대변을 가리지 못하는 것이 가장 드물고 심한 경우이다. 이러한 배설장애는 유뇨증과 유분증으로 구분된다(문혁준 외, 2020: 197-199).

1) 유뇨증

(1) 개념

아동은 대체로 18~24개월경 방광과 괄약근의 조절이 가능하게 되어 소변을 가릴 수 있게 된다. 그러나 소변을 가릴 연령이 되었는데도 소변을 가리지 못하고 오줌을 싸는 경우 유뇨증(Enuresis)이라고 하며, 유뇨증이 야간에 심한 경우 야뇨증이라고 하는데, 전체 유뇨증의 80%를 차지하고 여아보다 남아에게서 흔히 발생한다. 주간에 나타나는 경우 주뇨증이라고 한다.

유뇨증의 빈도는 아동에 따라 달라서 1개월에 2~3회 정도, 하루에 3~4회 발생하기도 하며, 내향적이고 불안정한 아동, 불만이 많은 아동에게서 주로 발생하고, 섭식문제나 손톱 깨물기 등을 동반하기도 한다.

유뇨증은 증세 발생 이전에도 일 년 이상 소변을 가린 적이 없는 일차성 유뇨증과 일단 1년 이상 오줌을 잘 가렸던 시기가 있었다가 다시 가리지 못하는 이차성 유뇨증으로 나뉜다. 유뇨증동의 75%는 처음부터 소변을 가리지 못한 일차성 유뇨증이지만, 초등학생 시기 이후의 아동에게서 나타나는 유뇨증의 절반 이상은 이차성 유뇨증이다(DSM-5).

유뇨증의 원인에 대해서는 명확하게 밝혀지지 않았지만, 유전적 요인, 중추신경계의 미성숙, 심리사회적 스트레스, 부적절한 배변훈련 등이 원인으로 제기되고 있다. 일차성 유뇨증은 발달상의 미성숙이나 유전적·생물학적 원인에 주로 기인하는 반이차성 유뇨증의 경우에는 동생의 출생, 부모의 불화, 가족구성원의 사망 등과 같은 스트레스로 인한 심리적 요인에 주로 기인한다.

유뇨증 아동을 지도하기 위한 방안은 유뇨증의 유형에 따라 다르게 실시되어야 한다. 먼저, 일차성 유뇨증은 뇌기능 발달이 지연되어서 발생하는 경우가 많으므로, 약물치료에 의해 도움을 주는 것이 우선되어야 한다. 이차성 유뇨증은 양육환경 등으로 인한 심리적 스트레스에 의해 생기는 경우가 많으므로, 부모의 협조가 중요하다. 아동의 유뇨증은 부모가 배변훈련을 적절하게 실시하여 사전에 예방하는 것이 중요하다.

(2) DSM-5의 진단기준

DSM-5의 진단기준은 다음과 같다(APA, 2018: 355).

> A. 침구 또는 옷에 불수의적(involuntary)이든, 의도적(intentional)이든, 반복적으로 소변을 본다.
> B. 이러한 행동은 임상적으로 확연하게 나타나며, 적어도 연속된 3개월 동안 주 2회 이상의 빈도로 일어나고, 사회적, 학업적(직업적) 또는 다른 중요한 기능영역에서 임상적으로 현저한 고통이나 손상을 초래한다.
> C. 생활연령(chronological age)이 적어도 5세 이상이다(또는 이와 동일한 발달수준에 있음.).
> D. 이러한 행동은 물질(예, 이뇨제, 항정신병 치료약물)의 생리적 효과나 다른 의학적 상태(예, 당뇨([diabetes], 척수이분증[spina bifida], 발작장애[seizure disorder])로 인한 것이 아니다.

(3) 치료

유뇨증은 대부분 치료 없이 교정된다. 많이 쓰이는 고전적 조건형성 방법 중의 하나인 종소리와 전지기법에서는 종과 전지가 금속패드와 연결되어 있는 기구를 아동의 이불 밑에 넣어서 소변이 떨어지면 종이 올려서 아동이 잠에서 깨어나도록 한다. 무조건 자극인 종소리가 방광이 꽉 차는 감각인 조건자극과 연합되어 깨어나는 반응을 일으키는 것이다. 나중에는 방광이 꽉 찼을 때만 아동이 잠을 깨게 된다(Houts, 2003). 행동치료기법인 '마른 침대훈련'에서는 밤에 주기적으로 깨어 화장실에 가면 적절하게 보상을 해 준다(Christophersen & Purvis, 2001).

통상 5~6세가 넘어가도 야뇨증 증세가 지속된다면, 적극적인 치료를 고려해야 한다. 야뇨증을 가진 아이는 자존감 저하, 사회성이나 인격형성에 부정적인 영향을 받을 수도 있다. 만약 야뇨증 외의 동반되는 다른 정서적인 문제가 있다면, 예후가 더욱 불량하기 때문에 더욱 일찍 치료를 시작해야 한다.

2) 유분증

(1) 개념

유분증(Encopresis)은 유뇨증에 대응되는 용어로 사용되고 있으며, 아동이 연령이 되었는데도 대변을 가리지 못하는 경우 유분증이라고 한다. 4세 이상의 아동이 적절하지 않은 곳에 반복적으로 대변을 보며, 이러한 행동이 적어도 3개월 동안 1회 발생하는 경우이다. 유뇨증에 비해 그 발생빈도가 매우 낮은 편이지만, 아동과 가족에게 미치는 영향을 훨씬 심각하다.

유분증은 증세 발생 이전에도 일 년 이상 대변을 가린 적이 없는 일차성 유분증과, 일단 1년 이상 대변을 잘 가렸던 시기가 있었다가 다시 가리지 못하는 이차성 유분증으로 나뉜다. 유뇨증 아동의 1/3 정도는 유분증도 함께 발생하는 경우가 많으며, 여아보다 남아에게 더 빈번하게 발생하고, 유뇨증과 달리 밤보다 낮에 발생하여 아동 자신과 부모에게 스트레스가 된다.

유분증의 발생원인은 항문근육 조절능력의 발달지연으로 발생하거나, 잘못된 배변훈련의 결과로 나타날 수 있다. 특히, 엄격한 배변훈련과정에서 지나친 스트레스로 인해 배변 통제가 잘 되지 않아 아동이 괄약근을 통제할 수 없을 경우 유분증이 발생한다.

유분증 역시 유뇨증과 마찬가지로 적절한 배변훈련을 통해 예방될 수 있다. 유분증은 변비가 동반되는 경우와 동반되지 않는 경우로 나누어지는데, 변비가 동반되는 경우에는 만성적 변비를 해소하고, 배변훈련을 위해 약물치료와 행동치료를 병행할 필요가 있다. 유분증의 치료는 아동 대상의 놀이치료뿐만 아니라, 부모상담이 반드시 요구된다. 부모역할이 유분증 치료에 중요한 요인이므로 부모상담을 통해 아동을 이해하고, 이를 유분증 치료에 반영할 필요가 있다.

(2) DSM-5의 진단기준

DSM-5의 진단기준은 다음과 같다(APA, 2018: 357).

> A. 부적절한 장소(예, 옷, 바닥)에 불수의적이든, 의도적이든, 반복적으로 대변을 본다.
> B. 이러한 상황이 적어도 3개월 동안에 월 1회 이상 나타난다.
> C. 생활연령이 적어도 4세 이상이다(또는 이와 동일한 발달수준에 있음).
> D. 이러한 행동은 변비와 관련된 메커니즘을 통하지 않는 한 물질 (예, 완화제) 또는 다른 의학적 상태의 생리적 영향으로 인한 것이 아니다.

(3) 치료

유분증을 치료할 때는 행동적인 접근과 의학적 접근이 필요하다. 아동에게 바이오피드백을 적용해서 장이 꽉 차면 더 잘 탐지하게 해 주는 방법도 있다. 고섬유소 섭취, 미네랄 오일, 하제와 윤활제 등을 사용해서 정기적으로 장 기능을 자극하고 변비를 없애게 한다. 정서적인 문제와 반항성 장애, 주의력결핍 과잉행동장애 증상이 동반될 수 있으며, 가족문제 등이 심할 경우 예후가 좋지 않아 가족치료를 받는 것이 도움이 된다.

신체적 문제가 있는지를 알아내서 원인에 맞게 대처, 원인을 알려주거나, 또는 안심시키는 것으로 좋아지는 경우도 많으며, 치료법을 같이 병행하는 것이 효과에 좋다. 구체적 내용은 다음과 같다.

① 배변훈련의 시도

첫째, 면담을 통해 죄책감을 줄여주고, 표를 만들어 소변을 가린 날을 기록하게 한다.

둘째, 의식적인 수준에서 조절하도록 시도, 낮에는 일부러 물을 많이 먹도록 격려하여 오랫동안 소변을 참게 하는 방법 이용하기

셋째, 저녁에는 자기 전까지 최대한 수분섭취 줄이기

넷째, 유뇨증상이 있을 때는 확실하게 깨워서 오줌 누이기

② 행동치료

첫째, 긍정적 강화법(positive reinforcement)이 효과적이다. 즉, 표를 만들어 소변을 실수하지 않는 날에 스티커를 붙이며, 정해 놓은 분량의 스티커를 모으면 선물을 주는 방법이다.

둘째, 조건화이론을 적용한 전자식 경보장치, 즉 벨 알람(bell and alarm)과 부착형 벨 알람(body worn bell alarm)이 있다.

알람방법은 팬티에 부착, 소변을 감지하는 감지기와 몸의 어깨 부위에 부착하여 벨소리가 나게 되는 기계로 구성, 유뇨에 대한 혐오적 결과로서 벨을 울리게 하여 환자가 벨소리를 피하기 위해 배뇨를 억제하는 회피반응 훈련원리이다. 적어도 2~3개월을 유지하며, 2주 이상 연속으로 소변 실수 없이 유지하여야 한다. 최근 메타연구에서 재발율이 42% 높으며, 약물치료에 비해 낮지만 장기간의 치료기간으로 인해 순응도가 낮은 단점이 있다. 그러나 대부분의 증거기반 치료 혹은 지침서에서는 알람치료를 유뇨증의 첫 번째 치료방법으로 권장하고 있다.

③ 약물치료

다른 치료방법으로 효과가 없는 경우에 사용하는데, 기분장애나 불안장애가 동반되는 경우에 약물을 사용한다.

첫째, 데시모프레신(ADH-바소프레신의 합성 아날로그)를 첫 치료제로 권장

둘째, 옥시부티닌(oxybutnin), 염산염(hydrochloride, 디트로판)이 효과적

현재 미국 및 유럽에서는 1차 치료약물로 권고하지 않지만, 이미프라민(imiprime)

도 우리나라에서 많이 쓰이고 있다.

④ 정신치료
첫째, 분명한 심리적 원인이 있는 2차성 야뇨증에 도움
둘째, 부모와 갈등이 있는 경우 적극적 개입 필요

⑤ 기타 치료 및 병합치료
첫째, 최면치료
둘째, 유뇨증상과 데노이드 및 편도 비대 등 증상에는 편도 적출술을 하였을 때, 상당히 호전되었다는 보고가 있다.

14. 수면—각성장애

수면은 피로가 누적된 뇌의 활동을 주기적으로 회복하는 생리적 의식상실 상태를 말하며, 휴식상태가 양적·질적으로 변화한 상태에서 각성에 영향을 미치어 나타나는 장애를 수면-각성장애(Sleep-Wake Disorders)라고 하며, 휴식상태의 변화는 생체 특유의 주기성과 관련이 있다.

정상수면을 취하지 못하면 낮에도 잠에 빠져 사회문화적 혹은 직업상 혼란이 일어나 일상생활의 적응조차 어렵다. 불면이 오래 지속되면, 피로감과 절망감이 느껴져 삶 자체를 극히 무가치하게 느끼고, 자살충동까지 느끼기도 한다.

수면은 인간의 삶에서 30% 이상을 차지하는 중요한 생명현상 중 하나로, 휴식과 더불어 살아가기 위한 기본적인 요인이다. 행동과학적 정의에 따르면, 수면이란 자연발생적 현상으로 적절한 자극에 의하여 깨어날 수 있는, 주기적으로 재현되는 가역적(reversible) 상태라고 한다.

수면은 단순히 생물학적 리듬현상이나 심리적 특수현상으로 이해하기보다는 심신이 상호작용하는 정신생리적 현상에 더 가깝다고 해야 할 것이다. 왜냐하면 일상생활에서 맞서고 견디었던 각성기가 지나면 인간은 태초의 어둠과 자유에 다시 몸을 맡기게 되기 때문이다. 단잠을 잘 수 있는 전제조건은 낮 동안 각성기의 삶이 얼마나 만족스러웠는가에 달려 있다 해도 과언이 아니다.

지금까지 수면에 대한 연구가 활발히 이루어져 왔음에도 불구하고, 정상 수면이나 수면장애에 대한 기전은 아직까지 논란의 여지가 많다. 오늘날 복잡한 산업사회로의 발전으로 인구의 15%가 심각한 수면장애를, 20~25%가 가끔 불면증에 시달리고 있다. 수면장애는 생산성을 감소시키고, 사고의 가능성과 질병 발생률을 증가시키며, 삶의 질을 저하시키므로 수면장애의 원인을 찾아내어 치료하는 일이 중요하다(김희숙 외, 2019: 188).

수면과 각성은 현상학적으로 생물체계의 반응성이 각각 다른 수준으로 표현된 것이다. 이는 수면-각성조절이 하나의 중추에서 시행된다는 가정에서 수면과 각성에 함께 영향을 미치는 공동의 다목적 각성조절기구(vigilance controlling apparatus)가 있어서, 여기에서 수면-각성주기와 수면 내의 각 단계를 생성한다

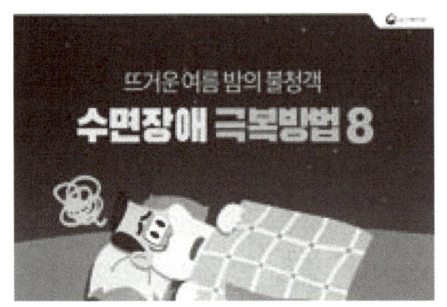

자료: 보건복지부 홈피(2018.09.20.)
수면극복방법안내

고 추측된다. 또 이러한 수면단계는 수면시간 내내 주기적으로 출현하며, 뇌파상으로도 뚜렷이 구분된다. 각성 시 뇌파는 12~18Hz의 베타파(beta wave)를 보이며, 조용한 무념상태에서는 8~12Hz의 알파파(alpha wave)가 점차 증가하는 것으로 보인다. 잠이 들려고 하면 알파파가 소실되면서 1단계 수면에 들어간다(김희숙 외, 2019: 189).

1) 불면장애(Insomnia Disorder)

(1) 개념

1) 불면장애의 임상적 특징

불면장애(Insomnia Disorder), 즉 불면증은 수면을 개시하거나 유지하는 것에서 어려움을 보이며, 수면의 양이나 질이 불만족스러운 상태를 말한다. 수면장애는 다른 정신질환이나 의학적 상태의 경과 중에 발생하기도 하고, 혹은 단독으로

발생할 수도 있다. 매주 3일 이상, 3개월 이상 나타날 때 진단을 내린다. 수면문제나 이로 인한 피로감으로 인해 일상생활의 중요한 영역에서 심각한 고통이나 지장이 초래된다.

정상인은 10~15분 만에 잠이 드는데, 20~30분 이상 잠이 오지 않으면 수면 시작 불면증(수면초기불면증), 수면 도중에 자꾸 깨는 시간이 20~30분 이상인 경우, 수면 유지불면중(중기불면증), 예상 기상시간보다 30분 정도 일찍 잠에서 깨어 전체 수면시간이 6시간 30분이 채 안 되는 경우에는 수면 후기 불면증에 해당된다. 비회복성 수면은 수면의 질이 저하되어 충분한 시간 동안 수면을 취해도 피로가 풀리지 않는 느낌을 주는 것으로, 수면 개시나 수면 유지의 어려움과 관련하여 발생하며, 단독으로 발생하는 경우는 드물다. 또한 이 증상은 호흡 관련 수면장애와 함께 나타나기도 한다(DSM-5).

수면을 시작하고 유지하는 능력은 연령에 따라 변동되기 때문에 연령을 참고하여 불면증을 살펴보는 것이 중요하다. 불면장애는 야간의 수면 문제뿐만 아니라, 피로, 졸림 등 주간에도 문제를 일으킨다. 주의력, 집중력, 기억력, 심지어 단순한 손동작 수행능력의 저하 등 인지능력의 손상이 발생할 수 있다. 또한 불면장애가 생기면 과민해지고, 기분 변동이 커지며, 우울 및 불안 증상이 발생하기도 한다.

불면장애는 생리적·인지적 각성 및 수면을 방해하는 행동적 요인 등이 복합적으로 작용한다. 잠을 자는 것에 집착하는 인지적 몰두와 잠들지 못하는 것에 대한 고통이 악순환을 일으킨다. 잠을 자려고 하면 할수록 잠이 들지 않아 고통스럽고, 이에 대한 좌절감이 더욱 잠을 이루지 못하게 만든다. 불면증이 있는 사람은 부적응적인 수면 습관(예, 침대에서 많이 지내는 것), 부적응적 사고(예, 불면에 대한 두려움, 시간을 체크하는 것, 낮에 일을 못하는 것에 대한 걱정)가 나타난다. 잠을 이루지 못하게 하는 환경과 수면을 방해하는 행동이 일종의 조건형성이 되어 각성을 더 악화시키고 수면문제를 심화시킨다.

불면증이 있는 사람은 심리검사에서 우울, 불안, 걱정, 신체에 몰두하는 증상이 있다. 즉, 성인 중 약 1/3이 불면증을 호소하고, 남성보다 여성에게서 더 유병률이 높다(DSM-5). 여성은 폐경기에 불면증이 새로 생기는 경우가 많다. 연령에 따라 불면증의 양상이 다른데, 청년기에는 수면 시작의 어려움을 더 많이 호소하고, 중장년층은 수면 유지의 어려움을 더 많이 보인다. 노인기에는 노화에 따른 질병이나 건강문제로 인해 불면증이 증가한다. 불면증 검사에 쓰이는 수면다원검사는 여러 가지 제한점이 있지만, 노인의 경우 수면무호흡이 많이 발생하므로 이 검사가 유용하게 사용된다.

(2) DSM-5의 진단기준

DSM-5의 진단기준은 다음과 같다(APA, 2018: 362).

A. 수면의 양이나 질의 현저한 불만족감으로 다음 중 한 가지 이상의 증상과 연관된다.
 1. 수면개시(initiating sleep)의 어려움(아동의 경우 보호자의 중재 없이는 수면 개시가 어려움으로 나타나기도 한다.).
 2. 수면유지(maintaining sleep)의 어려움으로, 자주 깨거나 깬 뒤에 다시 잠들기 어려운 양상으로 나타남(아동의 경우 보호자의 중재 없이는 다시 잠들기 어려운 것으로 나타나기도 함.).
 3. 이른 아침 각성하여 다시 잠들기 어려움.
B. 수면방해(leep disturbance)가 사회적, 직업적, 교육적, 학업적, 행동적 또는 다른 중요한 기능영역에서 임상적으로 현저한 고통이나 기능저하를 초래한다.
C. 수면문제가 적어도 일주일에 3회 이상 발생한다.
D. 수면문제가 적어도 3개월 이상 지속된다.
E. 수면문제는 적절한 수면의 기회가 주어졌음에도 불구하고 발생한다.
F. 불면증(insomnia)이 다른 수면-각성장애(예, 기면증, 호흡 관련 수면장애, 일주기리듬 수면-각성장애, 사건수면)로 더 잘 설명되지 않으며, 이러한 장애들의 경과 중에만 발생되지는 않는다.
G. 불면증은 물질(예, 남용약물. 치료약물)의 생리적 효과로 인한 것이 아니다.
H. 공존하는 정신장애과 의학적 상태가 현저한 불면증 호소를 충분히 설명할 수 없다.

(3) 치료

불면장애를 치료하기는 쉽지 않지만, 일차적으로 수면 위생(sleep hygiene)에 대한 교육을 통해 숙면을 취할 수 있는 환경이나 습관을 교육시키는 것이 중요하다. 또한 자극통제를 해서 수면을 유도하는 자극과 수면의 연합을 형성하고 강화시키는 것이 좋다. 침대와 침실은 수면과 성생활을 위해서만 사용하며, 낮잠을 자지 않도록 하는 것도 필요하다. 긴장이완훈련과 같은 방법을 통해 팔다리가 무거워진다는 중량감 훈련과 팔다리가 따뜻해진다는 온감훈련 같은 자기암시를 함으로써 신체적·심리적 이완 상태를 유도해 각성 수준을 저하시키는 것도 효과적이다.

〈사례연구〉

온감훈련

몸이 따뜻하게 느끼는 것이다. 먼저 숨을 들이 쉬면서 오른 팔이 따뜻하다고 마음속으로 선언하고 숨을 내쉬면서 따뜻해졌다고 생각한다. 그냥 생각만 하는 것이 아니라, 진짜로 그렇다는 것을 상상하고 느껴본다. 호흡은 약 5회 정도가 좋다. 오른팔→왼팔→오른다리→왼다리 순으로 차례로 사지 감각을 느낀다. 이후 몸의 다른 부위 중감을 원한다면 원하는 부위를 보충하여 넣으면 된다. 이는 혈관 이완과 혈행촉진 효과가 있다.

자료: 슐츠(J. H. Schultz)의 자율훈련법(autogenic training)

최근에는 인지행동치료가 불면증 치료에 효과적인 것으로 알려져 있다(이우경, 2021: 308). 인지행동치료에서는 인지적 재구성을 통해 '나는 하루에 8시간은 반드시 자야하며, 그렇지 않으면 내일 일을 잘 못할 거야.'와 같은 역기능적인 생각을 현실적인 생각(예, '잠을 8시간밖에 못 잔다고 문제가 되지는 않아.')으로 바꾸는 것이 도움이 된다. 수면일지를 작성하게 하고, 잠들기까지 걸린 시간과 실제 수면시간, 수면의 질을 점검하게 하여 불면에 대한 걱정을 줄여 주는 것이 효과적이다. 심할 경우 벤조디아제핀, 졸피뎀(Zolpidem, 불면증 치료에 사용되는 약물) 등의 약물치료가 효과적이라고 알려져 있다. 수면제는 2주 이상 처방을 하지 않는데, 그 이유는 내성과 금단증상이 생길 수 있기 때문이다.

2) 과다수면장애

(1) 개념

　과다수면장애(Hypersomnolence Disorder)는 과도한 양의 수면(야간 수면이 늘어나거나 불수의적인 주간 수면), 각성의 질 저하(잠에서 깨어나기 어렵거나 깨어 있어야 할 때 각성을 유지하지 못하는 것), 수면무력증(정규 수면 삽화나 낮잠 중에 깼을 때 수행에 손상이 생기거나 각성 상태가 감소)과 같은 증상을 보이는 것이 특징이다. 과다수면장애를 가진 사람은 빨리 잠들며, 수면 효율성은 대체로 좋다. 그러나 아침에 깨어나는 것을 어려워하고, 늘 졸음과 싸우고, 실조 증상을 보인다. 수면-각성 이행기에 각성 손상이 일어나 수면무력증, 즉 잠에 취한 상태가 된다. 잠을 너무 많이 자다보니 행동이 부적절하고, 기억 결함, 시간과 공간 지남력 장애, 비틀거리는 증상이 발생하기도 한다.

　지속적인 수면 욕구로 인해 다음날 기억할 수 없는 자동행동이 일어난다. 예컨대, 몇 시간 운전해서 갔는데도 거기에 왜 있는지를 잘 모르고, 자동적인 운전을 기억하지 못하는 경우가 많다. 주간 졸림으로 수면 클리닉을 찾는 사람들 중 약 5~10%는 과다수면장애로 진단된다. 극심한 경우에는 수면삽화가 하루에 무려 20시간에 이른다. 이들의 평균 수면시간은 9시간 30분 정도다. 한번 잠이 들면 깨어나는 것을 어려워하고, 이들 중 약 40%가 수면무력증을 경험한다. 주간 활동기간 동안 작업능력의 저하, 집중력 감소, 기억력 감소로 인해 직업적·사회적 기능이 현저하게 떨어진다. 아침에 일어나기 어려워 정시에 출근하는 것이 어렵고, 뜻하지 않은 주간수면삽화로 인해 운전 중이나 기계조작 중에 위험한 일이 발생할 수 있다.

　심리적인 스트레스와 알코올 사용으로 인해 일시적으로 수면이 증가될 수도 있고, 우울장애 진단기준을 만족시킬 정도로 우울증이 있는 경우에 수면과다가 나타난다. 과다수면이 일주일에 적어도 3일 이상 발생하고 적어도 3개월 이상 지속될 때, 과다수면장애를 진단 내린다.

(2) DSM-5의 진단기준

DSM-5의 진단기준은 다음과 같다(APA, 2018: 368-369).

> A. 주요 수면시간이 7시간 이상임에도 불구하고, 과도한 졸림(과다수면)을 호소하며, 다음 중 한 가지 이상의 증상을 호소한다.
>   1. 동일한 날에 반복적인 수면기를 보이거나, 혹은 반복적으로 깜박 잠듦.
>   2. 하루에 주요수면삽화가 9시간 이상 지속되나, 피로 해소가 되지 않음(예, 개운하지 않음.).
>   3. 갑자기 깬 후에 완전히 각성 상태를 유지하기 어려움.
> B. 과다수면(hypersomnolence)이 일주일에 3회 이상 발생하고, 적어도 3개월 이상 지속된다.
> C. 과다수면이 인지적(cognitive), 사회적(social), 직업적(occupational), 또는 다른 중요한 기능영역에서 현저한 고통이나 기능저하를 동반한다.
> D. 과다수면이 다른 수면장애(예, 기면증, 호흡관련 수면장애, 일주기리듬 수면-각성 장애 또는 사건수면)로 더 잘 설명되지 않으며, 다른 수면장애의 경과 중에만 발생되지는 않는다.
> E. 과다수면물질(예, 남용약물, 치료약물)의 생리적 효과로 인한 것이 아니다.
> F. 공존하는 정신장애와 의학적 장애가 뚜렷한 과다수면 호소를 충분히 설명할 수 없다.

(3) 치료

과다수면의 치료에는 암페타민과 같은 자극제가 사용된다. SSRIs와 같이 진정작용이 없는 항우울제가 도움이 될 수 있다.

3) 기면증

(1) 개념

기면증(Narcolepsy)은 일상생활 중 발작적으로 졸음에 빠져드는 신경계 질환이자 수면장애이다. 최근 원인이 일부 밝혀져서 기면병이라고도 한다. 즉, 낮 시간에 과도하게 졸리고, REM(rapid eye movement-sleep) 수면의 비정상적인 발현, 즉 잠이 들 때(입면, hypnagogic)나 깰 때(각성), 환각, 수면 마비, 수면 발작 등의 증상을 보이는 신경정신과 질환을 말한다.

기면증은 생각만큼 그 수가 적은 질환이 아니어서 연구에 따르면, 성인 중 약 0.02~0.18%에서 발생하는 것으로 알려져 있다. 기면증은 간질이나 단순한 심리적 요인에 의해 발생하는 것이 아니다. 이것은 수면 기전의 이상, 특히 REM수면 억제 기전의 이상에 의한 것으로 알려져 있다.

기면증은 모든 연령에서 발생할 수 있으나, 주로 청소년기나 이른 성인기에 발생하고, 대체적으로 30세 이전에 발생한다. 질환의 경과는 느리게 진행하는 경우도 있고, 일정 수준에서 머물러 평생 지속되는 경우도 있다.

〈사례연구〉

기면증

24세 여자 환자는 대학교 4학년생으로 성격도 원만하고, 친구와의 관계도 좋으며, 가정환경도 양호한 편이며, 성적도 나쁘지 않은 편이다. 그러나 3개월 전부터 수업시간에 쏟아지는 잠을 주체할 수 없어 성적이 점차 더 떨어질 것 같으며, 쉬는 시간 또는 등하교 시간 주체할 수 없는 수면으로 버스에서 넘어질 뻔하기도 하고, 횡단보도를 건너다 넘어질 뻔하기도 하여 자신의 증상의 심각성을 인지하고 입원하기 원해서 외래로 입원하였다.

입원 후 간호사의 입원 오리엔테이션 및 간호력 조사 위한 환자와의 인터뷰에 적극적이고 긍정적으로 받아들였으며, 비교적 협조적이었다. 얼굴은 부석하지 않았으나, 피로한 기색이 보였다. 다원수면기록, 주간 수면각성주기, 수면질문지 및 기록지를 통해 수면의 패턴을 파악하였다. 또한 수면 장애 유형을 사정하고 발작수면 관련 요인 및 상황 등을 평가하였다.

진단 결과, 수면으로 인한 기면증 진단받고, 치료제 프로비질 200mg PO로 이틀 복용하였으나, 각성이 되지 않는다며 여전히 불안감을 가지고 있는 상태이다.

(2) DSM-5의 진단기준

DSM-5의 진단기준은 다음과 같다(APA, 2018: 372-373).

> A. 억누를 수 없는 수면 욕구, 깜박 잠이 드는 것, 또는 낮잠이 하루에 반복적으로 나타난다. 이런 양상은 3개월 동안 적어도 일주일에 3회 이상 발생한다.
> B. 다음 중 한 가지 이상이 나타난다.
>   1. (a)나 (b)로 정의되는 탈력발작의 삽화(Episodes of cataplexy)가 1개월에 수차례 발생함.
>   a. 장기간 유병된 환자의 경우, 웃음이나 농담에 의해 유발되는 짧은(수초에서 수분) 삽화의 의식이 있는 상태에서 양측 근육긴장의 갑작스러운 소실
>   b. 아동이나 발병 6개월 이내의 환자의 경우, 분명한 감정 계기 없이 혀를 내밀거나, 근육긴장 저하를 동반한 얼굴을 찡그리거나 턱이 쳐지는 삽화
>   2. 뇌척수액(CSF) 하이포크레틴(hypocretin-1) 면역반응성 수치를 이용하여 측정된 하이포크레틴 결핍증(Hypocretin deficiency, 동일한 검사에서 측정된 정상 수치의 1/3 이하 또는 110 pg/mL 이하). 하이포크레틴-1의 낮은 CSF 수치는 급성 뇌손상, 염증, 감염으로 인한 경우에는 관찰되지 않음.
>   3. 야간 수면다원 검사에서 급속안구운동(REM)수면 잠복기가 15분 이내로 나타나거나, 또는 수면 잠복기 반복 검사에서 평균 수면 잠복기가 8분 이내로 나타나고, 2회 이상의 수면 개시 REM수면이 나타남.

(3) 치료

약물치료를 통해 증상을 조절할 수 있다. 대표적인 약물은 모다피닐(Modafinil)인데, 모다피닐은 기면증으로 인한 과도한 졸음을 호소하는 환자에서 각성을 향상시켜주는 약물로, 전통적인 중추신경 흥분제에 비해 부작용이 적은 것으로 알려져 있다. SSRI(선택적 세로토닌 재흡수 차단제, Selective Serotonin Reuptake Inhibitor)와 같은 항우울제도 REM수면의 비정상적인 발현에 의한 증상 조절에 도움이 되는 것으로 되어있다.

현재까지는 완치가 불가능한 병이다. 그러나 완치가 불가능하다 하더라도, 약물치료 등을 통해 어느 정도의 증상 완화를 이루어낼 수 있으며, 병명을 앎으로써 게으르다고만 여겨지던 환자들에게 사회적으로도 도움을 줄 수 있기 때문에 조기진단이 매우 중요하다. 증상이 발견되면 야간에 실시하는 수면다원검사(polysomnography, PSG)와 주간에 실시하는 다중수면잠복기검사(Multiple

Sleep Latency Test, MSLT)를 이용해 진단한다. 잠이 쏟아지는 증상은 비습관성 각성제인 모다피닐을, 탈력발작은 항우울제를 투여하며 카페인, 탄수화물의 섭취를 줄여야 한다.

약물치료가 중요하나 규칙적인 낮잠과 같은 생활습관 교정, 심리 상담, 그리고 약물 내성을 줄이기 위한 '휴약기(drug holiday)' 등의 통합적 치료접근이 이루어져야 한다.

호흡 관련 수면장애

1) 폐쇄성 무호흡 저호흡

(1) 개념

폐쇄성 수면무호흡 저호흡증(Obstructive Sleep Apnea Hypopnea)은 가장 흔한 호흡 관련 수면장애(Breathing-Related Sleep Disorders)로서, 반복적인 '상기도 폐색(upper airway obstruction)'이 특징이다. 숨이 완전히 막히거나(무호흡증), 부분적으로 막혀(저호흡증) 산소 공급이 원활하지 못하게 된다. 산소가 부족할 때마다 숨이 막히는 느낌 때문에 순간적으로 깨거나 깊은 잠을 못 자 많은 환자가 낮 시간에 졸음이 온다고 호소한다. 따라서, 코골이 등 호흡곤란이나 낮에 피로나 졸림을 경험한다면, 폐쇄성 수면무호흡 저호흡증 진단을 고려해 봐야 한다(안창일 외, 2019: 438).

이러한 증상과 함께 수면다원검사 결과, 수면 중 기도가 막혀서 시간당 5회 이상의 호흡 정지나 저호흡(50% 이상 호흡량 감소)이 일어나거나, 수반증상과 무관하게 시간당 15회 이상의 호흡 정지나 저호흡이 일어날 때, 폐쇄성 수면무호흡 저호흡증 진단을 내린다. 물론 코를 골더라도 수면다원검사상 아무런 이상이 없다면, 단지 '일차성 코골이'일 뿐이며, 수면장애 및 각성장애 진단을 내리지 않는다.

(2) DSM-5의 진단기준

DSM-5의 진단기준은 다음과 같다(APA, 2018: 378).

> A. (1) 또는 (2) 중 하나 이상이 있다.
>   1. 수면다원검사에서 수면시간당 적어도 5회 이상 폐쇄성 무호흡이나 저호흡이 있고, 다음 중 한 가지 이상의 수면증상이 있음.
>   a. 야간 호흡장애 : 코골이, 거친 콧숨/헐떡임, 또는 수면 중 호흡 정지
>   b. 충분한 수면을 취했음에도 주간 졸림, 피로감 또는 개운하지 않은 수면으로, 다른 정신장애(수면장애 포함)로 더 잘 설명되지 않으며, 다른 의학적 상태로 인한 것이 아님.
>   2. 동반된 증상과 관계없이 수면다원 검사에서 확인된 수면시간당 15회 이상 폐쇄성 무호흡 그리고/또는 저호흡

(3) 치료

폐쇄성 무호흡 저호흡을 치료하는 방법은 양압기와 기도확장수술이 있다. 폐쇄성 무호흡 저호흡의 증상이 있을 때, 양압기는 기도에 인위적으로 공기를 넣어주는 기계이다. 최근 편리성을 앞세운 자동양압기가 많이 유통되고 있다. 그러나 자동양압기는 정확도가 많이 떨어져서 100% 의존하지 말아야 한다는 것이 전문가들의 의견이다. 기도확장수술은 기도를 좁히는 원인 부위를 찾아 이동이나 변형시켜 다시 기도 공간을 확보해주는 수술이다. 주요 수술 부위는 혀와 입천장으로, 기도를 직접적으로 건드리지 않아 위험성이 크지 않고 회복 또한 빠른 편이다.

만약 매번 장치를 착용하는 게 번거롭게 느껴지고 장치의 소음이나 착용감 때문에 숙면이 어렵다면, 근본적인 문제를 해결하는 수술적 방법을 고려하시는 게 좋다.

2) 중추성 수면무호흡증

(1) 개념

중추성 수면무호흡증(Central Sleep Apnea) 환자들은 대부분 심부전, 뇌졸중

등 기저질환(underlying disease)을 가지고 있다. 기도가 막히지는 않지만, 환자들이 가지고 있는 심장질환이나 신경학상의 문제로 인해 호흡조절이 안정적이지 않아 자다가 10초 이상 숨을 쉬지 못하는 중세를 보인다(안창일 외, 2019: 438). 다시 말해서 호흡에 관여하는 신경이 일시적으로 조절기능을 중지하면 숨을 계속 쉬는 노력을 그치게 된다. 뇌가 관장하여 자동적으로 숨 쉬다가 어느 순간 숨 쉬기를 뛰어 넘는 것이다. 진통제로 쓰이는 아편류 약물(예, 모르핀)은 호흡을 불안정하게 만들어 일시적으로 호흡을 중단시키기도 한다. 수면다원검사에서 시간당 5번 이상의 중추성 무호흡을 보이면 중추성 수면무호흡증으로 진단한다.

(2) DSM-5의 진단기준

DSM-5의 진단기준은 다음과 같다(APA, 2018: 383).

> A. 수면다원검사(polysomnography)에서 수면시간당 5회 이상의 중추성 무호흡이 존재한다.
> B. 장애가 다른 수면장애로 더 잘 설명되지 않는다.

(3) 치료

중추성 수면무호흡증은 본인은 스스로의 인지가 어려우므로 주변인의 관찰이 요구된다. 수면 시 10초 정도 호흡이 끊기는 사례가 시간당 5차례 이상 또는 하룻밤에 30차례 이상 나타난다면 수면클리닉을 내원하여 수면다원검사를 받는 것이 좋다. 수면다원검사는 환자가 잠을 자는 동안 코와 입을 통한 공기의 출입, 호흡운동, 뇌파, 안구운동 등 7가지 검사를 종합해 수면무호흡증 여부를 판단한다.

중추성 수면무호흡증 확진을 받은 경우에는 물리적 방법과 수술 등을 통해 치료받아야 한다. 또한 환자의 상태에 따라 수면방법이나 생활습관의 변화로도 개선할 수 있다. 비만일 경우, 중추성 수면무호흡증의 주요 원인이 되므로 체중을 줄이는 것이 요구된다.

3) 수면 관련 환기저하

(1) 개념

수면 관련 환기저하(Sleep-Related Hypoventilation)는 수면다원검사에서 이산화탄소농도가 높아져서 호흡 감소 증상을 보이는 경우이다. 폐질환, 근육장애, 약물(벤조다이아제핀, 아편류) 사용과 연관되어 발생하는 경우가 많고, 다른 호흡 관련 수면장애보다 유병률이 낮다.

(2) DSM-5의 진단기준

DSM-5의 진단기준은 다음과 같다(APA, 2018: 387).

> A. 수면다원검사에서 이산화탄소 농도의 상승과 연관한 호흡저하 삽화들이 나타난다.
> B. 장애가 현재의 다른 수면장애로 더 잘 설명되지 않는다.

4) 일주기리듬 수면-각성장애

(1) 개념

일주기리듬(Circadian Rhythm)은 '생체시계'라고도 부르는데, 매일매일 수면 타이밍을 제어한다. 생체시계 덕분에 매일 일정한 시간에 신체가 자거나 깰 태세를 갖추는 것이다(안창일 외, 2019: 439).

일주기리듬 수면-각성장애(Circadian Rhythm Sleep-Wake Disorder)는 수면-각성주기의 변화로 인해 과도한 졸음이나 불면이 반복되는 경우를 말한다. 즉, 환경(예, 야간근무, 외국여행 등)에 의해 요구되는 수면-각성주기와 개인의 일주기 수면-각성주기의 부조화로 인하여 과도한 졸음이나 불면이 반복되고 지속되는 경우이다. 이러한 수면문제로 인하여 현저한 고통을 느끼거나, 사회적·직업적 부적응이 나타날 때 일주기리듬 수면장애로 진단된다.

일주기리듬 수면장애는 다섯 가지 유형으로 구분된다. 그 내용은 다음과 같다(권석만, 2021: 466).

첫째 유형은 지연된 수면단계형(delayed sleep phase type)으로, 개인의 수면-각성주기가 사회적으로 요구되는 것보다 지연되어 있는 경우를 말한다. 예컨대, 아침에 늦게 일어나고 밤늦게까지 깨어 있는 '올빼미'식의 수면-각성주기를 지닌 사람은 아침에 일찍 일어나 출근해야 하는 직업에 적응하기 어렵다. 이런 수면문제를 지닌 사람은 자신의 수면-각성시간을 앞당기는 능력이 부족한 것으로 여겨진다. 이들은 사회적으로 요구되는 시간에 깨어나기 매우 어려우며, 강제로 깨우는 경우에는 수면이 박탈된 상태이므로 활동시간에 졸음을 느끼게 된다.

두 번째 유형은 조기 수면단계형(advanced sleep phase type)으로, 개인의 수면-각성주기가 사회적으로 요구되는 것보다 앞서 있는 경우를 말한다. 초저녁에 잠이 들고 새벽에 일찍 깨어 아침까지 수면을 지속하지 못한다. 대체로 저녁 6~8시에 잠이 들어 새벽 1~3시쯤 깨는 경우로, 노인들에게 많이 나타난다.

세 번째 유형은 교대 근무형(shift work type)으로, 교대근무에 의해 요구되는 수면-각성주기와 개인의 수면-각성주기가 불일치하는 경우를 말한다. 주간근무와 야간근무가 교대되는 경우, 수면-각성시간의 변화가 강요되고, 이로 인하여 개인의 일주기리듬이 깨어져 정상적인 수면이 방해받는다. 일반적으로 야간교대 근무자는 주간근무자보다 수면시간이 짧아지고, 수면의 연속성에 있어서 장해가 초래되며, 야간근무 중에 졸림을 느끼게 된다.

네 번째 유형은 불규칙한 수면-각성형(irregular sleep-wake type)으로, 수면-각성주기가 일정하지 못해서 하루에도 여러 번 낮잠을 자고 밤에 주된 수면을 취하지 않는다. 하지만 24시간 내 수면시간의 총합은 연령대에서 정상시간에 해당한다.

다섯 번째 유형은 비24시간수면-각성형(non-24-hours sleep-wake type)으로, 개인의 수면-각성주기가 24시간 환경과 일치하지 않아서 잠이 들고 깨어나는 시간이 매일 지속적으로 늦어지는 경우를 말한다. 이러한 경우에는 외부의 빛이나 어둠 주기와 상관없는 수면-각성주기를 가지는데, 맹인에게서 흔히 나타난다.

일주기리듬 수면-각성장애의 유병률은 잘 알려져 있지 않다. 그러나 청소년의 경우 지연된 수면 단계형의 유병률은 약 7%이며, 야간 교대 근무자의 경우 교대 근무형의 유병률은 약 60%이다. 교대근무와 시차여행으로 인한 수면장애는 젊은 성인에 비해서 장년과 노인에게 더 심하거나 더 쉽게 발생하는 경향이 있다(DSM-5).

(2) DSM-5의 진단기준

DSM-5의 진단기준은 다음과 같다(APA, 2018: 390).

> A. 일차적으로 일주기리듬의 변화 또는 내인성 일주기리듬과 개인의 물리적 환경 또는 사회적, 직업적 일정에 의해 요구되는 수면-각성(sleep-wake) 일정 사이의 조정 불량으로 인한 수면교란이 지속되거나 반복되는 양상이 있다.
> B. 수면방해(sleep disruption)는 과도한 졸림 또는 불면, 또는 2가지 모두 초래한다.
> C. 수면교란(sleep disturbance)은 사회적, 직업적, 또는 다른 중요한 기능영역에서 임상적으로 현저한 고통이나 기능저하를 초래한다.

(3) 치료

지연된 수면단계형 장애를 나타내는 사람은 정상적인 환경 단서에 따라 일주기리듬을 조정하여 적응하는 능력이 약한 것으로 알려져 있다. 따라서, 이러한 경우는 수면시간과 깨어 있는 시간을 매일 조금씩 앞당기도록 수면계획을 세워 점진적으로 실행하도록 하는 것이 효과적이다. 밤에 일하고 낮에 잠을 자는 야간근무에 적응하지 못하는 교대근무형 수면장애의 경우에는 야간근무가 끝나는 아침보다 정오에 잠을 자기 시작하는 것이 좋다.

일주기리듬 수면-각성장애에는 광 노출 치료가 도움이 될 수 있다. 광 노출 치료(light exposure therapy)는 2~3일간 7,000~12,000lux의 밝은 빛에 노출시킴으로써 수면단계에 변화를 주는 치료법이다. 수면단계를 변화시키는 방향은 노출의 시간대에 의해 설정될 수 있는데, 노출시간이 아침일 경우 수면단계를 앞당기는 효과를 얻을 수 있으며, 저녁에 노출시키면 수면단계를 뒤로 미루는 효과를 거둘 수 있다. 주기적으로 빛에 노출하면 규칙적인 일주기리듬을 형성하는 데 도움이 될 수 있다.

사건수면

사건수면(Parasomnias)은 수면상태에서 일어나는 비정상적인 행동이나 경험을 말한다. 이러한 사건수면은 숙면을 방해하여 낮 시간 동안에 졸리거나 피곤감을 느끼는 등 일상생활의 적응에 어려움을 초래하게 된다. 이러한 사건수면에는 비REM수면-각성장애, 악몽장애, REM수면 행동장애, 하지불안 증후군이 있다.

1) 비급속안구운동(비REM)수면-각성장애

(1) 개념

비REM수면-각성장애(Non-Rapid Eye Movement Sleep Arousal Disorders)는 주된 수면시간의 첫 1/3 기간에 수면에서 불완전하게 깨어나는 경험을 반복적으로 하는 경우를 말한다. 이 장애는 수면 중 보행(sleepwalking)이나 수면 중 경악(sleep terrors, 야경증) 중 하나의 형태로 나타난다.

어떤 경우이든 꿈의 내용을 기억하지 못할 뿐만 아니라, 수면 중 보행이나 경악 반응 시의 경험을 기억하지 못한다. 비REM수면-각성장애는 주된 증상에 따라 수면 중 보행형과 수면 중 경악형으로 구분한다(DSM-5). 구체적인 내용은 다음과 같다(권석만, 2021: 467-469).

① 수면 중 보행형

수면 중 보행형(sleepwalking type)은 수면 중에 잠자리에서 일어나서 걸어 다니는 일이 반복되는 경우를 말하며 몽유병이라고 불리기도 한다. 대개 야간수면 시간의 초기에 발생한다. 수면 중에 보행하는 동안, 개인은 멍하게 응시하는 표정을 나타내고 말을 거는 다른 사람에게 반응을 보이지 않으며, 깨우기가 어렵다. 깨어났을 때는 대부분 수면 중 보행에 대한 기억을 하지 못한다. 수면 중 보행에서 깨어나게 되면, 대부분 몇 분이 지나지 않아서 정상적인 의식상태로 회복된다.

수면 중 보행반응은 다양한 행동을 포함하는데, 대부분 규칙적이고 복잡하지 않다. 간단한 행동의 경우는 침대에 앉거나 주위를 둘러보거나 담요나 침대시트를 잡아당긴다. 좀 더 복잡한 행동을 나타내는 경우에는 벽장으로 걸어가고, 방을 나가서 위층이나 아래층으로 돌아다니고, 심지어 집 밖으로 나가기도 하는데, 대부분 몇 분에서 30분 이내에 종결된다. 이런 행동을 한 사람은 다음 날 아침에 다른 곳에서 깨어나거나, 밤에 어떤 일을 했던 흔적이 있지만, 거의 사건을 기억하지 못한다. 때로는 꿈의 일부를 막연히 기억할 수 있지만, 이야기식으로 꿈의 줄거리를 회상하지는 못한다. 수면 중 보행 시에는 잠을 깨우기가 쉽지 않으며, 만약 잠을 깨우면 몇 분 동안 혼란스러운 상태로 있다가 정상적인 의식상태로 돌아온다. 수면 중 보행형 장애와 수면 중 경악형 장애를 함께 지니고 있는 사람은, 이러한 보행 동안 다른 사람들에게 손상을 입힐 수도 있다. 이 장애를 지닌 사람은 자신의 수면 중 보행행동이 노출될 수 있는 상황을 피하기 때문에 사회적 고립이나 직업적 적응에 어려움을 겪을 수 있다.

아동의 10~30%는 적어도 한 번 이상 수면 중 보행반응을 나타낸다. 대개 4~8세 사이에 수면 중 보행반응을 처음 보이며, 12세 무렵에 가장 높은 빈도를 나타낸다. 아동기 동안의 수면 중 보행은 대개 초기 청소년기에 자연적으로 사라진다. 성인의 경우 수면 중 보행장애는 대개 증상의 악화와 호전이 반복되는 만성적인 경과를 나타낸다.

수면 중 보행형은 사춘기 이전에 발병률이 높고 그 이후에는 감소한다는 점 때문에 중추신경계의 성숙과 관련되어 있음이 시사되고 있다. 직계가족에서 높은 공병률을 나타내고 있어 유전적 요인이 관련되는 것으로 여겨지고 있다. 또한 수면 중 보행행동은 신체적, 정서적 스트레스 직후에 발생하는 경향이 있으며, 특히 적개심이나 분노 등의 감정을 잘 표현하지 못하고 억누르는 사람에게 잘 나타난다. 심리사회적인 압박감, 알코올이나 진정제의 복용, 내적 자극(예, 팽창된 방광)이나 외적 자극(예, 소음)이 수면 중 보행행동을 유발할 수 있다. 성인에게 나타나는 수면 중 보행 유형은 성격장애, 기분장애, 불안장애와 관련되는 경우가 있다. 발열이나 수면박탈이 수면 중 보행행동의 빈도를 증가시킬 수 있다.

② 수면 중 경악형(야경증)

수면 중 경악형(sleep terror type)은 수면 중에 심장이 빨리 뛰고 호흡이 가빠지며 진땀을 흘리는 등의 자율신경계의 흥분과 더불어 강렬한 공포를 느껴 자주 잠에서 깨는 경우로, 야경증(night terror)이라고도 한다. 보통 주된 수면시간의 초기에 발생하며, 돌발적인 비명과 함께 급작스럽게 잠에서 깨어나는 일이 반복된다. 잠에서 깨어났을 때, 타인의 안심시키려는 노력에 별로 반응하지 않으며, 상세한 꿈 내용을 회상하지 못한다. 이 점은 수면 중 경악이 꿈 내용을 상세하게 기억하는 악몽장애와 다른 점이다.

수면 중 경악상태에서 사람들은 비명을 지르거나, 울면서 갑자기 침대에서 일어나 앉으며, 매우 놀란 표정과 심한 자율신경계 불안증상(예, 심계항진[palpitation, 자신의 심장 박동을 불편하게 느끼는 증상], 빠른 호흡, 피부의 홍조, 발한, 동공 확대, 증가된 근육 긴장)을 나타낸다. 다른 사람들이 이들을 깨우거나 편안하게 하려는 노력에 반응하지 않은 채 멍한 상태를 보인다. 깨어나게 되어도 몇 분간은 혼란상태를 보이며, 꿈의 내용을 기억하지 못하고, 막연한 공포감을 이야기한다. 꿈의 단편적인 이미지는 말할 수 있지만, 이야기로 연결되는 꿈 장면을 보고하지는 못한다. 수면 중 경악을 나타내는 사람 중 일부는 경악상태에서 완전히 깨어나지 못한 채로 고통스러워 하다가 다시 잠들게 되고, 다음 날 아침에 깼을 때 이런 일을 기억하지 못한다. 빈번한 수면 중 경악반응은 개인을 매우 고통스럽게 할 뿐만 아니라, 대인관계에 어려움을 초래할 수도 있다. 예컨대, 이런 경악반응이 나타나는 것을 타인에게 보이지 않기 위해 친구 집에 가서 자거나, 캠핑을 가는 것을 회피하게 된다.

수면 중 경악반응은 다양한 원인에 의해 생기는 것으로 여겨지고 있다 이 장애를 지닌 환자는 가족 중에 수면 중 경악반응이나 수면 중 보행행동을 나타내는 사람이 많으며, 직계가족에서는 유병률이 10배나 높다. 수면 중 경악반응을 나타내는 사람은 내인성 벤조디아제핀 수용기가 결여되어 있다는 주장도 있는데, 이는 벤조디아제핀 길항제(antagonist)를 투여하면 수면 중 경악과 유사한 반응을 나타내는 현상에 근거하고 있다 또한 수면 중 경악반응을 나타내는 환자들은 공포증, 우울증, 불안장애와 같은 심리적 문제를 보이는 경향이 있다. 이 장애를 지닌 사람의 85%가 성격장애나 정신장애의 진단을 받을 수 있는 상태이다. 산만하고 불안정한 침실분위기와 같은 환경적 요인과 발열이나 수면 박탈도 이러한 경악반응의 빈도를 증가시킬 수 있다.

(2) DSM-5의 진단기준

DSM-5의 진단기준은 다음과 같다(APA, 2018: 399).

> A. 대개 주요수면삽화의 초기 1/3 동안에 발생하는 잠에서 불완전하게 깨는 반복적인 삽화가 있고, 다음 중 한 가지 이상이 동반된다.
>   1. 수면보행증(Sleepwalking) : 수면 동안 침대에서 일어나서 걸어 다니는 반복적인 삽화. 수면 중 보행 동안 개인은 무표정하게 응시하는 얼굴을 보이고, 대화하려는 다른 사람의 노력에 비교적 반응을 보이지 않음. 깨우기가 매우 어려움.
>   2. 야경증(Sleep terrors) : 돌발적인 비명과 함께 시작되는, 수면 중 급작스럽게 잠이 깨는 반복적인 삽화. 각 삽화 동안 심한 공포와 동공산대. 빈맥, 빈호흡, 발한 같은 자율신경계 반응의 징후가 있고, 삽화 동안 안심시키려는 다른 사람의 노력에 비교적 반응하지 않음.
> B. 꿈 이미지를 전혀 또는 거의(예, 단지 시각적 한 장면) 회상하지 못한다.
> C. 삽화를 기억하지 못한다.
> D. 삽화가 사회적, 직업적, 또는 다른 중요한 기능영역에서 임상적으로 현저한 고통이나 지장을 초래한다.
> E. 장애가 물질(예, 남용약물, 치료약물)의 생리적 효과로 인한 것이 아니다.
> F. 공존하는 정신장애와 의학적 장애가 수면보행증이나 야경증 삽화를 충분히 설명할 수 없다.

(3) 치료

비REM수면-각성장애는 다음과 같은 치료법이 있다(권석만, 2021: 469-470).

① 수면 중 보행형

약물로는 벤조디아제핀 같은 항불안제가 효과적이며, 이완치료나 최면술을 사용하기도 한다. 아동기에 발병할 경우에는 잠자는 동안 위험한 행동을 하여 신체적 손상을 입을 수 있으므로, 창문과 문은 잠가두는 것이 좋다. 만약 수면 중 보행을 하고 있는 것이 발견되면 깨우지 말고, 다시 잠자리로 돌아가도록 하는 것이 바람직하다. 이는 자신의 행동을 자각하고 불안과 당혹감을 느낄 수 있기 때문이다. 사춘기까지 이 장애가 지속될 경우에는 좀 더 정확한 심리적 평가와 치료를 받는 것이 필요하다.

② 수면 중 경악형(야경증)

수면 중 경악반응을 치료하기 위해서는 침실이 안전하다는 것을 구체적으로 확인시킬 필요가 있다. 예컨대, 상처를 입힐 수 있는 가구나 물건을 치워 놓거나, 창문과 문이 잠겨 있다는 것을 보여주거나, 가족과 함께 같은 방에서 자는 것도 도움이 될 수 있다. 환자가 기억하지 못하는 수면 중 경악반응은 불안을 가중시킬 수 있으므로, 언급하지 않는 것이 좋다. 이러한 수면장애가 청소년기까지 지속되면 심리치료를 통해 심리적 원인을 탐색하고 해결하는 것이 중요하다. 때로는 항불안제나 항우울제가 도움이 될 수도 있다.

2) 악몽장애

(1) 개념

악몽장애(Nightmare Disorder)는 주된 수면시간 동안이나 낮잠을 자는 동안에 생존, 안전, 자존감의 위협과 같은 여러 가지 무서운 꿈을 꾸게 되어 잠에서 깨어나는 일이 반복되는 경우를 말한다. 무서운 꿈에서 깨어난 후, 신속하게 정상적인 의식을 회복하고 대부분 꿈의 내용을 상세하게 기억한다(권석만, 2021: 469).

악몽은 전형적으로 심한 불안이나 공포를 유발하는 길고 정교한 꿈으로 나타난다. 꿈 내용은 대부분 절박한 개인의 신체적 위험(예, 추적, 공격, 손상)에 관한 것이다. 악몽에서 깨어나면, 연속적인 꿈 순서와 내용을 상세하게 기억할 수 있다. 꿈을 꾸는 REM수면기간은 밤의 후반기로 갈수록 더 길어지고 꿈이 더욱 선명해지기 때문에 악몽은 주로 밤의 후반기에 발생한다.

악몽은 잠에서 깨어나면서 종결되며, 악몽의 경험 때문에 대부분 다시 잠들기가 어렵다. 악동장애는 사회적·직업적 장해를 초래하기보다는 주관적인 고통을 유발하는 경우가 많다. 그러나 밤에 자주 잠을 깨거나 악몽의 두려움 때문에 잠을 자지 못한다면, 낮 동안의 기능을 방해할 수 있는 과도한 졸음, 집중력 저하, 우울, 불안, 안절부절못함을 경험하게 된다.

악몽장애가 있는 사람은 악몽에서 깨어났을 때, 자율신경계의 각성상태(예, 발한, 심계항진, 빠른 호흡)를 나타낸다. 그러나 악몽상태에서는 신체를 움직이거나 소리를 지르는 경우는 드물다. 왜냐하면 REM수면 동안에는 골격근의 긴장이 상실되어 몸을 움직이기 어렵기 때문이다. 그러나 악몽이 종결되면서 깨어날 때 비명을 지르거나 손발을 휘젓는 일이 잠시 나타날 수 있다.

악몽장애의 유병률은 알려져 있지 않다. 3~5세 아동의 10~50%가 부모를 괴롭힐 정도로 심각한 악몽을 경험하며, 성인의 50% 정도가 일시적인 악몽을 경험한다고 한다. 여성이 남성보다 더 자주 악몽을 보고하며, 여성 대 남성의 비율은 약 2:1 내지 4:1 정도로 나타난다. 악몽은 흔히 3~6세 사이에 시작되며, 악몽을 경험하는 대부분의 아동은 정상적으로 성장한다. 이러한 악몽은 아동기에 빈번하게 발생하기 때문에 이 기간 동안에는 별도로 임상적인 관심을 받아야 할 정도로 심각한 고통이나 장해가 없다면, 악몽장애의 진단을 내려서는 안 된다(DSM-5).

악몽장애는 심각한 심리사회적 스트레스에 노출된 사람에게서 나타나기 쉽다. 성인의 경우, 매우 내성적인 성격을 지니거나 예술적인 기질이 있는 사람에게서 잘 나타나는 경향이 있다. 또한 악몽장애가 있는 사람은 우울과 불안 증상을 함께 지니고 있는 경우가 많다. 특히, 악몽장애는 전쟁 후나 극심한 충격과 같은 외상 경험 후에 잘 발생하는 경향이 있으며, 고열이 나는 경우나 REM수면억제제를 갑자기 끊는 경우에도 발생할 수 있다(DSM-5).

(2) DSM-5의 진단기준

DSM-5의 진단기준은 다음과 같다(APA, 2018: 404).

> A. 대개 생존, 안전, 신체적 온전함에 대한 위협을 피하고자 노력하는 광범위하고, 극도로 불쾌하며, 생생하게 기억나는 꿈들의 반복적 발생이 일반적으로 야간 수면시간의 후기 1/2 동안 일어난다.
> B. 불쾌한 꿈으로부터 깨어나면 빠르게 지남력을 회복하고 각성한다.
> C. 수면교란이 사회적, 직업적, 또는 다른 중요한 기능영역에서 임상적으로 현저한 고통이나 기능저하를 초래한다.
> D. 악몽증상이 물질(예. 남용약물, 치료약물)의 생리적 효과로 인한 것이 아니다.
> E. 공존하는 정신장애와 의학적 장애가 불쾌한 꿈에 대한 호소를 충분히 설명할 수 없다.

(3) 치료

어린아이의 경우 성장하면서 차차 좋아지므로 대부분은 치료의 대상이 아니다. 성인의 경우에도 어느 정도의 악몽은 질환이라고 볼 수 없다. 그러나 악몽이 심하면 개인에게 심각한 고통을 유발하거나, 사회적·직업적 기능에 장애를 일으키는 경우도 있으므로, 이러한 경우에는 치료를 한다. 악몽이 정신질환이나 외상후의 스트레스 장애, 약물 및 알코올남용 등과 관련되어 있다면, 우선적으로 이에 대한 근본적인 치료를 한다. 보통 REM수면억제 약물을 투여하고 정신치료를 한다.

3) 급속안구운동(REM)수면 행동장애

(1) 개념

REM수면 행동장애(Rapid Eye Movement Sleep Behavior Disorder, REM)는 수면 중 소리를 내거나, 옆 사람을 다치게 할 수 있는 복잡한 동작을 반복적으로 나타내며 깨어나는 경우를 말한다. REM수면 행동장애는 REM수면 중에 복잡하고 활기찬 움직임이 나타나는 것이 특징이다. 꿈의 내용을 행동으로 옮기려고 소리를 지르기, 주먹으로 치기, 발로 차기, 침대에서 뛰어내리기 등을 나타내며, 때로는 심각한 신체적 손상을 초래할 수 있다. 이 행동은 REM수면단계에서 나타나는데, 수면이 시작된 후 90분 이후에 자주 나타나며, 수면의 후반부에 더 흔하게 나타난다. 또한 전형적으로 일주일에 한 번 정도 나타나지만, 연속해서 며칠 동안 매일 밤에 여러 번 나타날 수도 있다. 이러한 행동을 한 후에는 완전히 깨어나서 명료한 의식을 되찾게 되며, 의식의 혼란을 나타내지 않는다.

　REM수면 행동장애의 유병률에 대해서는 알려진 것이 거의 없지만, 50대 이상의 남성에게서 많이 나타난다. 일반적으로 REM수면단계에서는 전신근육이 이완되어 힘을 쓸 수 없기 때문에 꿈속에서 몸을 움직이더라도 실제 행동으로 옮겨지지 않는다. 그러나 REM수면 행동장애 환자들은 흔히 뇌간(brain stem)의 노화나 뇌의 퇴행성 질환으로 인해서 수면 중에도 전신근육의 긴장도가 떨어지지 않아서 깨어 있을 때와 마찬가지로 팔다리를 움직일 수 있다. 따라서, 꿈을 꾸는 동안에도 소리를 지르고 주먹으로 때리고 발로 차는 등 꿈속의 행동을 실제로 행하게 되는 것으로 추정하고 있다. 또한 REM수면 행동장애가 스트레스가 심한 사건을 경험하고 나서 발생하는 경우가 많기 때문에 심리사회적 스트레스도 이러한 행동장애를 유발하는 원인으로 여겨지고 있다.

(2) DSM-5의 진단기준

DSM-5의 진단기준은 다음과 같다(APA, 2018: 407-408).

> A. 발성(vocalization) 및 복합운동행동(complex motor behaviors)과 관련된 수면 중 각성의 반복적인 삽화
> B. 이러한 행동들은 REM(rapid eye movement)수면 중 발생하므로, 보통 적어도 수면 개시 후 90분 이후에 발생하며, 수면 후반부에 빈번하고, 낮잠 중에는 드물게 발생한다.
> C. 이러한 삽화로부터 깨어날 때, 개인은 완전히 깨어나고 명료하며, 혼돈되거나 지남력을 상실하지 않는다.
> D. 다음 중 하나를 만족한다.
> 　1. 수면다원검사 기록상 무긴장증이 없는 REM수면
> 　2. REM수면 행동장애를 시사하는 과거력 및 확정된 시누클레인(synuclein)에 의한 신경퇴행성 질환의 진단(예, 파킨슨병, 다계통위축증)
> E. 이러한 행동들은 사회적, 직업적, 또는 다른 중요한 기능영역에서 임상적으로 현저한

> 고통이나 기능저하를 초래한다(자신 또는 침대를 같이 쓰는 사람에게 해를 끼치는 것을 포함한다.).
> F. 장애는 물질(예, 남용약물, 치료약물)의 생리적 효과나 다른 의학적 상태로 인한 것이 아니다.
> G. 공존하는 정신장애 및 의학적 장애가 이 삽화를 설명할 수 없다.

(3) 치료

이 장애는 대부분의 경우 REM수면억제제를 비롯한 약물치료를 통해서 효과적으로 치료될 수 있다. 이 장애는 본인은 물론 같이 잠을 자는 동반자에게 심각한 위해를 줄 수 있으므로, 신속한 진단과 치료가 필요하다. 일단 진단이 내려지면 이런 행동을 억제해 주는 약물치료를 받아야 하는데, 약물치료에 대한 반응은 대체로 좋은 편이다.

유아의 경우, 4~6세경 상상력이 풍부하고 환경에 민감한 나이가 되면, 일상생활에서 일어나는 여러 현상에 대한 공포감이 생기게 된다. 흔히 귀신, 괴물, 도깨비에 대한 공포가 시작되는 시기가 바로 이 시기이다. 따라서, 낮에 겪었던 불안한 일이 꿈으로 재현된다. 잘 자던 아이가 갑자기 운다거나, 소리를 지르며 칭얼거리는데, 대개 깨어나지 않고 엄마가 다독거리거나 안아 주면 다시 잠이 든다. 깨어난 당시에 혹은 다음날 아침에 어젯밤 무서운 꿈을 꾼 것을 기억한다. 악몽이란 정상 아동에서도 흔히 관찰되며, 모든 연령에서 나타나는 소견으로 대개 수면 후반기에 나타난다. 가끔 악몽을 꾸는 경우는 보통의 다른 아이에게서도 있을 수 있는 현상이므로 걱정할 필요는 없다. 만약 계속적으로 매일 밤 악몽에 시달려 자주 깨어 보챌 때는 아이의 심리적 불안 요인을 찾아 해결하여야 한다.

4) 하지불안 증후군

(1) 개념

하지불안 다리 증후군(Restless Legs Syndrome)은 수면 중에 다리의 불쾌한 감각 때문에 다리를 움직이고 싶은 충동을 느끼는 경우를 말하며, 하지불안 증후군이라고 불리기도 한다. 잠을 자거나 휴식하는 중에 다리나 신체 일부에 무언가가 기어가는 듯한 간지러운 불쾌한 감각을 느끼게 되어 다리나 몸을 움직이고 싶은 충동을 느끼게 된다. 이러한 증상으로 인해서 잠을 계속적으로 방해 받게 되면 수면의 질이 낮아질 뿐만 아니라, 낮 시간 동안의 기능수준이 저하될 수 있다.

하지불안 증후군의 유병률은 2~7.2%로 보고되고 있다. 이 증후군은 어느 연령대에서나 나타날 수 있지만, 주로 40대 이상에서 흔히 진단된다. 코티제와 그의 동료들(Cortese et al., 2005)에 따르면, 주의력결핍과잉행동장애 환자의 44%가 하지불안 증후군을 보고하였다. 또한 하지불안 증후군은 수면의 양과 질을 저하시키기 때문에 불면증과 더불어 낮 시간의 기능 손상을 유발할 수 있으며, 우울장애나 불안장애와의 공병률이 높은 것으로 알려져 있다.

하지불안 증후군의 원인은 주로 생물의학적 입장에서 논의되고 있다. 수면 중의 도파민 수준 저하가 하지불안 증후군을 유발할 수 있다고 주장하고 있다. 하지불안 증후군 환자는 평상시의 도파민 수준이 정상인보다 높아서 도파민 수용체들이 둔감화되는데, 밤 시간에는 도파민 분비가 줄어들기 때문에 도파민 수준의 저하로 인해 팔다리의 떨림이나 어색한 감각을 느낀다는 것이다. 이러한 환자에게 도파민의 전구물질을 투여하면 증상이 호전되는 것으로 알려져 있다.

이 밖에도 하지불안 증후군 환자의 상당수가 철분을 투여했을 때, 호전을 보였다는 연구결과에 근거하여 철분 부족이 이러한 증후군의 유발에 관여하는 것으로 추정되고 있다.

(2) DSM-5의 진단기준

DSM-5의 진단기준은 다음과 같다(APA, 2018: 410).

> A. 대개 다리에 불편하고 불쾌한 감각을 동반하거나 이에 대한 반응으로 나타나는 다리를 움직이고 싶은 충동이 다음 항목 모두를 충족한다.
>   1. 다리를 움직이고 싶은 충동이 쉬고 있거나 활동을 하지 않는 동안에 시작되거나 악화됨.

> 2. 다리를 움직이고 싶은 충동이 움직임에 의해 부분적으로 또는 완전히 완화됨.
> 3. 다리를 움직이고 싶은 충동이 낮보다 저녁이나 밤에 악화되거나 저녁이나 밤에만 발생함.
>
> B. 진단기준 A의 증상이 일주일에 적어도 3회 이상 발생하고, 3개월 이상 지속됨.
> C. 진단기준 A의 증상이 사회적, 직업적, 교육적, 학업적, 행동적 또는 다른 중요한 기능 영역에서 현저한 고통이나 기능저하를 동반한다.
> D. 진단기준 A의 증상이 다른 정신장애나 의학적 상태(예, 관절염, 하지부종. 말초 허혈, 하지경련)로 인한 것이 아니며, 행동문제(예, 자세 불편감, 습관적으로 발을 구르는 것)로 더 잘 설명되지 않는다.
> E. 증상이 남용약물이나 치료약물의 생리적 효과로 인한 것이 아니다(예. 좌불안석).

(3) 치료

하지불안 증후군 치료제는 하지불안 증후군의 다리떨림증상과 감각 이상 등을 개선하는 약물이다. 하지불안 증후군의 원인 물질 중 하나인 도파민 수용체에 직접 작용하여 뇌의 도파민을 증가시킴으로써 다리떨림증상이나 불편감 등을 개선한다. 또한 하지정맥의 모세혈관 탄성을 회복하여 혈액순환을 촉진하는 약물도 사용된다. 도파민 수용체 작용제의 경우, 중등도~중증의 하지불안증후군에 사용된다. 혈액순환제인 포도씨 건조엑스의 경우, 하지 정맥의 기능저하와 관련된 하지불안 증상의 개선에 사용한다.

하지불안 증후군 환자의 혈액검사에서 철분이 부족한 경우에는 철분제를 투여한다. 평균 3개월 정도 투여하면 증상이 개선된다. 불면증이 있는 하지불안 증후군의 경우에는 벤조디아제핀 계열의 약물이 도움이 될 수 있으며, 항경련제는 감각이상에 대한 개선 효과가 있다.

Chapter 9
물질 관련 장애

15. 물질 관련 및 중독 장애

물질 관련 장애

알코올 관련 장애
1) 알코올사용장애   2) 알코올 중독   3) 알코올 금단

카페인 관련 장애
1) 카페인 중독   2) 카페인 금단

대마(마리화나) 관련 장애
1) 대마사용장애   2) 대마 중독   3) 대마 금단

환각제 관련 장애
1) 펜시클리딘사용장애   2) 펜시클리딘 중독

흡입제 관련 장애
1) 흡입제사용장애   2) 흡입제 중독

아편류 관련 장애
1) 아편류사용장애   2) 아편류 중독   3) 아편류 금단

진정제, 수면제 또는 항불안제 관련 장애
1) 진정제, 수면제 또는 항불안제 사용장애
2) 진정제, 수면제 또는 항불안제 중독
3) 진정제, 수면제 또는 항불안제 금단

자극제 관련 장애
1) 자극제사용장애   2) 자극제 중독   3) 자극제 금단   9) 담배 관련 장애

비물질 관련 장애
1) 도박장애

Chapter 09
물질 관련 장애

15. 물질 관련 및 중독 장애

물질 관련 및 중독 장애(Substance-Related and Addictive Disorders)와 관련된 용어는 다음과 같다(강영숙 외, 2020: 197-198).

첫째, 물질중독과 관련된 용어들로 사용, 오용, 남용, 의존, 내성, 금단현상, 생리적 중독, 중독 등이 있다.

① **사용(使用, use)** : 특정한 목적을 위해 물질을 활용하는 것을 뜻한다.
② **오용(誤用, misuse)** : 규정된 목적을 위해 물질을 사용하지만, 규정(예, 처방)에 따르지 않고, 임의로 사용하거나 지시대로 사용하지 않는 것을 뜻한다.
③ **남용(濫用, abuse)** : 감정·사고·행동에 인위적 변화를 일으키고자 중추신경계에 작용하는 향정신성 약물을 비의학적으로 사용해서 개인의 신체적·심리적·사회적 및 직업적 역할기능에 심각한 손상을 초래하는 경우를 뜻한다.
④ **의존(依存, dependence)** : 남용에 더해서 의존성을 발달시킨 경우로, 내성과 금단현상이 핵심기준이 되며, 신체적 의존과 심리적 의존으로 나눌 수 있다. 약물이나 활동에 대한 강한 열망과 강박적 집착, 통제력 상실, 부정적인 결과가 초래되는 경우에도 계속 사용하는 특징을 보인다.
⑤ **내성(耐性, tolerance)** : 물질을 반복해서 사용해서 일어나는 변화로 동일한 효과를 얻기 위해서는 물질 사용량 또는 활동의 강도나 빈도를 증가시켜야 하거나, 동일한 사용량이나 활동으로는 종전과 같은 효과를 얻지 못하는 현상을

뜻한다.

⑥ **금단현상(禁斷症狀, withdrawal symptoms)** : 물질 사용이나 활동을 중단하는 경우에 나타나는 견디기 어려운 고통스러운 증상을 뜻한다.

⑦ **생리적 중독(中毒, intoxication)** : 물질이 중추신경계에 영향을 미쳐 부적응적인 인지적·행동적 결과를 초래하는 것을 뜻한다. 좁은 의미로 '중독'이라고도 표현한다.

⑧ **중독(中毒, addiction)** : 잠정적으로 위의 여러 개념 전체를 포괄하는 과정적이고 일반적인(generic) 용어로 사용한다. '특정한 행동이 자신이나 주위에 폐해를 초래해서 이를 조절하려 하지만, 통제력을 잃고 반복하는 행동'을 뜻한다. 이는 '만성 중독' 또는 '넓은 의미의 중독'으로 명명할 수 있다.

둘째, 비물질 관련 장애에는 행위중독이 있다. 행위중독에는 무형과 유형이 있다. 무형 행위중독은 과정중독이라고도 하며, 종교중독과 같이 과정 자체를 즐기는 유형인 반면, 유형 행위중독은 도박이나 쇼핑처럼 중독행위 자체를 즐기는 유형이다.

여기에서는 DSM-5에 의거하여 우선 사용장애, 중독과 금단 그리고 기타 물질/약물치료로 유발된 정신장애 등의 진단들에 대한 전반적인 논의로 시작하고자 한다. 이 진단들 중 최소한 일부는 물질 종류와 상관없이 적용 가능하다. 그 이후에는 10가지 물질 종류별로 각각의 고유의 특성들을 기술하며 정리하고자 한다. 감별진단을 손쉽게 하기 위해, 이 장에서 언급하지 않은 물질/약물치료로 유발된 정신장애들은 표현되는 모습이 유사한(예, 물질/약물치료로 유발된 우울장애는 "우울장애" 장에 포함) 장애들을 기술한 본문과 진단기준에 포함시키고자 한다.

물질 관련 장애

물질 관련 장애(Substance-Related Disorders)는 10가지 서로 다른 종류의 약물을 포함한다. 알코올, 카페인, 대마, 환각제(단, 펜시클리딘[혹은 유사 작용을 하는 아릴사이클로헥실아민]과 이외의 환각제들은 구별된 범주로 진단), 흡입제, 아편류, 진정제, 수면제 또는 항불안제, 자극제(암페타민류 물질들, 코카인 그리고 기타 자극제들), 담배 그리고 기타(또는 미상의) 물질로 나눠진다. 이 10가지 종류는 완전히 구별되지는 않는다. 모든 약물은 공통적으로 과량 복용할 때, 행동과 기억생성을 강화하는 뇌 보상체계를 직접 활성화한다. 이들은 이처럼 강력하게 보상체계를 자극하기 때문에 정상적으로 일어나는 뇌 활성화 신호들은 무시된다. 적응적인 행동을 통해 보상체계를 활성화하는 대신, 남용약물을 통해 직접적으로 보상회로를 활성화한다. 각각의 약물이 보상을 만들어 내는 정신약리학적 기제는 다르지만, 약물들은 보통 보상체계를 활성화하고, 종종 고양감(high)이라고 불리는 쾌락을 만든다. 게다가 뇌 억제체계에 손상이 있어 자기조절능력이 떨어지는 사람은 더욱 물질사용장애가 생기기 쉽다. 즉, 일부 물질사용장애가 있는 사람들은 실제 물질사용장애가 발생하기 한참 전부터 행동상에서 문제를 나타낼 수 있다.

물질 관련 장애는 물질사용장애와 물질로 유발된 장애의 두 그룹으로 나뉜다. 물질로 유발된 상태에는 중독, 금단, 그리고 기타 물질/약물치료로 유발된 정신장애(정신병적 장애, 양극성 및 관련 장애, 우울장애, 수면장애, 성기능부전, 강박 및 관련 장애, 신경인지장애) 등이 있다(APA, 2018: 483-484).

알코올 관련 장애

알코올 관련 장애(Alcohol-Related Disorders)는 19세기 후반 이전까지는 도덕주의적 요인이 지배적이어서 금주 혹은 음주는 개인의 의지로 조절 가능하다고 보았다. 그러나 19세기 후반 젤리넥(E. M. Jillinek)에 의해 알코올 중독이 하나의 질병으로 간주되었다.

알코올은 중추신경억제제로 혈류내로 빠르게 흡수되며, 혈중농도에 비례하여 중추신경계에 영향을 미친다. 알코올은 'empty calory(영양적인 가치 없이 열량만 높은 음식으로 섭취하는 칼로리)'로, 식사 때 음식 맛을 돋우거나, 사교적인 여흥과 이완은 돕는다. 따라서, 절제해서 사용하면 문제가 없지만, 다른 물질에 비해 손쉽게 구할 수 있다는 점에서 습관적 사용의 가능성이 높다.

1) 알코올사용장애

(1) 개념

알코올사용장애(Alcohol Use Disorder)는 과도한 음주로 인해 정신적·신체적·사회적 기능에 장애가 생기는 질환을 말한다. 술을 마시지 않는 경우, 금단증상이나 갈망이 생기거나, 즐거움을 얻거나, 부정적인 감정을 해소하기 위해 마시는 술의 양이 점점 늘어 남용을 하게 되는데, 이러한 증상들은 알코올 관련 장애에 포함된다.

(2) DSM-5의 진단기준

DSM-5의 진단기준은 다음과 같다(APA, 2018: 490-491).

> A. 임상적으로 현저한 손상이나 고통을 일으키는 문제적 알코올사용 양상이 지난 12개월 사이에 다음의 항목 중 최소한 2개 이상으로 나타난다.
> 1. 알코올을 종종 의도했던 것보다 많은 양, 혹은 오랜 기간 동안 사용함.
> 2. 알코올사용을 줄이거나 조절하려는 지속적인 욕구가 있음. 혹은 사용을 줄이거나 조절하려고 노력했지만 실패한 경험들이 있음.
> 3. 알코올을 구하거나, 사용하거나, 그 효과에서 벗어나기 위한 활동에 많은 시간을 보냄.
> 4. 알코올에 대한 갈망감, 혹은 강한 바람, 혹은 욕구
> 5. 반복적인 알코올사용으로 인해 직장, 학교 혹은 가정에서의 주요한 역할 책임수행에 실패함.
> 6. 알코올의 영향으로 지속적으로, 혹은 반복적으로 사회적 혹은 대인관계문제가 발생하거나 악화됨에도 불구하고, 알코올사용을 지속함.
> 7. 알코올사용으로 인해 중요한 사회적, 직업적, 혹은 여가활동을 포기하거나 줄임.
> 8. 신체적으로 해가 되는 상황에서도 반복적으로 알코올을 사용함.
> 9. 알코올사용으로 인해 지속적으로, 혹은 반복적으로 신체적·심리적 문제가 유발되

> 거나 악화될 가능성이 높다는 것을 알면서도, 계속 알코올을 사용함.
> 10. 내성, 다음 중 하나로 정의됨.
>   a. 중독이나 원하는 효과를 얻기 위해 알코올사용량의 뚜렷한 증가가 필요
>   b. 동일한 용량의 알코올을 계속 사용할 경우 효과가 현저히 감소
> 11. 금단, 다음 중 하나로 나타남.
>   a. 알코올의 특징적인 금단 증후군(알코올 금단의 진단기준 A, B를 참조)
>   b. 금단증상을 완화하거나 피하기 위해 알코올, 혹은 벤조디아제핀 같은 비슷한 관련 물질을 사용

(3) 치료

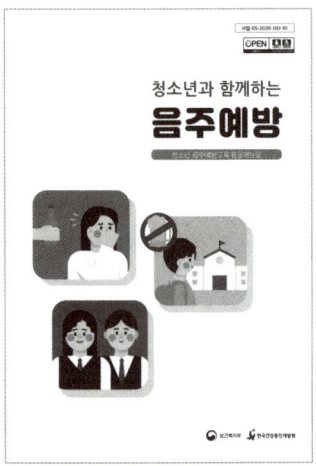

(https://www.khealth.or.kr)
"청소년 음주예방 캠페인"

알코올사용장애의 발생 배경이 복잡하듯이 치료적 노력도 단일한 접근이 아닌 종합적이고 통합적인 측면에서 이루어져야 하며, 특히 다학제 간의 접근은 문제해결의 효과성을 높인다. 알코올사용장애의 치료적 접근은 다음과 같다(정원철, 2020: 217-220).

① 의학적 접근

의학적 접근은 알코올사용장애의 원인을 의학적인 관점에서 이해하고, 알코올 사용장애를 하나의 기질적인 질병으로 이해함에 기초한다. 이 접근은 알코올사용장애 과정에서의 응급적 개입을 통한 해독(detoxification)치료와 알코올사용장애의 원인적 요인이거나, 혹은 결과로 파생하는 각종 신체적·정신적 요인에 대한 대증요법과 항주제(aversion therapy)의 처방이 대표적이다.

많은 경우, 알코올사용장애는 자신의 의지로 단주상태(abstinence)에 이르기가 어렵다. 따라서, 임상적 개입이 시작될 때에는 심각한 알코올사용장애 상태(intoxication)에 있으며, 이 경우 소수에서는 사망에 이르기도 한다. 해독과정에서 알코올사용장애자들은 상당수가 금단증상을 동반하며, 환시와 환청이 흔히

발생한다. 또한 이 당시 알코올사용장애자는 환각상태에 따른 치명적인 행동을 할 경우도 있어서 세밀한 보호와 관찰이 요구된다. 탈수와 영양결핍, 기타 합병증 등에 집중적인 의학적 관리가 요구된다. 대개 금단증상은 단주 후 15일 이내로 소실된다. 이 과정에서 치료진은 가족을 상대로 치료적 계약과 알코올사용장애에 대한 충분한 설명을 제공하고, 좋은 치료관계의 확립에 주력해야 한다.

대증요법이란 알코올사용장애자들에게서 개별적으로 나타나는 신체적·정신적 문제들에 관심을 가지는 것이다. 알코올사용장애자들에게 흔히 나타나는 문제들은 내과적 질환, 신경과적 질환, 불면증, 우울증, 불안 등이다. 관심을 가져야 할 것은 불면증, 우울증, 불안 등의 정신과적인 문제들이 알코올사용장애의 합병증으로 인하여 발생하였는지, 아니면 알코올사용장애에 걸리기 이전부터 존재하였고, 이러한 요인들이 과도한 음주를 부추겼는지를 파악하는 일이다.

알코올사용장애자뿐만 아니라, 그의 가족들은 술만 끊으면 모든 문제가 해결될 것이라는 섣부른 기대와 믿음을 가지고 있다. 하지만 많은 경우 단주를 유지하다가도 금단증상(alcohol withdrawal syndrome)이라는 복병을 제대로 처리하지 않았을 경우 쉽게 재발로 이어지게 된다.

항주제의 개발은 알코올사용장애의 치료 가능성을 높여줄 것이라는 기대를 불러일으키기도 했으나, 지금은 그 부작용의 이유로 인하여 과거에 비해 널리 처방되지 못하고 있다. 항주제는 알코올의 체내 산화를 방해함으로써 체내에 불쾌한 이상반응(빠른 호흡, 홍조, 기침, 기관지 수축)을 초래하고, 음주에 대한 불쾌감을 경험하게 한다. 이러한 이상반응의 되풀이는 조건반사를 성립시켜 단주를 유도한다. 항주제는 당사자인 알코올사용장애자와의 충분한 협의를 거쳐서 사용하도록 해야 한다. 만약 그렇지 않을 경우, 치명적인 결과를 초래할 수 있기 때문이다.

알코올사용장애는 다른 외과적 질병처럼 의학적 접근의 효과가 쉽게 나타나지 않는다. 따라서, 심리사회적 접근의 필요성이 매우 강조되고 있다.

② **심리적 접근**

심리적 접근에서의 주된 관심은 알코올사용장애를 유발하는 내재된 갈등을 제거하고 알코올에 대한 왜곡된 이해를 교정하며, 알코올을 극복할 수 있는 대응기술을 학습하도록 하는 것이다.

  정신치료적 접근은 개인이 음주하는 이유에 초점을 맞춘다. 주로 음주상황, 음주동기, 음주에 대한 기대, 이러한 상황을 다룰 수 있는 대안적 상황에 관심을 가지고 필요할 경우, 배우자 등을 치료에 참여시키기도 한다. 알코올사용장애자는 치료자의 소극적 태도를 거절로 받아들일 수 있기 때문에 치료자는 적극적이고 지지적인 역할을 수행해야 한다. 정신치료 장면에서 알코올사용장애자들은 치료에 대해 양가적인 입장을 가지기 때문에 치료자는 전이나 저항을 잘 다룰 수 있어야 한다. 치료자는 알코올을 심리적 방어로 활용한다는 것을 이해하고, 치료적 동맹(therapeutic alliance)을 형성하는 일에 많은 노력을 기울일 필요가 있다.

  인지행동적 접근은 주로 집단형태로 이루어지며, 알코올사용장애자가 가지고 있는 음주에 대한 사고도식(schema)의 변화와 대안행동의 습득을 주목적으로 한다. 주로 긴장이완훈련(relaxation training), 주장훈련(assertive training), 자기통제기술, 환경통제기술, 기타 조작적 조건화 프로그램이 여기에 해당한다.

  알코올사용장애에 대한 개입은 개별, 집단, 가족 단위로 이루어지며, 비용과 효과 면에서 집단교육이 많이 활용되고 있다.

③ AA(단주친목회) 접근

  알코올사용장애자들에게 부여된 단주의 과제는 일생에 걸쳐 해결하여야 할 과업이며, 음주의 동거가 복잡 다양하듯이 단주의 노력도 다방면에 걸쳐 일생동안 이루어져야 한다. 그러나 알코올사용장애자들은 이러한 사실을 제대로 이해하지 못하기 때문에 쉽게 재발로 연결된다. 또한 음주를 권유하는 사회적 분위기와 술이 매개되는 사회에서 알코올사용장애자가 지속적으로 술을 회피하고자 하는 노력은 경우에 따라 개인을 사회적으로 고립시킬 수도 있다. 이러한 고립들은 궁극적으로 알코올사용장애자들의 정서상태에 불리한 영향을 미쳐 재음주를 부추기는 악순환의 불씨로 작용한다.

  이러한 맥락에서 볼 때 AA는 알코올에 대해 일관된 초점을 유지할 수 있도록 도와주고, 단주에 필수적인 지지망을 제공하며, 부정과 고립, 소외 등의 문제를 효율적으로 해결해 준다는 점에서 의의가 있다.

AA(Alcoholics A|nonymous)

AA는 단주회, 익명집단으로도 불린다. 1935년 미국에서 시작된 모임으로 알코올의 섭취를 줄이거나 중단하기를 원하는 사람들이 모여 서로의 결단을 지지하는 자조모임의 하나로, 알코올 중독자모임, 단주회, 단주친목회 혹은 익명집단이라고도 불린다. 우리나라의 경우, 1980년대 초기 아일랜드 신부가 도입하여 현재 전국적으로 약 74개 집단이 운영되고 있다. AA는 알코올 중독자들을 위한 행동치료적 접근으로 가장 널리 알려진 모임인데, 개인을 위한 12단계와 집단을 위한 12전통을 기본적으로 따르고 있다. 또한 중독자들에게 이전과는 다른 사회문화적 환경을 조성하고자 하는 기본 개념을 바탕으로 공통의 문제를 가진 구성원들의 자발적 동기와 참여로 이루어지는 집단활동이다.

AA는 금주를 하기 위한 주요 방법으로 영성, 고백, 구원을 강조하는데, 이러한 방법은 종교적 느낌이 강하지만 특정 종교를 강조하지는 않는다. 다만 신, 즉 더 큰 '힘'에 대한 믿음을 이 프로그램에서 본질적인 힘의 중심으로 삼고 있는 것이다. AA의 형태는 공개 모임과 비공개 모임의 두 가지가 있다. 공개 모임은 알코올 중독자뿐만 아니라, 그 가족, 알코올 문제에 관심을 가지고 있는 사람들 혹은 알코올 문제를 가진 사람들을 도우려는 사람이 참여할 수 있다. 이에 반해 비공개 모임은 오직 알코올 중독자만을 위한 모임이다.

브라운(Stephanie Brown)은 1985년 그의 저서 『알코올치료(Treating The Alcohol: A Developmental Model of Recovery)』에서, AA의 효과성을 다음의 3단계로 나누어 설명하고 있다.

첫째, 변화단계로서 음주에서 단주로 옮겨가는 시기이다.

이 시기는 알코올사용장애자로서 음주조절력 상실에 대한 인식과 음주조절 능력획득에 대한 인식이 공존하는 시기이며, 상당한 고립감과 불안정한 시기로 특징 지워진다. 이 단계는 알코올사용장애자가 술을 포기하는 단계인 만큼 AA와 같은 주위의 체계적인 원조가 필요한 시기이다. 이 단계에서의 실패는 곧 재음주로 직결될 가능

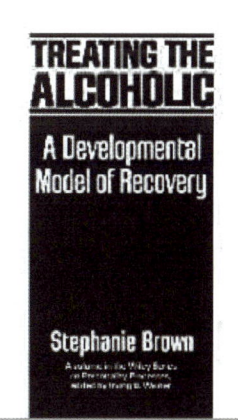

『알코올치료』
(1985년 출판)

성이 높다. AA는 변화단계에 있는 알코올 중독자에게 알코올을 대신하는 새로운 대상과 방법을 알려준다. 이 시기의 AA활동은 알코올사용장애자에게 소속감과 안정감을 제공하며 알코올에 대한 초점을 잃지 않도록 해 준다.

둘째, 초기회복 단계이다.

이 단계는 과거 알코올사용장애자가 해왔던 사고형태나 행동체계의 변화가 구체적으로 이루어지고, 알코올사용장애자로의 삶이 시작되는 단계이다. 이 시기의 과업은 술을 마시지 않고 문제를 해결해 나가는 과정에서 오는 낯섦, 미숙함, 정서적 갈등들을 극복하는 것이다. 이 시기는 마치 어린이가 새로운 세계로 여행을 떠나는 것에 비유될 수 있다. 초기 회복기에서 AA는 새로운 세계를 여행하는 알코올사용장애자에게 알코올을 대신하는 새로운 의존대상이 되어 주며, 술이 없는 안전한 곳에서의 만남 기회와 의미 있는 모임에서 시간을 보낼 기회를 부여하고, 소속감과 단주에 대한 유익한 정보를 제공하며, 지속적으로 알코올에 초점을 유지하는 기능을 수행함으로써 강력한 지지망 구실을 한다.

셋째, 지속적 회복단계이다.

단주수행이 체계적으로 이루어지는 시기로서, AA는 단주수행을 보다 효율적으로 수행하도록 도와주며, 단주에 대한 초점을 유지해 주고, 강력한 지지망 구실을 한다.

2) 알코올 중독

(1) 개념

중독에는 크게 두 가지의 의미가 있다(김성이, 2002: 46). 남용을 목적으로 사용하지 않는 유해한 화학물질이 인체에 유입되어 그 독성으로 병을 유발하는 경우의 중독은 poisoning(중독, 예, 식중독, 가스중독) 또는 intoxication(취하게 함, 흥분, 도취, 예: 술중독)을 말한다. 일반적으로 일단 사용하기 시작하여 해로운 결과가 있음에도 불구하고, 스스로 조절하지 못하고 강박적으로 사용하는 상태는 addiction으로 정의된다.

알코올 중독(Alcohol Intoxication)의 경우에는 일단 사용하게 되면, 그에 관한 내성이 생기게 된다. 알코올 중독의 상태에 이르게 되면 알코올을 강박적으로 사용하게 된다. 그 결과, 신체적·정신적으로 심각한 장애가 나타날 수도 있다. 이 병에 걸리게 되면 음주갈망(thirst for drink)을 참기 어려우며, 개인의 사회적·신체적·정신적 상태가 점진적으로 파괴될 수도 있다(Strassner, 1984). 알코올에 대한 내성은 증가하고, 스트레스를 해소한다는 핑계로 점점 더 많은 양의 알코올을 소비해야 만하는 지경에 이른다. 갑자기 알코올의 사용을 중단하기라도 하면 금단증상(withdrawal symptom)에 시달릴 수도 있다(Dubois & MQey, 2018).

알코올 중독은 다음과 같이 정의할 수 있다(김희숙 외, 2019: 234 재인용).

세계보건기구(WHO)의 정의에 따르면, 많은 양의 알코올을 섭취하여 알코올에 의존성이 생겨 뚜렷한 정신장애가 있거나, 혹은 신체적·정신적 건강, 사회적·직업적 기능, 대인관계 등에 장애가 있거나, 이런 가능성이 있어 치료를 요하게 될 때, 이를 알코올 중독이라고 한다.

미국정신의학협회(APA)에 따르면, 알코올 중독(alcohol addiction)은 지속적이고 과도한 알코올 사용과 직접적으로 연관이 있는 중대한 손상을 특징으로 하는 질병으로 생리심리적 혹은 사회적 기능장애를 포함한다.

미국 국립정신보건원(National Institute of Mental Health)에 따르면, 알코올 중독이란 만성질환으로 그 사회에서 어떤 예식에 따라 수행되는 일반적인 음주관례에서의 사용을 훨씬 능가하여 반복적으로 술을 마심으로써 음주자의 건강과 대인관계, 경제적인 기능까지 방해가 초래되는 행동장애이다. 이 정의는 가장 널리 받아들여지고 있다.

① 알코올 중독의 분류

DSM-5에서는 알코올 중독을 다음과 같이 알코올 남용과 알코올 의존 두 가지로 분류하고 있다.

알코올 남용

알코올 남용(alcohol abuse)은 알코올을 사용하는 사람의 삶의 안녕을 해치거나, 위험에 빠지게 만드는 방법으로 술을 소비하는 것을 말한다(Barker, 2013). 과도한 음주행위는 각종 사건과 사고를 일으키게 만든다. 결국 타인에게 신체적인 공격을 가하기도 하며, 생산적인 일에 몰두하지 못하게 되며, 신체기능이 악화되는 치명적 결과가 생겨날 수도 있다.

알코올 의존

알코올 의존(alcohol dependence)은 사회적인 기능이 손상된 상태에 이르게 하는 알코올사용의 유형을 말한다. 행동유형은 전형적으로 매일매일 술을 마시고 싶은 욕구가 생기거나 알코올을 갈망한다. 알코올을 조절하려는 시도를 간헐적으로 하기도 하며, 알코올사용으로 인하여 악화된 신체적인 장애를 유발할 수도 있다. 그리고 때때로 직장을 결근하거나 효과적으로 일을 하지 못하게 되며, 폭력을 행사하기도 하여 사회적 물의를 일으킬 수도 있다. 알코올 중독자는 자신이 이런 모든 증상을 가지고 있지 않다고 생각하기 때문에 자신이 알코올 중독으로 고통 받고 있지 않다고 합리화하기도 한다.

② 증상과 질병적 특성

알코올 중독에서 나타나는 증상과 질병적 특성은 다음의 네 가지로 구분할 수 있다(임혁 외, 2020: 321).

만성적인 질병 : 술을 더 이상 마시지 않으면, 병의 진행을 막을 수 있지만 근본적으로 치유되기 어렵다.

진행성 질병 : 단주하지 않으면, 시간이 지남에 따라 점점 더 나빠진다.

일차적 질병 : 알코올 중독은 문제의 결과가 되는 것과는 반대로, 문제를 일으킨다는 것을 의미한다.

치명적 질병 : 만약 알코올 중독이 치료되지 않으면, 그것은 죽음으로 이끌 수도 있다.

③ 알코올 중독의 단계

알코올 중독은 다음과 같은 과정으로 진행된다. 먼저, 알코올에 대한 심리적 의존과 중독의 단계를 거치면서 점차 기능손상이 증가되고, 알코올 중독의 증상이 외적으로 두드러지게 나타난다. 이것을 4단계로 나누어 보면, 알코올 중독 전단계, 전구증상단계, 위중한 단계, 만성적인 단계가 있다. 물론 꼭 순서대로 진행되지 않는 경우도 있다. 병의 진행속도는 사람마다 다르다. 그 예로, 중독이 되기 전까지는 어떤 사람에게는 몇 년 걸리는 과정이 또 다른 사람에게는 단지 몇 개월 정도만 걸릴 수도 있다. 그 내용은 다음과 같다(김희숙 외, 2019: 240-241).

알코올 중독 전 단계

알코올 중독 전 단계(prealcoholic phase)의 개인 음주증상은 사회적 상황에서 나타난다. 음주가 심리적 이완과 유쾌함이나 다행감을 주는 것을 경험하면서 더욱 음주를 추구하게 되고, 친구와 어떤 활동을 선택할 때도 술이 개입되어 있는지 없는지를 보고 선택한다. 긴장이완을 위해 점점 더 음주를 하게 되며 결국 술이 스트레스와 불안감의 일차적 대응수단으로 이용된다. 지속적인 음주로 알코올에 대한 내성이 점점 높아지고 다행감을 빨리 맛보기 위해 술을 급히 마시거나, 술을 몇 잔 마시고 행동을 시작하는 것이 습관화된다. 어렸을 때 부모나 다른 성인이 술을 마시고, 그 효과를 즐기는 것을 관찰했을 수도 있다. 아이들은 알코올이 스트레스에 대처하는 방법으로 받아들여진다는 것을 배운다. 내성이 생기고 술은 계속 증가하면서 바라는 효과를 얻기 위해 양이 증가된다.

전구증상단계

전구증상단계(prodromal phase)는 술에 취해 일시적인 기억상실(black out)이 나타나는 것이 전구기 시작증상이다. 이 단계에서 대상자는 술을 마치 음료수처럼 마신다. 술을 마시는 것이 중요한 일처럼 되고 대상자는 술을 마시는 상황에 들어가기 전에 몇 잔을 몰래 마셔서 자신을 강하게 하고 싶어 한다. 대상자는 죄의식과 불안함을 경험하기 시작하고, 이것이 자존감의 상실을 가져온다. 자신과 다른 사람에게 금주를 약속하지만, 몰래 마시고 거짓말을 하거나 변명을 한다. 음주에 대해 비난이나 질문을 받게 되고, 덜 마시도록 압박을 받으면 금주 노력을 하거나, 술 문제를 감추려고 부정기제를 사용한다.

위중한 단계

위중한 단계(crucial phase)의 대상자는 점점 더 자기혐오, 죄책감, 혼돈, 분노를 느끼고, 자존감이 매우 낮다. 불편감을 회피하고 위협을 주는 생각을 떨쳐버리려고 하며, 부정, 합리화, 변명, 격리기제를 사용한다. 현실왜곡이 점점 심해

지지만 가끔 직장이나 결혼상태, 주거지에 변화를 주어서 다시 질서 있는 생활로 돌아가려고 노력하기도 한다. 성격 변화도 심해져서 안절부절못하거나 화를 잘 내고, 공격적이며 무책임하고 신경과민과 우울이 더욱 흔하게 나타난다. 다른 사람을 회피하거나 비난하고, 공정하지 못한 것으로 보기도 한다.

위중한 단계의 알코올 중독 대상자는 숙취의 불안감을 완화시키고 '하루를 시작하기 위하여' 아침에 술을 마셔야만 한다. 알코올 중독의 중요한 증상인 '조절의 상실'로 주량을 스스로 조절하다가도, 곧 과거에 마시던 주량으로 돌아오게 되어 매일 술을 다시 마시게 된다. 그들은 알코올 중독과 아주 비슷한 상태로 부정, 합리화, 자기경시기제를 써서 점점 더 현실을 왜곡하고, 책임감이 있는 척하고, 자신을 과잉보호하고 병을 숨긴다. 이 단계에서는 대상자가 직업을 잃고 결혼관계, 가족, 친구 등을 잃어버리고, 특히 자존감을 상실하게 된다.

만성적인 단계

만성적인 단계(chronic phase)는 정서적 생리적 통합이 깨진 상태가 되며, 정신이 맑을 때보다는 항상 중독되어 있는 상태이다. 정서적 와해는 깊은 무력감으로 나타나며 현실감각의 상실이 정신증에서 나타난다. 또한 생명을 위협하는 신체적 증상이 모든 신체체계(body system)에서 나타나며, 알코올 금단증상 및 우울과 자살사고는 흔하게 나타난다.

만성적인 단계의 알코올 중독 대상자는 밤 수면 후 경험하게 되는 금단의 불편감을 완화시키기 위해 아침 일찍부터 술을 마신다. 대상자는 떨리는 증상이 있기 때문에 첫 잔은 지체 없이 급히 마신다. 대상자는 술병을 침대 옆에 놓고 하루 종일 중독상태에 있으며, 매일 술을 사기 위해 돈이 필요해진다. 술자리가 길어지며, 주말 술잔치가 자주 있고, 극도로 심한 공포와 환각을 경험하기도 한다.

대상자의 일차적인 욕구는 술을 공급할 수 있는 방법을 계속 확보하는 것이다. 알코올 중독 대상자는 다른 사람과 접촉을 피하며, 자신을 고립시키고, 비슷한 상황에 있는 사람들과 접촉하려고 한다. 사회의 가장 밑바닥에서 기능하게 되며 신체적, 정서적, 사회적, 영적인 모든 영역에서 황폐해진다. 결국 알코올에 대한 내성은 떨어지고 몇 잔의 술로 혼미상태에 빠지게 된다.

만일 대상자가 계속 황폐화되면, 결국 뇌손상, 알코올성 정신증, 죽음의 길에 이르게 된다. 이러한 대상자들에게 흔히 나타나는 행동은 다음과 같이 네 가지 형태로 나누어진다.

첫째, 대상자가 알코올 중독 동료 대상자들을 떠나 접촉을 회피하는 것

둘째, 대상자는 알코올 중독자로부터 완전히 격리되어 엄격한 생활형태를 지켜 나가며 일정한 상황에서 기능을 하는 것

셋째, 가족을 소홀히 하거나 일을 함으로써 보상하는 것

넷째, 심한 신체적·정신적 질환에 걸리는 것

④ 알코올 중독이 가족에게 미치는 영향

흔히 알코올 중독을 '가족병'이라고 부른다. 그 이유는 알코올 중독이 개인 한 사람의 피해에 그치지 않으며, 알코올 중독자의 발병이 상당 부분 가족적 요인에 기인하기 때문이다. 이것을 두고 전문가들은 공동의존증(communal dependence)이라고 한다. 알코올 중독이 가족에 미치는 영향은 다음과 같다(임혁 외, 2020: 328-329).

알코올 중독자의 배우자

이들은 만성적인 피로와 불안, 우울, 무력감 등을 호소하며, 상당한 수준의 분노를 인식하지만 쉽게 표현하지 못한다. 자신의 배우자가 알코올 중독자인 것을 알게 되면서 심각한 무력감과 두려움에 빠진다. 배우자의 단주 여부를 기대하지 않으며, 응급적인 조치와 기적과 같은 변화를 오히려 더 기대한다. 알코올 중독자의 배우자 중 상당수가 의처증이나 의부증으로 인해 고통을 호소하기도 한다.

알코올 중독자의 자녀들

알코올 중독자의 자녀들은 아버지에 대한 부정과 분노, 연민의 느낌을 동시에 가지고 있다. 이들은 일반 가정의 자녀들처럼 충분히 보호받지 못하고 성장하게 되며, 아버지의 역할을 대신하여 생활할 수도 있다. 외적으로 성숙해 보이나, 내적으로 통합되지 못한 감정을 억압하므로 현실을 왜곡할 가능성이 크다.

알코올이 사회적으로 미치는 영향

알코올이 사회적으로 미치는 부정적인 영향으로는 여러 가지가 있으나, 교통사

고, 범죄, 자살 들이 나타날 수 있다.

(2) DSM-5의 진단기준
DSM-5의 진단기준은 다음과 같다(APA, 2018: 497).

> A. 최근의 알코올 섭취가 있다.
> B. 알코올을 섭취하는 동안, 또는 그 직후에 임상적으로 심각한 문제적 행동변화 및 심리적 변화가 발생한다(예, 부적절한 성적 또는 공격적 행동, 기분 가변성, 판단력 손상).
> C. 알코올을 사용하는 동안 또는 그 직후에 다음 징후 혹은 증상 중 한 가지(혹은 그 이상)가 나타난다.
>   1. 불분명한 언어(Slurred speech)
>   2. 운동 실조(Incoordination)
>   3. 불안정한 보행(Unsteady gait)
>   4. 안구진탕(Nystagmus)
>   5. 집중력 또는 기억력 손상(Impairment in attention or memory)
>   6. 혼미 또는 혼수(Stupor or coma)
> D. 징후 및 증상은 다른 의학적 상태로 인한 것이 아니며, 다른 물질중독을 포함한 다른 정신장애로 더 잘 설명되지 않는다.

(3) 치료
알코올 중독의 치료는 1980년대에 체계적인 치료가 시작되었고, 1990년대부터 알코올 중독자 프로그램의 효과성을 검증한 연구들이 다수 보고 되었다. 최근에는 비약물치료의 방법으로 인지행동치료, 12단계 촉진치료, 동기강화치료 등이 이루어지고 있다. 알코올 중독의 회복은 완치가 아니라, 존재하는 것과 되어가는 과정을 의미하며, 개별적으로 독특한 특징을 지니고, 스스로 선택, 책임, 삶의 변화를 통하여 삶의 의미와 목적을 발견해 가는 것이다.

알코올 중독은 치료적 개입이 없이 방치되는 경우, 알코올로 인한 신체적 합병증 및 알코올성 치매 등의 정신질환을 유발하여 결국은 죽음에 이르게 되는 치명적인 질병이다. 뿐만 아니라, 환자의 술 문제로 인해서 가족기능의 손상을 가져오는 가족병으로 확대될 수 있다. 따라서, 반드시 치료적 개입이 필요하다.

치료의 방법은 다각적 중재전략이 필요하다. 그 내용은 다음과 같다(고재욱 외, 2019: 351).

① 해독 및 금단증상을 제거하고, 충분한 식사, 다량의 비타민, 항불안제 대치요법을 시행한다.
② 알코올에 의해 야기된 신체증상 및 내과적 질환의 교정이 함께 이루어져야 한다(예, 알코올성 감염, 간경화).
③ 알코올 섭취에 대한 인지적 왜곡의 교정과 기존 정신질환치료가 병행되어야 한다.
④ 약물치료 : 아편양제제(opioid, 천연 아편류와 합성 아편류 모두를 지칭) 길항제인 날트렉손(naltrexone)과 아캄프로세이트(acamprosate)가 사용되고 있으며, 재발의 가능성을 줄인다고 알려져 있다.
⑤ 가족치료 : 가족들은 알코올로 인한 문제들에서 환자를 보호하지 말도록 배워야 한다.
⑥ 입원치료 : 심한 내과적·정신과적 문제가 함께 있는 경우, 적절한 외래치료 그룹이나 시설의 부재, 외래치료에서 실패한 병력이 있는 경우 입원을 고려해야 한다.
⑦ 재활프로그램 : 금주에 대한 동기를 높이고 이러한 동기를 지속적으로 유지시키는 것, 술 없이도 사회에 적응할 수 있도록 환자를 돕는 것, 재발을 방지하는 것으로 구성한다.

3) 알코올 금단

(1) 개념

알코올 금단(Alcohol Withdrawal)은 알코올을 반복적으로 장기간 섭취하다가 갑자기 중단하거나, 감량한 후에 나타나는 금단상태(withdrawal state)를 말한다(최정윤 외, 2019: 346).

(2) DSM-5의 진단기준

DSM-5의 진단기준은 다음과 같다(APA, 2018: 499-500).

> A. 알코올을 과도하게 장기적으로 사용하다가 중단(혹은 감량)한다.
> B. 진단기준 A에서 기술된 것처럼 알코올을 사용하다가 중단(혹은 감량)한 지 수시간 혹은 수일 이내에 다음 항목 중 2가지(혹은 그 이상)가 나타난다.
>   1. 자율신경계 항진(예, 발한, 또는 분당 100회 이상의 빈맥)
>   2. 손 떨림 증가
>   3. 불면
>   4. 오심 또는 구토
>   5. 일시적인 시각적, 촉각적, 청각적 환각이나 착각
>   6. 정신운동 초조
>   7. 불안
>   8. 대발작(Generalized tonic-clonic seizures)
> C. 진단기준 B의 징후 및 증상이 사회적, 직업적. 또는 다른 중요한 기능영역에서 임상적으로 현저한 고통이나 손상을 초래한다.
> D. 징후 및 증상은 다른 의학적 상태로 인한 것이 아니며, 다른 물질 중독 및 금단을 포함한 다른 정신장애로 더 잘 설명되지 않는다.

(3) 치료

알코올 금단의 치료방법은 위에서 언급한 알코올사용장애와 알코올 중독의 치료방법을 준용한다.

카페인 관련 장애

카페인(Caffeine)은 커피와 코코아 열매, 콜라나무 열매 및 차나무 잎 등 약 60여 종의 식물에서 추출되는 물질로서 매우 쓴 맛을 나타내며, 흰색의 바늘 모양 결정으로 물·알코올에 약간 녹으며, 쓴맛이 난다. 중추신경계를 자극하는 일종의 각성제 역할을 하는 것으로 알려져 있다. 카페인은 전 세계적으로 널리 이용되는 약물 중의 하나로서, 식물성 알칼로이드에 속하는 흥분제의 일종이다. 천연

카페인은 견과류, 종자류 및 몇몇 식물의 잎 등에서 얻을 수 있다.

카페인은 식품과 음료수 외에 두통약, 감기약, 이뇨제 및 식욕억제제를 위시한 비처방 의약품에 함유되어 있다. 카페인은 우리 몸에 영양소로서 작용하는 물질은 아니지만, 체내 대사 작용과 관련하여 뇌나 근육의 자극제로 흥분작용을 일으키는 흥분제, 강심제, 이뇨제 등 다양한 심리적·약물적인 효과를 가지고 있는 자극제로 널리 알려져 있다.

이처럼 카페인은 알칼로이드계 중에서도 독성이 적은 물질이기 때문에 중독사의 예는 거의 없으나, 의약품 또는 기호식품으로 인해 카페인 섭취기회가 많아져서 건강상 야기되는 문제를 고려하지 않을 수 없다. 카페인은 장기간 복용할 경우 중독을 야기할 수 있다. 우리나라의 회사원, 대학생을 비롯해 중·고등학생 등 어린 연령까지 카페인 중독증상을 겪고 있는 사람들이 많이 있다. 밤늦게까지 공부하고, 야근하는 등 지친 일상에 활력을 주기도 하지만, 너무 과해 중독되면 카페인 없이는 일상생활이 힘들어지기도 한다.

식품의약품안전처에서는 우리나라 국민의 카페인 섭취수준과 인체에 미치는 영향을 감안하여 안전한 카페인 일일섭취량을 제시하였는데, 성인의 경우 400mg 이하, 임산부는 300mg 이하, 어린이의 경우 체중 1kg당 카페인 2.5mg 이하이다. 카페인에 대한 바람직하지 못한 반응은 1g 이상 섭취에서 나타난다. 카페인을 과다하게 섭취할 경우 불면증, 불안, 흥분 등이 초기에 나타나며, 가벼운 정신착란 증세로 발전할 수 있고, 5~10g 섭취하면 치명적인 결과를 초래할 수 있다.

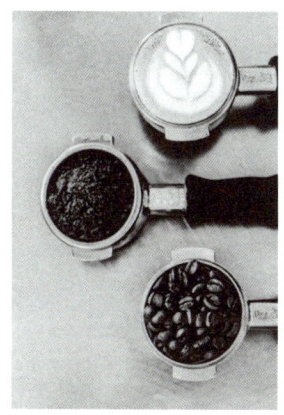

커피(coffee, Kaffee)

커피는 단백질 13%, 지질 12%, 당질 9%로 구성되어 있다. 커피콩의 기름은 불건성유이고, 녹는점 8~9℃이다, 카페인 약 1.5%, 클로로겐산 약 10%. 방향은 볶음으로써 생긴다. 커피는 6~7세기 경 에티오피아의 목동에 의해서 처음 발견되었다고 하는데, 커피 최대 생산국은 브라질이다. 매년 10월 1일은 '세계 커피의 날(International Coffee Day)'로 지정되었다.

카페인 관련 장애(Caffeine-Related Disorders)는 카페인 중독과 카페인 금단 등이 있다. 단, 다른 물질사용장애와 달리, 카페인에 관해서는 카페인사용장애를 두고 있지 않다(DSM-5).

1) 카페인 중독

(1) 개념

카페인 중독(Caffeine Intoxication)의 필수적 특징은 최근 카페인을 소비했고, 카페인 사용 중 혹은 직후에 5개 혹은 그 이상의 징후나 증상이 나타나는 것이다. 증상은 안절부절, 신경과민, 흥분, 불면, 안면홍조, 이뇨, 위장관장애이며, 노인이나 아동, 이전에 카페인에 노출된 적 없는 취약한 개인에게서는 낮은 용량(200mg)에서도 발생할 수 있다. 하루 1g 이상 카페인 섭취 시 보통 나타나는 증상은 근육연축, 두서없는 생각과 언어의 흐름, 빈맥 혹은 심부정맥, 지칠 줄 모르는 기간, 정신운동성 초조이다. 징후와 증상은 사회적·직업적 또는 다른 중요한 기능영역에서 임상적으로 현저한 고통이나 손상을 초래해야 한다. 징후 및 증상은 다른 의학적 상태로 인한 것이 아니며, 다른 물질중독이나 다른 정신질환으로 더 잘 설명되지 않아야 한다.

(2) DSM-5의 진단기준

DSM-5의 진단기준은 다음과 같다(APA, 2018: 503-504).

> A. 최근의 카페인 섭취(보통 250mg 이상을 초과하는 고용량)
> B. 카페인을 사용하는 동안, 또는 그 직후에 다음 징후 혹은 증상 중 5가지(혹은 그 이상)가 나타난다.
>   1. 안절부절(Restlessness)
>   2. 신경과민
>   3. 흥분
>   4. 불면

5. 안면홍조
6. 이뇨
7. 위장관 장애
8. 근육연축(Muscle twitching)
9. 사고와 언어의 두서없는 흐름
10. 빈맥 혹은 심부정맥
11. 지칠 줄 모르는 기간
12. 정신운동 초조(Psychomotor agitation)
C. 진단기준 B의 징후나 증상이 사회적, 직업적, 또는 다른 중요한 기능영역에서 임상적으로 현저한 고통이나 손상을 초래한다.
D. 징후 및 증상은 다른 의학적 상태로 인한 것이 아니며, 다른 물질중독을 포함한 다른 정신장애로 더 잘 설명되지 않는다.

(3) 치료

카페인 중독을 진단해 보고 중독이 의심된다면, 가장 좋은 방법은 역시 카페인을 줄이면서 서서히 끊는 것이 좋다. 카페인이 들어있는 음료 대신에 평소 물을 자주 마시는 습관을 들이면 카페인을 섭취하고자 하는 욕구를 줄일 수 있다.

카페인 중독을 탈출하기 위해서는 충분한 수면과 적당한 운동이 매우 효과적이다. 카페인은 체력을 갉아먹어서 각성 상태로 만들어주는 것이므로 충분한 수면으로 피곤함을 없애 버리면 카페인이 필요 없게 된다. 또한 규칙적인 식사로 공복감을 최소화한다. 공복이 오면 자극적인 음식을 찾게 되는데 카페인 중독상태라면 당연히 자극적인 맛과 카페인이 들어있는 음료 등을 찾게 된다.

어린이들이 카페인을 과다섭취 할 경우, 신경질적이 되거나, 흥분하는 일이 잦아지고 잠을 잘 자지 못하게 되며, 칼슘 대사에도 영향을 미쳐 성장에 장애가 될 수 있다. 성장기의 소아와 청소년은 철 섭취 및 칼슘을 비롯한 골 대사 등에서 성인보다 부작용이 더 많을 것으로 추정되므로 카페인 과다섭취에 대한 예방교육이 필요하다(고재욱 외, 2019: 356).

2) 카페인 금단

(1) 개념

카페인 금단(Caffeine Withdrawal)의 필수적 특징은 갑작스럽게 오랫동안 매일 섭취하던 카페인을 끊거나, 상당히 줄인 이후, 특징적 금단 증후군이 발생하는 것이다. 금단 증후군은 사회적·직업적 또는 다른 중요한 기능명역에서 임상적으로 현저한 고통이나 손상을 초래한다. 이 증상들은 다른 의학적 상태의 생리적 효과로 인한 것이 아니고, 다른 정신질환으로 더 잘 설명되지 않아야 한다.

최근 여러 연구에서 커피를 많이 마시는 사람은 암 발생이 낮다는 결과가 있지만, 명확하게 얘기하기는 어렵다. 암 종에 따라서, 연구방법에 따라서 일관된 결과를 보이지 않고 있으며, 전문가들 사이에서도 일치된 견해를 보이지 않고 있다. 그러나 커피에 항산화 물질인 폴리페놀(polyphenol) 등 건강에 이로운 성분들이 포함된 것은 분명하다. 대부분의 연구에서 나타나는 커피 섭취의 해악은 대부분 하루 3잔 이상을 마셨을 때로, 일상적인 한두 잔의 커피 섭취는 당뇨병, 각종 암, 파킨슨병 예방 등에 이로운 작용을 할 가능성이 있다.

(2) DSM-5의 진단기준

DSM-5의 진단기준은 다음과 같다(APA, 2018: 506).

> A. 장기적으로 매일 카페인을 사용
> B. 카페인 사용을 갑자기 끊거나 줄인 뒤, 24시간 이내에 다음의 징후나 증상 중 3가지, 혹은 그 이상이 나타난다.
>   1. 두통
>   2. 현저한 피로나 졸음
>   3. 불쾌 기분, 우울 기분, 과민성
>   4. 집중력 저하
>   5. 독감 유사 증상(오심[nausea], 구토[vomiting], 혹은 근육의 통증/뻣뻣함.)
> C. 진단기준 B의 징후 및 증상이 사회적, 직업적, 또는 다른 중요한 기능영역에서 임상적으로 현저한 고통이나 손상을 초래한다.

> D. 징후 및 증상은 다른 의학적 상태(예, 편두통, 바이러스 감염성 질환)의 생리적 효과로 인한 것이 아니고, 다른 물질 중독 및 금단을 포함한 다른 정신장애로 더 잘 설명되지 않는다.

(3) 치료

커피 섭취 시에 커피 먹는 잔의 크기가 증가하거나, 커피의 농도가 짙어지지 않도록 주의해야 한다. 카페인은 커피뿐만 아니라, 양은 다소 적지만 차, 청량음료(콜라), 코코아, 초콜렛, 각종 드링크제에도 포함되어 있어 총 섭취량을 고려하시는 것이 필요하다. 금단증상은 두통이 가장 흔해서 휴일에 집에서 두통이 있다는 직장인을 간혹 보는데, 집에서 커피를 마시지 않아 생기는 카페인 금단증상인 경우가 있다.

카페인 중독증상으로 인해 섭취량을 줄이는 사람들은 일정량의 카페인을 다시 섭취하게 되면 증상이 완화된다. 하지만 장기적으로 볼 때는 일정량의 카페인 섭취보다는 다른 방법을 통해 카페인 금단현상을 없애는 것이 좋다. 그 내용은 다음과 같다.

① 처방전 없이 구입할 수 있는 진통제 복용

이부프로펜(ibuprofen, 해열·소염 진통제), 아스피린(aspirin) 및 아세트아미노펜(acetaminophen, 열, 두통 및 기타 경미한 통증 완화에 사용되는 일반 진통제 및 해열제)과 같이 처방전 없이 구입할 수 있는 의약품에는 통증 신호를 차단하고 대부분의 두통을 완화시키는 화합물이 포함되어 있다.

② 수분 유지

탈수로 뇌가 수축되어 두개골에 통증 수용체가 생길 수 있기 때문에 수분을 섭취함으로써 심한 두통을 어느 정도 완화시킬 수 있다.

③ 얼음 활용

얼음찜질을 통해 혈관을 수축시키고, 신경전달(통증)을 느리게 할 수 있다. 한 연구에 따르면, 이 방식으로 편두통을 겪고 있는 환자들의 통증을 상당히 줄였다고 한다.

④ 멘톨 오일

멘톨(menthol, 박하의 주요 성분)은 피부를 마비시키고, 통증을 줄일 수 있다. 이마나 목 부위에 희석된 멘톨 에센셜 오일(Essential Oil, 천연 식물성 오일)을 바르면 효과를 볼 수 있다.

⑤ 충분한 휴식

수면장애는 많은 유형의 두통과 관련이 있으며, 이는 일반적으로 수면과 두통의 통증 사이에 연관성이 있음을 의미한다. 매일 밤 적절한 양의 수면을 취하면 두통이 줄어든다. 그러나 너무 많은 수면을 취하거나, 수면제를 너무 자주 사용하면 두통이 악화될 수 있다.

카페인 금단증이라도 걱정할 필요는 없다. 카페인은 반감기(체내 물질이 절반으로 줄어드는 시간)가 그렇게 긴 편이 아니기 때문에 금단증상은 하루 이틀 정도 심하게 나타나고, 시간이 지나면 괜찮아지기 때문이다. 이러한 금단현상을 줄이고 싶다면, 무엇보다도 먼저 마시는 커피의 양을 절반으로 줄여보는 것이 현명한 선택이다.

대마(마리화나) 관련 장애

칸나비스(Cannabis)는 식물 대마로부터 추출된 물질로서, 한국어 용어로는 '대마계 제제'라고 한다. 대마의 잎과 줄기를 건조시켜 담배로 만든 것이 대마초, 즉 마리화나(marijuana)이다. 하시시(hashish, 풀, 인도대마초로 만든 마약)는 대마 잎의 하단부와 상단부에서 스며 나온 진액을 건조한 것으로, 마리화나보다 훨씬 강력한 효과를 나타낸다.

대마 관련 장애(Cannabis-Related Disorders)는 이러한 대마계 물질이나 이와 화학적으로 유사한 합성물질에 대한 의존과 중독 현상을 말한다.

대마계 제제는 세계에서 가장 흔하게 사용되는 불법 물질이다. 대마계 제제는 미

> **칸나비스(cannabis)**
>
> 칸나비스는 식물 대마에서 추출한 물질로 피우거나 먹어서 흡입할 수 있는 자극제이다.
>
> 칸나비스는 대마초, 마리화나(marijuana), 해시시(hashish), 도가니(pot), 풀(grass), 궐련(dope) 등 여러 명칭으로 불린다. 대마초 혹은 마리화나는 대마 잎과 상단부를 건조시켜 피울 수 있도록 한 것이고, 해시시는 대마 잎 상하단부에서 나오는 진액을 건조하여 만든 것이다. 이 같은 칸나비스는 신체적 의존이나 금단현상이 심각하지는 않지만 장기간 사용할 경우 중독이 일어날 수 있다.

국의 모든 계층, 특히 10대 청소년이 가장 널리 용하고 있는 약물이다. 대부분의 다른 불법적 약물처럼 대마계 제제 사용자는 남성에게 흔하며, 유병률은 18~30세 사이가 가장 흔하다(DSM-5). 1991년에 미국에서 수행된 지역사회 연구에 따르면, 인구의 약 30%가 일생 동안 한 번 이상 마리화나를 사용했으며, 10%는 전년도에 사용했고, 5%는 그 전달에 사용하였다. 1980~1985년에 미국에서 시행된 지역사회연구에 의하면, 성인 인구의 약 4%가 일생 중 어떤 기간에 대마계 제제의 의존이나 남용을 경험하였다(DSM-5). 우리나라의 경우, 성인의 1.3%와 청소년의 1.1%가 마리화나를 사용한 경험이 있는 것으로 나타났다. 1970년대 초에 마리화나 사용이 증가하였다가 현재는 감소추세를 보이고 있지만, 아직도 낮은 비율은 아니다.

1) 대마사용장애

(1) 개념

대마사용장애(Cannabis Use Disorder)는 과도한 칸나비스 사용으로 인해 발생하는 부적응적 문제를 말한다. 대마사용장애는 대마계 제제(Cannabis)에 대한 내성으로 인하여 강박적으로 대마계 제제를 사용하여 현저한 부적응을 나타내는 경우를 말한다. 대마계 제제는 생리적 의존이 잘 발생하지 않으며, 금단증상도 심각하지 않은 것으로 알려져 있다(권석만, 2021: 540).

대마계 제제 의존이 있는 사람들은 몇 개월 또는 몇 년에 걸쳐서 매우 심하게 대마계 제제를 사용하고, 물질을 구하고 사용하는데, 하루 중 많은 시간을 보낸다. 이는 흔히 가정, 학교, 직장 또는 여가활동에 지장을 준다. 대마계 제제 의존이 있는 사람은 이 물질이 신체적 문제(예, 흡연과 연관된 만성적 기침)나 심리적 문제(예, 반복적인 고용량 사용에 따른 과도한 진정)를 야기한다는 사실을 알고 있음에도 불구하고, 지속적으로 사용한다.

대마계 제제 남용은 주기적인 대마계 제제 사용으로 직장 또는 학교에서의 활동에 지장을 초래하거나, 차를 운전하는 상황과 같이 신체적으로 위험한 일을 반복적으로 나타내는 경우를 말한다. 대마계 제제 소지로 인하여 체포되어 법적인 문제가 생기기도 한다.

대마계 제제의 의존이나 남용은 대개 오랜 기간에 걸쳐 발생한다. 대마계 제제의 양과 횟수를 점진적으로 증가시켜 나가면서 의존상태로 발전하는 경우가 대부분이다.

〈사례연구〉

정일훈, 161회 대마 흡연 인정 "반성 중"

그룹 비투비 전 멤버 정일훈이 대마초 흡연 혐의에 대해 인정 및 사과하였다. 서울 서초구 서울중앙지법에서 정일훈의 「마약류 관리법」 위반 혐의 관련 첫 번째 공판이 22일 진행됐다. 앞서 지난 7월 정일훈은 대마초 상습 흡연 혐의로 적발돼 검찰에 송치됐다. 경찰은 정일훈이 4~5년 전부터 여러 차례 대마초를 피운 것으로 파악하였다. 또 수사망을 피하기 위해 가상화폐를 이용, 상당한 액수의 대마초를 구매한 것으로 알려졌다.

검사 측은 "정일훈은 지난 2016년 7월부터 2019년 1월까지 지인 7명과 공모해 대마 대금 1억 3300만원 상당을 송금하고 대마를 매수해 161회 흡연하였다"고 공소 사실을 밝혔다. 이에 정일훈 측은 이날 공판서 대마초 흡연 혐의를 모두 인정하였다. 변호사는 "피고인은 공소 사실을 모두 인정하고 반성 중"이라고 말하였다. 정일훈 역시 "진심으로 반성하고 있다. 정말 죄송하다"고 고개를 숙였다. 정일훈과 함께 마약 혐의로 기소된 6인, 마약 방조 혐의로 기소된 1인도 전부 혐의를 인정하였다.

자료: 스포츠 경향(2021년 4월 21일자).

(2) DSM-5의 진단기준

DSM-5의 진단기준은 다음과 같다(APA, 2018: 509).

> A. 임상적으로 현저한 손상이나 고통을 일으키는 문제적 대마사용 양상이 지난 12개월 사이에 다음의 항목 중 최소한 2개 이상으로 나타난다.
> 1. 대마를 종종 의도했던 것보다 많은 양 혹은 오랜 기간 동안 사용함.
> 2. 대마사용을 줄이거나, 조절하려는 지속적인 욕구가 있음. 혹은 사용을 줄이거나 조절하려고 노력했지만, 실패한 경험들이 있음.
> 3. 대마를 구하거나, 사용하거나, 그 효과에서 벗어나기 위한 활동에 많은 시간을 보냄.
> 4. 대마에 대한 갈망감, 혹은 강한 바람, 혹은 욕구
> 5. 반복적인 대마사용으로 인해 직장, 학교, 혹은 가정에서의 주요한 역할 책임수행에 실패함.
> 6. 대마의 영향으로 지속적으로, 혹은 반복적으로 사회적 혹은 대인관계 문제가 발생하거나 악화됨에도 불구하고, 대마사용을 지속함.
> 7. 대마사용으로 인해 중요한 사회적, 직업적, 혹은 여가활동을 포기하거나 줄임.
> 8. 신체적으로 해가 되는 상황에서도 반복적으로 대마를 사용함.
> 9. 대마사용으로 인해 지속적으로, 혹은 반복적으로 신체적·심리적 문제가 유발되거나 악화될 기능성이 높다는 것을 알면서도, 계속 대마를 사용함.
> 10. 내성, 다음 중 하나로 정의됨.
>   a. 중독 혹은 원하는 효과를 얻기 위하 대마 사용량의 뚜렷한 증가가 필요
>   b. 동일한 용량의 대마를 계속 사용할 경우 효과가 현저히 감소
> 11. 금단, 다음 중 하나로 나타남.
>   a. 대마의 특징적인 금단 증후군(대마 금단 진단기준 A와 B를 참조)
>   b. 금단증상을 완화하거나 피하기 위해 대마(혹은 비슷한 관련 물질)를 사용

2) 대마 중독

(1) 개념

대마 중독(Cannabis Intoxication)은 대마계 제제의 사용으로 인하여 심각한 부적응적 행동변화나 심리적 변화(운동조정장애, 앙양된 기분, 불안, 시간이 느리게 지나가는 느낌, 판단력 장애, 사회적 위축)가 나타나는 경우를 말한다(권석만,

2021: 540). 흔히 결막 충혈, 식욕 증가, 구갈, 빈맥 등의 증상이 수반된다. 대마계 중독은 전형적으로 '기분고조상태'의 느낌으로 시작되고, 부적절한 웃음, 자신만만한 태도와 더불어 고양된 기분이 뒤따르고, 몸떨림, 수면발작, 단기기억 장애, 고등정신 기능장애, 판단력 장애, 왜곡된 감각적 지각, 운동수행의 손상, 시간이 느리게 가는 느낌 등을 경험한다. 때로는 심각한 수준의 불안, 우울 또는 사회적 위축이 나타나기도 한다. 대마계 제제를 흡연하는 경우 중독은 몇 분 이내에 나타나지만, 경구 복용을 하는 경우는 몇 시간이 지나야 나타나기도 한다. 그 효과는 보통 3~4시간 지속된다.

(2) DSM-5의 진단기준

DSM-5의 진단기준은 다음과 같다(APA, 2018: 516).

> A. 최근 대마사용이 있다.
> B. 대마를 사용하는 동안 또는 그 직후에 임상적으로 심각한 문제적 행동변화 및 심리적 변화가 발생한다(예, 운동 실조, 다행감, 불안, 시간이 느리게 가는 느낌, 판단력 손상, 사회적 위축).
> C. 대마사용 후 2시간 이내에 다음 징후 혹은 증상 중 2가지(혹은 그 이상)가 나타난다.
>   1. 결막충혈(Conjunctival injection)
>   2. 식욕 증가
>   3. 입 마름
>   4. 빈맥(Tachycardia, 맥박의 횟수가 정상보다 많은 상태)
> D. 징후 및 증상은 다른 의학적 상태로 인한 것이 아니며, 다른 물질중독을 포함한 다른 정신장애로 더 잘 설명되지 않는다.

3) 대마 금단

(1) 개념

대마 금단(Cannabis Withdrawal)이란 규칙적인 대마 사용자가 사용을 중단하면 발견되는 특징적인 비자발적 반응으로 대마를 사용하지 않으면 그 증상이 나타난다. 대마의 사용상태에 따라 다르게 나타나며, 사용횟수나 사용량이 많을수록 증상의 상태는 더 심하다. 가벼운 증상으로는 눈물을 흘리는 것, 코를 씰룩거리는 것, 재채기, 잦은 하품, 발한작용 등이 있다. 이 단계가 지나면 팽창, 전율, 소름, 식욕상실 등의 현상이 나타난다. 더 뚜렷한 증상으로는 불면증, 가쁜 호흡, 혈압상승, 들뜬 기분 등이 발견된다. 심한 증상으로는 구토, 설사, 간질, 헛소리, 체중감소 등이 있다.

이런 증상은 뇌가 이미 대마와 같은 마약류에 중독되어 황폐화 정도가 사용량에 비례해서 더욱 커지게 되었기 때문이다.

(2) DSM-5의 진단기준

DSM-5의 진단기준은 다음과 같다(APA, 2018: 517-518).

> A. 대마를 과도하게 장기적으로 사용하다가 중단(즉, 주로 매일 혹은 최소한 몇 개월 이상의 기간에 걸쳐 거의 매일사용)한 상태이다.
> B. 진단기준 A상태 이후 약 1주 이내에 다음의 징후나 증상 중 3가지(혹은 그 이상)가 나타난다.
>   1. 과민성, 분노 또는 공격성
>   2. 신경과민 또는 불안
>   3. 수면 문제(즉, 불면이나 뒤숭숭한 꿈)
>   4. 식욕감퇴 또는 체중감소
>   5. 안절부절
>   6. 우울기분
>   7. 다음에 열거된 신체적 증상 중 최소 한 가지 이상으로 인해 심각한 불편을 겪음: 복통, 흔들림/떨림, 발한, 열, 오한, 혹은 두통
> C. 진단기준 B의 징후 및 증상이 사회적, 직업적, 또는 다른 중요한 기능영역에서 임상적으로 현저한 고통이나 손상을 초래한다.
> D. 징후 및 증상은 다른 의학적 상태로 인한 것이 아니며, 다른 물질 중독 및 금단을 포함한 다른 정신장애로 더 잘 설명되지 않는다.

환각제 관련 장애

환각제 관련 장애(Hallucinogen-Related Disorders)를 유발하는 환각은 외부 자극 없이 일어나는 유사 지각 경험이다. 환각은 정상지각과 똑같이 생생하고 분명하며, 수의적 통제하에 있지 않다. 환각은 어떤 감각양상에서도 일어날 수 있을 것이지만, 정신분열증과 기타 관련 질환에서는 청각적인 환각이 가장 흔하다. 환청은 대개 자신의 사고와 구분되어 지각되는 음성으로 경험되며, 그 음성은 익숙할 수도 있고 생소할 수도 있다. 환각은 분명한 감각체계의 맥락에서 일어나야 한다. 환각은 어떤 문화적 맥락에서는 종교경험의 정상부분이기도 하다(고재욱 외, 2019: 209).

환각을 유발하는 대표적인 물질로는 펜시클리딘(phencyclidine, PCP, 'angel dust') 계열의 물질, 리세르그산 디에틸아미드(lysergic acid diethylamide, LSD), 메틸렌 디옥시 메탐페타민(methylene dioxy-methamphetamine, MDMA: 일명 엑스터시[ecstasy], 각성제와 구조적으로 유사한 화합물) 등이 있다. 이러한 물질은 처음에는 해리성 마취약으로 개발되었으나, 그 후에 길거리 마약으로 변질되었다. 이러한 약물은 낮은 용량을 사용할 때는 몸과 마음으로부터 분리되는 느낌(일종의 '해리')을 유발하지만, 높은 용량에서는 혼미 또는 혼수를 야기한다. 엑스터시의 경우, 갈증을 느끼지 못하도록 만들기 때문에 복용 후 심각한 탈수증상을 일으키기도 한다.

이러한 물질들의 일차적인 정신활성화 효과는 몇 시간 정도 지속되지만, 이러한 약물이 몸에서 완전히 배출되기까지는 8일 이상의 시간이 걸린다. 이러한 약물에 취약한 사람들의 경우, 환각효과가 몇 주간 지속되기도 하고, 조현병과 유사한 정신병적 삽화를 유발하기도 한다.

1) 펜시클리딘사용장애

(1) 개념

펜시클리딘사용장애(Phencyclidine Use Disorder)을 유발하는 펜시클리딘(또는 유사 펜시클리딘 물질)에는 펜시클리딘과 보다 강도는 약하지만, 유사한 작용을 하는 화합물인 케타민(ketamine), 사이클로헥사민(cyclohexamine), 디조실핀(dizocilpine)이 포함된다. 이러한 물질들은 1950년대에 원래 해리성 마취제로 개발되었으나, 1960년대에 불법 마약으로 사용되기 시작하였다. 이 물질들은 적은 양을 복용했을 때, 마음과 몸이 분리된 듯한 느낌을 일으키며, 많은 양을 복용했을 때는 인사불성과 혼수상태를 초래할 수 있다. 이 물질들은 가장 흔하게는 흡연 또는 경구 복용의 방법으로 사용되지만, 코로 흡입하거나 주사를 통해 사용하기도 한다. 펜시클리딘의 기본적인 향정신성 효과는 몇 시간 동안 지속되지만, 일반적으로 신체에서 완전히 사라질 때까지는 약 8일 또는 그 이상이 소요되기도 한다. 취약한 사람들의 경우, 환각효과는 수 주일에 걸쳐 지속되기도 하며 정신분열증과 유사한 지속적인 정신증적 삽화를 겪게 되기도 한다. 케타민은 주요 우울장애의 치료제로도 사용되기도 한다. 금단증상은 아직 사람에게서 확실하게 밝혀진 바 없으며, 따라서, 펜사이클리딘사용장애에서는 금단 관련 범주를 포함하지 않고 있다(최정윤 외, 2019: 362-363).

펜사이클리딘은 8일 동안은 소변을 통해 검출할 수 있으며, 복용량이 매우 많을 경우 더 장기간에 걸쳐 검출이 가능하다. 생리적 검사뿐만 아니라, 펜시클리딘이나 관련된 물질의 중독에서 나타나는 특징적인 증상은 진단에 도움이 될 수 있다. 펜시클리딘은 해리증상과 통각상실, 안구진탕증, 고혈압을 일으킬 수 있으며, 저혈압과 쇼크의 위험성이 있다. 펜시클리린을 사용할 경우, 중독된 사람은 자신들이 공격을 받고 있다고 믿게 되어 폭력적인 행동을 보일 수도 있다. 사용 후 증상들은 정신분열증과 유사할 수 있다.

펜시클리딘사용장애의 유병률은 알려져 있지 않다. 인구의 약 2.5%가 과거에 펜시클리딘을 사용해 본 적이 있다고 보고한 바 있다. 사용자의 비율은 연령에 따라서 증가하며, 과거에 펜시클리딘을 사용해 본 적이 있다고 보고하는 사람들은 12~17세에서는 0.3%이고, 18~25세에서는 1.3%이며, 26세 이상에서는 2.9%에 달한다(DSM-5).

(2) DSM-5의 진단기준

DSM-5의 진단기준은 다음과 같다(APA, 2018: 520).

> A. 임상적으로 현저한 손상이나 고통을 일으키는 문제적 펜시클리딘(혹은 약리학적으로 유사한 물질) 사용 양상이 지난 12개월 사이에 다음의 항목 중 최소한 2개 이상으로 나타난다.
> 1. 펜시클리딘을 종종 의도했던 것보다 많은 양 혹은 오랜 기간 동안 사용함.
> 2. 펜시클리딘 사용을 줄이거나 조절하려는 지속적인 욕구가 있음. 혹은 사용을 줄이거나 조절하려고 노력했지만 실패한 경험들이 있음.
> 3. 펜시클리딘을 구하거나, 사용하거나, 그 효과에서 벗어나기 위한 활동에 많은 시간을 보냄.
> 4. 펜시클리딘에 대한 갈망감, 혹은 강한 바람, 혹은 욕구
> 5. 반복적인 펜시클리딘 사용으로 인해 직장, 학교 혹은 가정에서의 주요한 역할 책임 수행에 실패함(예, 펜시클리딘 사용과 연관된 반복되는 결근 혹은 업무수행 능력 저하, 펜시클리딘 관련 학교 결석·정학·퇴학, 자녀 혹은 가사 방임).
> 6. 펜시클리딘의 영향으로 지속적 혹은 반복적으로 사회적 혹은 대인관계 문제가 발생하거나 악화됨에도 불구하고, 펜시클리딘 사용을 지속함(예, 배우자와 중독의 결과에 대한 문제로 다툼, 신체적 싸움).
> 7. 펜시클리딘 사용으로 인해 중요한 사회적, 직업적, 혹은 여가활동을 포기하거나 줄임.
> 8. 신체적으로 해가 되는 상황에서도 반복적으로 펜시클리딘을 사용함(예, 펜시클리딘으로 인한 장애가 있는 상태에서 자동차 운전 혹은 기계 조작).
> 9. 펜시클리딘 사용으로 인해 지속적이거나 반복적으로 신체적·심리적 문제가 유발되거나, 악화될 능성이 높다는 것을 알면서도 계속 펜시클리딘을 사용함.
> 10. 내성, 다음 중 하나로 정의됨.
>   a. 중독이나 원하는 효과를 얻기 위해 펜시클리딘 사용량이 뚜렷한 증가가 필요
>   b. 동일한 용량의 펜시클리딘을 계속 사용할 경우 효과가 현저히 감소

2) 펜시클리딘 중독

펜시클리딘 중독(Phencyclidine Intoxication)에 대한 DSM-5의 진단기준은 다음과 같다(APA, 2018: 527-528).

> A. 최근의 펜시클리딘(혹은 약리학적으로 유사한 물질) 사용이 있다.
> B. 펜시클리딘을 사용하는 동안 또는 그 직후에 임상적으로 심각한 문제적 행동변화 및 심리적 변화가 발생한다(예, 호전성, 공격성, 충동성, 예측 불가능성, 정신운동 초조, 판단력 손상).
> C. 사용 후 1시간 이내에 다음 징후 혹은 증상 중 2개(혹은 그 이상)가 나타난다.
>   1. 수직적 또는 수평적 안구진탕
>   2. 고혈압 혹은 빈맥
>   3. 감각 이상 또는 통증에 대한 반응 감소
>   4. 운동 실조(Ataxia)
>   5. 구음곤란(Dysarthria)
>   6. 근육경직(Muscle rigidity)
>   7. 발작 또는 혼수(Seizures or coma)
>   8. 청각과민(Hyperacusis)
> D. 징후 및 증상은 다른 의학적 상태로 인한 것이 아니며, 다른 물질중독을 포함한 다른 정신장애로 더 잘 설명되지 않는다.

흡입제 관련 장애

흡입제 관련 장애(Inhalant-Related Disorders)를 유발하는 흡입제는 환각을 유발할 수 있는 다양한 휘발성 물질을 의미하며, 주로 코를 통해 체내로 유입된다. 대표적인 흡입제는 본드, 부탄가스, 가솔린, 페인트 시너, 분무용 페인트, 니스 제거제, 라이터 액, 아교, 고무시멘트, 세척제, 구두약 등이다 흡입된 대부분의 화학물질은 정신활성 효과를 유발할 수 있는 여러 가지 물질의 복합체이다 이 장애를 일으키는 정확한 물질을 알아내는 것은 어려우며, 사용된 물질이 복합적이고 확인하기 어렵기 때문에 흡입제라는 일반적인 용어를 사용하고 있다.

흡입제를 적신 헝겊조각을 입이나 코에 대고 흡입하는 방법이 가장 흔하다. 또한 흡입제를 종이나 플라스틱 봉지에 넣고 봉지 내에 있는 기체를 마시기도 한다.

1) 흡입제사용장애

(1) 개념

흡입제사용장애(Inhalant Use Disorder)는 과도한 흡입제 사용으로 인해 나타나는 다양한 부적응적 문제를 의미한다. 흡입제는 사용 중단 후 24~48시간에 금단증후군이 시작되어 2~5일 동안 지속되며, 흔히 수면장애, 몸떨림, 과민성, 발한, 메스꺼움, 순간적인 착각 등의 증상이 나타나는 경향이 있다. 그러나 흡입제에 특징적인 금단증후군은 분명히 밝혀져 있지 않으며, 금단증상을 줄이기 위해 흡입제를 사용한다는 증거도 없다. 그러나 흡입제는 원래 의도한 것보다 더 오랜 기간 사용되고 더 많은 양을 사용하기 때문에 흡입제 사용을 끊거나 조절하기가 어렵다. 흡입제는 값이 싸고 합법적으로 판매되기 때문에 구입하는 데에 많은 시간이 들지 않지만, 흡입제를 사용하고 회복하는 데는 상당한 시간이 소요된다. 흡입제가 간질환이나 신경계의 손상과 같은 신체적 문제를 유발할 수 있다는 사실을 알면서도 사용하는 경향이 있다. 이러한 흡입제의 반복사용으로 인해 중요한 사회적·직업적 활동이 포기되거나 감소되어 현저한 부적응이 나타날 경우에는 흡입제 사용장애로 진단될 수 있다.

흡입제 유도성장애에는 흡입제 중독이 대표적이다. 흡입제 중독은 휘발성 흡입제를 의도적으로 사용하거나, 단기간에 많은 용량에 노출되어 현저한 부적응적 증상을 나타내는 경우를 말한다. 휘발성 흡입제 사용 도중, 사용 직후 또는 노출 이후에 심각한 부적응적 행동변화나 심리적 변화(예, 호전성, 공격성, 정서적 둔마, 판단력 장애, 사회적-직업적 기능 손상)가 나타난다.

흡입제를 고용량 사용할 경우에는 기면, 정신운동성 지연, 전반적인 근육약화, 반사의 감소, 혼미, 혼수에 이를 수 있다. 특히, 환청, 환시, 환촉을 비롯하여 여러 가지 지각장애(예, 거시증, 미시증, 착각, 시간 인식의 변화)를 보인다. 이러한 흡입제 중독기간 동안에는 망상(예, 공중을 날 수 있다고 믿는 등)이 일어날 수 있으며, 판단력이 손상된 상태에서 이러한 망상이 행동으로 옮겨져 치명적인 손상을 초래하기도 한다. 흡입제는 자제력이 감소된 행동으로 인한 외상이나 가연성 물질로 인한 화상을 비롯하여 입과 코 주변의 결막증상, 호흡곤란, 두통, 전신쇠약, 복통, 구토 등의 신체적 문제를 유발할 수 있으며, 중추신경계나 말초신경계에 영구적인 손상을 일으킬 수 있다. 반복적인 흡입제 사용은 간경화증으로 진전될 수 있는 감염 등을 유발할 수 있다. 일부 흡입제(예, 염화메틸렌)는 호흡기와 심장혈관계의 억제를 유발하여 사망에 이르게 할 수도 있다.

흡입제사용장애는 흡입제 사용자 중에서 소수에게서만 나타나는 것으로 알려져 있다. 흡입제는 싸고 구입이 용이하기 때문에 젊은이들과 사회경제적 수준이 낮은 계층에서 빈도가 높다. 흡입제 사용은 9~12세에 시작해서 청소년기에 절정에 달하고 35세 이후는 드물다. 흡입제 문제로 응급실을 찾는 사람 중 70~80%는 남성이다. 흡입제는 청소년들이 가장 흔하게 사용하는데, 이로 인해 가족 간의 갈등뿐 아니라, 결석, 정학, 퇴학 등의 학교문제를 초래하여 청소년의 장래에 치명적인 영향을 미칠 수 있다. 아동과 청소년은 황홀경을 경험하기 위한 수단으로 흡입제를 선택한다. 그 이유는 황홀감을 느끼게 한다는 특성이 있고, 효과가 급속히 나타나며, 비용이 저렴하고, 사용이 용이하기 때문이다. 흡입제 사용은 20대가 되면 뚜렷하게 감소하나, 흡입제를 사용하는 청소년의 20%가 흡입제사용장애로 이환되기도 한다. 성인이 되어서도 흡입제사용장애가 지속되는 개인은 대개 물질사용장애, 반사회성 성격장애, 자살사고 및 시도 등 심각한 문제를 가지고 있다.

직업적으로 장기간 흡입제에 노출되는 산업체 근로자들에게서 흡입제 의존이 보고되기도 하는데, 이들은 정신활성효과를 얻기 위해 사용하기 시작하여 결과적으로 의존상태에 이르게 된다. 흡입제와 관련된 장애가 나타나는 경우에는 흡입제 사용을 중단하는 것이 최우선이며, 의학적인 합병증의 치료가 중요하다. 정신증적 상태가 나타날 때는 항정신병 약물이 사용되기도 한다. 흡입제는 청소년들이 가장 흔하게 사용하는 물질이므로, 청소년 교육을 통해 예방하는 것이 가장 중요하다.

(2) DSM-5의 진단기준

DSM-5의 진단기준은 다음과 같다(APA, 2018: 533-534).

> A. 임상적으로 현저한 손상이나 고통을 일으키는 문제적 탄화수소류 흡입제 물질사용 양상이 지난 12개월 사이에 다음의 항목 중 최소한 2개 이상으로 나타난다.
> 1. 흡입제를 종종 의도했던 것보다 더 많은 양, 혹은 더 오랜 기간 동안 사용함.
> 2. 흡입제 사용을 줄이거나 조절하려는 지속적인 욕구가 있음. 혹은 사용을 줄이거나 조절하려고 노력했지만 실패한 경험들이 있음.
> 3. 흡입제를 구하거나, 사용하거나, 그 효과에서 벗어나기 위한 활동에 많은 시간을 보냄.
> 4. 흡입제에 대한 갈망감, 혹은 강한 바람, 혹은 욕구
> 5. 반복적인 흡입제 사용으로 인해 직장, 학교 혹은 가정에서의 주요한 역할 책임수행에 실패함.
> 6. 흡입제의 영향으로 지속적으로, 혹은 반복적으로 사회적 혹은 대인관계 문제가 발생하거나 악화됨에도 불구하고, 흡입제 사용을 지속함.
> 7. 흡입제 물질 사용으로 인해 중요한 사회적, 직업적 혹은 여가활동을 포기하거나 줄임.
> 8. 신체적으로 해가 되는 상황에서 반복적으로 흡입제를 사용함.
> 9. 흡입제 사용으로 인해 지속적으로, 혹은 반복적으로 신체적·심리적 문제가 유발되거나 악화될 가능성이 높다는 것을 알면서도 계속 흡입제를 사용함.
> 10. 내성(Tolerance), 다음 중 하나로 정의됨.
>   a. 중독이나 원하는 효과를 얻기 위해 흡입제 사용량의 뚜렷한 증가가 필요
>   b. 동일한 용량의 흡입제를 계속 사용할 경우 효과가 현저히 감소

2) 흡입제 중독

흡입제 중독(Inhalant Intoxication)에 대한 DSM-5의 진단기준은 다음과 같다(APA, 2018: 538).

> A. 의도적이든 의도적이지 않던 최근에 단기간, 고용량의 톨루엔(toluene, 방향족)이나 휘발유와 같은 휘발성 탄화수소를 포함하는 흡입제 물질에 노출된다.
> B. 흡입제에 노출되는 동안, 또는 그 직후에 임상적으로 심각한 문제적 행동변화 및 심리적 변화가 발생한다(예, 호전성, 공격성, 무감동, 판단력 손상).
> C. 흡입제에 노출되는 동안 또는 그 직후에 다음 징후 혹은 증상 중 2가지(혹은 그 이상)가 나타난다.
>   1. 현기증(Dizziness.)
>   2. 안구진탕(Nystagmus)
>   3. 운동 실조(Incoordination.)
>   4. 불분명한 언어(Slurred speech)
>   5. 불안정한 보행(Unsteady gait)
>   6. 졸음(Lethargy)
>   7. 반사 감소(Depressed reflexes)
>   8. 정신운동 지연(Psychomotor retardation)
>   9. 떨림(Tremor)
>   10. 전반적인 근육약화(Generalized muscle weakness)
>   11. 흐린 시력 및 복시(Blurred vision or diplopia)
>   12. 혼미 또는 혼수
>   13. 다행감(Euphoria)
> D. 징후 및 증상은 다른 의학적 상태로 인한 것이 아니며, 다른 물질중독을 포함한 다른 정신장애로 더 잘 설명되지 않는다.

아편류 관련 장애

아편류 관련 장애(Opioid-Related Disorder)를 유발하는 아편은 양귀비라는 식물에서 채취되는 진통효과가 있는 물질로 대표적인 마약물질이다. 아편과 유사한 효과를 내는 화학물질을 아편류라고 하는데, 모르핀과 같은 천연 아편류, 헤로인(heroin)과 같은 반합성 아편류 등이 있다. 아편류는 진통제, 마취제, 기침억제제로 처방되고, 의학적인 목적 이외의 사용은 법적으로 금지되어 있다. 헤로인은 가장 흔하게 사용되는 약물이고, 주로 주사를 맞거나 흡연 또는 코를 통해 흡입한다(이우경, 2021: 359). 헤로인과 아편은 현재 미국에서 금지되고 약물 남용을 고려한 강력한 아편제이다. 헤로인이나 아편을 적극적으로 사용하는 사람은 물질 남용(알코올성 간 상해)이나 주사제 사용(만성 B, D 또는 C형 간염)으로 인해 간 질환이 있는 경우가 많지만, 헤로인이나 아편도 임상적으로 명백한 간 손상 또는 동시 간 질환의 악화와 관련이 있다

1) 아편류사용장애

(1) 개념

아편류사용장애(Opioid Use Disorder)에는 아편류 의존과 남용이 포함된다. 아편류는 매우 강한 의존성을 초래할 수 있어서 아편류 의존이 있는 사람들은 매우 강한 내성을 지니며, 아편류 사용을 중단할 경우, 매우 심한 금단증상을 경험한다. 아편류에 의존된 사람들의 일상생활은 아편물질을 얻고 투약하는 일로 이루어지는 경우가 대부분이다. 아편류 의존을 나타내는 사람들은 아편물질을 보통 불법적으로 비밀거래선을 통해 구하거나, 자신의 신체적 문제를 조작하거나 과장하여 의사로부터 구입하기도 한다. 건강관리 직종에 종사하는 사람들에게 아편류 의존이 나타나는 경우가 있는데, 스스로 아편류 처방전을 발행하거나, 다른 환자에게 처방된 아편류를 빼돌리거나, 제약공급자들로부터 약물을 구하기도 한다. 아편류 의존을 지닌 사람들은 약물과 관련된 범죄(예, 약물의 소지 및 유포, 절도, 강도 등)로 인해 법적 문제를 야기하게 되며, 흔히 가정불화, 이혼, 실직, 경제적 곤란 등의 문제를 수반하게 된다. 또한 인간 면역결핍 바이러스(human immunodeficiency virus, HIV, AIDS 바이러스)는 정맥주사를 통해 약물을 사용하는 사람들 사이에서 감염률이 높으며, 그들 가운데는 아편류 의존 상태에 있는 사람들이 많다(권석만, 2021: 544-545).

아편류 남용은 아편류 사용으로 인해 법적 문제나 부적응적 사건이 반복적으로 발생하는 경우를 말한다. 불법적인 아편류 거래와 사용으로 인해 법적인 문제가 생길 뿐 아니라, 아편류에 중독된 상태에서 저지르는 불법적인 행동(예, 가택침

입, 절도, 강도, 장물취급, 위조, 사고 등)으로 인해 빈번한 법적 문제가 발생하게 된다. 그러나 아편류 남용은 아편류 의존에 비해 아편물질을 적게 사용하고, 심각한 내성이나 금단증상이 발생하지 않는 경우에 해당된다.

 아편류사용장애에 대한 정확한 유병률은 알려져 있지 않다. 1988년의 미국 조사자료에 따르면, 18세부터 25세 사이의 연령층에서 1.2%가 최소한 한 번 이상 헤로인을 복용해 본 경험이 있다. 1991년 미국에서 시행된 지역사회 조사에 따르면, 표본 인구의 6%가 과거에 비의료적 목적으로 진통제를 사용하였고, 2.5%는 전년도에 사용했으며, 0.7%는 그 전달에 사용하였다. 또 같은 조사에서 1.3%가 헤로인을 사용한 적이 있으며, 0.2%가 전년도에 사용하였다. 아편류 의존은 어느 연령에서나 시작될 수 있으나, 보통 10대 후반 또는 20대 초반에서 가장 흔하게 나타난다. 일단 의존이 나타나면 대부분 몇 년 이상 지속되며, 아편 사용을 중단한 이후에도 재발하기 쉬우며, 심지어는 몇 년 동안 감금된 이후에도 재발되는 경우가 있다(DSM-5).

 아편류 유도성장애에는 아편류 중독과 아편류 금단이 대표적이다.

(2) DSM-5의 진단기준

DSM-5의 진단기준은 다음과 같다(APA, 2018: 541).

> A. 임상적으로 현저한 손상이나 고통을 일으키는 문제적 아편류 사용 양상이 지난 12개월 사이에 다음의 항목 중 최소한 2개 이상으로 나타난다.
> 1. 아편류를 종종 의도했던 것보다 더 많은 양, 혹은 오랜 기간 동안 사용함.
> 2. 아편류 사용을 줄이거나 조절하려는 지속적인 욕구가 있음, 혹은 사용을 줄이거나, 조절하려고 노력했지만, 실패한 경험들이 있음.
> 3. 아편류를 구하거나, 사용하거나, 그 효과에서 벗어나기 위한 활동에 많은 시간을 보냄.
> 4. 아편류에 대한 갈망감, 혹은 강한 바람, 혹은 욕구
> 5. 반복적인 아편류 사용으로 인해 직장, 학교 혹은 가정에서의 주요한 역할 책임수행에 실패함.
> 6. 아편류의 영향으로 인해 지속적으로, 혹은 반복적으로 사회적 혹은 대인관계 문제가

발생하거나 악화됨에도 불구하고, 아편류 사용을 지속함.
7. 아편류 사용으로 인해 중요한 사회적, 직업적, 혹은 여가활동을 포기하거나 줄임.
8. 신체적으로 해가 되는 상황에서도 반복적으로 아편류를 사용함.
9. 아편류 사용으로 인해 지속적으로, 혹은 반복적으로 신체적 · 심리적 문제가 유발되거나 악화될 가능성이 높다는 것을 알면서도 계속 아편류를 사용함.
10. 내성, 다음 중 하나로 정의됨.
    a. 중독이나 원하는 효과를 얻기 위해 아편류 사용량의 뚜렷한 증가가 필요
    b. 동일한 용량의 아편류를 계속 사용할 경우 효과가 현저히 감소
11. 내성, 다음 중 하나로 나타남.
    a. 아편류의 특징적인 금단 증후군(아편류 금단 진단기준 A와 B를 참조)
    b. 금단증상을 완화하거나 피하기 위해 아편류(혹은 비슷한 관련 물질)를 사용

(3) 치료

아편류 의존과 남용은 우선 법적인 문제이며, 국가에서 정한 치료감호기관에서 일정기간 치료를 받게 된다. 아편류 금단증상을 이겨낼 수 있는 약물치료가 필요하며, 재발예방교육이 매우 중요하다. 이를 위해서는 아편류 사용을 촉발하는 심리적 스트레스를 감소시키기 위한 스트레스 대처능력, 사회기술훈련, 자기주장훈련 등이 필요하다.

2) 아편류 중독

(1) 개념

아편류 중독(Opioid Intoxication)은 아편류 상습으로 인하여 일어나는 중독현상을 말한다. 아편(opium)이나 그 유도체(dilaud, codein, heroin) 또는 합성마약(demerol, methadone) 등은 의존을 일으킬 가능성이 가장 높은 약물들이다. 이러한 약물을 장기간 계속하여 사용하게 되면, 만성적으로 성격의 황폐화가 오게 되며, 심한 심리적, 신체적 의존을 일으키게 된다. 특히, 약효가 떨어졌거나, 약 용량이 감소되었을 때, 오는 신체적 고통은 중독자로 하여금 모든 수단을 강

구하여서라도 약을 얻게 하도록 만든다. 이 때 사회적, 도덕적 문제가 야기된다.

아편류를 오래 사용할 경우 독특한 성격변화가 오게 된다. 특히, 고등정신기능인 윤리적 도덕심이 결여되고 게을러지며, 지적 기능이 둔화되어 결국에는 사회로부터 고립된다. 아편류 중독자들이 하루에 사용하는 모르핀(morphine) 양은 개인에 따라 차이가 있기는 하나, 정상인에게는 치사량이 될 수 있는 양을 사용하며, 계속 내성이 생겨 용량을 점점 증가시키지 않으면 안 된다. 아편류의 과도량으로 인한 급성 중독에서는 심한 무반응증, 느리고 주기적인 호흡, 동공의 축소, 서맥(Bradycardia, 정상보다 낮은 맥박 수), 저혈압 및 저체온 등으로 혼수상태에 빠져 호흡마비로 죽게 되는 경우도 있다. 반면, 심한 중독상태에서는 무산소증으로 인하여 동공이 산대될 수도 있으며, 무반사에 청색증이 나타나며, 맥박은 빠르고 약해진다. 아편류을 다루는 일에 관해서는 법률로 엄격히 규제하고 있다. 일찍이 이란, 인도의 아편복용이나 중국의 아편흡연의 악습은 사회적으로 심한 해독을 끼쳤으며, 아편 밀수가 발단이 되어 영국과 중국(청) 간에 아편전쟁이 일어나기도 하였다.

(2) DSM-5의 진단기준

DSM-5의 진단기준은 다음과 같다(APA, 2018: 546).

> A. 최근의 아편류 사용
> B. 아편류를 사용하는 동안, 또는 그 직후에 임상적으로 심각한 문제적 행동변화 및 심리적 변화가 발생한다(예, 초기 다행감에 뒤따르는 무감동, 불쾌감, 정신운동 초조 또는 지연, 판단력 손상).
> C. 아편류를 사용하는 동안, 또는 그 직후에 나타나는 동공축소(혹은 심한 과용량 사용에 따른 저산소증으로 인한 동공확대)와 다음 징후 혹은 증상 중 한 가지(혹은 그 이상)가 나타난다.
>   1. 졸음 또는 혼수
>   2. 불분명한 언어
>   3. 집중력 또는 기억력 손상
> D. 징후 및 증상은 다른 의학적 상태로 인한 것이 아니며, 다른 물질중독을 포함한 다른 정신장애로 더 잘 설명되지 않는다.

(3) 치료

유일한 치료법은 아편 사용의 완전 중지인데, 점차로 용량을 줄이든지 또는 코데인(codeine)이나 지오닌 같은 것을 대용하면서, 그 양을 줄이는 방법으로 치료하면 효과적이다. 아편류 상습자는 치료가 곤란하지만, 약용에 의한 중독자는 치료 할 수 있다.

3) 아편류 금단

(1) 개념

아편류 금단(Opioid Withdrawal)은 지속적으로(몇 주 또는 그 이상) 사용하던 아편류의 중단(또는 감량) 후에 특징적인 금단증군이 나타나는 경우를 말한다.

헤로인과 같은 단기반응성 약물에 의존된 사람들은 6~12시간 이내에 금단증상이 발생하고, 보통 1~3일에 절정을 이루며, 5~7일에 걸쳐 점차적으로 완화된다.

(2) DSM-5의 진단기준

DSM-5의 진단기준은 다음과 같다(APA, 2018: 547-548).

> A. 다음 중 하나가 있다.
> 1. 심하게 지속적으로(수주 혹은 그 이상) 사용하던 아편류의 중단(혹은 감량)
> 2. 아편류 사용 기간 후에 아편류 길항제(opioid antagonist)의 투여
> B. 진단기준 A 이후 수분에서 수일 이내에 다음 항목 중에서 3개(혹은 그 이상)가 나타난다.
> 1. 불쾌 기분
> 2. 오심 또는 구토
> 3. 근육통
> 4. 눈물 흘림, 콧물 흘림
> 5. 동공산대, 입모(털이 곤두서는 것) 또는 발한 증가
> 6. 설사
> 7. 하품
> 8. 발열

> 9. 불면
> C. 진단기준 B의 징후 및 증상이 사회적, 직업적, 또는 다른 중요한 기능영역에서 임상적으로 현저한 고통이나 손상을 초래한다.
> D. 징후 및 증상은 다른 의학적 상태로 인한 것이 아니며, 다른 물질 중독 및 금단을 포함한 다른 정신장애로 더 잘 설명되지 않는다.

진정제, 수면제 또는 항불안제 관련 장애

진정제, 수면제 또는 항불안제 관련 장애(Sedative, Hypnotic, or Anxiolytic-Related Disorders)를 유발하는 물질에는 벤조디아제핀, 벤조디아제핀 유사 약물, 카바메이트(carbamate), 바비튜레이트(barbi turate, 중추신경계를 억제함으로써 진정과 수면을 유발하는 향정신성의약품의 일종) 그리고 바비튜레이트 유사 수면제가 있다. 이 물질들은 처방 가능한 수면제와 거의 모든 항불안제를 포함한다(이우경, 2021: 360).

알코올과 마찬가지로 이 약물들은 뇌 억제제로서 고용량을 사용할 경우, 치명적일 수 있다. 중독이 되면 심각한 부적응적 행동 및 심리 변화가 발생한다. 불분명한 언어, 운동실조, 불안전한 보행, 안구진탕, 인지기능 손상, 혼미, 혼수 등이 나타난다. 또한 알코올성 일시적 기억상실(필름 끊김)과 유사한 선행성 기억상실이 나타난다.

진정제, 수면제, 항불안제는 내성과 금단증상이 현저하여 의존을 나타낼 수 있다. 금단증상의 시기와 심각도는 약물에 따라 다르지만, 이러한 약물에 의해 나타나는 금단증후군(withdrawl syndrome)은 생명을 위협할 수 있는 섬망의 발생이 특징적이다. 이러한 약물에 대한 생리적 의존과 더불어 약물을 얻기 위해 중요한 활동을 포기하는 등 광범위한 부적응적 문제가 나타날 경우에, 진정제, 수면제, 항불안제 의존을 고려할 수 있다.

진정제·수면제·항불안제 남용은 다른 물질의 사용과 결합되어 나타날 수도 있다. 예컨대, 코카인이나 암페타민의 효과를 지속시키기 위해 진정제나 항불안제를 사용할 수 있다. 이러한 물질남용은 기분고조상태에 빠져 들어 위험한 상황에 노출될 수 있고, 직장이나 학교를 이탈할 수 있으며, 가정을 소홀히 할 수도 있다.

미국에서 내과나 외과 병동에 입원한 사람의 90% 이상이 입원기간 동안 진정제, 수면제, 항불안제를 처방받게 되며, 미국 성인의 15% 이상이 1년 동안 이런 약물을 처방에 의해 사용한다. 1991년에 미국에서 수행된 지역사회 연구에 따르면, 인구의 약 4%가 비의학적 목적으로 진정제를 사용한 적이 있고, 약 1%는 전년도에 사용했으며, 0.4%는 그 전달에 사용하였다(DSM-5).

진정제, 수면제, 항불안제를 이용하는 비율이 10대와 20대의 젊은이의 경우 늘어나고 있으며, 의존이나 남용의 상태로 발전하는 경우가 흔하다. 다른 경로는 대개 불안, 불면, 신체증상의 치료를 위해 의사로부터 약물을 처방받는 경우로, 약물의 내성이나 더 많은 용량의 요구 때문에 점차로 약물의 용량과 빈도가 증가하는 경우이다. 이런 경우에는 충분한 용량의 약물을 얻기 위해서 여러 의사를 찾아다니게 된다.

1) 진정제, 수면제 또는 항불안제 사용장애

진정제, 수면제 또는 항불안제 사용장애(Sedative, Hypnotic, or Anxiolytic Use Disorder)에 대한 DSM-5의 진단기준은 다음과 같다(APA, 2018: 550-551).

> A. 임상적으로 현저한 손상이나 고통을 일으키는 문제적 진정제, 수면제 또는 항불안제 사용이 지난 12개월 사이에 다음의 항목 중 최소한 2개 이상으로 나타난다.
>   1. 진정제, 수면제, 혹은 항불안제를 종종 의도했던 것보다 많은 양, 혹은 오랜 기간 동안 사용함.
>   2. 진정제, 수면제, 혹은 항불안제 사용을 줄이거나 조절하려는 지속적인 욕구가 있음, 혹은 사용을 줄이거나 조절하려고 노력했지만, 실패한 경험들이 있음.
>   3. 진정제, 수면제, 혹은 항불안제를 구하거나, 사용하거나, 그 효과에서 벗어나기 위한 활동에 많은 시간을 보냄.
>   4. 진정제, 수면제, 혹은 항불안제에 대한 갈망감, 혹은 강한 바람, 혹은 욕구

5. 반복적인 진정제, 수면제, 혹은 항불안제 사용으로 인해 직장, 학교, 가정에서 의 주요한 역할 책임수행에 실패함(예, 진정제, 수면제 또는 항불안제 사용과 연관된 결근 혹은 업무수행 능력 저하, 진정제, 수면제 또는 항불안제 사용과 관련된 학교 결석·정학·퇴학, 자녀 혹은 가사 방임).
6. 진정제, 수면제, 혹은 항불안제의 영향으로 지속적으로, 혹은 반복적으로 사회적 혹은 대인관계 문제가 발생하거나 악화됨에도 불구하고, 진정제, 수면제 또는 항불 안제 사용을 지속함(예, 배우자와 중독의 결과에 대한 문제로 다툼, 신체적 싸움).
7. 진정제, 수면제, 혹은 항불안제 사용으로 인해 중요한 사회적, 직업적 활동, 혹은 여가활동을 포기하거나 줄임.
8. 신체적으로 해가 되는 상황에서도 반복적으로 진정제, 수면제 또는 항불안제를 사용함(예, 진정제, 수면제, 혹은 또는 항불안제 사용으로 인한 장애가 있는 상태에서 자동차 운전 혹은 기계 조작).
9. 진정제, 수면제, 혹은 항불안제 사용으로 인해 지속적으로, 혹은 반복적으로 신체적·심리적 문제가 유발되거나, 악화될 가능성이 높다는 것을 알면서도 계속 진정제, 수면제, 혹은 항불안제를 사용함.
10. 내성, 다음 중 하나로 정의됨.
    a. 중독 혹은 원하는 효과를 얻기 위해 진정제. 수면제 또는 항불안제 사용량의 뚜렷한 증가가 필요
    b. 동일한 용량의 진정제. 수면제 또는 항불안제를 계속 사용할 경우 효과가 현저히 감소
11. 금단, 다음 중 하나로 나타남.
    a. 진정제, 수면제, 또는 항불안제의 특징적인 금단 증후군(진정제, 수면제, 또는 항불안제 금단 진단기준 A와 B를 참조)
    b. 금단증상을 완화하거나 피하기 위해 진정제, 수면제, 또는 항불안제(혹은 알코올 같은 비슷한 관련 물질)를 사용

2) 진정제, 수면제 또는 항불안제 중독

진정제, 수면제 또는 항불안제 중독(Sedative, Hypnotic, or Anxiolytic Intoxication)에 대한 DSM-5의 진단기준은 다음과 같다(APA, 2018: 556).

A. 진정제, 수면제 또는 항불안제를 장기적으로 사용하다가 중단(혹은 감량)한다.
B. 진단기준 A에서 기술된 것처럼 진정제, 수면제 또는 항불안제를 사용하다가 중단(혹은 감량)한 지 수분에서 수일 이내에 다음 항목 중 진정제, 수면제 또는 항불안제 금단 2가지(혹은 그 이상)가 나타난다.
  1. 자율신경계 항진(예, 발한 혹은 분당 100회 이상의 빈맥)
  2. 손떨림
  3. 불면
  4. 오심 또는 구토
  5. 일시적인 시각적·촉각적·청각적 환각 또는 착각
  6. 정신운동 초조
  7. 불안
  8. 대발작
C. 진단기준 B의 징후 및 증상이 사회적, 직업적, 또는 다른 중요한 기능영역에서 임상적으로 현저한 고통이나 손상을 초래한다.
D. 징후 및 증상은 다른 의학적 상태로 인한 것이 아니며, 다른 물질 중독 및 금단을 포함한 다른 정신장애로 더 잘 설명되지 않는다.

3) 진정제, 수면제 또는 항불안제 금단

진정제, 수면제 또는 항불안제 금단(Sedative, Hypnotic, or Anxiolytic Withdrawal)에 대한 DSM-5의 진단기준은 다음과 같다(APA, 2018: 557-558).

A. 최근의 진정제, 수면제, 혹은 항불안제 사용
B. 진정제, 수면제, 또는 항불안제를 사용하는 동안, 또는 그 직후에 임상적으로 심각한 부적응적 행동 변화 및 심리적 변화가 발생한다(예, 부절한 성적 또는 공격적 행동, 기분 가변성, 판단력 손상).
C. 진정제, 수면제 또는 항불안제를 사용하는 동안 또는 그 직후에 다음 징후 혹은 증상 중 한 가지(혹은 그 이상)가 나타난다.
  1. 불분명한 언어(Slurred speech)
  2. 운동 실조

3. 불안정한 보행
  4. 안구진탕
  5. 인지 기능 손상(예, 집중력, 기억력)
  6. 혼미 또는 혼수
D. 징후 및 증상은 다른 의학적 상태로 인한 것이 아니며, 다른 물질중독을 포함한 다른 정신장애로 더 잘 설명되지 않는다.

자극제 관련 장애

자극제 관련 장애(Stimulant-Related Disorder)를 유발하는 암페타민(amphetamine, 매우 강력한 중추신경 흥분제로서 각성작용을 일으키는 합성 화합물)과 암페타민류 자극제는 페닐에틸아민(Phenethylamine, Phenylethyamine) 구조를 포함한 물질을 말하며, 암페타민, 덱스트로암페타민(dextroamphetamine), 메스암페타민(methamphetamine, 매우 강력한 중추신경 흥분제)이 있다. 구조적으로는 차이가 있으나, 메틸페니데이트(methylphenidate, MPH, ADHD와 기면증의 치료제로써 승인된 중추신경계 각성제)도 유사한 효과를 유발할 수 있다. 이러한 물질은 경구나 정맥으로 투여되며, 메스암페타민은 비강 내로도 투여할 수 있다. 암페타민과 기타 자극제는 비만, ADHD, 기면증의 처방을 통해 구하기도 한다. 처방된 자극제는 불법시장으로 흘러가는 경우도 많다. 암페타민과 유사약물의 효과는 코카인의 효과와 유사하다.

 장기적으로 사용하면 혼돈스러운 행동, 사회적 격리, 공격적 행동, 성기능문제가 발생할 수 있다. 우울감, 자살사고, 과민성, 무쾌감, 감정적 동요, 집중장애도 금단증상으로 흔히 나타날 수 있다. 자극제 중독의 극단적인 경우는 자극제로 유발된 정신병적 장애이며, 이때는 환각과 망상을 동반하여 조현병과 유사한 증상을 보인다.

1) 자극제사용장애

자극제사용장애(Stimulant Use Disorder)에 대한 DSM-5의 진단기준은 다음과 같다(APA, 2018: 561).

> A. 임상적으로 현저한 손상이나 고통을 일으키는 암페타민류 물질, 코카인 또는 기타 자극제 사용 양상이 지난 12개월 사이에 다음의 항목 중 최소한 2개 이상으로 나타난다.
> 1. 자극제를 종종 의도했던 것보다 많은 양, 혹은 오랜 기간 동안 사용함.
> 2. 자극제 사용을 줄이거나 조절하려는 지속적인 욕구가 있음. 혹은 사용을 줄이거나 조절하려고 노력했지만, 실패한 경험들이 있음.
> 3. 자극제를 구하거나, 사용하거나, 그 효과에서 벗어나기 위한 활동에 많은 시간을 보냄
> 4. 자극제에 대한 갈망감, 혹은 강한 바람, 혹은 욕구
> 5. 반복적인 자극제 사용으로 인해 직장, 학교, 혹은 가정에서의 주요한 역할 책임수행에 실패함.
> 6. 자극제의 영향으로 지속적으로, 혹은 반복적으로 사회적 혹은 대인관계 문제가 발생하거나 악화됨에도 불구하고, 자극제 사용을 지속함.
> 7. 자극제 사용으로 인해 중요한 사회적, 직업적 혹은 여가활동을 포기하거나 줄임.
> 8. 신체적으로 해가 되는 상황에서도 반복적으로 자극제를 사용함.
> 9. 자극제 사용으로 인해 지속적으로, 혹은 반복적으로 신체적·심리적 문제가 유발되거나, 악화될 가능성이 높다는 것을 알면서도 계속 자극제를 사용함.
> 10. 내성, 다음 중 하나로 정의됨.
>   a. 중독이나 원하는 효과를 얻기 위해 알코올사용량의 뚜렷한 증거가 필요
>   b. 동일한 용량의 자극제를 계속 사용할 경우 효과가 현저히 감소
> 11. 금단, 다음 중 하나로 나타남.
>   a. 자극제의 특징적인 금단 증후군(자극제 금단 진단기준 A, B를 참조)
>   b. 금단증상을 완화하거나 피하기 위해 자극제(혹은 비슷한 관련 물질)를 사용

2) 자극제 중독

자극제 중독(Stimulant Intoxication)에 대한 DSM-5의 진단기준은 다음과 같다(APA, 2018: 567).

> A. 최근의 암페타민류 물질, 코카인, 기타 자극제의 반복적 사용이 있다.
> B. 자극제를 사용하는 동안 또는 그 직후에 임상적으로 심각한 문제적 행동변화 및 심리적 변화가 발생한다(예, 다행감 또는 정동 둔화[euphoria or affective blunting], 사회성 변화, 과다경계[hypervigilance], 대인관계 민감성, 불안, 긴장, 분노. 상동적 행동[stereotyped behaviors], 판단력 손상).
> C. 자극제를 사용하는 동안 또는 그 직후에 다음 징후 혹은 증상 중 2개(혹은 그 이상)가 나타난다.
> 1. 빈맥 또는 서맥(achycardia or bradycardia)
> 2. 동공확장
> 3. 혈압의 상승이나 저하
> 4. 발한 또는 오한
> 5. 오심 또는 구토
> 6. 체중 감소의 증거 손상
> 7. 정신운동 초조 또는 지연
> 8. 근육약화, 호흡억제, 흉통, 심부정맥
> 9. 혼돈, 발작, 운동이상, 근육긴장이상. 혼수
> D. 증상 및 징후는 다른 의학적 상태로 인한 것이 아니고. 다른 물질중독을 포함한 다른 정신장애로 더 잘 설명되지 않는다.

3) 자극제 금단

자극제 금단(Stimulant Withdrawal)에 대한 DSM-5의 진단기준은 다음과 같다(APA, 2018: 569).

> A. 암페타민류 물질, 코카인 또는 기타 자극제를 장기적으로 사용하다가 중단(혹은 감량)한다.

> B. 진단기준 A 상태 이후 불쾌기분과 다음의 생리적 변화 중 2가지 이상 증상이 시간에
>   서 수일 이내에 나타난다.
>   1. 피로(Fatigue)
>   2. 생생하고 불쾌한 꿈(Vivid, unpleasant dreams)
>   3. 불면 또는 과다수면(Insomnia or hypersomnia)
>   4. 식욕 증가(Increased appetite)
>   5. 정신운동 지연 또는 초조(Psychomotor retardation or agitation)
> C. 진단기준 B의 징후 및 증상이 사회적, 직업적, 또는 다른 중요한 기능영역에서 임상
>   적으로 현저한 고통이나 손상을 초래한다.
> D. 징후 및 증상은 다른 의학적 상태로 인한 것이 아니며, 다른 물질 중독 및 금단을 포
>   함한 다른 정신장애로 더 잘 설명되지 않는다.

9) 담배 관련 장애

담배 관련 장애(Tobaco-Related Disorders)를 유발하는 담배(tobacco)의 주성분은 니코틴(nicotine)이며, 이는 nicotine tabacum의 잎사귀에 들어 있는 알칼로이드이다(김희숙 외, 2019: 269).

니코틴은 자극제로도 쓰이고 억제제로도 쓰인다. 니코틴의 사용은 대부분 흡연에 의한 것이지만, 파이프 담배 또는 시가, 씹는담배, 그리고 코담배로 흡입도 가능하다. 청소년의 흡연은 친구들의 압력, 성인 의식으로 시작되는 경우가 많고, 비행과 연관되어 상관관계가 높다. 흡연에 의한 사회경제적 비용은 약 10조 정도로 음주와 함께 주요 중독문제가 되고 있다(DSM-5).

(1) 개념

담배사용장애는 궐련(cigarette)이나 무연담배를 매일 사용하는 사람에게서 주로 나타나며, 매일 사용하지 않으면 흔하지 않다. 담배에 대한 내성은 담배를 반복적으로 사용해도 오심이나 현기증이 없는 경우와 하루 중 처음 사용한 담배가 더 강한 효과를 내는 경우를 들 수 있다(이우경, 2021: 361).

기상 후 30분 내의 흡연, 매일 흡연, 하루당 더 많은 담배를 피우는 것, 흡연을 위해 밤에 깨는 것이 담배사용장애와 관련이 있다.

개발도상국의 경우, 흡연율은 여성보다 남성에게서 훨씬 높지만, 선진국에서는 여성의 흡연율이 인구통계학적으로 서서히 증가하고 있다. 우리나라는 19세 이상 성인의 25.8%, 남성 42.1%의 흡연율로 매년 미미한 감소 추세를 보이고 있다. 미국의 18세 이상 성인의 1년 유병률은 남성 14%, 여성 12%로 비슷하며, 매일 흡연하는 사람 중에서 니코틴 의존 유병률은 약 50%이다(DSM-5).

(2) DSM-5의 진단기준

DSM-5의 진단기준은 다음과 같다(APA, 2018: 571).

> A. 임상적으로 현저한 손상이나 고통을 일으키는 문제적 담배 사용 양상이 지난 12개월 사이에 다음의 항목 중 최소한 2개 이상으로 나타난다.
> 1. 담배를 종종 의도했던 것보다 많은 양, 혹은 오랜 기간 동안 사용함.
> 2. 담배 사용을 줄이거나 조절하려는 지속적인 욕구가 있음, 혹은 사용을 줄이거나 조절하려고 노력했지만, 실패한 경험들이 있음.
> 3. 담배를 구하거나 피우기 위한 활동에 많은 시간을 보냄.
> 4. 담배에 대한 갈망감, 혹은 강한 바람, 혹은 욕구
> 5. 반복적인 담배 사용으로 인해 직장, 학교, 혹은 가정에서의 주요한 역할 책임수행에 실패함(예, 업무수행에 방해가 됨.).
> 6. 담배의 영향으로 지속적으로, 혹은 반복적으로 사회적 혹은 대인관계 문제가 발생하거나 악화됨에도 불구하고, 담배사용을 지속함(예, 다른 사람과 담배사용에 대한 문제로 다툼).
> 7. 담배사용으로 인해 중요한 사회적, 직업적, 혹은 여가활동을 포기하거나 줄임.
> 8. 신체적으로 해가 되는 상황에서도 반복적으로 담배를 사용함.
> 9. 담배사용으로 인해 지속적으로, 혹은 반복적으로 신체적·심리적 문제가 유발되거나 악화될 가능성이 높다는 것을 알면서도 계속 담배를 사용함.
> 10. 내성, 다음 중 하나로 정의됨.
>   a. 중독이나 원하는 효과를 얻기 위해 담배 사용량의 뚜렷한 증가가 필요
>   b. 동일한 용량의 담배를 계속 사용할 경우 효과가 현저히 감소
> 11. 금단, 다음 중 하나로 나타남.

a. 담배의 특징적인 금단 증후군(담배 금단 진단기준 A와 B를 참조)
b. 금단증상을 완화하거나 피하기 위해 담배(혹은 니코틴과 같은 비슷한 관련 물질)를 사용

〈사례연구〉

담배 금단(Tobacco Withdrawal)

N은 광고대행 회사에서 고참 편집자로 일하고 있는 44세의 남성으로 담배를 많이 피우고 있다. 그는 대학 때부터 담배를 피우기 시작하여 점점 그 양이 늘어나 현재는 하루에 2~3갑을 피운다. 그는 담배를 피우지 않으면 일이 손에 잡히지를 않는다는 것을 느끼게 되었다. 최근에 그가 다니는 회사는 사무실 내에서 금연을 하기로 하여 그는 밖에서 담배를 피울 수밖에 없었다. 그와 비슷한 입장에 놓인 동료들도 밖으로 나와 건물과 건물 사이 골목에서 담배를 피우는 모습이 간간이 보였다. 그는 건물 밖으로 나와 담배를 피운 뒤로는 흡연양이 상당히 줄어들었다.

하루 이틀 사이에 그는 일을 하는 데 집중을 할 수가 없었고, 기분이 처지는 느낌이 들었다. 그는 일이 손에 잘 잡히지가 않았고, 다른 사람들의 부탁을 여유 있게 들어주기가 힘들었다. 점차 안절부절못했고, 자주 담배를 피우러 나가고 싶었으나, 주변사람들의 시선이 의식이 되어 그러지도 못하다 보니 이것저것 쓸데없이 군것질거리를 찾게 되었다.

자료: 최정윤 외(2019: 327).

담배 금단(Tobacco Withdrawal)에 대한 DSM-5의 진단기준은 다음과 같다(APA, 2018: 575).

A. 최소 수주일 동안 매일 담배를 사용한다.
B. 갑작스러운 담배 사용 중단 혹은 담배 사용량의 감소 후 24시간 내에 다음 징후 및 증상 중 4가지(혹은 그 이상)가 나타난다.
 1. 과민성, 좌절, 또는 화(Irritability, frustration, or anger)
 2. 불안
 3. 집중 곤란
 4. 식욕 증가
 5. 안절부절

    6. 우울 기분
    7. 불면
C. 진단기준 B의 징후 및 증상이 사회적, 직업적, 또는 다른 중요한 기능영역에서 임상적으로 현저한 고통이나 손상을 초래한다.
D. 징후 및 증상은 다른 의학적 상태로 인한 것이 아니며, 다른 물질 중독 및 금단을 포함하는 다른 정신장애로 더 잘 설명되지 않는다.

비물질 관련 장애

WHO가 2021년 게임사용장애를 국제질병분류체계에 포함시켰다. 게임사용장애는 정신·행동·신경발달장애 부문으로 분류되었다. 2021년부터 바로 시행되는 것이 아니라, 유예기간을 거쳐 2022년부터 본격 적용되며, 2022년부터 약 5년에 걸쳐 각 회원국에 게임중독을 질병으로 치료하도록 권고한다. WHO가 제시한 게임중독의 정의는 게임을 하고 싶은 욕구를 참지 못하는 상태, 다른 관심사나 일상생활보다 게임하는 것을 우선시하는 것, 이로 인해 삶에 문제가 생겨도 게임을 중단하지 못하는 증상이 12개월 이상 지속된 상태일 때이며, 게임중독으로 보고 질병으로 치료하기를 권고하고 있다.

비물질 관련 장애(Non-Substance-Related Disorders)는 도박으로 인해 두뇌 보상체계가 활성화되는 것과 유사하게 작동된다. 뿐만 아니라, 물질사용장애에 버금가는 행동증상을 보인다. 도박장애는 사교적 도박에서 돈을 따는 경험과 잃는 경험, 회복하기 위해 도박에 빠지는 경우가 많으며, 고혈압·소화성궤양·편두통·기분장애·알코올 남용이나, 마약 남용·반사회성 성격장애·자기애성 성격장애·경계선 성격장애의 비율이 높다(고재욱 외, 2019: 368).

이러한 이유로 도박장애는 DSM-4에서 '달리 분류되지 않는 충동조절장애' 범주에서 속했고, ICD-10에서는 질병코드(6C50) 습관 및 충동장애로 분류한 것을 DSM-5에서는 비물질-관련 장애로 분류되었다. DSM-5에 포함되지 않았지만, 비물질 관련 장애로는 인터넷게임, 스마트폰 중독, 게임중독, 쇼핑 중독 등이 있다.

1) 도박장애

(1) 개념

DSM-5에서는 도박장애(Gambling Disorder)만 비물질 관련 장애로 분류하고 있다. 도박은 더 큰 가치가 있는 것을 얻기 위해 가치 있는 무언가를 거는 것을 말한다. 도박중독의 문제를 다룰 때는 도박장애가 아닌 다른 형태의 도박, 즉 전문적 도박 및 사회적 도박과는 구분할 필요가 있다. 전문적 도박은 위험 정도가 제한적이고 규칙 중심적인 활동을 말한다. 그리고 사회적 도박은 제한적인 시간 동안 수용 가능한 범위 내의 손실로 친구들 혹은 동료와 함께 진행하는 것을 말한다.

도박장애에서는 다양한 종류의 도박을 하는 것보다는 하나 혹은 그 이상의 도박에 빠지는 것이 더 중요한 문제로 보고된다. 도박을 높은 빈도로 하는 것은 도박의 심각성 자체보다는 도박의 유형과 관계있는 것으로 보인다. 매일 복권을 하나씩 사는 것은 문제가 되지 않을지라도, 이따금씩 카지노를 방문하거나, 스포츠 혹은 카드 도박을 하는 것은 도박장애로 진단될 가능성이 있다. 아무리 내기 금액이 크더라도, 그러한 정보만으로는 도박장애를 진단할 수 없다. 흔히 스트레스를 받거나 우울할 때, 그리고 물질사용을 절제하는 중에 도박을 하기도 한다(안창일 외, 2019: 592).

도박장애는 개인, 가족, 직업적 장애를 유발하는 지속적이고 반복적인 부적응적 도박행동을 하는 것이다. 손실을 보상하기 위해 도박을 지속하는 경향이 있는데, 점차 장기적으로 손실을 쫓는 행동을 흔히 나타낸다. 도박행동에 관여된 정도를 숨기기 위해 거짓말을 하고, 절망적 경제상황에서 벗어나기 위해 도움을 요청하기도 한다. 도박과의 연관성으로 인해(도박의 정도를 숨기기 위한 반복적 거짓말, 도박을 하기 위한, 도박 빚을 갚기 위한 돈을 요구) 가족과 친구들과의 중요한 인간관계를 위태롭게 하고 잃어버린다. 직업적·교육적 활동에 저해를 받고 건강상태가 나쁘며, 남성의 유병률이 높다(김정미 외, 2019: 271).

(2) DSM-5의 진단기준

DSM-5의 진단기준은 다음과 같다(APA, 2018: 585).

> A. 지속적이고 반복적인 문제적 도박행동이 임상적으로 현저한 손상이나 고통을 일으키고, 지난 12개월 동안 다음의 항목 중 4개(또는 그 이상)가 나타난다.
> 1. 원하는 흥분을 얻기 위해 액수를 늘리면서 도박하려는 욕구
> 2. 도박을 줄이거나 중지시키려고 시도할 때, 안절부절 못하거나 과민해짐.
> 3. 도박을 조절하거나 줄이거나 중지시키려는 노력이 반복적으로 실패함.
> 4. 종종 도박에 집착함(예, 과거의 도박경험을 되새기고, 다음 도박의 승산을 예견해 보거나 계획하고, 도박으로 돈을 벌 수 있는 방법을 생각).
> 5. 괴로움(예, 무기력감, 죄책감, 불안감, 우울감)을 느낄 때 도박함.
> 6. 도박으로 돈을 잃은 후, 흔히 만회하기 위해 다음날 다시 도박함(손실을 쫓아감.).
> 7. 도박에 관여된 정도를 숨기기 위해 거짓말을 함.
> 8. 도박으로 인해 중요한 관계, 일자리, 교육적·직업적 기회를 상실하거나 위험에 빠뜨림.
> 9. 도박으로 야기된 절망적인 경제상태에서 벗어나기 위한 돈 조달을 남에게 의존함.
>
> B. 도박행동이 조증삽화(manic episode)로 더 잘 설명되지 않는다.

(3) 치료

대부분의 중독자들은 스스로 자신은 중독자가 아니라고 말한다. 이들이 스스로 중독자임을 인정하고 치료를 받기로 결심하는 것은 결코 쉬운 일이 아니다. 따라서, 도박중독의 효과적인 치료를 위해서는 약물치료와 함께 인지행동치료, 단도박모임과 가족교육 등을 병합하는 것이 좋다.

① 약물치료

특히, 도박으로 인해 이차적으로 정서적 문제가 동반된 경우는 일시적으로 약물치료를 하는 것이 도움이 된다. 현재까지 도박중독에 효과가 있다고 알려진 약물들로는 항우울제의 일종인 선택적 세로토닌 재흡수 억제제와 갈망억제제 등이 있다. 갈망억제제의 경우, 도박 자체의 욕구를 줄여주는 데 비교적 효과가 좋은 것으로 알려져 있으며, 성공적으로 도박을 끊는 경우도 있다. 실제 임상에서는 환자의 유형에 따라 각기 다른 약물을 사용할 수도 있는데, 환자와의 면담과

성격검사, 심리검사 등을 통해 성격유형과 우울, 불안증상 등을 파악하여 약물을 선택한다. 우울증이 심하거나 자살사고가 있을 경우, 입원을 하는 것이 좋다.

② **인지행동치료**

인지치료는 잘못된 생각을 바로잡아주는 치료이다. 많은 도박중독자들은 "도박을 하면 많은 돈을 딸 수 있을 것이다."라는 잘못된 생각으로 인해 도박에 빠져 헤어 나오지 못하게 된다. 이러한 잘못된 생각을 교정하고 동시에, 행동조절훈련 등을 함으로써 도박중독을 치료하는 것이 인지행동치료이다.

Chapter 10
성 관련 장애

16. 성기능부전
1) 사정지연　　2) 발기장애　　3) 여성극치감장애
4) 여성 성적 관심/흥분장애　　5) 남성성욕감퇴장애
6) 조기사정

17. 성별 불쾌감
1) 성별 불쾌감

18. 변태성욕장애
1) 관음장애　　　2) 노출장애　　　3) 마찰도착장애
4) 성적피학장애　5) 성적가학장애　6) 아동성애장애
7) 물품음란장애　8) 복장도착장애

Chapter 10
성 관련 장애

16. 성기능부전

일반적으로 성(性, sexuality)은 해부학적·생리적·유전적 측면에서의 신체 및 생식기적 성(sex)과 성교, 성관계 등의 구체적 성행동을 포함한다. 그리고 사회적인 성적 관습까지를 포함하는 성성(sexuality)과 출생 이후 사회적·문화적·심리적 환경에 의해 학습된 후천적 성(gender)까지 모두 포함한다. 따라서, 성은 성교와 같은 성행위에만 국한된 것이 아니라, 사상, 접촉, 공유, 정서적 즐거움, 흥분 등을 포함하는 성적인 모든 관계를 포괄하는 개념이다(박종란 외, 2020: 148-149).

성적인 존재인 인간의 성을 표현하기 위한 대표적인 개념이 'sexuality'이다. sexuality는 흔히 '성(性)'이라고 번역하는 sex와는 구분되는 개념이다. 일반적으로 sex는 다음과 같은 세 가지 경우, 즉 '그녀는 여성이다.'라고 이야기할 때 쓰는 유전학적인 성(genetic sex), '그녀의 성역할은 여성으로서의 역할이다.'와 같이 한 사회의 여성과 남성에게 부과된 권리와 의무를 가리키는 것으로서의 성별(gender), 그리고 '그녀는 그와 성관계를 가졌다.'라는 표현에서와 같이 성적 활동(sexual activity, 성교 등) 등 세 가지 경우를 다 포함하고 있다. 성교에서의 성(sex)은 갈증(thirst), 배고픔(hunger), 그리고 고통의 회피(avoidance of pain)와 함께 네 가지 본능적 욕망(desire) 중의 한 가지로 구분되기도 한다(김한식 외, 2019: 243).

본래 1950년대에 처음 여성문제가 제기될 때에는 'gender'의 관점에서 논의되었다. 그러나 오늘날 문제가 되고 있는 노인의 '성(性)문제'는 'sexuality'의 문제가 중심이 된다. 다만, sexuality의 문제가 야기되는 근원, 예컨대 노인의 이혼과 재혼 등의 문제에는 gender의 문제가 개입되어 있는 경우가 많다. 그러므로 노인의 성문제를 다루기 위해서는 sexuality와 gender의 문제를 다 함께 고려해야 한다(박석돈 외, 2016: 324).

sexuality는 이러한 성교라는 의미의 sex뿐만 아니라, 외음기 및 성감대와 관련된 다양한 성행위들을 포함하고, 더불어 감정, 태도, 그리고 관계(relationship)와 같은 심리적인 측면들까지 포함하는 것으로 볼 수 있다. 이러한 차이에도 불구하고, 우리 사회에서는 sexuality와 sex를 구분하지 않고 통상적으로 '성'으로 사용하고 있기도 하다.

정신장애에서 다루어지는 성(sex)이란 한 개인이 가진 특성으로 인간에게 가장 본능적이고 기본적인 욕구 중 하나이다. 이 특성에는 신체적·정신적 성과 자신을 어떤 성으로 보는가와 같은 성적 주체성도 포함한다. 정상적인 성기능으로 여성은 자궁, 음핵, 질과 관계가 있으며, 남성은 음경, 전립선, 요도의 무의식적인 절정단계로 이루어져 있다.

성욕(sexual desire)은 매력, 육감, 쾌락, 친근감, 신뢰감, 의사소통, 사랑, 애정 그리고 자신의 사회적 성 주체성에 대한 확인 그리고 삶에 대한 존경심 등과 관련이 있다. 성행위(sexual behavior)란 인간이 가진 모든 성적행동을 설명하는 것이며, 인간 개인이 가지는 유일한 특성으로 다른 사람과의 관계를 가지는 방법이기도 하다.

성적 주체성(gender identity)은 포괄적이고 총체적인 성적 관점을 말하며, '나는 남자이다.', '나는 여자이다.'를 느끼는 것으로서 적어도 2~3세까지는 확실히 결정된다. 흔하지는 않지만 어린 시절 부모에 의해 반대의 성으로 잘못 양육된 경우에는 생물학적·신체적·성적 주체성보다는 훈육 받은 성적 주체성대로 생각하고 행동하는 경우가 있다. 주체성은 인간 존재의 핵심이며, 성적 주체성

(gender identity)의 발달 기원은 성장과정에서 주 양육자의 행동 동일시를 통해 영향을 받는다. 특히, 성적 주체성으로서의 옳고 그름을 인식하는 본인의 태도에 따라 다양한 성적 행동과 선호도가 발생한다.

오랜 시간 많은 사람들이 법적으로 결혼한 부부가 출산을 위해 갖는 성행위에서 벗어난 행위는 모두 비정상이라는 고정관념이 있어 왔다. 오늘날 정상적 성반응의 개념에는 상호성과 만족성이 포함된다. 즉, 상대방과 상호 협의하에 만족스런 성행위를 하는 것을 말한다. 그러나 정상이라고 믿는 행위조차도 환경과 조건에 따라 비정상적인 성행위가 될 수 있으므로, 정상적 성행위를 정확하게 정의하기는 어렵다. 그 예로, 동성애자는 적응적인 반응을 할 수 있는 가능성을 지녔음에도, 사회의 비난에 대한 두려움으로 인하여 오히려 적응적인 성반응을 할 수 없는 상태가 될 수도 있다.

부적응적 성반응은 적응적 성반응을 하지 못한다는 의미가 있으며, 부적응 정도는 다양하다. 그 예로, 근친상간은 협의가 빠진 강제력이 포함되며, 유해하거나 공개적 또는 성인 대상과의 성행위가 아닌 성행위, 인간이 아닌 동물과의 성행위 등이 여기에 포함된다. 아동을 상대로 했을 경우, 상대방에게 안전하지 않은 성행위임과 동시에 정신적인 후유증을 유발시킬 수도 있다. 따라서, 인간의 성반응은 심리적·생리적 경험이다. 심리성적 발달, 성에 대한 심리적 태도 등이 인간의 성과 직접 관련이 있으며, 다방면으로 영향을 미친다(김희숙 외, 2019: 214).

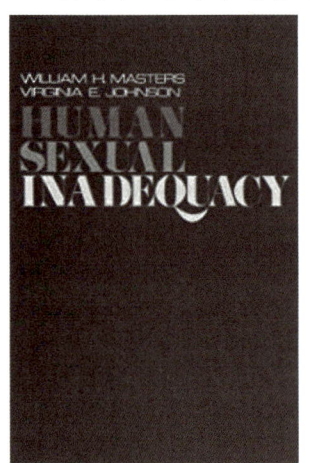

『인간의 성적 부적절성』
(2010년 출판)

마스터즈와 존슨(William H. Masters & Virginia E. Johnson)은 1970년 그들의 저서 『인간의 성적 부적절성 (Human sexual inadequacy)』에서, 성행위를 하는 과정에서 4단계의 변화가 일어난다고 주장하는데, 이를 성반응주기(sexual response cycle)라고 한다. 그 내용은 다음과 같다.

1단계 성 욕구 단계(sexual desire stage)

성적 욕구라 함은 성적 자극을 받을 수 있는 능력, 관심, 바람, 기술로 이루어지며, 이 시기는 뇌 속 변연계에 있는 신경전달물질에 의해 대뇌를 억제하고 흥분시키는 기능이 작동된다. 욕구는 신체적 접촉, 키스, 성행위에 대한 공상 등이 존재할 때는 흥분되지만, 공포, 불안, 불편 등이 있거나, 배고픔과 같은 기본적인 다른 욕구가 있거나, 분노와 같은 강렬한 감정이 있을 때 억제된다.

2단계 흥분단계(excitement or arousal stage)

흥분은 심리적 자극의 결과로, 신체적으로 민감한 반응을 보이는 것을 말한다. 자극원에 따라 남성, 여성 모두 감정이 변화하고, 신체 생리적 변화까지도 일어나는 단계이다. 이 단계에서 남성의 음경은 발기되고, 고환이 커지고, 음낭이 위로 상승한다. 여성은 골반수축과 질액분비를 비롯하여 음핵, 음순, 유방이 커지고 질내와 자궁에 변화가 일어난다.

3단계 절정단계(orgasm stage)

오르가즘단계에서는 여성의 질수축이 수차례 일어나고, 이어서 경련성 수축이 발생하는데, 이때 수의근(voluntary muscle, 의식적으로 움직임을 조절할 수 있는 근육)의 통제가 불가능해지며, 성적쾌감이 극치에 이른다. 남성의 성기에서는 정액이 방출되며, 남녀 모두에서 많은 내부적 변화가 일어난다. 남녀 모두 전신근육의 수축반응을 보일 뿐만 아니라, 혈압은 20~40mmHg 증가하고, 맥박도 분당 120~160회까지 증가한다. 극치감은 3~25초 지속되는데, 이때 의식이 약간 흐려질 수 있다.

4단계 해소단계(resolution stage)

해소는 성반응 주기의 마지막 단계로, 성기 등 기관과 근육이 이완되고, 편안함을 느끼며, 흥분상태 이전의 단계로 복귀한다. 남성은 생리적으로 일정시간 동안 다시 발기하고 오르가즘을 느낄 수 없는 상태가 되며, 여성은 다른 자극에 대해

즉각적으로 반응할 수 있다. 반응주기의 한 가지 이상의 단계에서 억제가 일어날 수 있다. 그러나 해소단계에서의 억제는 거의 임상적 병리상태를 보이지 않고 대부분의 성기능 장애의 경우, 주관적인 쾌감이나 욕구 그리고 객관적 행위 모두에 있어 장애가 있다.

성기능 장애는 매우 흔하게 나타나는데, 미국의 경우 남성의 31%, 여성의 43%에서 나타나고, 전 세계적으로 보면 성적 흥미의 결핍이 26~43%, 극치감 도달 능력 결핍이 18~41%로 나타난다. 지역사회 역학조사 최근 결과를 보면, 남성 극치감장애 0~3%, 남성 발기장애 0~5%, 남성 성욕감퇴장애와 조루증 4~5%의 유병률을 보인다(DSM-5). 여성 극치감장애는 7~10%로 높은 편이다. 우리나라는 아직 신뢰할 만한 역학조사 결과가 없다.

성기능부전(Sexual Dysfunctions)은 여러 장애로 구성된 이질적 집단이며, 개인의 성적인 반응 또는 성적 즐거움을 경험하는 능력에 현저한 장애를 가진다. 성기능부전의 진단은 문화적 요인을 고려해야 하는데, 문화적 요인들은 기대감에 영향을 주거나, 성적 즐거움 경험에 대한 금기를 만들 수도 있고, 생물학적인 뒷받침도 필수적이다. 따라서, 성적 기능은 생물학적·사회문화적·심리적 요인들 간의 복잡한 상호작용이 관련되어 있다(김정미 외, 2019: 268).

성기능장애를 평가하는 의사는 단기 행동치료, 부부치료, 정신분석이나 표현·지지 정신치료, 약물치료 혹은 병합요법 중 어느 것을 처방할 것인가를 결정하여야 한다. 라이프(Lief, 1981)에 따르면, 단기행동치료로 모든 성기능장애 환자의 30~40%가 증상의 호전을 보인다고 하였다. 효과를 보지 못한 환자의 20%는 부부치료를 요하며, 10%는 장기간의 표현, 지지 개인 정신치료를, 그리고 30%는 부부치료와 성치료를 혼합해야 치료할 수 있었다.

부부의 치료 동기가 높거나, 어느 쪽에도 심각한 증상이 없고, 서로가 관계에 대하여 만족하며, 장애 자체가 실행불안에 기초하거나 절정기에 관계된 경우라면, 단기행동적 성치료가 성공할 수 있을 것이다. 성욕억제장애를 앓고 있으면서 서로의 관계에 환멸을 느끼는 부부라면, 근본적인 문제를 해결하기 위하여 상당

기간의 부부치료를 필요로 한다. 부부치료 후 동거하기로 결정한 후에야 성치료 기법을 권유하는 것이 더 적절할 것이다(최정윤 외, 2019: 410).

단기 성치료에 적절하지만 연습을 할 수 없는 부부에게는 심리성적 치료(psychosexual therapy)라는 일종의 혼합치료법이 필요하다(Kaplan, 1979). 이 치료에서는 치료자가 행위연습을 처방하고, 그런 다음에 정신역동치료를 사용하여 연습에서의 저항을 다루게 된다. 치료의 역동적 부분은 성적 쾌감에 대한 강력한 죄의식 등의 문제를 파악한다. 상대에 대한 부모상의 전이를 표출시키고 탐구할 수 있다. 또한 많은 환자는 특별한 형태의 성적 행위 등에서 노력하여 성공해야 한다는 것에 대한 무의식적 갈등을 가지고 있을 수 있다. 또한 어떤 환자들은 결혼 전의 가족관계에서 상실하거나, 실패한 사람의 역할을 무의식적으로 수행하고 있다(Kaplan, 1986).

심각한 성격장애나 성에 대하여 깊은 신경증적 갈등이 있는 환자들은 정신분석이나 표현·지지 정신치료를 받아야 한다는 것이 여러 문헌에서의 일치된 의견이다(Kaplan, 1986 ; Reid, 2018). 이러한 문제들은 성치료를 하는 동안 광범위한 평가를 해야만 발견될 수 있다(Scharff, 1988). 치료자들은 또한 광범위한 성치료를 통하여 부부 각자의 내적 대상관계를 더 많이 파악할 수 있고, 양쪽 배우자에게서 다양한 투사적 동일시를 모두 수용할 수 있어야 한다.

1) 사정지연

(1) 개념

사정지연(Delayed Ejaculation)은 성행위 시 적절한 성적 흥분상태에 도달해도 사정이 지연되거나 결여된 상태를 말하는데, 남성 절정감 장애(male orgasmic disorder)라고 한다. 사정지연은 일반 인구의 5% 정도로 유병률은 낮은 편이나 환자의 고통은 매우 심각하다. 이 장애를 지닌 남성은 사정을 하지 못하기 때문에 흔히 불임의 문제가 함께 나타난다.

(2) DSM-5의 진단기준

DSM-5의 진단기준은 다음과 같다(APA, 2018: 424).

> A. 거의 대부분 또는 모든(약 75-100%) 동반자가 있는 성적 활동의 상황(확인된 상황적 맥락 또는 모든 맥락에서의 일반적인 상황)에서, 그리고 개인이 지연을 원하지 않을 때, 다음 증상의 둘 중 하나는 경험되어야 한다.
>   1. 현저한 사정지연
>   2. 현저하게 드문 사정 또는 사정의 부재
> B. 진단기준 A의 증상은 최소한 6개월 이상 지속되어야 한다.
> C. 진단기준 A의 증상은 개인에게 임상적으로 현저한 고통을 초래한다.
> D. 성기능부전(sexual dysfunction)은 비성적인 정신장애가나, 심각한 대인관계 스트레스 혹은 다른 스트레스 요인으로 더 잘 설명되지 않으며, 물질/치료약물의 효과나 다른 의학적 상태로 인한 것이 아니다.

2) 발기장애

(1) 개념

발기장애(Erectile Disorder, 남성의 경우)는 성행위 시 성행위가 끝날 때까지 성적 흥분에 따른 적절한 발기가 지속적으로나 반복적으로 일어나지 않거나, 유지되지 않는 상태를 뜻한다.

발기장애는 빈도가 가장 높은 남성의 성기능부전이다. 남성 발기장애는 양상이 다양한데, 과거에 정상적인 발기와 성교 경험이 있었느냐에 따라 두 가지로 구분하기도 한다. 과거에 한 번도 정상적인 발기와 성교 경험이 없는 경우는 일차적 발기부전(primary impotence)이라고 하는 반면, 어느 시점 이후부터 발기에 어려움을 겪는 경우는 이차적 발기부전(secondary impotence)이라고 한다. 일차적 발기부전은 성인 남성의 약 1~3.5%로, 매우 드물며 신체적인 원인에 의해서 발생하는 경우가 많다. 반면에, 이차적 발기부전은 성인 남성의 10~20% 정도로 보고되며, 심리적인 원인으로 발병하는 경우가 많다.

발기불능의 원인을 명확히 알기 위해서는 수면발기검사(nocturnal penile tumescence, NPT)가 이용된다. 이 검사에서는 음경이 위축된 상태에서 음경에 밴드를 부착하고 수면을 취하게 한다. 흔히 신체적 원인이 없을 때에는 수면 시에 음경이 팽창하는데, 이 경우에는 음경에 부착한 밴드의 상태가 달라진다. 따라서, 수면 중에 발기가 이루어지면 심리적 원인에 의한 것으로 추정할 수 있는 반면, 그렇지 않으면 신체적인 원인에 의한 것이므로 정밀신체검사를 받아야 한다(안창일 외, 2019: 456).

(2) DSM-5의 진단기준

DSM-5의 진단기준은 다음과 같다(APA, 2018: 426).

> A. 거의 모든 또는 모든(약 75-1000%) 성적활동상황(확인된 상황적 맥락 또는 모든 맥락에서의 일반적인 상황)에서 적어도 다음 증상 3가지 중 하나가 반드시 있다.
>   1. 성적 활동 중에 발기하는 데 심각한 어려움을 겪음.
>   2. 성적 활동을 끝낼 때까지 발기를 유지하는 데 심각한 어려움이 있음.
>   3. 발기 후 단단함이 감소함.
> B. 진단기준 A의 증상은 최소한 6개월 이상 지속되어야 한다.
> C. 진단기준 A의 증상은 개인에게 임상적으로 현저한 고통을 초래한다.
> D. 성기능부전은 비성적인 정신장애나 심각한 대인관계 스트레스, 혹은 다른 스트레스 요인으로 더 잘 설명되지 않으며, 물질/치료약물의 효과나 다른 의학적 상태로 인한 것이 아니다.

3) 여성극치감장애

(1) 개념

여성극치감장애(Female Orgasmic Disorder)는 성욕구가 있고, 성관계를 추구하며, 성행위 시에 어느 정도의 성적 흥분을 느끼지만 극치감을 경험하는 절정단계에 지속적으로 도달하지 못하는 경우를 말한다.

여성극치감장애는 가장 흔한 여성 성기능장애로서, 성인 여성의 약 10%가 경험한다는 보고가 있다. 일반적으로 여성은 나이가 들면서 극치감을 경험하기 쉽기 때문에 여성극치감장애는 젊은 여성에게서 더 흔히 나타난다. 평생 동안 전혀 성적 극치감을 경험하지 못하는 경우는 일차적 극치감장애라고 하고, 과거에는 극치감을 경험했으나, 일정 시점부터 이러한 경험을 하지 못하는 경우는 이차적 극치감 장애라고 한다(안창일 외, 2019: 458).

(2) DSM-5의 진단기준
DSM-5의 진단기준은 다음과 같다(APA, 2018: 429-430).

> A. 다음의 증상들이 하나 또는 그 이상이 존재하고 거의 대부분 또는 모든(대략 75~100%) 성적 활동에서 경험한다.
>   1. 극치감의 뚜렷한 지연, 뚜렷한 결여 또는 부재
>   2. 뚜렷하게 감소된 극치감 감각의 강도
> B. 진단기준 A의 증상은 대략적으로 최소 6개월 이상 지속되어야 한다.

4) 여성 성적 관심/흥분장애

(1) 개념
여성 성적 관심/흥분장애(Female Sexual Interest/Arousal Disorder)는 여성이 성행위에 대한 관심이 심각하게 결여되거나, 이로 인해 부적응적 증상이 초래되는 경우를 말한다. 여성 성적 관심/흥분장애를 지닌 여성은 성행위 시 성적 흥분에 따른 적절한 윤활 부종 반응이 일어나지 않아 남성 성기의 삽입이 어렵거나, 성교가 지속되기 어려운 경우이다. 이런 현상이 지속적이고 심한 고통을 초래해 부부관계나 이성관계에 어려움이 발생할 때 진단된다. 이 장애는 과거에 불감증(frigidity)이라고 불리기도 했었다. 이 장애는 성욕장애와 여성극치감장애를 동반하는 경우가 많다(안창일 외, 2019: 457-458).

성적 흥분을 느끼지 못하는 여성은 성교 시에 자신의 문제를 숨기는 경우가 많다. 그러나 반복적으로 고통스러운 성교를 경험하면, 성행위를 회피하게 되고,

결과적으로 결혼 및 성관계에서 문제가 발생하게 된다.

　DSM-5에서 정의된 여성 성적 관심/흥분 장애의 유병률은 정확히 알려져 있지 않다. 정의상 전 생애 여성 성적 관심/흥분 장애는 성적 흥분이나 관심 부족이 여성의 전 생애에 걸쳐 나타난다는 것을 뜻한다. DSM-IV나 ICD-10에서 정의한 대로 성욕 감퇴의 유병률이나 성적 관심과 관련된 문제의(관련된 고통이 있는 상태와 없는 상태를 모두 포함한) 유병률은 나이나 문화적 배경, 증상의 기간과 심리적 고통의 유무에 따라서 현격한 차이를 보인다. 증상이 나타난 기간과 관련하여 단기간이냐 지속적인 문제이냐에 따라 유병률 추정치가 매우 크게 달라진다. 성적인 요구에 대한 심리적 고통을 포함시키면 유병률 추정치는 현저하게 떨어진다. 비록 나이가 들어감에 따라 성욕이 감퇴되기는 하지만, 일부 나이든 여성들은 젊은 여성들에 비해 성욕이 낮아도 심리적으로 덜 고통스러워 한다.

　성적 흥미와 각성은 생애주기에 따라 정상적인 변화를 거친다. 장기간의 관계를 맺어 온 경우에는 단기간의 관계를 맺은 여성과 비교할 때, 성적인 접촉이 있을 때, 분명한 성욕을 느끼지 않았다 하더라도 성행위에 임하는 경향이 있다. 나이든 여성들의 성기 건조증은 나이와 폐경상태와 관련이 있다(최정윤 외, 2019: 402-403).

(2) DSM-5의 진단기준

　DSM-5의 진단기준은 다음과 같다(APA, 2018: 433).

> A. 성적 관심/흥분의 결핍 또는 현저한 감소를 가지며, 적어도 다음의 3가지 이상으로 표현된다.
>   1. 성적 활동(sexual activity)에 있어 결여 또는 감소된 관심
>   2. 성적/성애적 사고나 환상(sexual/erotic thoughts or fantasies)의 결여 또는 감소
>   3. 성적 활동의 시작 욕구 없거나/감소, 대개 성적 동반자의 성적 활동 시도에 잘 반응하지 않음.
>   4. 거의 모든 혹은 모든(대략 75~100%) 성적 경험 중 성적 활동 동안 성적 흥분/쾌락의 결핍 또는 감소(확인된 상황의 맥락에서나 일반적으로는 모든 맥락에서)

> 5. 어떤 내적 또는 외적 성적/성애적 암시(예, 글, 말, 시각)의 반응으로의 성적 관심/흥분의 결여/감소
> 6. 거의 모든 또는 모든(대략 75-100%)의 성적 경험 중 성적 활동 동안 성기
>
> B. 진단기준 A의 증상은 최소한 대략 6개월의 기간 동안 지속되어야 한다.
> C. 진단기준 A의 증상은 개인에게 임상적으로 현저한 고통을 초래한다.
> D. 성기능부전은 비성적인 정신장애나가 심각한 대인관계 스트레스(예, 동반자의 폭력), 혹은 다른 스트레스 요인으로 더 잘 설명되지 않으며 물질/치료약물의 효과나 다른 의학적 상태로 인한 것이 아니다.

(1) 개념

성기-골반통증/삽입장애(Genlto-Pelvic Pain/Penetration Disorder)는 성교 시에 지속적으로 통증을 경험하여 성행위를 고통스럽게 느끼는 경우이다. 성기-골반통증/삽입장애는 DSM-4에서는 성교통증장애(sexual pain disorder)라고 지칭되었었다. 이 장애를 가진 여성은 성행위가 고통스럽기 때문에 성교를 피한다. 이러한 통증은 두 가지로 구분되는데, 성교통증과 질 경련증이다. 성교통증(dyspareunia)은 성교 시에 지속적으로 생식기에 통증을 느끼는 경우이다. 통증은 주로 성교를 하는 동안에 경험되지만 때로는, 성교 전이나 성교 후에 느껴질 수도 있다. 이런 통증은 성행위를 회피하게 만들고, 때로는 성 욕구장애나 성적 흥분장애 같은 다른 성기능부전으로 발전하기도 한다. 한편, 질 경련증(vajinismus)은 성교 시 남성의 성기가 삽입되려고 할 때, 질 입구의 괄약근이 불수의적인 경련을 일으켜 질 입구가 수축되거나 폐쇄되는 장애이다. 근육경련이 심한 경우에는 음경의 삽입이 전혀 불가능하다. 질 구조가 해부학적으로 정상이고, 질 수축이 지속적으로 자주 나타날 때, 질 경련증으로 진단된다. 이 장애를 가진 여성은 질 삽입이 시도되거나, 예상되지 않는 상황에서는 정상적인 성욕이나 쾌감을 느끼지만, 남성의 성기를 비롯하여 손가락이나 탐폰 등을 삽입할 경우에는 질 경련이 일어난다(안창일 외, 2019: 458).

(2) DSM-5의 진단기준

DSM-5의 진단기준은 다음과 같다(APA, 2018: 437).

> A. 다음 중 하나 이상의 증상이 지속되거나 재발되는 어려움이 있다.
>   1. 성교 중 삽입통(Vaginal penetration)
>   2. 성교 중이나 삽입 시도 중 현저한 음부나 질의 통증 혹은 골반통
>   3. 질내 삽입을 예상하거나, 질내 삽입 중이거나, 질내 삽입의 결과로 인한 음부나 질의 통증 혹은 골반통에 대한 현저한 두려움이나 불안
>   4. 질내 삽입의 시도 동안 골반저근의 현저한 긴장 혹은 조임
> B. 진단기준 A의 증상은 최소 약 6개월 이상 지속되어야 한다.
> C. 진단기준 A의 증상은 개인에게 임상적으로 현저한 고통을 초래한다.
> D. 성기능부전은 비성적인 정신장애나 심각한 대인관계 스트레스(예, 동반자의 폭력) 혹은 다른 스트레스 요인으로 더 잘 설명되지 않으며, 물질/치료약물의 효과나 다른 의학적 상태로 인한 것이 아니다.

5) 남성성욕감퇴장애

(1) 개념

성욕감퇴장애(Male Hypoactive Sexual Desire Disorder)는 성적 공상 및 성행위에 대한 욕망이 부족하거나 없는 것이다. 이 장애를 가진 사람은 성적 자극을 추구하고자 하는 동기가 거의 없고, 이로 인한 좌절감도 크지 않다. 따라서, 성행위를 스스로 주도하지 않으며, 단지 상대방에 의해서 성행위가 요구되었을 때만 마지못해 응하게 되는데, 이 경우에도 성행위에 매우 소극적으로 임하거나 성적인 쾌감을 느끼지 못하는 경우가 많다.

성인 인구의 약 20%가 성욕감퇴장애를 경험하며, 성기능부전으로 치료기관을 찾는 사람 중에 반 이상이 성욕감퇴를 호소한다. 성욕감퇴장애를 보이는 사람은 흔히 성적 흥분장애나 극치감장애를 보이기도 한다. 이는 성욕의 감퇴가 일차적 성기능부전의 결과일 수도 있고, 흥분이나 절정감의 부재로 유발된 정서적 고통에 의한 것일 수도 있다는 것을 말해준다.

(2) DSM-5의 진단기준

DSM-5의 진단기준은 다음과 같다(APA, 2018: 440).

> A. 성행위에 대한/성적인 생각이나 환상, 그리고 성적 활동에 대한 욕구의 지속적이거나 반복적인 결여(혹은 부재). 결여에 대한 판단은 임상의에 의해 연령, 그리고 일반적이고 사회문화적인 맥락의 개인의 삶에서 성적인 기능에 영향을 미치는 요인들에 대해 고려하며 이루어져야 한다.
> B. 진단기준 A의 증상은 최소 기간 대략 6개월간 지속되어야 한다.
> C. 진단기준 A의 증상은 개인에게 임상적으로 현저한 고통을 초래한다.
> D. 성기능부전은 비성적인 정신장애가나 심각한 대인관계 스트레스 혹은 다른 스트레스 요인으로 더 잘 설명되지 않으며, 물질/치료약물의 효과나 다른 의학적 상태로 인한 것이 아니다.

6) 조기사정

(1) 개념

조기사정(Premature [Early] Ejaculation)은 남성이 상대 여성이 절정감에 도달할 때까지 사정을 지연시키지 못하고, 그 전에 미리 사정하는 일이 반복적으로 나타나는 경우를 말한다. 다만, 이런 현상이 상당한 기간 지속되거나 반복적으로 자주 나타날 경우에 한하여 조기사정이 진단된다. 신체적 과로, 과음, 심한 스트레스로 인해 이런 현상이 일어났거나, 성행위가 처음이거나 오랫동안 없었던 경우 등에서 나타나는 일시적인 조기사정 현상은 병으로 진단되지 않는다(권석만, 2021: 487-488).

조루증은 남성이 지니는 성기능 장애 중 가장 흔한 장애이다. 통계자료에 따르면, 일반 성인남성의 36~38%가 사정을 조절하는 데에 어려움을 겪는다고 한다. 또한 성치료를 받기 위해 전문가를 찾은 남성의 경우에 약 60%가 조루문제를 지니고 있지만, 대부분의 남성은 성경험이 많아지고 나이가 들면서 사정의 시기를 조절하는 방법을 배우게 된다(DSM-5).

실제로 조기사정은 남성이 지니는 성기능부전 중 가장 흔한 장애이다. 대부분의 남성은 성 경험이 많아지고 나이가 들면서 사정의 시기를 조절하는 방법을 배운다. 그러나 미혼 남성의 경우에는 조기사정에 대한 두려움으로 인해 이성과 사귀는 것을 주저하게 되고, 친밀한 관계를 회피하며, 사회적으로 고립되는 경우도 있다.

(2) DSM-5의 진단기준

DSM-5의 진단기준은 다음과 같다(APA, 2018: 443).

> A. 동반자와의 성적 활동 동안 질내에 삽입을 하고, 개인이 원하기 전에 대략 1분 안에 사정을 하는 것이 반복적 또는 지속적으로 일어난다.
> B. 진단기준 A에 있는 증상이 적어도 6개월간 있어야 하며, 성적 활동을 할 때 (동일한 상황 또는 일반적인 상황, 모든 상황) 거의 지속적으로 (대략 75-100%) 경험해야 한다.
> C. 진단기준 A에 증상이 개인에게 임상적으로 현저한 고통을 초래한다.
> D. 성기능부전은 비성적인 정신장애가나 심각한 대인관계 스트레스 혹은 다른 스트레스 요인으로 더 잘 설명되지 않으며, 물질/치료약물의 효과나 다른 의학적 상태로 인한 것이 아니다.

17. 성별 불쾌감

1) 성별 불쾌감

(1) 개념

성별 불쾌감(gender dysphoria)은 DSM-4에서 성정체감장애(Gender Identity Disorder)로 명명되었던 장애이다. 성정체감이란 자신이 남자 혹은 여자라는 내적인 느낌을 반영하는 심리적 상태로서 단순히 생물학적 특징을 말하는 성(sex)과는 구별된다(안창일 외, 2019: 451).

성별 불쾌감은 자신의 생물학적 성과 성역할에 대해서 지속적으로 불편감을 느끼는 경우를 말한다. 이러한 불편감으로 인해서 반대의 성에 대한 강한 동일시를 나타내거나 반대의 성이 되기를 소망한다. 예를 들어, 신체적으로 남성임에도 불구하고, 남자라는 것과 남자의 역할을 싫어하여 여성의 옷을 입고 여성적인 놀이나 오락을 좋아하는 등 여자가 되기를 소망하며, 대부분 성전환수술을 원하게 된다. 이러한 장애는 아동에서부터 성인에 이르기까지 다양한 연령대에서 나타날 수 있으며, 성정체감장애(gender identity disorder) 또는 성전환증(transsexualism)이라고 불리기도 한다(권석만, 2021: 512).

성별 불쾌감의 유병률은 성인 남성의 경우 0.005~0.014%이며, 성인 여성의 경우는 0.002~0.003%로 알려져 있다. 성전환수술을 받은 사람은 성인 남성은 3만 명 중 1명이고, 성인 여성은 10만 명 중 1명이었다. 아동의 경우, 정신건강진료소에 의뢰되는 남녀의 비는 5:1 정도로 남아가 월등하게 더 많은 반면, 성인의 경우는 남성이 여성보다 2~3배 정도 많다. 성인의 경우, 성 불편증은 두 가지 다른 발달과정을 나타낼 수 있는데, 그 하나는 어린 시절이나 사춘기 초기에 발생한 성별 불쾌감이 지속되는 경우이며, 다른 하나는 반대 성에 대한 동일시가 성인기 초기에 뚜렷하게 나타나는 경우이다. 후자의 경우는 흔히 의상전환장애를 동반하고, 전자의 경우보다 반대 성에 대한 동일시가 불안정하며 만성화되는 경향도 약하다(DSM-5).

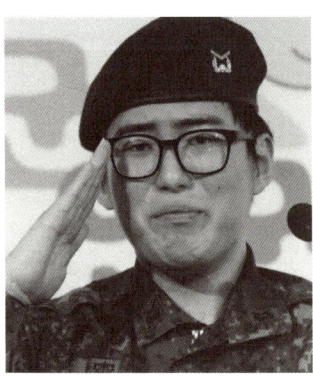

군복무 중 성전환수술로
강제전역당한 뒤 자살을
택한 변희수 하사
KBS뉴스 2021년 3월 5일자.

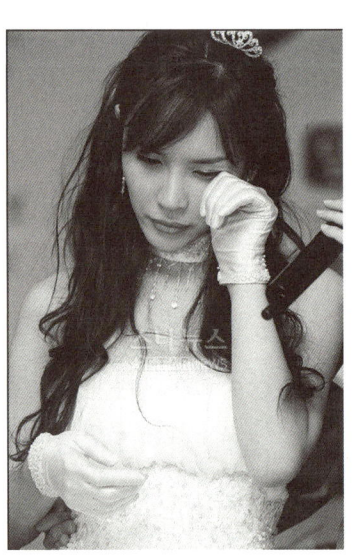

결혼보도와 트랜스젠더
비하 악플에
"데미지 1도 안 온다."고
당당하게 맞선 하리수
(본명 : 이경은)

마이데일리뉴스
2007년 5월 19일자.

성별 불쾌감은 동성애(homosexuality)와 구분되어야 한다. 동성애는 동성인 사람에 대해서 성적인 애정과 흥분을 느끼거나, 성적 욕구를 충족시키기 위한 성행위를 하는 경우를 말한다. 동성애자는 자신의 생물학적 성이나 성역할에 대해서 불편감을 겪지 않으며 성전환을 원하지도 않는다. 물론 일부의 동성애자 중에는 성별 불쾌감을 지니는 경우도 있다. 동성애는 과거에 정신장애로 여겨진 적이 있었으나, 1973년 미국정신의학회에서는 다수의 동성애자들이 양호한 사회적 적응을 하고 있음을 반영하여 동성애를 정신장애 분류체계에서 삭제하였다. 현재 동성애는 독특하지만 정상적인 성적 성향이자 생활방식으로 인정되고 있다.

(2) DSM-5의 진단기준

DSM-5의 진단기준은 다음과 같다(APA, 2018: 452).

아동에서의 성별 불쾌감

A. 자신의 경험된/표현되는 성별과 할당된 성별 사이의 현저한 불일치가, 최소 6개월의 기간으로, 최소한 다음 6가지를 보인다(진단기준 A1을 반드시 포함).
 1. 이성이 되고 싶은 강한 갈망 또는 자신이 이성이라고 주장함.
 2. 남자아이(할당된 성별)는 이성 옷을 입거나 여성복장의 흉내 내기를 강하게 선호하고, 여자아이(할당된 성별)는 전형적인 남성복장만 착용하기를 강하게 선호하고 전형적인 여성복장을 착용하는 것에 강한 저항을 보임.
 3. 가상놀이 또는 환상놀이에서 이성의 역할을 강하게 선호함.
 4. 이성에 의해 사용되거나 참여하게 되는 인형, 게임, 활동을 강하게 선호함.
 5. 이성 놀이 친구에 대한 강한 선호
 6. 남자아이(할당된 성별)는 전형적인 남성 인형, 게임, 활동에 대한 강한 거부감과 난투 놀이에 대한 강한 회피, 여자아이(할당된 성별)는 전형적인 여성 인형, 게임, 활동에 대한 강한 거부감을 보임.
 7. 자신의 해부학적 성별에 대한 강한 혐오
 8. 자신이 경험한 성별과 일치하고자 하는 일차적 또는 이차적 성적 특징에 대한 강한 갈망

B. 이 상태는 사회적, 직업적, 또는 다른 중요한 기능영역에서 임상적으로 현저한 고통이나 손상과 연관된다.

> **청소년과 성인에서의 성별 불쾌감**
> A. 자신의 경험된/표현되는 성별과 할당된 성별 사이의 현저한 불일치가 최소 6개월의 기간으로, 최소한 다음 2가지를 보인다.
>   1. 자신의 경험된/표현되는 일차 또는 이차 성징 사이의 현저한 불일치(또는 어린 청소년에서 기대하는 이차 성징)
>   2. 자신의 경험된/표현되는 성별(또는 어린 청소년에서 기대되는 이차 성징(sex characteristics)의 발달을 막고자 하는 갈망)의 현저한 불일치로 인해 자신의 일차 또는 이차 성징을 제거하고자 하는 강한 갈망
>   3. 이성의 일차 또는 이차 성징에 대한 강한 갈망
>   4. 이성이 되고 싶은 강한 갈망(또는 자신에게 할당된 성별과는 다른 어떤 대체성별)
>   5. 이성으로서 대우받고 싶은 강한 갈망(또는 자신에게 할당된 성별과는 다른 어떤 대체 성별)
>   6. 자신이 이성의 전형적인 느낌과 반응을 가지고 있다는 강한 확신(또는 자신에게 할당된 성별과는 다른 어떤 대체 성별)
> B. 이 상태는 사회적, 직업적, 또는 다른 중요한 기능영역에서 임상적으로 현저한 고통이나 손상과 연관된다.

3) 치료

 성별 불쾌감에 대한 치료는 그 목표와 방법에 있어서 매우 복잡한 문제가 관여된다. 우선, 성별 불쾌감을 지닌 사람들은 대부분 반대 성에 대한 동일시가 확고하여 강력하게 성전환수술을 원한다. 성 불편증 환자에게는 성전환수술이 주요한 치료방법이 된다. 그러나 성전환수술은 두 번할 수 없는 것이므로 수술 전에 신중하게 선택하도록 해야 한다. 성전환수술을 받은 사람들의 70-80%는 수술 후의 생활에 만족하는 반면, 약 2%가 수술 후의 후유증으로 자살한다는 보고가 있다. 심리치료는 성정체성 장애에 수반되는 우울이나 불안 등의 심리적 문제를 다루어 주는 것 외에는 이 장애의 치료에 한계가 있는 것으로 알려져 있다.

18. 변태성욕장애

변태성욕장애(Paraphilic Disorders)는 강렬한 성적 환상, 성적 욕구, 또는 인간을 대상으로 하지 않거나, 자신이나 자신의 파트너를 학대 또는 굴욕, 아동이나 타인을 일방적으로 성적 대상화하는 것 등 일탈된 성적 환상이나 충동이 행동으로 표출될 경우를 말한다. 변태성욕(Paraphila)은 정상적인 성행위에서 벗어난 성욕이나 행동을 말하는데, 변태적인 특정 사물이나 상황 그리고 어린이와 같이 상호 동의에 이를 수 없는 대상에서 나타나는 비정상적인 성적 흥분을 기술하는 의학적인 용어이다. 이들은 자신이 가지고 있는 장애의 대상을 묘사한 그림, 사진 혹은 작품 등을 수집하는 경우도 종종 있으며, 그들의 장애를 공유할 수 있는 파트너와의 관계를 지속하는 경우도 있다. 또는 파트너 자체를 원하지 않는 경우도 있으며, 그들은 매춘을 통해서 자신의 환상이나 충동을 충족하기도 한다. 변태성욕장애가 있는 일부사람들은 전혀 가책을 느끼지 않지만 대부분의 변태성욕장애자들은 죄의식, 수치심, 가책, 우울증 등을 느낀다(김희숙 외, 2019: 219).

변태성욕장애가 있는 사람은 두 분류로 나눌 수 있다(김정미 외, 2019: 288).

첫 번째 분류는 비정상적인 행위에 대한 선호를 특징으로 한다. 여기에는 왜곡된 인간의 성적 교제행위를 보이는 성적 교제장애(관음장애, 노출장애, 마찰도착장애)와 통증과 고통을 수반하는 고통성애장애(성적 피학장애, 성적 가학장애)가 이에 포함된다.

두 번째 분류는 비정상적인 대상에 대한 성적인 선호를 특징으로 한다. 여기에는 다른 인간을 대상으로 하는 소아성애장애와 그 외 다른 것을 대상으로 하는 물품음란장애와 복장도착장애가 포함된다.

변태성욕장애 환자들을 치료한다는 것은 지극히 어려운 일이다. 많은 변태성욕장애 환자들은 대부분 강압에 의하여 치료를 받게 된다. 관음증, 노출증, 특히 아동성애장애의 경우는 집행유예 상태에서 치료가 위임되거나, 구금 대신 치료를 받게 하는 등 사법적 강제조치가 취해지기도 한다. 법적인 모든 문제가 해결된 후에도 치료를 계속하고자 하는 환자의 경우는 예후가 좋을 것이다(Reid et al., 2018).

이 환자들의 치료에서 또 하나 중요한 장애물은 역전이 반응이다. 프로이트 이래로 많은 사람이 주장한 것처럼 치료자가 진정으로 무의식적인 변태성욕적 소망과 싸운다면, 치료자 자신의 변태성욕적 충동에 반응하는 것과 똑같이 변태성욕장애 환자에게 반응할 것이라고 가정하는 것은 당연하다. 우리는 혐오와 불안 그리고 모욕감에 휩싸이게 된다. 우리 자신이 이러한 충동을 스스로 조심스럽게 제어하고 있을 때, 어떤 사람이 이러한 충동을 마음껏 사용한다면, 우리는 공포를 느끼고 위축될 것이다. 마지막으로, 또 다른 역전이 경향은 인생의 다른 면에 대하여 대화를 함으로써 변태성욕에 대한 논의를 회피하려는 환자의 의도에 공모하는 것이다. 의사들은 성적 병리 전반에 대한 논의를 회피함으로써 자신의 혐오감이나 모욕감을 회피할 수 있다.

변태성욕장애 환자의 치료가 어려운 또 다른 이유는 이들 질환과 함께 나타나는 다른 정신적 질환에 있다. 변태성욕적 공상이나 행동이 충분히 변화되기도 어렵지만, 환자의 상태가 경계성, 자기애성 혹은 반사회성 성격병리와 동반될 경우에는 그 예후가 훨씬 더 나쁘다.

변태성욕장애 치료에서의 이러한 어려움에도 불구하고, 아니 이러한 어려움 때문에 일반적으로 정신역동치료가 좋은 치료법으로 인정받고 있다. 치료결과에 대한 연구도 적고, 그 결과를 해석하는 것도 조심스럽지만, 어떤 종류의 치료든지 이 환자들을 효과적으로 치료하는 데는 어느 정도의 제한이 있다. 행동치료가 단기적으로는 어느 정도의 성공을 거두는 반면, 장기적으로는 썩 좋은 결과를 보이지 않으며, 아동성애장애에 의한 범죄인구의 재범죄율도 변하지 않고 있다.

변태성욕장애에서 단 하나의 적절한 치료란 없으며, 개개인에 맞추어 잘 짜인 접근이 필요하다는 데 의견이 점점 일치하고 있다. 통합모델에는 개인 정신치료, 역동적 집단 정신치료, 인지적 재구성, 행동적 재조건화와 재발예방 같은 방법이 포함된다(Schwartz, 1992).

일반적인 치료목표는 다음과 같다(최정윤 외, 2019: 409).

첫째, 환자가 부정을 극복할 수 있게 돕는다.

둘째, 피해자와 공감할 수 있게 도와준다.

셋째, 변태적인 성적 각성을 인식하여 치료를 받게 한다.

넷째, 사회적 결핍과 부적절한 대응기술을 인식할 수 있게 한다.

다섯째, 인지왜곡에 대하여 도전한다.

여섯째, 유혹받기 쉬운 상황의 회피를 포함한 총체적인 재발예방계획을 세울 수 있게 도와준다.

1) 관음장애

(1) 개념

관음장애(Voyeuristic Disorder)는 다른 사람이 옷을 벗고 있거나, 성행위를 하고 있는 모습을 몰래 훔쳐봄으로써 성적 흥분을 느끼는 경우를 말한다. 관찰되는 상대방은 낯선 사람인 경우가 대부분이며, 관음증을 지닌 사람들은 관음행위 도중이나, 이러한 목격내용을 회상하면서 자위행위를 하는 경향이 있다. 관찰되는 상대방과의 성행위를 하는 장면을 상상하긴 하지만, 실제로 이런 일이 발생하는 경우는 매우 드물다. 관음행위는 잠재적으로 불법인 성행동 중 가장 흔한 것이다. 관음행위는 타인의 사생활을 침범하는 범죄행위로 처벌될 수 있다(권석만, 2021: 506).

관음장애가 있는 성인 남자는 의심하지 않는 사람들을 몰래 지켜보는 성적 관심을 청소년기 중에 최초로 발견하게 된다. 그러나 관음장애의 진단을 위한 최소 연령은 18세이다. 왜냐하면 이것을 나이에 적절한 사춘기 관련의 성적 호기심 및 활동과 구별하는 데 실제적 어려움이 있기 때문이다. 시간이 가면서도 관음증이 지속되는지는 불분명하다. 그러나 정의에 의하면, 관음장애는 치료가 있건 없건 시간이 가면서 변할 수 있는 하나 이상의 기여요인이 필요하다. 즉, 주관적 고통(예, 죄의식, 수치, 강렬한 성적 좌절, 고독), 정신적 병적 상태, 과도한 성생활 및 성충동, 사회심리적 손상 및 벌거벗은 또는 성행위 중인 사람을 염탐하여 성적으로 표현하는 성향이다. 따라서, 관음장애의 과정은 연령에 따라 다양하기 쉽다.

관음장애의 모집단 유병률은 알려져 있지 않다. 그러나 비임상적 샘플의 관음성행위에 기초하면 관음장애의 최고로 가능한 평생의 유병률은 대략 남자의 경우 12%, 여자의 경우 4%이다(DSM-5).

(2) DSM-5의 진단기준

DSM-5의 진단기준은 다음과 같다(APA, 2018: 686).

> A. 옷을 벗는 과정에 있거나 성행위에 몰입해 있어서, 눈치 채지 못하고 옷을 벗고 있는 사람을 관찰하는 행위를 통한 반복적이고 강렬한 성적 흥분이 성적 공상, 성적 충동 또는 성적 활동으로 발현되며, 적어도 6개월 이상 지속된다.
> B. 개인이 동의하지 않는 사람에 대해 이와 같은 성적 충동에 따라 행동하거나, 혹은 이러한 성적 충동이나 성적 공상(sexual urges or fantasies)이 사회적, 직업적, 또는 다른 중요한 기능영역에서 임상적으로 현저한 고통이나 손상을 초래한다.
> C. 이러한 성적 흥분을 경험하거나, 성적 욕구에 따라 행동하는 개인은 적어도 18세 이상이어야 한다.

2) 노출장애

(1) 개념

노출장애(Exhibitionistic Disorder)의 주요 증상은 낯선 사람에게 자신의 성기를 노출시키는 것이다. 때로는 성기를 노출하거나, 또는 노출하였다는 상상을 하면서 자위행위를 하기도 한다. 노출증적 행동을 나타내는 경우에 낯선 사람과 성행위를 하려고 시도하는 경우는 거의 없다. 이들은 보는 사람을 놀라게 하거나, 충격을 주고자 하거나, 바라보고 있는 사람이 성적으로 흥분할 것이라는 상상을 하기도 한다. 이처럼 성기노출과 관련된 성적 공상이나 행위가 6개월 이상 지속되어 사회적 적응에 문제가 발생했을 때 노출증으로 진단된다. 과도한 노출증은 법적 구속의 사유가 된다(권석만, 2021: 507).

노출장애의 유병률은 알려져 있지 않다. 보통 18세 이전에 발생되지만, 그 이후에도 시작될 수 있다. 노출장애의 유병률은 남성의 2~4%로 추정되고 있다. 그러나 비임상적 또는 일반적 모집단의 노출행위에 기초해 보면, 남자집단에서 노출장애의 유병률은 대략 2~4%이다. 여성의 노출장애 유병률은 더 불확실하지만, 대체로 남성의 경우보다 훨씬 낮은 것으로 알려져 있다. 나이든 사람들이 이 문제로 구속된 적이 거의 없는 점으로 미루어 보아 40세 이후에는 상태가 완화되는 것으로 보인다.

〈사례연구〉

눈 마주친 여학생에 음란행위 40대 '바바리맨' 집유 선고

경북 포항에서 미성년자에게 신체 중요부위를 노출해 음란행위를 한 40대 남성이 징역형의 집행유예를 선고받았다.

대구지법 포항지원 형사3단독(판사 박진숙)은 22일 「아동복지법」 위반·공연음란 등 혐의로 기소된 A(41) 씨에게 징역 6개월에 집행유예 2년을 선고하고, 성폭력 치료강의 20시간 수강을 명령하였다고 밝혔다.

A씨는 지난해 10월 25일 오후 7시 55분쯤 포항시 북구 죽도동 한 공원 인근에서 친구와 대화 중인 B(16) 양과 눈이 마주치자, 바지를 내리고 신체 중요부위를 드러낸 채 음란행위를 한 혐의로 기소됐다.

매일신문(2021년 4월 21일자)

(2) DSM-5의 진단기준

DSM-5의 진단기준은 다음과 같다(APA, 2018: 689).

A. 눈치 채지 못한 사람에게 성기를 노출하는 행위를 통한 반복적이고 강렬한 성적 흥분이 성적 공상, 성적 충동 또는 성적 행동으로 발현되며, 적어도 6개월 이상 지속된다.
B. 개인이 동의하지 않는 사람에 대해 이러한 성적 충동에 따라 행동하거나, 이러한 성적 충동이나 성적 공상이 사회적, 직업적, 또는 다른 중요한 기능영역에서 임상적으로 현저한 고통이나 손상을 초래한다.

3) 마찰도착장애

(1) 개념

마찰도착장애(Frotteuristic Disorder)는 동의하지 않는 사람에게 자신의 성기나 신체 일부를 접촉하거나, 문지르는 행위를 반복적으로 나타내는 경우이다. 이러한 행위는 체포될 염려가 없는 밀집된 지역(예, 대중교통수단, 붐비는 길거리)에서 행해진다. 상대방의 허벅지나 엉덩이에 자신의 성기를 문지르거나, 손으로 상대방의 성기나 유방을 건드린다. 보통 이러한 행위를 하는 중에는 피해자와 비밀스러운 애정관계를 맺게 된다는 상상을 하곤 한다. 마찰도착장애는 보통 청소년기에 발병하는데, 대부분의 경우 15~20세 사이에 발생하여 연령이 증가할수록 발생 빈도는 점차 줄어든다.

(2) DSM-5의 진단기준

DSM-5의 진단기준은 다음과 같다(APA, 2018: 691).

> A. 동의하지 않은 사람에 대한 접촉, 문지르는 행위를 통한 반복적이고 강렬한 성적 흥분이 성적 공상, 성적 충동 또는 성적 행동으로 발현되며, 적어도 6개월 이상 지속된다.
> B. 개인은 동의하지 않는 사람에게 이러한 성적 충동에 따라 행동하거나, 이러한 성적 충동이나 성적 공상이 사회적, 직업적, 또는 다른 중요한 기능영역에서 임상적으로 현저한 고통이나 손상을 초래한다.

4) 성적피학장애

(1) 개념

성적피학장애(Sexual Masochism Disorder)는 굴욕을 당하거나, 매질을 당하거나, 묶이거나, 숨이 막히거나 하는 등으로 고통을 당하는 행위를 통해 성적 흥분을 느끼거나, 성적 행위를 반복하는 경우를 말한다. 가장 심한 형태는 저산소기호증(Hypoxyphilia)인데, 이는 가슴을 압박하고, 플라스틱 주머니, 마스크 등을 사용하여 산소부족상태에서 성적 쾌감을 느낀다는 특징이 있다. 이런 행동으로 인해 신체적 상해를 입어 심하면, '자가성애적 질식에 의한 죽음(auto-erotic death)'에 이를 수 있다. 만일 이들이 굴욕을 당하거나, 맞거나, 묶이거나, 여타의 방식으로 고통을 당하는 행위를 선호해서 정신사회적 어려움이 발생한다면 성적피학장애 진단을 내리지만, 강박감, 불안감, 죄책감, 수치심과 같은 고통을 호소하지 않고, 이와 같은 충동이 다른 개인적 목표를 이루는 데 방해가 되지 않는다면, 성적피학장애로 진단을 내리지는 않는다. 최소한 이러한 행위가 6개월 이상 지속되어야 진단을 내린다.

성적피학장애의 유병률은 잘 알려져 있지 않다. 아동기에 성적피학증적인 성적 공상이 발생할 수 있으나, 10대 후반에서 20대에 들어가면 심해질 수 있다. 소아기 학대 경험이 많고, 굴욕감을 당할 때만 그 대상이 자기와 관계를 맺는다는 내적 대상관계를 가지고 있는 사람에게서 많이 나타난다고 알려져 있다. 자기심리학에서는 이런 피학적인 행동을 삶의 활력과 자기 응집력(self-cohesion)을 회복하려는 필사적인 노력으로 보고 있다. 타인에 의한 신체적 고통이나 학대가 없으면 자신의 존재가치는 없고, 누구와도 친밀한 관계를 맺을 수 없다고 느낄 수 있다.

(2) DSM-5의 진단기준

DSM-5의 진단기준은 다음과 같다(APA, 2018: 694).

> A. 굴욕을 당하거나, 매질을 당하거나, 묶이거나 기타 다른 방식으로 고통을 당하는 행위를 통한 반복적이고 강렬한 성적 흥분이 성적 공상, 성적 충동 또는 성적 행동으로 발현되며, 적어도 6개월 이상 지속된다.
> B. 이러한 성적 공상, 성적 충동 혹은 성적 행동이 사회적, 직업적, 또는 다른 중요한 기능영역에서 임상적으로 현저한 고통이나 손상을 초래한다.

5) 성적가학장애

(1) 개념

성적가학장애(Sexual Sadism Disorder)는 성적피학장애와 달리, 상대방이 고통이나 굴욕감을 느끼게 함으로써 성적 흥분을 느끼거나 성적 행위를 반복하는 것으로, 몸을 묶고 때리거나, 찌르거나, 불로 지지고, 목을 조르는 행동을 하는 것이다. 시간이 지날수록 강도가 강해지고 심한 손상을 유발함으로써 죽음에 이를 수도 있다(이우경, 2021: 325).

동의하지 않은 사람에게 성적으로 가학적인 행동을 반복적으로 하며, 적어도 6개월 이상 지속되어야 진단을 내린다. 가학증-피학증 관계가 이들이 맺은 대상관계의 유일한 형태이기 때문에 학대를 받는 관계이지만, 그나마 없는 것보다 낫다는 확신이 이런 가학-피학 관계를 지속시킬 수 있다. 성적가학장애는 남성, 여성 모두에서 동일하게 나타나는 유일한 성도착장애이다.

(2) DSM-5의 진단기준

DSM-5의 진단기준은 다음과 같다(APA, 2018: 208-209).

> A. 다른 사람의 신체적 또는 심리적 고통을 통해 반복적이고 강렬한 성적 흥분이 성적 공상, 성적 충동 또는 성적 행동으로 발현되며, 적어도 6개월 이상 지속된다.
> B. 동의하지 않는 사람에게 이러한 성적 충동에 따라 행동하거나, 이러한 성적 충동 혹은 성적 공상이 사회적, 직업적, 또는 다른 중요한 기능영역에서 임상적으로 현저한 고통이나 손상을 초래한다.

6) 아동성애장애

(1) 개념

아동성애장애(Pedophilic Disorder)는 사춘기 이전의 아동(13세 이하)을 상대로 한 성적 활동을 통해 반복적이고 강렬한 성적 흥분이 성적 공상, 성적 충동 또는 성적 행동으로 발현되는 것이며, 적어도 6개월 이상 지속될 경우 진단을 내린다. 성적 행동으로는 소아를 만지거나, 옷을 벗기고 바라보거나, 자신의 성기를 접촉하는 경우까지 포함한다.

아동성애장애를 가진 성인 남성은 자신이 아동에게 강한 성적 선호도가 있다는 것을 사춘기 전후에 알게 되는데, 이때는 신체적으로 성숙한 사람이 남성이나 여성에게 성적 관심을 느낀다는 것을 알게 되는 시기이다. 발달 중에 있는 청소년기에는 또래에 대한 애착이 강한 시기여서 동년배에게 느끼는 성적 관심이나 호기심이 그 연령에 적절한 수준일 수 있기 때문에 적어도 16세 이상일 때 진단을 내린다.

아동성애증 자체는 일생 동안 지속될 수 있다. 죄책감, 수치심, 성적 좌절감, 고립감과 같은 주관적 고통, 정신사회 기능의 손상, 아동에게 성적으로 행동화하는 경향성 등은 시간에 따라 변할 수 있으며, 연령에 따라 증가하거나, 감소할 수 있다. 나이가 들면 다른 변태성욕적 행동과 마찬가지로 아동을 대상으로 하는 빈도는 줄어들기도 한다.

아동성애자는 아동을 자기의 '아동기적 거울상(mirror image)', 즉 자기애적 대상으로 삼는다. 아동성애자 중에는 사이코패스적 특징을 가진 자기애성 성격장애자나 반사회적 성격장애자가 많다. 이들 중에는 성적 학대의 희생자가 많다고 알려져 있는 데, 어린 시절 방치되고 지나치게 처벌받는 양육환경에서 자랐거나, 친밀한 관계를 맺는 것이 어려운 사람일 가능성이 높다. 이들은 이중결혼을 하거나, 결혼 후에 성적인 어려움을 겪는다. 정신분석이론에서는 생활 스트레스를 극심하게 겪고 절망감을 느끼는 사람이 어린 아동을 성적으로 함부로 대하면서 자신이 대상을 통제하고 주인(master)이 될 수 있는 상황을 찾는 것이라고 해석하고 있다. 아동성애자의 경우, 자기 또래의 성인 여성과 관계를 맺는 사회적 기술이나 성적 기술이 미숙하고 정상적인 성관계에 대해 불안감이 많다. 심지어 이들은 아동의 동의를 구하면 성관계를 맺어도 좋다고 잘못 생각하고 있다(이우경, 2021: 326).

아동성애자의 뇌구조에 이상이 있고, 뇌의 생화학적 문제로 이런 증상이 생겨날 수 있다는 주장도 있지만, 명확한 연구는 아직 없는 실정이다. 이들은 붙잡히게 되면 병원보다는 교도소에 수감되거나, 강제로 치료 감호를 받게 된다.

(2) DSM-5의 진단기준

DSM-5의 진단기준은 다음과 같다(APA, 2018: 697).

> A. 사춘기 이전의 아동들(일반적으로 13세 이하)을 상대로 한 성적 활동을 통해 반복적이고 강력한 성적 흥분이 성적 공상, 성적 충동 또는 성적 행동으로 발현되며, 적어도 6개월 이상 지속된다.
> B. 개인은 이러한 성적 충동에 따라 행동하거나, 이러한 성적 충동 혹은 성적 공상이 현저한 고통이나 대인관계의 어려움을 초래한다.
> C. 이러한 개인은 연령이 적어도 16세 이상이어야 하며, 진단기준 A에 언급된 아동이나 아동들보다 적어도 5세 연상이어야 한다.

7) 물품음란장애

(1) 개념

물품음란장애(Fetishistic Disorder)는 무생물인 물건에 대해서 성적 흥분을 느끼며, 집착하는 증상이다. 주로 여성의 내의, 브래지어, 스타킹, 신발, 부츠 등의 착용물에 성적 흥분을 느낀다. 이들은 물건을 만지거나 문지르거나 냄새 맡으면서 자위행위를 하거나, 성교 시 상대방에게 그런 물건을 착용하도록 강요하기도 하는데, 그런 물건이 없을 경우에는 발기부전이 일어나기도 한다. 발병시기는 보통 청소년기이며, 일단 발병하면 만성화된다.

(2) DSM-5의 진단기준

DSM-5의 진단기준은 다음과 같다(APA, 2018: 700).

> A. 무생물의 물체를 이용하거나, 성기가 아닌 신체 부위에 상당히 특정한 집착을 함으로써 반복적이고 강렬한 성적 흥분이 성적 공상, 성적 충동, 또는 성적 행동으로 발현되

며, 적어도 6개월 이상 지속된다.
B. 이러한 성적 공상, 성적 충동 또는 성적 행동이 사회적, 직업적, 또는 다른 중요한 기능영역에서 임상적으로 현저한 고통이나 손상을 초래한다.
C. 물품음란의 대상이 되는 물체는 옷 바꿔 입기에 쓰이는 의복(복장도착장애에서처럼)이나 접촉적인 성기 자극을 위해 특별히 고안된 물품(예, 진동기)에 국한되지 않는다.

8) 복장도착장애

(1) 개념

복장도착장애(Transvestic Disorder)는 이성애자인 남성이 반복적으로 혹은 지속적으로 이성 복장을 착용함으로써 성적 흥분을 경험하는 경우를 말한다. 성정체감 장애로 인하여 이성의 옷을 입는 경우는 복장도착장애라고 진단되지 않는다. 복장도착장애를 지닌 남성은 여자 옷을 입고, 성적 공상 속에서 자신을 남자 주인공의 상대 여성이라고 상상하면서 자위행위를 하는 경향이 있다.

전형적으로 어린 시절이나 청년 초기에 시작되며, 이성애적 남성에서 주로 볼 수 있다. 이러한 환상이나 성적 충동, 행동 등이 직장이나 사회생활에 심각한 장애를 일으킬 때 진단된다. 시간이 경과하면서 이 장애를 지닌 일부 남성은 영원히 여성으로서 옷을 입고 살기를 원하기도 한다(안창일 외, 2019: 467).

(2) DSM-5의 진단기준

DSM-5의 진단기준은 다음과 같다(APA, 2018: 702).

A. 옷바꿔입기(cross-dressing)로부터 반복적이고 강렬한 성적 흥분이 성적 공상, 성적 충동 혹은 성적 행동으로 발현되며, 적어도 6개월 동안 지속된다.
B. 이러한 성적 공상, 성적 충동 혹은 성적 행동이 사회적, 직업적, 또는 다른 중요한 기능영역에서 임상적으로 현저한 고통이나 손상을 초래한다.

Chapter 11
성격·기타 정신장애

19. 성격장애
   A군(Cluster A) 성격장애
     1) 편집성 성격장애   2) 조현성(조현성) 성격장애
     3) 조현형(분열형) 성격장애
   B군(Cluster B) 성격장애
     1) 반사회성 성격장애   2) 경계성 성격장애
     3) 연극성 성격장애   4) 자기애성 성격장애
   C군(Cluster C) 성격장애
     1) 회피성 성격장애   2) 의존성 성격장애
     3) 강박성 성격장애

20. 기타 정신장애
   1) 다른 의학적 상태로 인한 달리 명시된 정신장애
   2) 다른 의학적 상태로 인한 달리 명시지 않는 정신장애
   3) 달리 명시된 정신장애
   4) 명시되지 않는 정신장애

Chapter 11
성격 · 기타 정신장애

19. 성격장애

　인간은 개인의 독특한 행동양상과 기질이 있으며, 이것은 인간이 총체적으로 내외적 적응을 하고자 하는 하나의 양상으로 나타나게 되는데, 이것을 '성격(personality)'이라고 한다. 즉, 성격은 내면에 깊이 박힌, 사고, 감정, 행동의 고정적인 양상이다. 건강한 성격을 가진 사람은 상호 의존적이고 친밀한 인간관계를 유지하고 자신이 한 행동에 대하여 책임을 지지만, 그렇지 못한 경우에는 성격장애가 발생하게 된다.

　성격장애(Personality Disorders)는 뜻 깊은 인간관계를 유지하고 만족하며 삶을 즐길 수 있는 능력을 방해하는 일련의 양상으로, 개인의 문화에 대한 기대로부터 너무나 일탈된 내적 경험과 행동의 만성적인 양상이다. 성격장애는 부적응적 행동으로 특징되는 일종의 정신질환으로, 부적응 행동은 주로 자신의 개인 욕구를 충족하기 위해서 사용하고, 그 행동은 자기 자신에게 만족을 준다. 대부분의 성격장애를 가진 사람은 좌절, 거부, 갈등 혹은 분개의 결과로서 영구적인 분노단계를 경험하는 것이 특징이다(김희숙 외, 2019: 278).

　성격장애는 성격, 즉 개인이 지닌 지속적이고 일정한 특성에 의해 일상에서의 적응에 주요한 기능장애를 가져오게 되는 장애라고 정의할 수 있다. DSM-5에서의 정의에 따르면, 성격의 특성은 광범위한 사회적 · 개인적 생활 속에서 나타나는, 환경과 자기 자신에 대해서 지각하고 관계를 맺고 생각하는 지속적인 고정된 방식이다. 이 성격의 특성이 경직되어 있고, 부적응적이며, 심각한 기능장애나 주관적인 고통을 유발할 때만 성격장애라고 볼 수 있다. 또한 성격장애의 핵심적 양상은 그 개인이 속해 있는 사회의 문화권에서 기대되는 방식, 즉 보통 사람들이 평균적으로 지각하고 느끼고 생각하는 방식, 특히 타인과의 인간관계 형성방식에서 심각하게 벗어나는, 지속적이며 고정적인 내적 경험과 행동양식이다(최정윤 외, 2019: 77-78).

성격장애 환자들에게서는 정신증(psychosis)과는 달리 퇴행적 행동이나 사고장애 혹은 정동장애가 거의 나타나지 않으며, 신경증(neurosis)에서처럼 과장되고 고착된 방어도 거의 나타나지 않는다. 그러나 성격장애 환자들은 그들의 행동이 사회에 미치는 영향을 인식하지 못할 뿐 아니라, 대부분 스스로 치료를 받으려고 하지도 않는데, 그것은 자신에게 맞추어 외부 환경을 바꾸고자 하는 환경변용적인(alloplastic) 특성과, 증상을 자아에 위협적인 것으로 느끼지 않아 용납하는 자아 친화적인(ego-syntonic) 특징이 증상 자체에 있기 때문이다.

성격의 정의에 대한 공통점은 다음과 같다(오경기, 2020: 368-369).

첫째, 성격은 내적 속성이다. 성격은 내적 속성이기 때문에 직접 관찰될 수 없으며, 간접적으로 측정될 수 있다. 그래서 사람들은 다른 사람의 행동을 관찰하여 그 사람의 성격을 추론하고, 심리학자들은 성격검사를 실시하여 얻은 반응을 가지고 피검사자의 성격 특성을 추론한다.

둘째, 성격은 정신 신체적 체계들(인지, 감정, 행동)의 통합된 과정이다. 즉, 인지, 감정, 행동이 통합되어 전체로서 작용하는 것이다. 오늘날의 연구자들은 인지와 감정과 행동이 통합되는 양식에 관심을 갖고 성격을 연구한다.

셋째, 개인은 고유한 성격을 갖고 있다. 성격은 개인에 따라 다르며, 이러한 성격의 고유성을 인정하고 이해하는 것이 그 사람에 대한 이해에 필요하다.

넷째, 성격에는 일관성이 있다. 성격은 시간이 흘러도 안정적이며, 상황이 바뀌어도 상당히 일관적인 면을 갖고 있다. 이러한 일관성을 전제로 해서 성격검사를 만든다.

다섯째, 성격은 역동적이다. 성격은 내적 역동성과 외적 역동성을 가지고 있다.

내적 역동성은 프로이트의 정신분석에서 볼 수 있으며, 외적 역동성은 성격과 상황과의 관계에서 표출되는 역동성이다. 성격은 그 자체로 역동적이어서 고정되어 있지 않고 변하며 움직인다.

A군(Cluster A) 성격장애

1) 편집성 성격장애

(1) 개념

편집성 성격장애(Paranoid Personality Disorder)의 원인은 정신분석적 입장에서 망상장애와 비슷한 방식으로 설명한다. 프로이트에 따르면, 편집성 성격장애가 무의식적 동성애적 욕구에 기인한다고 본다. 즉, 동성애적 욕구에 대한 불안을 제거하기 위해서 부인, 투사, 반동형성의 방어기제를 사용함으로써 편집성 성격 특성이 나타난다는 것이다(이향숙 외, 2018: 308).

카메론과 리츨락(Norman Cameron and Joseph F. Rychlak)은 1963년 그들의 저서 『성격발달과 정신병리학: 역동적인 접근(Personality Development and Psychopathology: A Dynamic Approach)』에서, 편집성 성격장애는 기본적 신뢰의 결여에서 기인한다고 주장한다. 즉, 편집성 성격을 지닌 사람은 어린 시절에 부모로부터 가학적인 양육을 받는 경향이 있으며, 이 과정에서 자신과 타인에 대한 가학적 태도를 내면화한다. 따라서, 타인의 공격, 경멸, 비판에 예민하며, 자신을 보호하기 위해서 타인의 공격과 속임을 경계하게 된다.

인지적 입장에서는 편집성 성격장애자의 행동적 특징을 그들이 지닌 독특한 신념과 사고과정에 초점을 두어 설명하기도 한다.

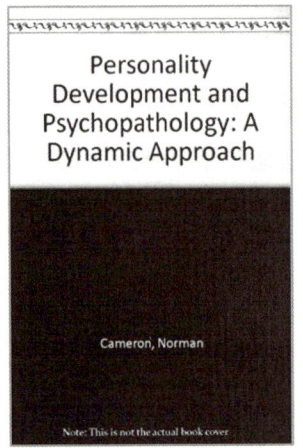

『성격발달과 정신병리학』
(1985년 출판)

(2) DSM-5의 진단기준

DSM-5의 진단기준은 다음과 같다(APA, 2018: 649).

> A. 다른 사람의 동기를 악의가 있는 것으로 해석하는 등 타인에 대한 전반적인 불신과 의심이 있으며, 이는 성인기 초기에 시작되며 여러 상황에서 나타나고 다음 중 4가지(또는 그 이상)로 나타난다.
> 1. 충분한 근거 없이, 다른 사람이 자신을 관찰하고 해를 끼치고 기만한다고 의심함.
> 2. 친구들이나 동료들의 충정이나 신뢰에 대한 근거 없는 의심에 사로잡혀 있음.
> 3. 어떠한 정보가 자신에게 나쁘게 이용될 것이라는 잘못된 두려움 때문에 다른 사람에게 비밀을 털어놓기를 꺼림.
> 4. 보통 악의 없는 말이나 사건에 대해 자신의 품위를 손상하는 또는 위협적 의미가 있는 것으로 해석함.
> 5. 지속적으로 원한을 품는다(예, 모욕·상처·경멸을 줌.).
> 6. 다른 사람에겐 분명하지 않은 자신의 성격이나 평판에 대해 공격으로 지각하고 곧 화를 내고 반격함.
> 7. 정당한 이유 없이 애인이나 배우자의 정절에 대해 반복적으로 의심함.
> B. 조현병, 정신병적 양상을 동반한 양극성장애 또는 우울장애, 다른 정신병적 장애의 경과 중 발생한 것은 여기에 포함시키지 않으며, 다른 의학적 상태의 생리적 효과로 인한 것이 아니다.

(3) 치료

편집성 성격장애의 치료방법으로는 심리치료와 약물치료가 있다(안창일 외, 2019: 531-532).

① 심리치료

편집성 성격장애 환자를 치료할 때 치료자는 일관적인 태도를 유지해야 하고, 자신과 타인에 대한 믿음과 친밀감이 결여되어 있다는 것이 환자의 핵심 문제라는 사실을 명심해야 한다. 따라서, 이들에 대한 치료는 지나치게 온정적인 분위기보다는 격식 있고 구조화되어 있으며, 전문적인 분위기에서 끌고 나가는 것이 좋다. 치료자가 환자의 의존성이나 성적인 관심, 친밀감에 대한 욕구에 지나치게 관심을 보이는 것도 오히려 환자의 불신을 강화할 수 있다. 이들의 망상은 굴욕감을 느끼지 않도록 부드럽게 다루어져야 한다.

인지행동적 접근에서는 편집성 성격장애 환자의 편집적 사고의 기저에 자신을 부적절하고 불충분하다고 믿는 신념이 내재해 있으며, 환자가 이러한 신념을 강화하는 정보를 왜곡적으로 수집하지만, 자신의 고통의 원인을 외부 사람, 외부 환경에 투사한다고 가정한다. 이들은 "나는 부적절해. 따라서, 사람들이 나를 해칠 것이기 때문에 사람들을 늘 경계해야 해."라는 왜곡된 생각을 갖고 있다. 따라서, 인지치료에서는 환자의 자기효능감을 증진시켜 현실적인 자신감을 갖도록 하면서 경계와 방어를 줄이도록 개입한다. 대인관계 갈등을 다루는 현실지향적인 치료도 도움이 된다. 아울러 타인의 의도와 행동에 대한 현실적인 지각을 발달시키고 타인의 관점에서 지각할 수 있는 훈련을 병행한다. 편집성 성격장애 환자에게 사회기술을 증진시키고, 불신감을 감소시킬 수 있는 집단치료는 매우 효과적이지만, 환자가 집단치료 상황을 잘 견뎌 내지 못하며, 행동치료적인 개입도 잘 견뎌 내지 못한다. 이들은 때로 다른 사람들에게 위협적인 행동을 할 때가 있으므로, 치료자는 이들의 행동을 조절하고 제한해야 한다. 어떤 치료든 환자의 신뢰를 얻는 것이 쉽지 않기 때문에 모든 치료의 첫 단계는 이들과의 협력관계를 구축하는 것이다.

② **약물치료**

이 환자들의 불안과 초조를 다루는 데 약물치료가 효과가 있다. 대부분 디아제팜(diazepam, 진통제의 일종) 계통의 약물인 발륨(Valium, 보통 불안치료제로 처방된다.)이 효과적이나, 단기간의 심한 초조나 준망상적인 사고를 보이는 경우에는 소량의 할로페리돌(haloperidol, 진정제의 일종, 정신치료에 효과) 제제를 사용할 수 있다. 어떤 환자의 경우에는 피모자이드(pimozide, 조현병 치료제, 루게릭병에 효과) 계통의 약물이 편집적인 사고를 크게 감소시킨다(Sadock et al., 2014).

2) 조현성(분열성) 성격장애

(1) 개념

조현성 성격장애(Schizoid Personality Disorder)의 기본 양상은 일생 동안 사회적으로 위축되어 있으며, 다른 사람들과의 관계형성 능력과 적절히 반응하는 능력에 심각한 장애가 있고, 지나치게 내향적이며 온순하고 정서가 빈약하고 외부활동에 관심이 없는 것이 특징이다. 이들은 다른 사람들이 볼 때, 괴벽스럽고 외톨이처럼 보인다. 혼자 지내고 정서적으로 냉담하고 무관심하며, 타인에 대한 따뜻함이나 부드러움이 없으며, 이성교제에 대한 욕구도 거의 없고, 타인의 느낌, 칭찬 또는 비평에 무관심하다. 가족을 포함해서 친밀한 관계에 있는 사람은 단지 한두 사람뿐이다. 그러나 조현형 성격장애에서 보이는 언어, 행동 또는 사고의 괴이한 면은 없다(임혁 외, 2020: 168-169).

조현성 성격장애를 지닌 사람은 타인에 대해서 무관심하고, 주로 혼자서 지내는 경향이 있다. 가족을 제외한 극소수의 사람을 제외하면 친밀한 관계를 맺는 사람이 없으며, 이성에 대해서도 무관심하여 독신으로 생활하는 경우가 많다. 이러한 성격장애를 지닌 사람은 친밀한 인간관계를 형성하지 못한 채 고립되어 있으며, 매우 단조롭고 메마른 삶을 살아가는 경향이 있다(최송식 외, 2019: 169).

(2) DSM-5의 진단기준

DSM-5의 진단기준은 다음과 같다(APA, 2018: 652-653).

> A. 다양한 형태의 사회적 유대로부터 반복적으로 유리되고, 대인관계에서 제한된 범위의 감정표현이 전반적으로 나타나며, 이러한 양상이 성인기 초기에 시작되며, 여러 상황에서 나타나고, 다음 중 4가지 이상에 해당될 때 조현성 성격장애로 진단한다.
> 1. 가족과의 관계를 포함해서 친밀한 관계를 바라지 않고 즐기지도 않음.
> 2. 항상 혼자서 하는 행위를 선택함.
> 3. 다른 사람과의 성적 경험에 대한 관심이 거의 없음.

> 4. 거의 모든 분야에서 즐거움을 취하려 하지 않음.
> 5. 일차 친족 이외의 친한 친구가 없음.
> 6. 다른 사람의 칭찬이나 비난에 무관심함.
> 7. 감정적 냉담, 유리 혹은 단조로운 정동의 표현을 보임.
> B. 단, 조현병 정신병적 양상을 동반한 양극성장애 또는 우울장애, 다른 정신병적장애 혹은 자폐스펙트럼장애의 경과 중 발생한 것은 조현성 성격장애로 진단하지 않으며, 다른 의학적 상태의 생리적 효과로 인한 것이 아니다.

(3) 치료

조현성 성격장애자들의 사회적 고립은 환자들이 스스로 원하고 그에 만족하는 자아동조적 경우가 많기 때문에 환자 자신은 치료의 필요성을 거의 느끼지 않는다. 친밀한 관계 맺기를 피하는 것은 치료관계 형성에도 어려움을 준다. 때로 우울해 보이는데, 우울증의 증상과 조현성 성격장애 환자들의 무쾌감증, 사회적 도피, 정서의 둔마를 감별해야 한다.

조현성 성격장애는 정서적이거나 개입적인 치료가 아니라, 과제 제시형 접근을 하는 것이 대부분 더 성공적이며, 치료의 목표를 강요하지 않는 것이 중요하다. 조현성 성격장애자들이 사회적 참여에 대해 원하는 정도가 증가하지 않더라도, 치료를 통해 다른 사람들과 의사소통하거나, 사회적 관계를 맺을 수 있는 능력을 키울 수 있다. 조현성 성격장애자가 친밀한 관계를 발달시키기 원하지 않더라도, 다른 사람들과 편안한 관계를 맺을 수 있기를 바라는 경우는 많다.

조현성 성격장애는 지지적 정신치료를 할 수 있으며, 주로 상황 대처, 사회기술훈련, 자아존중감, 의사소통 등과 관련된 분야가 중심이 된다. 일부 환자에게는 정신분석적 정신치료가 도움이 될 수 있는데, 통찰할 수 있는 능력이 적어 비효과적이라는 의견도 있다. 또한 일부 환자에서는 집단치료가 유용할 수 있는데, 점차적인 신뢰의 발달이 치료과정에서 중요하다. 대인관계기술이 부족하므로, 적절한 대인관계 행동을 역할극을 통해 연습하는 행동치료도 도움이 된다.

조현성 성격장애자의 약물치료는 항정신병 약물, 항우울제, 정신자극제 등을 환자의 증상 양상에 따라서 일부 환자에게 사용할 수 있다. 세로토닌 제제는 거절에 대한 민감함을 누그러뜨리는 데 효과가 있다는 보고가 있고, 벤조디아제핀 제제는 대인관계의 불안을 줄일 수 있다는 보고가 있다(강영숙 외, 2020: 165).

조현성 성격장애의 치료목표는 사회적 고립에서 벗어나고 사회적 상황에 효과적으로 적응하도록 돕는 것이다. 이를 위해서 치료자는 ① 내담자가 사회적 상황에서 철수하려는 경향을 줄이고, ② 생활 속에서 즐거움을 경험하도록 도우며, ③ 정서적 경험의 폭과 깊이를 서서히 확대, 심화시키고, ④ 인간관계를 형성하고 유지하는 기술을 습득하도록 노력해야 한다.

3) 조현형(분열형) 성격장애

(1) 개념

조현형 성격장애(Schizotypal Personality Disorder)를 가진 사람의 행동은 일반 사람들의 눈에도 괴이하거나 이상하게 보인다. 대인관계의 결함과 인지 및 지각의 왜곡이 특징이다. 즉, 사회적 고립, 텔레파시 같은 마술적 사고, 관계망상, 피해의식, 착각, 이인증 등이 나타난다. 이는 조현병과 다소 공통점이 있으나, 정신병적이 아닌 가벼운 경우에 해당한다(임혁 외, 2020: 169).

조현형 성격장애는 친밀한 대인관계에 대한 고통, 그러한 관계를 맺는 제한된 능력에서 드러나는 사회적 대인관계에서의 손상, 인지적·지각적 왜곡, 기이한 행동 등 광범위한 양상이 성인 초기에 시작되며, 여러 가상상황에서 나타난다. 이들은 종종 관계망상적 사고(예, 우연한 사건과 외부사건이 특히 자신에게 특별하고 이상한 의미가 있다고 잘못 해석한다.)를 갖는다. 사회적 고립, 이상한 믿음이나 마술적 사고(미신, 텔레파시나 육감, 아동과 청소년에서 보이는 기이한 환상이나 집착), 피해의식, 착각, 괴이한 사고와 언어, 의심, 편집적 사고, 이인증 등이 특징이며, 이들의 행동은 괴이하고 이상하게 보인다. 이상한 생각이나 말을 하고 의심하거나 편집증적 사고, 과도한 사회적 불안을 가지고 있으며, 급성 불안과 인지 또는 지각의 왜곡, 괴이한 행동을 보이는 성격장애이다. 조현형 성격장애는 아동기와 청소년기에 고립, 빈약한 친구관계, 사회적 불안, 성적 저하, 과민성, 특히 사고와 언어, 괴상한 공상이 나타나면서 모습을 드러내기 시작하여 놀림감이 되기 쉽다. 남성에서 조금 더 흔히 진단된다(김정미 외, 2019: 280-281).

(2) DSM-5의 진단기준

DSM-5의 진단기준은 다음과 같다(APA, 2018: 655-656).

> A. 친분관계를 급작스럽게 불편해하고, 그럴 능력의 감퇴 및 인지 및 지각의 왜곡, 행동의 괴이성으로 구별되는 사회적 및 대인관계의 결함의 광범위한 형태로, 이는 성인기 초기에 시작되며, 여러 상황에서 나타나고 다음 중 5가지(또는 그 이상)로 나타난다.
> 1. 관계사고(심한 망상적인 관계망상은 제외)
> 2. 행동에 영향을 주며, 소문화권의 기준에 맞지 않는 이상한 믿음이나 마술적인 사고를 갖고 있음(예, 미신, 천리안, 텔레파시 또는 육감 등에 대한 믿음, 다른 사람들이 내 느낌을 알 수 있다고 함, 아동이나 청소년에서는 기이한 공상이나 생각에 몰두하는 것).
> 3. 신체적 착각을 포함한 이상한 지각 경험
> 4. 이상한 생각이나 말을 함(예, 모호하고, 우회적, 은유적, 과장적으로 수식된, 또는 상동적인).
> 5. 의심하거나 편집성 사고
> 6. 부적절하고 제한된 정동
> 7. 기이하거나 편향되거나 괴이한 행동이나 외모
> 8. 일차 친족 이외에 친한 친구나 측근이 없음.
> 9. 친하다고 해서 불안이 감소하지 않으며, 자신에 대한 부정적인 판단보다도 편집증적인 공포와 관계되어 있는 과도한 사회적 불안
> B. 조현병, 정신병적 양상을 동반한 양극성장애 또는 우울장애, 다른 정신병적 장애 혹은 자폐스펙트럼장애의 경과 중 발생한 것은 여기에 포함시키지 않는다.

(3) 치료

조현형 성격장애자의 치료결과에 대한 경험적 연구에 따르면, 매우 드문 상태이나, 약물치료와 인지행동적 치료가 도움이 된다.

조현형 성격장애의 치료는 지지적인 정신치료로 도움을 받을 수 있다. 즉, 조현

형 성격장애자들이 가지고 있는 착각일 수도 있는 그들만의 신념체계를 우습게 여기거나 서투르게 다루지 않는 것이 치료에 중요하다. 그러나 주변에 일어나는 일이 자신과 관련이 있다고 생각하는 관계사고, 착각, 인지장애가 심할 때 항정신병 약물을 사용할 수 있다(손재석 외, 2019: 211).

히모위츠 외(Hymowitz et al, 1986)에 따르면, 조현형 성격장애 환자의 50% 정도가 항정신병약물(Haloperidol)에 의해 관계망상적 사고, 기이한 언행, 사회적 고립이 개선되었다.

스톤(Stone, 1986)에 따르면, 조현형 성격장애자는 정신분석적 치료보다는 구체적인 사회기술훈련에 의해서 적응상태가 개선되었다.

벡(Aaron T. Beck)과 그의 동료들은 1990년 그들의 저서 『성격장애자들의 인지치료(Cognitive therapy of personality disorders)』에서, 조현형 성격장애자를 치료하는 4가지 주요 전략을 제시하고 있다.

첫째, 사회적 고립을 줄이는 건전한 치료적 관계를 수립한다.

둘째, 사회기술훈련과 적절한 언행의 모방학습을 통해 사회적으로 적절한 행동을 증가시킨다.

셋째, 내담자의 두서없는 사고양식에 의해 방해받지 않도록 치료회기를 구조화하여 체계적으로 진행한다.

넷째, 내담자가 정서적 느낌보다는 객관적 증거에 의거하여 자신의 사고를 평가하도록 가르친다.

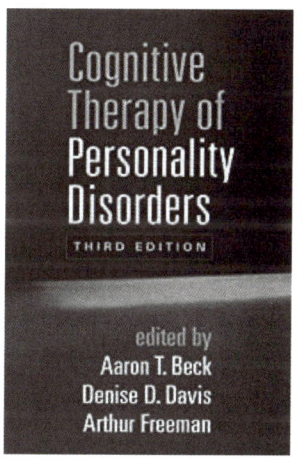

『성격장애자들의 인지치료』
(2015년 출판)

이러한 치료적 접근을 통해 조현형 성격장애자들의 사회적 고립과 미신적 사고가 점진적으로 개선되고 있다.

B군(Cluster B) 성격장애

1) 반사회성 성격장애

반사회성 성격장애(Antisocial Personality Disorder)는 사회의 정상적 규범에 적응하지 못하는 성격으로 타인의 권리를 무시하고 침범하는 성격장애로서, 아동기 또는 사춘기 초에 시작되어 성인기까지 지속된다. 사회적응에 있어서 여러 번에 걸쳐 지속적이고 만성적으로 비이성적, 비도덕적, 충동적, 반사회적 또는 범죄적 행동, 죄의식 없는 행동 또는 남을 해치는 행동을 한다. 거짓말, 사기, 싸움, 폭력, 무책임, 양심의 결여 등이 특징이다.

이들은 희생자를 바보 같고 무기력하다고 비난한다. 자신이나 타인에게 미칠 영향을 전혀 생각하지 않고 순간적으로 일을 결정해 버린다. 이들은 무책임하고, 불안정하고, 공격적이며, 반복적으로 육체적 싸움이나 폭력행위를 저지르는 경향이 있다. 또한 자신을 과도하게 평가하며, 지나치게 자기 말만 하거나, 자기주장을 하며 잘난 체한다. 때로 긴장감, 권태, 우울 기분 등에 빠지기도 한다. 이들은 자녀를 보살피는 일을 등한시하며, 심각한 결과를 초래할 수 있는 성적 행동이나 약물남용에 빠지기 쉽다.

반사회성 성격장애는 18세 이상에서만 진단되고, 15세 이전에 품행장애가 시작된 증거가 있어야만 진단을 내릴 수 있다. 18세 이상의 개인에서 반사회성 성격장애의 진단기준을 충족하지 않는다면, 품행장애로 진단 내릴 수 있다. 10세 이전의 품행장애와 주의력결핍 과잉행동장애아가 성인기에 반사회성 성격장애로 진행될 가능성이 높다. 아동학대 또는 유기, 불안정하고 변덕스러운 부모의 양육, 일관성 없는 부모의 양육태도 등에 의해 품행장애가 반사회성 성격장애로 진행될 가능성이 높아진다. 반사회성 성격장애는 만성적 경과를 밟지만, 나이가 들어감에 따라, 특히 40대에 이르면 현저하게 감소되거나 완화된다. 여성보다 남성에서 흔하게 진단된다(김정미 외, 2019: 281-282).

(2) DSM-5의 진단기준

DSM-5의 진단기준은 다음과 같다(APA, 2018: 659).

> A. 15세 이후에 시작되고 다음과 같은 다른 사람의 권리를 무시하는 행동양상이 있고, 다음 중 3가지(또는 그 이상)를 충족한다.
>   1. 체포의 이유가 되는 행위를 반복하는 것과 같은 법적 행동에 관련된 사회적 규범에 맞추지 못함.
>   2. 반복적으로 거짓말을 함, 가짜 이름 사용, 자신의 이익이나 쾌락을 위해 타인을 속이는 사기성이 있음.
>   3. 충동적이거나, 미리 계획을 세우지 못함.
>   4. 신체적 싸움이나 폭력 등이 반복됨으로써 나타나는 불안정성 및 공격성
>   5. 자신이나 타인의 안전을 무시하는 무모성
>   6. 일정한 직업을 갖지 못하거나, 혹은 당연히 해야 할 재정적 의무를 책임감 있게 다하지 못하는 것 등의 지속적인 무책임성
>   7. 다른 사람을 해하거나, 학대하거나, 다른 사람 것을 훔치는 것에 대해 아무렇지도 않게 느끼거나, 이를 합리화하는 등 양심의 가책이 결여됨.
> B. 최소 18세 이상이어야 한다.
> C. 15세 이전에 품행장애가 시작된 증거가 있다.
> D. 반사회적 행동은 조현병이나 양극성장애의 경과 중에만 발생되지는 않는다.

(3) 치료

대부분의 성격장애와 마찬가지로 반사회성 성격장애자들은 스스로 치료자를 찾아오는 경우가 매우 드물다. 대부분 법원의 명령이나 중요한 사람에 의해 강제로 의뢰되는 경우가 많다. 따라서, 내담자가 치료에 대한 진정한 동기를 지니고 있지 않기 때문에 치료가 어렵다. 반사회성 성격장애자는 권위적 인물에 대해 저항하는 경향이 있으므로, 치료자는 중립적이고 수용적인 태도를 유지해야 하며 치료적 관계를 형성하는 것이 중요하다. 때로는 법적인 면책이나 현실적 이득을 위해 치료에 적극적으로 임하는 듯한 태도를 위장하여 나타내는 경우가 있으므로 주의해야 한다.

반사회적 성격장애자 중 일부는 치료자와 성공적인 치료적 동맹관계를 맺고 호전되어 경쟁적인 직종에서 성공을 거두는 경우도 있다. 이들을 치료할 때에는 양심·죄책감·후회를 불러일으키기보다는 친사회적인 행동을 통해 얻을 수 있는 장기적인 이익과 물질적 가치에 초점을 두는 것이 효과적이다. 이들은 피상적으로는 후회, 반성, 치료자에 대한 찬사를 늘어놓아 치료자를 현혹하여 치료과정을 망가뜨릴 수 있으므로 주의해야 한다(손재석 외, 2019: 217-218).

치료방법에 있어서 공통적인 견해는 없으나, 장기적 계획에 의한 행동치료가 추천된다. 어떠한 치료방법을 선택하든 반사회적 성격장애는 특수한 치료시설에 장기간 입원시킨 상태에서 치료가 시작되어야 한다. 심층적 심리치료보다는 구체적인 부적응적 행동을 변화시키는 행동치료적 접근이 더 효과적이라고 알려져 있다. 반사회성 성격장애는 일단 형성되면 근본적인 치료가 매우 어려운 것으로 알려져 있다. 따라서, 반사회성 성격장애로 발전하지 않도록 문제아동이나 비행청소년에 대한 조기개입과 부모교육을 통해 예방적인 노력을 기울이는 것이 중요하다(이향숙 외, 2018: 332).

2) 경계성 성격장애

(1) 개념

경계선 성격장애(Borderline Personality Disorder)는 강렬한 애정과 분노가 교차하는 불안정한 대인관계를 특징적으로 나타내는 성격장애를 말한다. 이 같은 성격장애를 지닌 사람은 심한 충동성을 보이며, 자살과 같은 자해적 행동을 반복적으로 나타내는 경향이 있어 때로는 치명적 결과를 초래하기도 한다. 경계선 성격장애의 가장 큰 특징은 극단적인 심리적 불안정이다. 사고, 감정, 행동, 대인관계, 자아상을 비롯한 성격 전반에서 현저한 불안정성을 나타낸다. 이러한 성격장애를 지닌 사람이 가장 두려워하는 것은 타인으로부터 '버림받는 것'이며, 이러한 상황이 예상되면 사고, 감정, 행동에 심한 동요가 일어난다. 흔히 이성을 이상화하여 강렬한 애정을 느끼고, 급속하게 연인관계로 발전한다. 그러나 상대방이 자신을 버리고 떠나가는 것을 두려워하여 늘 함께 있어 주거나, 강렬한 애정의 표현을 요구한다. 이러한 요구가 좌절되면, 상대방을 극단적으로 평가절하하며, 강렬한 증오나 경멸을 나타내거나, 자해나 자살과 같은 극단적 행동을 하게 된다. 이러한 특성으로 인해 강렬하지만 불안정한 대인관계의 양상을 나타내게 된다.

경계선 성격장애를 지닌 사람은 안정된 자아상이 확립되어 있지 않아 예측하기 힘든 다양한 돌출행동을 나타내며, 본인도 자신에 대한 혼란감을 경험한다. 혼자 있을 때에는 심한 공허감이나 우울감을 느끼기도 하는 반면, 때로는 매우 충동적인 행동을 나타내어 지나친 낭비, 문란한 성생활, 과음이나 약물복용, 자해행위 등을 나타내기도 한다. 심한 스트레스를 받게 되면, 일시적으로 정신증적 증상을 나타내기도 하지만, 그러한 증상이 오래도록 지속되는 경우는 드물다. 경계선(Borderline)이란 용어의 기원은 원래 신경증과 정신증의 경계라는 의미로 사용되었다. 즉, 정신증과 신경증에 속하는 증상을 일부 나타내면서 그 어느 쪽에도 분류하기 어려운 중간집단을 지칭하기 위해서 경계선 장애라는 용어가 사용되기 시작하였다. 망상이나 환각과 같은 정신증적 증상을 지속적으로 나타내지는 않으나, 일시적으로 현실검증력의 저하를 보이고, 충동 및 감정 조절에 심각한 곤란을 나타내는 경우를 경계선 장애라고 지칭하였다(이향숙 외, 2018: 319-320).

(2) DSM-5의 진단기준

DSM-5의 진단기준은 다음과 같다(APA, 2018: 663).

> 대인관계, 자아상 및 정동의 불안정성과 현저한 충동성의 광범위한 형태로 성인기 초기에 시작되며, 여러 상황에서 나타나고 다음 중 5가지(또는 그 이상)를 충족한다.
> 1. 실제 혹은 상상 속에서 버림받지 않기 위해 미친 듯이 노력함(주의점 : 5번 진단기준에 있는 자살행동이나 자해행동은 포함하지 않음.).
> 2. 과대이상화와 과소평가의 극단 사이를 반복하는 것을 특징으로 하는 불안정하고 격렬한 대인관계의 양상
> 3. 정체성 장애(Identity disturbance) : 자기 이미지 또는 자신에 대한 느낌의 현저하

> 고 지속적인 불안정성
> 4. 자신을 손상할 가능성이 있는 최소한 2가지 이상의 경우에서의 충동성(예, 소비, 물질남용, 좀도둑질 부주의한 운전, 과식 등) (주의점 : 5번 진단기준에 있는 자살 행동이나 자해 행동은 포함하지 않음.).
> 5. 반복적 자살행동, 제스처, 위협 혹은 자해행동
> 6. 현저한 기분의 반응성으로 인한 정동의 불안정(예, 강렬한 삽화적 불쾌감, 과민성 또는 불안이 보통 수시간 동안 지속되며 아주 드물게 수일간 지속됨)
> 7. 만성적인 공허감(Chronic feelings of emptiness)
> 8. 부적절하고 심하게 화를 내거나 화를 조절하지 못함(예, 자주 울화통을 터뜨리거나 늘 화를 내거나, 자주 신체적 싸움을 함.).
> 9. 일시적이고 스트레스와 연관된 피해적 사고 혹은 심한 해리 증상

(3) 치료

경계성 성격장애는 쉽게 호전되지 않는 것으로 보고되고 있으나, 40대 이후에 이 진단명이 붙여지는 것이 드문 것으로 보아 장기적으로 호전될 가능성이 많고, 정신치료가 효과적이다. 정신치료와 동반하여 우울이나 불안, 충동조절장애 등의 문제에 대해 약물치료를 병행할 경우 더 큰 효과를 기대할 수 있다(손재석 외, 2019: 220).

경계성 성격장애의 치료방법은 다음과 같다(안창일 외, 2019: 545-547).

① 심리치료

경계성 성격장애 환자에 대한 치료기간은 길게 잡아야 한다. 환자와 치료자 간에 강력한 동맹관계를 형성해야 하고 치료 초기에 명확한 역할과 책임을 알려야 한다. 치료자는 소극적인 청취자로 있기보다는 능동적이고 직접적으로 환자를 이끌어야 한다. 해결해야 할 문제의 우선순위를 의논하여 결정하고 환자의 행동을 조절할 필요성을 공감적으로 설득해야 한다. 치료과정에서 새로운 스트레스 요인이 발생했을 때는 그 문제를 먼저 다루는 유연성이 필요하다. 상호 동의한 치료 한계를 설정하고, 개인치료와 집단치료를 병행하는 것이 좋다.

심리치료는 환자와 치료자 모두에게 어려운 과정이다. 환자는 쉽게 퇴행하고

충동을 분출하며, 해석하기 어려운 경직된 부정적·긍정적 전이를 보인다. 치료자가 환자가 특정 행동을 하기 위해 무의식적으로 치료자를 자극한다는 것을 깨닫지 못하면, 환자가 사용하는 투사적 동일시 기제를 통해 역전이의 문제가 발생할 수 있다. 또한 이들은 분리의 방어기제를 흔히 사용하기 때문에 치료자에 대해 사랑과 증오의 감정을 번갈아 나타낸다. 정신분석적 접근보다 현실 지향적 접근이 더 효과적일 때가 많다.

환자의 충동조절과 비난이나 거절에 대한 민감도를 줄이기 위해 행동요법을 사용할 수 있다. 특히, 비디오를 이용해 자신의 행동을 관찰하는 사회기술훈련이 바람직한 사회적 행동을 증진시키는 데 효과적이다. 이들은 심층적인 개인치료와 집단치료에 모두 참여할 수 있는 입원 병동에서 매우 잘 적응한다. 이러한 세팅에서는 잘 훈련된 다양한 의료진의 도움으로 작업치료, 놀이치료, 직업 등도 제공받을 수 있다. 이런 프로그램은 부모 학대, 가족 간의 대립 등으로 인해 가정환경이 환자의 회복에 오히려 도움이 되지 못할 경우에 효과적이다. 병원의 엄격한 규칙을 통해 과도하게 충동적이고 자기파괴적인 환자는 재제를 받고 철저하게 관찰된다. 이상적 환경이라면 환자는 확실한 증상 개선이 있을 때까지 병원에서 지내다가 퇴원 후 낮병동, 야간병동 등을 통해 지속적인 치료를 받으면 좋을 것이다.

② **약물치료**

환자의 생활에 전반적인 기능장애가 있을 때는 약물치료가 효과적이다. 항정신병 약물이 분노, 적대감, 단기 정신병적 증상을 완화시키는 데 사용되어 왔다. 항우울제는 이들의 우울감을 개선해 준다.

모노아민산화효소 억제제(monoamine oxidase inhibitor, MAOI)는 모노아민 산화효소 A(monoamine oxidase A, MAO-A)와 모노아민 산화효소 B(monoamine oxidase B, MAO-B) 중 하나 또는 둘 모두의 활성을 억제하는 약제이다. 그들은 공황장애 및 사회적 공포증에 효과적인 치료제뿐만 아니라, 강력한 항우울제로 잘 알려져 있다. 특히, 치료 저항성 우울증과 비정형 우울증에 효과적인 것으로 알려져 있다. 또한 파킨슨병과 다른 여러 질환의 치료에도 사용된다. 일부 환자의 충동조절에 효과적이다.

알프라졸람(alprazolam)은 벤조디아제핀 계열에 속하는 약물로 뇌에서 신경흥분을 억제하여 불안, 공황장애 등의 치료에 사용된다. 약물의존성과 오남용 위험이 있어 향정신성의약품으로 지정되어 있다. 용량을 급격하게 줄이거나 갑자기 투약을 중단하면 금단증상이 나타날 수 있으므로, 투여를 중단할 경우에는 천천히 감량한다.

선택적 세로토닌 재흡수 억제제(selective serotonin reuptake inhibitor, SSRI)는 선택적 세로토닌 재흡수 차단제는 우울증 치료에 사용되는 약물이다. 신경세포 말단에서 세로토닌의 활성을 증가시켜 우울 증상을 개선한다. 우울증 치료효과가 나타나는데 수 주일이 걸릴 수 있고, 갑자기 복용을 중단하면 우울증이 재발하거나 금단증상이 생길 수 있으므로 전문가와의 상의 없이 갑자기 복용을 중단하지 않아야 한다. 일부 환자에게서 좋은 효과를 보여 왔다.

3) 연극성 성격장애

(1) 개념

연극성 성격장애(Histrionic Personality Disorder)를 지닌 사람들은 마치 연극을 하듯이 자신의 경험과 감정을 과장되고 극적인 형태로 표현한다. 그러나 이들은 희로애락의 감정기복이 심하며, 표현된 감정이 깊이가 없고 피상적인 것으로 느껴진다. 원색적인 화려한 외모로 치장하며, 이성에게 유혹적인 행동을 나타내는 경향이 있다. 이들의 마음속 깊은 곳에는 다른 사람의 관심을 끌고, 그들에게 사랑과 인정을 받고 싶은 강렬한 욕구가 있다(최송식 외, 2019: 174).

연극성 성격장애 환자는 쉽게 흥분하고 감정적이며 화려하고 극적으로 행동하고 패션 등 외모에 관심이 많다. 그러나 이들의 과시적 성향 때문에 깊은 애착관계를 오래 유지하기가 힘들다(안창일 외, 2019: 547).

(2) DSM-5의 진단기준

DSM-5의 진단기준은 다음과 같다(APA, 2018: 667).

> 과도한 감정성과 주의를 끄는 광범위한 형태로, 이는 성인기 초기에 시작되며, 여러 상황에서 나타나고, 다음 중 5가지(또는 그 이상)로 나타난다.
> 1. 자신이 관심의 중심에 있지 않는 상황을 불편해 함.
> 2. 다른 사람과의 관계 행동이 자주 외모나 행동에서 부적절하게 성적, 유혹적 내지 자극적인 것으로 특징 지어짐.
> 3. 감정이 빠른 속도로 변화하고 피상적으로 표현됨.
> 4. 자신에게 관심을 집중시키기 위해 지속적으로 외모를 사용함.
> 5. 지나치게 인상적이고 세밀함이 결여된 형태의 언어 사용
> 6. 자기극화, 연극성 그리고 과장된 감정의 표현을 보임.
> 7. 피암시적임(즉, 다른 사람이나 상황에 의해 쉽게 영향을 받음.).
> 8. 실제보다도 더 가까운 관계로 생각함.

(3) 치료

연극성 성격장애는 반사회성 성격장애와 밀접한 관계를 맺고 있는 것으로 알려지고 있다. 두 성격장애는 함께 나타나는 경향이 있으며, 연극성 성격장애자의 65%가 반사회성 성격장애의 진단기준에도 해당된다. 이러한 현상에 대해서 두 성격장애가 아직 밝혀지지 않은 공통적 원인에 기인하며, 여성은 연극성 성격장애로 표현되는 반면, 남성은 반사회성 성격장애로 발현된다는 주장이 제기되고 있다. 연극성 성격장애의 치료에 대해서는 알려진 바가 별로 없다. 연극성 성격장애자는 심리치료를 받게 될 경우 치료자에게 의존하려 들거나, 치료자에게 지나치게 협조적인 태도를 취할 수 있다. 이러한 태도의 이면에는 치료자로부터 인정받으려는 욕구와 치료자에게 거부당하는 것에 대한 두려움이 깔려 있다. 아울러 연극성 성격장애자는 치료자를 조정하려 들거나, 때로는 성적인 연인으로 대하려는 경향이 있다. 이런 점에서 치료자는 연극성 성격장애자와 진정한 치료적 관계를 형성하기가 어렵다. 따라서, 이런 점을 염두에 두고 변함없는 안정된 자세로 치료적 관계형성에 주력해야 한다.

대부분의 심리치료는 연극성 성격장애자의 대인관계 문제에 초점을 맞추고 있다. 애정을 얻기 위해 외모, 성, 유혹, 불평, 위협 등의 방법을 사용하여 타인을

조정하려 하지만, 이러한 대인관계 방식이 일시적인 효과를 거둘 수 있을지는 몰라도, 장기적으로는 타인의 애정을 잃는 결과를 초래하게 된다. 이러한 점을 인식시키고 애정을 얻을 수 있는 적절한 현실적인 방법을 습득시킨다. 인지치료에서는 전반적 인상에 근거하여 모호하게 생각하는 내담자의 사고양식을 좀 더 구체적이고 체계적인 문제중심적 사고로 바꾸어 주는 노력을 하게 된다. 아울러 부적응적인 사고를 지적하고 도전하기, 사고를 검증하는 행동실험을 하기, 활동계획 세우기, 문제해결 기술훈련, 자기주장훈련 등의 기법을 사용한다. 마지막 단계에서는 연극성 성격장애자의 기본적 신념, 즉 "나는 부적절한 존재이고, 혼자서는 삶을 영위하기 힘들다.", "모든 사람으로부터 사랑을 받아야 한다."는 신념에 도전하여 이를 변화시키는 작업이 이루어진다(Beck, et al., 2015).

4) 자기애성 성격장애

(1) 개념

자기애란 원래 무감각하다는 뜻을 지닌 그리스어에서 유래되었다. 자기애는 인간의 보편적인 특성 중 하나이나, 자기애가 지나치면 병적으로 변한다. 자신의 재능, 성취도, 중요성, 특출성에 대한 과대적 느낌이 있으며, 타인의 비판에 매우 예민하나 감정이입은 결핍되어 있다.

자기애성 성격장애(Narcissistic Personality Disorder)는 살아가면서 지속적으로 다른 사람으로부터 인정받기를 원하며, 심하게 외로워하고 우울해지기도 하며 동시에, 자기애 환자는 자신에게 관심을 보여주는 대상이 있어야 하며, 외부에 있는 대상뿐만 아니라, 자신의 내면에 있는 자기상에도 의존적이지만, 그들 스스로는 이를 부정하므로, 자기상에 받아들일 수 없는 부분을 다른 사람에게 투사한다. 전반에 걸친 과대망상적 환상이나 행동, 존경에 대한 요구, 공감의 결핍 등이 일반적 특징이다.

자기애성 인격장애자는 사소한 일에 우울해지는 경우가 매우 흔하고, 자존감이 매우 불안정하여, 어떻게 하면 잘하나, 어떻게 하면 다른 사람들이 자신을 좋게 여길 것인가에 집착한다. 또한 피상적이고, 열등감이 많고, 무가치함을 잘 느낀다. 타인과의 관계는 부러움과 이상화 또는 평가절하와 자기만족을 얻기 위한 조작의 대상(착취적 관계)이 특징이다. 과대적 사고, 사리를 위한 불법 이용, 착취를 한다(예, "내가 너 자리 하나 주지!"). 동정심이 없고, 깊이가 없으며, 부와 명예와 대단한 업적, 끝없는 성공, 권력, 훌륭함, 아름다움, 혹은 이상적인 사랑에 집착한다. 다른 사람들의 평가에 매우 예민하며, 좌절당하면 수치심, 분노, 창피함, 혹은 무관심하게 부인해버리는 식으로 반응한다. 자신만의 방법을 고집하며, 명성과 부를 얻고자 하는 야망이 크다. 타인과의 관계가 깨지기 쉬우며, 통상적인 행동양식을 거절하기 때문에 타인들을 쉽게 화나게 한다.

자기애성 성격장애의 특징을 두 가지 형태로 나눌 수 있다. 첫째, 무감각형은 무관심, 잘난 체, 자기도취, 상처받지 않음, 관심의 초점을 원한다. 둘째, 무감각형의 반대인 과민형은 타인의 반응에 민감, 관심의 초점을 피한다. 경멸이나 비난에 매우 민감하여 타인의 말을 주의 깊게 듣고, 쉽게 상처를 받는다(유수현 외, 2015: 268-269).

자기애성 성격장애는 사춘기에 흔하고 여자보다 남자에게 많으며, 일반 인구의 약 1% 정도이며, 부모가 자식을 양육할 때, 지나치게 전능하고 뛰어나며, 예쁘고 재능이 특출하다는 비현실적인 느낌을 키워주는 경우 더 빈도가 높다.

나르시즘(Narcissism, 자기애)

나르시즘은 자신에게 애착하는 일을 말한다. 나르시즘은 자신이 리비도의 대상이 되는 정신분석학적 용어로, 자기애(自己愛)라고 번역한다.

나르시즘은 엘리스(Havelock Ellis)가 남성의 자체성애적 성도착 사례를 그리스의 나르시서스 신화에 비유한 것을 기초로 하여, 1899년 독일의 정신과 의사 네케(Naecke)가 만들어낸 용어로서, 자기 자신에 대한 사랑을 가리킨다. 정신분석에서 이 용어의 의미는 크게 확장되어 왔으며, 현재는 인간의 정신과 행동에서 일반적인 특성이 과장되어 나타난 것으로 간주된다.

나르시즘이라는 용어가 알려진 것은 프로이트가 이를 정신분석 용어로 도입한 뒤부터이다. 그에 의하면, 자기의 육체, 자아, 자기의 정신적 특징이 리비도의 대상이 되는

> 것, 즉 자기 자신에게 리비도가 쏠려 있는 상태이다. 보다 쉽게 말하면 자기 자신이 관심의 대상이 되는 것이다.
> 나르시서스(Narciccus)는 수선화인데, 꽃말은 자기 사랑, 자존심, 고결, 신비 등을 가리키며, '내면의 외로움에 대하여'를 뜻한다.

(2) DSM-5의 진단기준

DSM-5의 진단기준은 다음과 같다(APA, 2018: 669-670).

> 과대성(공상 또는 행동상), 숭배에의 요구, 감정이입의 부족이 광범위한 양상으로 있고, 이는 청년기에 시작되며, 여러 상황에서 나타나고, 다음 중 5가지(또는 그 이상)로 나타난다.
> 1. 자신의 중요성에 대한 과대한 느낌을 가짐(예, 성취와 능력에 대해서 과장한다, 적절한 성취 없이 특별대우 받기를 기대한다.).
> 2. 무한한 성공, 권력, 명석함, 아름다움, 이상적인 사랑과 같은 공상에 몰두함.
> 3. 자신의 문제는 특별하고 특이해서 다른 특별한 높은 지위의 사람(또는 기관)만이 그것을 이해할 수 있고, 또는 관련해야 한다는 믿음
> 4. 과도한 숭배를 요구함.
> 5. 특별한 자격이 있는 것 같은 느낌을 가짐(즉, 특별히 호의적인 대우를 받기를, 자신의 기대에 대해 자동적으로 순응하기를 불합리하게 기대한다.).
> 6. 대인관계에서 착취적임(즉, 자신의 목적을 달성하기 위해서 타인을 이용한다.).
> 7. 감정이입의 결여 : 타인의 느낌이나 요구를 인식하거나 확인하려 하지 않음.
> 8. 다른 사람을 자주 부러워하거나 다른 사람이 자신을 시기하고 있다는 믿음
> 9. 오만하고 건방진 행동이나 태도

(3) 치료

자기애성 성격장애 환자는 자신의 자기애적 특성이 없어지는 것을 원하지 않기 때문에 치료 동기가 매우 약하다. 정신분석적 접근이 가장 효과적이라는 의견이 있지만, 최선의 치료법을 결정하기 위해서는 많은 연구가 필요하다. 다른 사람과 삶을 공유하고 다른 사람에게 감정이입하는 것을 배우도록 도와주는 집단치료가

효과적이라는 연구가 있다.

자기애성 성격장애자의 치료에서 주의할 점은 다음과 같다(유수현 외, 2015: 2741).

첫째, 외형적으로 드러난 자존심과는 상반되게 자신감이 무척 낮은 경우가 많으므로, 작은 일에서부터 자신감을 북돋아주는 것이 중요하다.

둘째, 자기애성 성격장애자들의 행동은 점차 시간이 지날수록 무리하고 무례한 요구를 하기 쉬워진다. 이 부분을 치료하기 위해서는 자신이 할 수 있는 것과 없는 것을 구분해 한계를 분명히 하는 것이 중요하다.

셋째, 다른 사람의 감정이나 기분을 신중하게 고려하지 않는 편이다. 따라서, 이들의 행동에 의해서 불쾌한 감정을 느꼈다면, 이것을 적절한 형태로 표현해서 남들도 똑같은 욕구와 감정을 가진 사람이라는 것을 간접적이라도 이해시키려는 것이 중요하다.

C군(Cluster C) 성격장애

1) 회피성 성격장애

회피성 성격장애(Avoidant Personality Disorder)의 주요 특징은 사회적 관계의 억제, 부적절감, 그리고 부정적 평가에 대한 예민함이 광범위한 양상으로 나타나며, 주로 청년기에 시작된다. 거절과 배척에 대해 매우 예민하여 사회적으로 위축되고 사람들이 전적으로 자신을 받아들이기를 원한다. 사회적으로 은둔생활을 하지만, 실제로는 남들과 안정되고 친밀한 관계를 갖기를 열망한다. 그러나 상대방으로부터의 거절에 대하여 지나치게 민감하고 두려워하기 때문에 확고한 보장을 받을 수 있는 대인관계만 갖고자 한다. 자존심이 낮으며, 거절로 심한 마음의 상처를 받으면 은둔생활을 한다. 공포성 회피가 흔하다. 회피성 성격장애에는 기분장애와 불안장애(특히, 사회공포증)가 흔히 동반된다.

회피행동은 유아기와 아동기의 수줍음, 고립, 낯선 사람과 새로운 상황에 대한 두려움으로 시작된다. 아동기의 수줍음은 회피성 성격장애의 흔한 선행증상이지만, 아동기의 수줍음이 반드시 회피성 성격장애로 진행되는 것은 아니며, 대부분 나이가 들어감에 따라 점점 사라진다. 회피성 성격장애는 성인기에 들어가면서 증상이 다소 약해지거나, 나이가 듦에 따라 완화되는 경향이 있다. 회피성 성격장애는 남성과 여성에서 거의 비슷하게 나타난다(김정미 외, 2019: 286).

(2) DSM-5의 진단기준

DSM-5의 진단기준은 다음과 같다(APA, 2018: 672-673).

> 사회관계의 억제, 부적절감, 그리고 부정적 평가에 대한 예민함이 광범위한 양상으로 나타나고, 이는 청년기에 시작되며, 여러 상황에서 나타나고 다음 중 4가지(또는 그 이상)로 나타난다.
> 1. 비판이나 거절, 인정받지 못함 등 때문에 의미 있는 대인 접촉이 관련되는 직업적 활동을 회피함.
> 2. 자신을 좋아한다는 확신 없이는 사람들과 관계하는 것을 피함.
> 3. 수치를 당하거나 놀림 받음에 대한 두려움 때문에 친근한 대인관계 이내로 자신을 제한함.
> 4. 사회적 상황에서 비판의 대상이 되거나, 거절되는 것에 대해 집착함.
> 5. 부적절감으로 인해 새로운 대인관계 상황에서 제한됨.
> 6. 자신을 사회적으로 부적절하게, 개인적으로 매력이 없는, 다른 사람에 비해 열등한 사람으로 바라봄.
> 7. 당황스러움이 드러날까 염려하여 어떤 새로운 일에 관여하는 것, 혹은 개인적인 위험을 감수하는 것을 드물게 마지못해서 함.

(3) 치료

회피성 성격장애 역시 가장 주된 치료는 개인심리치료로 알려져 있다. 회피성 성격장애자는 치료자의 거부를 두려워하여 매우 소극적이고 수동적 자세를 나타낸다. 아울러 이들은 치료자가 자신을 좋게 생각하는지 나쁘게 생각하는지를 끊임없이 시험하는 경향이 있으므로, 치료자는 인내심을 지니고 기다리며 내담자가 위축되지 않도록 노력해야 한다. 회피성 성격장애자가 치료자를 편안하게 대하면서 자신의 문제를 공개할 수 있는 관계를 맺는 것 자체가 상당한 치료적 성과라고 할 수 있다.

정신역동적 치료에서는 수치심의 기저에 깔려 있는 심리적 원인을 살펴보고, 과거 발달과정에서 경험한 일들과의 관련성을 탐색한다. 그러나 성장기에 가족으로부터 받은 수치스러운 경험이나 성장과정에서의 외상적 경험을 탐색하는 일은 쉽지 않다. 자신의 가족을 보호하려는 내적 소망과 그들을 미워하고 원망하고 싶은 욕구 사이에서 갈등을 경험하기 때문에 내담자는 저항을 나타낼 수 있다. 치료자는 변함없는 지지와 수용적인 자세를 유지함으로써 내담자의 저항을 극복하는 것이 중요하다.

인지행동치료에서는 회피성 성격장애자가 자신의 불안을 조절하고 회피행동을 극복할 수 있는 구체적 방법을 제시하고 있다.

첫째, 이들이 불안과 긴장을 스스로 조절할 수 있는 긴장이완이나 복식호흡 훈련 등을 실시하고 사회적 상황에 대한 점진적 노출을 시도한다.

둘째, 이들이 사회적 상황에서 자연스럽게 대처할 수 있는 대인관계 기술을 훈련시킨다. 또한 타인의 반응을 부정적으로 평가하고 예상하는 인지적 왜곡을 자각시키고 구체적인 대인관계 경험의 분석과 행동실험을 통해 좀 더 현실적이고 긍정적인 사고를 지닐 수 있도록 유도한다.

회피성 성격장애를 지닌 사람들은 우울증이나 불안장애를 수반할 수 있기 때문에 항우울제나 항불안제와 같은 약물이 보조적으로 사용되기도 한다.

2) 의존성 성격장애

(1) 개념

의존성 성격장애(Dependent Personality Disorder) 환자는 자신의 욕구보다 다른 사람의 욕구를 우선시하고, 자신의 삶의 주요한 영역에서의 책임을 다른 사람에게 떠넘긴다. 또한 이들은 자신감이 결여되어 있고 짧은 시간 동안 혼자 있는 것에 대해서도 심한 불편감을 경험한다. 의존성 성격장애는 수동 의존 성격이라고도 불린다. 프로이트는 '구강 의존성 성격'이라 묘사했는데, 이는 의존성과 비관주의, 성욕에 대한 두려움, 자기의심, 수동성, 피암시성, 인내의 결핍 등의 특징을 갖고 있다. 이러한 양상은 DSM-5의 의존성 성격장애 진단기준과 유사하다.

의존성 성격장애 환자는 남성보다 여성에게 더 흔하지만 1% 미만으로 알려져 있다. 나이든 사람보다 젊은 사람에게 더 흔하게 나타나며, 아동기 때 만성적인 신체질환이 있었던 경우, 성인이 되었을 때 의존성 성격장애를 갖기 쉽다(안찰일 외, 2019: 557).

(2) DSM-5의 진단기준

DSM-5의 진단기준은 다음과 같다(APA, 2018: 675).

> 돌봄을 받고자 하는 광범위하고 지나친 욕구가 복종적이고 매달리는 행동과 이별공포를 초래하며, 이는 청년기에 시작되며, 여러 상황에서 나타나고 다음 중 5가지(또는 그 이상)로 나타난다.
> 1. 타인으로부터의 과도히 많은 충고, 또는 확신 없이는 일상의 판단을 하는 데 어려움을 겪음.
> 2. 자신의 생활 중 가장 중요한 부분에 대해 타인이 책임질 것을 요구함.
> 3. 지지와 칭찬을 잃는 것에 대한 공포 때문에 타인과의 의견 불일치를 표현하는 데 어려움을 나타냄(주의점 : 보복에 대한 현실적인 공포는 포함하지 않는다.).
> 4. 계획을 시작하기 어렵거나 스스로 일을 하기가 힘듦(동기나 에너지의 결핍이라기보다는 판단이나 능력에 있어 자신감의 결여 때문임.).
> 5. 타인의 돌봄과 지지를 지속하기 위해 불쾌한 일이라도 자원해서 함.
> 6. 혼자서는 자신을 돌볼 수 없다는 심한 공포 때문에 불편함과 절망감을 느낌.
> 7. 친밀한 관계가 끝나면 자신을 돌봐 주고 지지해 줄 근원으로 다른 관계를 시급히 찾음.
> 8. 자신을 돌보기 위해 혼자 남는 데 대한 공포에 비현실적으로 집착함.

(3) 치료

의존성 성격장애에 대한 가장 일반적인 치료는 개인심리치료이다. 때로는 의존성 성격장애를 지닌 내담자가 우울증이나 불안장애를 수반하기 때문에 항우울제나 항불안제와 같은 약물이 처방될 수 있으나, 이러한 약물은 성격장애를 변화시키거나 치료하는 것은 아니다. 의존성 성격장애를 지닌 내담자는 심리치료에서 자신의 의존성을 치료자에게 나타내게 된다. 이러한 의존적인 내담자를 치료하기 위해서 치료자는 내담자와 의존적인 관계를 맺어야 하지만, 내담자가 점차로 치료자의 도움을 필요로 하지 않는 독립적인 사람이 되도록 도와야 한다. 흔히 의존성 성격장애를 지닌 내담자들은 치료자에게 깊이 의존하여 치료가 종결되는 것을 두려워하거나 치료종결이 다가오면 오히려 문제가 악화되는 경향을 나타내기도 한다. 치료자는 이러한 의존적 내담자의 특성을 잘 인식하고 바람직한 치료관계를 맺어가야 한다.

의존성 성격장애자에 대한 정신역동적 치료의 목표는 내담자의 의존적 소망을 좌절시키고 내담자가 독립적으로 생각하고 행동할 수 있도록 돕는 것이다. 이를 위해서는 내담자가 지니고 있는 상실과 독립에 대한 불안을 직면할 수 있도록 해야 한다. 특히, 치료자는 전이와 역전이를 유의해야 한다. 내담자는 치료자의 인정을 받기 위해 독립적인 삶으로 변화하고 있는 듯이 나타낼 수 있다. 치료자는 이러한 피상적 변화를 치료효과가 나타나고 있는 것으로 생각할 수 있으나, 실은 치료자에 대한 의존성이 심화되고 있는 것일 수 있다. 반면, 치료자는 내담자의 의존적 태도에 자신의 자기애적 소망이 촉발되어 내담자와의 의존적 치료관계를 즐기거나, 오히려 강화할 수도 있다. 그러나 치료자는 이를 극복해야 하는 동시에, 내담자의 의존적 소망을 좌절시킴으로써 유발되는 내담자의 분노와 공격을 적절하게 잘 다룰 수 있어야 한다(이향숙 외, 2018: 338).

인지행동치료에서는 의존성 성격장애자에 대한 치료목표를 독립에 두기보다는 자율에 둔다. 즉, 타인에게 의존하지 않는 독립적인 삶을 지향하는 것은 이러한 성격장애자에게 매우 힘들고 부담스러운 것이다. 반면, 자율(autonomy)은 타인으로부터 독립적으로 행동하는 동시에, 타인과 친밀하고 밀접한 인간관계를 유지할 수 있음을 의미한다. 이를 위해서는 중요한 타인으로부터 좀 더 독립적일 수 있도록 자기신뢰와 자기효능감을 증진시키는 것이 필수적이다. 생활 속의 여러 가지 문제를 스스로 해결할 수 있는 문제해결기술이나 의사결정기술을 습득시키고, 자신의 생각을 적절하게 표현하는 자기주장훈련이나 의사소통훈련도 하게 한다. 이러한 능력이 증진됨에 따라 타인에 대한 의존의 필요성이 감소되고, 그 결과 자기욕구를 포기하며 순종해야 할 필요성도 감소하게 된다. 아울러 치료자에 대한 내담자의 의존성을 극복할 수 있도록, 점진적으로 내담자가 치료시간을 주도하여 이끌어 나가도록 유도한다. 예컨대, 치료자가 치료와 관련된 여러 가지 사항에 대한 결정, 치료회기에서 다룰 주제의 선택, 문제해결방법의 탐색과 결정 등을 내담자에게 위임함으로써 내담자는 치료자로부터 독립적이고 자율적인 삶의 방식을 배워 나가게 된다(권석만, 2021: 425-426).

3) 강박성 성격장애

(1) 개념

강박성 성격장애(Obsessive-Compulsive Personality Disorder)는 책임성과 불안 두려움을 주로 하는 성격장애로서 인정이 희박하고, 질서, 규칙, 조직, 효율성, 정확성, 완벽함, 세밀함에 지나친 집착을 보임으로써 전체적인 양상을 볼 능력이 결여되고, 감정이 요구되지 않는 일을 선호하고 몰두하는 경향을 가진 이상성격이다. 이들은 온정적인 감정표현이 서툴고, 합리적이고, 형식적이며, 메마른 성격을 가지고 있다. 이들의 대인관계는 수직적인 관계를 선호하며, 만사를 실수 없이 철저히 하려고 하지만, 그렇기 때문에 오히려 결단을 못 내리고 실수를 하게 되는 우를 범하게 된다. 또한 자신의 단점을 확대 해석하며, 완벽성을 추구하는 이면에는 실수하는 데 대한 강한 두려움이 있다. 이들 중에는 완벽주의자, 이론주의자, 도덕주의자라는 평을 듣는 이들이 많다(정원철, 2020: 154).

(2) DSM-5의 진단기준

DSM-5의 진단기준은 다음과 같다(APA, 2018: 678-679).

> 융통성, 개방성, 효율성을 희생시키더라도 정돈, 완벽, 정신적 통제 및 대인관계의 통제에 지나치게 집착하는 광범위한 양상으로, 이는 청년기에 시작되며, 여러 상황에서 나타나고 다음 중 4가지(또는 그 이상)로 나타난다.
> 1. 내용의 세부, 규칙, 목록, 순서, 조직 혹은 스케줄에 집착되어 있어 활동의 중요한 부분을 놓침.
> 2. 완벽함을 보이나 이것이 일의 완수를 방해함(예, 자신의 완벽한 기준을 만족하지 못해 계획을 완수할 수 없다.).
> 3. 여가활동이나 친구 교제를 마다하고 일이나 성과에 지나치게 열중함(경제적으로 필요한 것이 명백히 아님.).
> 4. 지나치게 양심적임, 소심함 그리고 도덕 윤리 또는 가치관에 관하여 융통성이 없음(문화적 혹은 종교적 정체성으로 설명되지 않음.).
> 5. 감정적인 가치가 없는데도, 낡고 가치 없는 물건을 버리지 못함.
> 6. 자신의 일하는 방법에 대해 정확하게 복종적이지 않으면, 일을 위임하거나 함께 일하지 않으려 함.
> 7. 자신과 타인에 대해 돈 쓰는 데 인색함. 돈을 미래의 재난에 대해 대비하는 것으로 인식함.
> 8. 경직되고 완강함을 보임.

(3) 치료

강박성 성격장애의 치료를 위해서는 신뢰할 수 있는 치료적 관계를 형성하는 것이 중요하다. 그러나 강박성 성격장애를 지닌 내담자와 치료적 관계를 형성하는 것은 쉽지 않다. 이들은 정서적 표현을 잘 하지 않고 경직되어 있으며, 대인관계를 중요하게 생각하지 않는 경향이 있기 때문에 치료적 동맹관계를 형성하기 어렵다. 따라서, 치료 초기에 긴밀한 정서적 유대관계를 성급하게 형성하려고 시도하는 것은 오히려 부정적 결과를 초래할 수 있다. 그러나 일단 치료적 관계가 형성되면 강박성 성격장애자는 치료시간을 잘 지키고 과제를 성실하게 수행하는 모범적인 내담자의 모습을 나타내는 경향이 있다.

강박성 성격장애에 대한 정신역동적 치료의 목표는 지나치게 엄격한 초자아를 수정하는 것이다. 어린 시절 부모와의 관계 속에서 내담자가 부모의 엄격한 통제에 대해서 지녔던 부정적 감정들과 이러한 감정이 표출되는 것에 대한 두려움과 죄책감, 그리고 이러한 감정을 통제하려는 과도한 노력을 자각하게 하는 것이 중요하다. 분노, 증오, 의존과 같이 수용할 수 없는 감정을 배제하려하기보다는 이러한 감정을 자신의 일부로 통합하고 자신이 불완전한 인간임을 수용하도록 유도한다.

인지행동치료에서는 내담자가 호소하는 현재의 문제에 초점을 맞추어 구체적인 목표를 세우고 하나씩 해결해 나간다. 이러한 과정을 통해 치료적 관계를 증진시켜나가면서, 내담자로 하여금 자신의 부적응적 신념을 탐색하고 이들의 부정적 결과를 확인하며 이해하도록 한다. 아울러 이러한 인지적 요인들이 내담자의 행동이나 감정을 더 이상 지배하지 못하도록 좀 더 유연하고 현실적인 신념으로 대체하게 한다.

규범에서 어긋난 행동을 일부러 해서 고치지 않고 견디어 보도록 하고, 낙관주의 성향으로 이끌기 위해 조절한다. 거짓말을 하지 않도록 유도하고, 흑백논리에서 벗어나도록 노력한다. 성취 외의 가치를 추구하며, 사물, 사건을 세심하게 관찰하지 말고 멀리 떨어져서 보도록 한다(이향숙 외, 2018: 339-340).

20. 기타 정신장애

1) 다른 의학적 상태로 인한 달리 명시된 정신장애

다른 의학적 상태로 인한 달리 명시된 정신장애(Other Specified Mental Disorder Due to Another Medical Condition)에 대한 DSM-5의 진단기준은 다음과 같다(APA, 2018: 707).

> 이 범주는 사회적, 직업적, 또는 다른 중요한 기능영역에서 임상적으로 현저한 고통이나 손상을 초래하는 다른 의학적 상태로 인한 정신장애 특유의 증상이 두드러지나, 다른 의학적 상태 때문에 생긴 어떤 특정한 정신장애의 기준 전체를 만족하지 않는 발현 징후에 적용된다. 다른 의학적 상태로 인한 달리 명시된 정신장애 범주는 발현 징후가 다른 의학적 상태 때문에 생긴 어떤 특정 정신장애의 기준을 만족하지 않는 특정한 이유에 대해 임상의가 소통하기 위해 선택하는 상황에서 사용된다. 이는 "다른 의학적 상태"의 자리에 삽입되는 특정한 원인적 의학적 상태로 장애의 이름을 기록하고, 이어서 다른 의학적 상태로 인한 어떤 특정 정신장애의 기준도 만족하지 않는 특정한 증상 발현을 기록함으로써 행해진다. 더불어 특정 의학적 상태의 진단부호는 다른 의학적 상태로 인한 달리 명시된 정신장애의 부호 바로 앞에 적시되어야 한다.

2) 다른 의학적 상태로 인한 달리 명시지 않는 정신장애

다른 의학적 상태로 인한 달리 명시지 않는 정신장애(Unspecified Mental Disorder Due to Another Medical Condition)에 대한 DSM-5의 진단기준은 다음과 같다(APA, 2018: 708).

> 이 범주는 사회적, 직업적, 또는 다른 중요한 기능영역에서 임상적으로 현저한 고통이나 손상을 초래하는 다른 의학적 상태로 인한 정신장애 특유의 증상이 두드러지나, 다른 의학적 상태 때문에 생긴 어떤 특정 정신장애의 진단기준 전체를 만족하지 않는 발현 징후에 적용된다. 다른 의학적 상태로 인한 명시되지 않는 정신장애 범주는 기준이 다른 의학적 상태로 인한 특정 정신장애를 만족하지 않는 이유를 명시할 수 없다고 임상의가 선택하는 상황에 사용되며, 더 특정한 진단을 내리기에는 정보가 불충분한(예, 응급실 상황) 발현 징후들을 포함한다. 이는 '다른 의학적 상태"의 자리에 삽입되는 특정한 병인적 의학적 상태로 장애의 이름을 기록함으로써 행해진다. 더불어 특정 의학적 상태의 진단 부호는 다른 의학적 상태로 인한 명시되지 않는 정신장애의 부호 바로 앞에 적시되어야 한다.

3) 달리 명시된 정신장애

달리 명시된 정신장애(Other Specified Mental Disorder)에 대한 DSM-5의 진단기준은 다음과 같다(APA, 2018: 708).

> 이 범주는 사회적, 직업적, 또는 다른 중요한 기능영역에서 임상적으로 현저한 고통이나 손상을 초래하는 정신장애 특유의 증상이 두드러지나, 어떤 특정한 정신장애의 기준 전체를 만족하지 않는 발현 징후에 적용된다. 달리 명시된 정신장애 범주는 발현 징후가 어떤 특정 정신장애의 기준을 만족하지 않는 특정한 이유에 대해 임상의가 소통하기 위해 선택하는 상황에서 사용된다. 이는 "달리 명시된 정신장애"라고 기록하고, 이어서 특정한 이유를 기록함으로써 행해진다.

4) 명시되지 않는 정신장애

명시되지 않는 정신장애(Unspecified Mental Disorder)에 대한 DSM-5의 진단기준은 다음과 같다(APA, 2018: 708).

> 이 범주는 사회적, 직업적, 또는 다른 중요한 기능영역에서 임상적으로 현저한 고통이나 손상을 초래하는 정신장애 특유의 증상이 두드러지나, 어떤 정신장애의 기준 전체를 만족하지 않는 발현 징후에 적용된다. 명시되지 않는 정신장애 범주는 기준이 특정 정신장애를 만족하지 않는 이유를 명시할 수 없다고 임상의가 선택하는 상황에 사용되며, 더 특정한 진단을 내리기에는 정보가 불충분한(예, 응급실 상황) 발현 징후들을 포함한다.

PART III 정신건강과 치료

- Chapter 12. 심리치료
- Chapter 13. 약물 및 재활 치료

Chapter 12
심리치료

1. 정신분석치료

2. 행동주의치료

3. 인간중심치료

4. 게슈탈트치료

5. 해결중심치료

6. 인지치료

7. 현실치료

8. 교류분석치료

9. 합리정서행동치료

Chapter 12
심리치료

심리치료는 개인에게서 나타나는 인지적·정서적·행동적 장애나 무능력을 치료하기 위해 이루어지는 것을 의미한다. 심리치료는 개인을 대상으로 행하는 경우와 집단 혹은 가족을 대상으로 실시되는 경우가 있다. 어떤 심리치료를 사용할 것인가는 대상자의 상태와 치료자의 이론적 배경 등에 의해 결정된다. 심리치료의 기법은 다음과 같다.

1. 정신분석치료

프로이트 정신분석의 원리는 사례의 성질에 따라 다양하게 변하는 치료절차에 적용되며, 동일한 환자를 치료하는 동안에도 가변적으로 적용될 수 있다. 매일 매일의 면접이 몇 달 또는 수년간 계속되는 전통적인 정신분석학의 방법은 단지 하나의 기법에 지나지 않으며, 모든 사례에 가장 효율적이고 효과적인 방법이라고는 할 수 없다. 이 방법이 적합한 것은 심한 만성적 신경증과 성격장애이지만, 이러한 경우에도 개인 환자의 변화하는 욕구와 치료시기에 적합하도록 절차를 수정한다면, 치료는 더욱 효과적일 것이다. 치료기법은 다음과 같다(김충기·강봉규, 2003: 95).

1) 자유연상

자유연상(Free Association)기법은 환자에게 의식적인 선택이나 생각의 흐름에 논리를 적용하지 않고, 마음에 떠오르는 대로 이야기하도록 하는 것이다. 환상, 꿈, 감정 및 사고는 무의식적 재료의 근원이며, 따라서 자유연상의 실험재료이다. 자유연상은 과거를 회상하고 과거의 외상적 사건과 결합된 정서를 배출하는 방법이다.

환자 편에서 보면 자아평가를 도모하는 수단이므로, 이것은 치료자의 객관적이고 이해하는 태도에 의해 촉진된다. 자유연상의 법칙은 의식적인 억압의 소재를 무의식에 머무르도록 하는 요인이라고 간주하여 이것을 제거하고, 단지 억압만을 요인으로 남겨두며, 이렇게 된 억압은 그 자체가 강력하지 못해서 어떤 소재가 의식적으로 들어오는 것을 제지하지 못한다. 일정한 기간에 걸쳐서 과거의 억압된 재료와 충동이 많이 나타나게 된다. 억압된 경향이 의식되어야만 그들은 자아의 통제 아래 수정과 승화를 거칠 수 있다(김이영 외, 2019: 374).

2) 감정전이

감정전이(Emotional Transition)는 상담자에 대한 환자의 정서적 반응인데, 여기서 환자는 치료자에게 자신의 충동과 태도를 보여 주게 된다. 감정전이에서 환자는 재차 자신의 외상적 과거를 연상하고, 그럼으로써 치료자에게 접근하게 된다. 사실, 정신분석학은 본질적으로는 감정전이 신경증의 발달과 그 해결로 구성되는 것이다.

전이란 환자가 어릴 때 어떤 중요한 인물에 대하여 가졌던 사랑이나 증오의 감정을 상담자에게 전위시킬 때 나타나는 현상이다. 전이현상의 장면에서 환자는 사랑의 대치대상의 역할을 하게 된다. 전이는 직접 언어적인 의사소통으로 나타날 수도 있고, 자유연상이나 꿈의 내용으로 나타나기도 한다(김형태, 2006: 59).

환자는 자연스럽게 치료자에 대해서 감정전이를 발전시키며, 치료자는 다시 자기의 태도와 기술을 통해서 감정전이의 발달을 저지하는 것이 아니라 격려한다. 감정전이의 핵심은 의존적 태도이며, 이것은 환자가 치료자에게 도움을 받으러 오는 식의 생리적인 것이다.

감정전이 신경증의 해결은 치료의 중요한 부분이다. 환자의 생각에 치료자가 자기 아버지나 또는 다른 중요한 인물이 된다는 점이 환자에게 자신의 반응을 의식할 수 있는 기회를 마련해 주는 것이다. 환자는 과거의 갈등과 적절한 이유 없이 치료자에게 대했던 감정전이 갈등을 구별할 수 있게 된다. 치료자는 환자의 초기생활에 나타난 인물과는 다르게 반응함으로써 이러한 구별을 촉진시킨다. 그는 복수하거나, 위협하거나, 억압하지 않는다. 치료자가 환자의 아버지처럼 반응하지 않는다는 바로 그 이유 때문에, 감정전이 반응은 비현실적이며 원래의 장면과 대조될 수 있다.

3) 저항

저항(Resistance)은 치료의 진전을 방해하고 치료자에게 협조하지 않으려는 환자의 무의식적 행동을 말한다. 이를테면, 약속을 어긴다거나 특정한 생각·감정·경험을 털어놓지 않는 것도 저항의 한 형태이다. 환자가 저항하는 이유는 자신의 억압된 충동이나 감정을 알아차렸을 때 느끼게 되는 불안으로부터 자아를 보호하기 위해서이다. 따라서, 환자의 갈등을 근본적으로 해결하기 위해서는 치료자가 이를 지적해 주어야 한다. 치료는 환자가 보이는 가장 큰 저항에 환자의 주의를 환기시킨 후에, 환자가 수용할 수 있도록 배려하면서 해석을 가한다.

저항이란 환자가 상담에 협조하지 않는 모든 행위를 말한다. 정해진 시간에 상담에 오지 않거나, 상담과정에서 아무런 의미도 없는 말만 되풀이하거나, 중요한 내용을 빠뜨리고 사소한 이야기만 하거나 등이 그 예이다. 정신분석에서는 이러한 저항이 큰 의미를 지닌다고 본다. 그것은 저항을 하는 데에는 그럴 수밖에 없는 이유가 있다고 보기 때문이다. 가기 싫은 곳을 가야 할 때 사람들은 온갖 핑계를 다 대서 끝내 가지 않으려 한다. 알게 되었을 때 고통이 온다는 것을 미리 예상할 수 있는 사람은 차라리 모르는 채로 지내려 한다. 알아봤자 좋을 게 없다는 것이다. 정신분석에서 환자가 바로 그러하다. 무의식의 저장고에 숨겨진 내용을 인식하는 것은 환자에게 고통스러운 일이다.

　대개 사람들은 고통스러운 것은 피하려 한다. 저항은 고통스런 무의식적 자료가 의식의 표면으로 올라오려 하고 있음을 나타낸다. 상담에 대한 협조는 고통스러운 무의식에 직면해야 함을 의미하며, 반면에 상담에 대한 비협조는 고통스런 무의식을 직면하지 않으려는 환자의 태도를 반영하는 것이다. 따라서, 상담자는 환자가 보이는 저항의 의미를 이해하고, 이를 환자에게 적절히 해석해 줌으로써 상담에 대한 환자의 협조를 이끌어 낼 수 있어야 한다. 그렇게 하지 않으면 상담은 진전되기 어렵다(김현수·김태호, 2006: 114).

4) 해석

　환자는 감정전이 사태가 원래의 사태와 다르다는 것을 경험한다. 그러나 상담자는 환자의 태도가 과거 어린 시절에 뿌리 박혀 있어서, 환자에게 적합한 반응이 아니라는 점을 지적하거나 해석(Interpretation)해 준다. 이것 때문에 통찰이나 지적 인지가 생긴다. 해석은 이렇게 구별을 촉진시킨다. 분석자의 해석은 환자가 오래되고 자동적인 초자아 기능 대신 의식적 판단으로 대체하도록 보조한다. 다시 말하면, 초자아의 기능을 자아의 기능으로 대체하는 것이다.

　해석은 치료를 촉진시킨다. 해석이 무의식 소재를 환자가 이미 이해한 것과 결합시키며, 따라서 해석은 이전의 통찰에 주목하게 해야만 한다. 해석은 어린 시절의 마음에 따라 형성되었던 관계를 지적하며, 이에 따라 환자는 그릇된 동일시와 일반화를 파악할 수 있게 된다. 환자가 아무런 도움을 받지 않고서도 유아적인 일반화를 자명한 것으로 인식할 수 있으리라고 기대하는 것은 너무 지나친 것이다. 그러나 오래되고 유아기적인 관계가 해체된 후, 자신의 자아의 통합력 때문에 환자가 조만간 새로운 통합만을 확립시킬 것이라는 점은 분명하다. 상담자는 해석을 통해서 이와 같은 통합과정에 박차를 가할 수 있으며, 그럼으로써 과

정의 능동적 참가자가 된다.

　해석을 통해서 자아의 통합하는 기능에 도움을 줄 수 있다. 개개의 환자들이 얼마나 많은 능동적 협조를 바라는지는 가장 시기적절한 문제의 하나이다. 해석의 일반 원칙은 이것이 항상 표면으로부터 출발해서 환자가 그 장면을 정서적으로 경험하면서 나아갈 수 있는 한, 깊숙이 파고 들어가는 것이다.

　실제의 생활 장면을 과거경험 및 감정전이 장면으로 연결시키는 해석은 전반적 해석이다. 이것은 해석의 이중 목표, 즉 자아에 의한 새로운 재료의 동화의 촉진과 나아가서 무의식 소재의 가동을 달성하는 것이다.

　그러므로 해석이란 환자의 사고나 감정, 행동의 이면에 감추어진 욕구나 의미, 동기 등을 파악해서 이런 것을 환자가 깨닫도록 하기 위해 언어적으로 대응하는 기법을 말한다. 환자의 내적 세계에 대한 이해만큼, 해석도 심리치료사의 중요한 역할이다. 환자의 통찰을 유도하기 위해 다음과 같은 방법을 사용한다(현정환, 2016: 81).

① 이야기 내용의 일부를 강조한다.
② 이야기 내용을 요약한다.
③ 놓쳐버린 상황이 있다면 그것을 명확히 하기 위해 이야기 내용을 반복한다.
④ 이야기에 수반되는 감정을 반사한다.
⑤ 증상과 감정과 갈등의 관계를 연결해 본다.
⑥ 문제를 깊이 있게 생각하도록 하기 위해 긴장상태를 유지한다.
⑦ 무의식적 내용을 의식시키기 위해서 해석하는 방법을 사용한다.

5) 꿈의 해석

　꿈(dream)은 위장된 형태로 환자의 용납되지 않는 충동과 욕망을 표시한다. 꿈은 충동이 일으킨 저항에 의해 왜곡된다. 꿈의 표출(공개적인) 내용은 잠재적(억압된) 요소를 압축이나 간략화한 것이다. 세부적인 것이 숨겨진 개인적인 암시로 나타날 때가 많다. 인과관계는 감정적인 순서로 대치되며, 어떤 것은 그 반대적인 것으로 표시된다. 꿈은 두 가지 상반되는 힘이 타협한 결과이다. 즉, 욕망을 표현하거나 긴장을 완화시키고자 하는 욕구와 욕망을 거부하는 경향의 타협이다. 고통스러운 꿈일 때 꿈꾸는 사람은 놀라서 깨는데, 이것은 꿈이 반대될 만한 내용을 충분히 위장하는 데 실패한 것이거나 죄책감의 결과로 인한 것이다.

꿈의 표출내용에 관해 자유연상을 시키는 것으로 환자에게 분석된다. 또한 치료자의 도움으로 잠재적 요소가 발견되며, 자유연상과 치료 장면이 환자의 무의식적 검열을 완화시키고, 그럼으로써 억압된 욕망의 압력이 터져 나온다. 꿈의 요소 가운데 어떤 것은 보편적인 인간 경험의 공통적 표상이다.

한 가지 꿈에 치료자의 해석에 대한 저항은 해석을 거부하는 다른 꿈을 가져온다. 두 번째 꿈은 저항의 성질에 대한 단서를 마련해준다. 꿈은 치료가 진행됨에 따라 정신역동적(psychodynamic) 장면을 훌륭하게 측정할 수 있도록 해준다.

6) 면접의 빈도

매일의 면접은 바람직한 선 이상으로 환자의 의존욕구를 만족시키는 경향이 있다. 한없이 매일의 면접을 받고자 하는 기대는 퇴행과 지연을 조장한다. 퇴행적 소재의 시간상의 원격은 분석의 깊이의 측도로 나타낼 수 없지만 신경증적 후퇴, 저항 및 도피를 나타낼 수는 있다. 오래되고 깊은 퇴행은 피해야 하며, 또한 피할 수 있다.

매일의 면접이 환자의 정서적 참여의욕을 감소시키며, 판에 박은 일과가 되어 버리는 수가 많다. 면접 횟수를 줄임으로써 충동의 강도를 환자가 의식할 수 있는 시점에 집결시킬 수 있다. 정서적 강도의 최적수준은 사례에 따라 다르다. 따라서, 분석은 환자의 자아가 통찰능력을 상실하지 않고 낼 수 있을 정도의 높은 수준을 유지해야 한다.

그러므로 관계성의 확립이 잘 된 후에는 이 수준을 유지하고 치료가 생활의 참여로부터 후퇴하지 않도록 하기 위해서, 면접 횟수를 변경시킬 수 있다. 환자의 요구에 따라 면접 횟수를 변화시킴으로써, 횟수와 시간을 적게 들이고도 심리치료는 더욱더 경제적으로 수행될 수 있다.

7) 치료의 중단과 종결

환자는 치료에 과도한 불편이 없는 한, 타성 때문에 치료를 무한으로 계속 받고자 한다. 치료를 받지 않고서도 발휘하는 환자의 능력을 살펴보기 위해서, 치료 횟수를 차츰 줄여 중단해 버릴 수 있다. 이때 환자는 다시 치료를 받으러 올 수 있다는 언질을 받는다. 중단은 종결로 나아가는 터전을 마련해 준다. 치료의 기간은 미리 예언할 수 없으므로 치료를 받지 않고서도 발휘하는 환자의 능력을 살펴보아야만 하는데, 이것은 환상에 빠지는 신경증적 후퇴를 저지하고, 환자를 실제 생활 장면의 장애에 직면하게 함으로써 알 수 있다.

감정전이 신경증은 의존욕구를 채워주며, 환자가 치료를 받으러 처음 왔을 때 경험한 갈등이나 원래의 갈등에 비해 그다지 불쾌하지 않다. 따라서, 환자는 안심을 하면서 감정전이에 빠져들며, 무한정 계속하는 경향이 있다. 중단을 통해 환자가 퇴행할 감정전이 관계성에 의존하고 있는지의 여부를 검증할 수도 있다.

2. 행동주의치료

스키너(Burrhus Frederic Skinner, 1904~1990)가 확립한 행동주의 심리치료에서는 다양한 기술이 사용되고 있다. 어느 것이라도 효과가 확실히 보증된 것은 없다. 이러한 기술은 다양한 학습이론에 근거하고 있다. 이러한 기술은 그중에서도, 특히 파블로프(Ivan Petrovich Pavlov, 1849~1936)의 고전적 조건형성, 스키너의 조작적 조건형성, 반두라(Albert Bandura, 1925~)의 사회학습이론에 근거하고 있다. 행동주의치료에서 사용되는 치료기법 중 조작적 조건형성에 의한 치료기법을 소개하면 다음과 같다(강갑원, 2015: 147-154).

1) 강화법

강화란 어떤 행동을 한 뒤에 수반되는 결과가 만족스러울 때 그 행위가 지속되거나 증가하는 것을 말한다. 강화는 긍정적 강화(정적 강화)와 부정적 강화(부적 강화)로 나눌 수 있다(김춘경 외, 2016: 315-316).

(1) 긍정적 강화

환자의 바람직한 행동에 대해 보상을 주어 그 행동을 증강하는 경우 그 보상을 긍정적 강화(Positive Reinforcement) 자극이라고 한다. 흔히 사용되는 긍정적 강화에는 음식, 돈, 승진, 인정, 주목, 칭찬, 자유시간, 사탕, 어떤 특혜를 주는 것, 좋아하는 활동을 할 수 있도록 허용하는 것 등이 있다.

스키너는 강화를 일차적 강화와 이차적 강화로 구분하였다. 일차적 강화는 무조건적 강화라고 하며 애초부터 고유하게 강화의 속성을 보유한 사건이나 대상을 말한다. 예를 들어, 사탕을 좋아하는 환자의 경우 바람직한 행동을 할 때 사탕을 준다면 사탕은 일차적 강화물(Primary Reinforcer)이라고 할 수 있다. 일차적 강화물이 대상자에게 강화의 효과를 가지는 것은 학습효과와는 무관하다. 이차적 강화인(Secondary Reinforcer)은 대상에게 강화효과를 갖기 위해서 대상자의 과거 경험 속에서 일차적 강화물과 연합되는 경험을 해야만 한다. 예를 들어, 대표적으로 돈은 그 자체로 강화의 효과를 갖지 못하지만 여러 가지 기본적인 만족을 주는 옷, 음식, 집 등을 얻을 수 있는 강한 강화인이 된다. 스키너가 주장한 또 다른 이차적 강화물로는 주목, 인정, 호의, 타인에 대한 복종 등이 있다. 이것은 인간의 행동을 통제하는 데 매우 강한 효과를 갖는다. 사람은 자신만의 고유한 조건화의 역사를 가지고 있으므로 모든 사람들이 동일한 강화인의 통제를 받는 것은 불가능하다. 예를 들어, 어떤 사람은 성공으로 인해 다른 사람들에게 인정받는 데서 보상을 받으며, 또 다른 사람들은 타인의 다정한 반응에서 더 보상을 받고, 또 다른 사람들은 성취로 인해 스스로 갖는 만족감에서 가장 큰 보상을 받는다.

일상생활에서는 물론 치료장면에서 효과적으로 사용할 수 있는 긍정적 강화방법으로 '프리맥의 원리(Premack's Principle)'가 있다. 프리맥의 원리는 낮은 확률의 활동, 즉 환자가 싫어하는 행동을 증가시키기 위해 높은 확률로 나타나는 행동, 즉 환자가 좋아하는 행동을 할 기회를 강화로 제공하는 것이다. 숙제의 효과는 달라질 수 있으므로 치료자는 환자의 강화인을 다양하게 파악하다 마치면 밖에 나가서 친구들과 놀게 한다든지, 게임을 할 수 있게 해주는 것이 프리맥의 원리를 적용한 예가 된다.

(2) 부정적 강화

스키너의 행동수정이론에서는 인간의 많은 행동이 개인의 어떤 반응과 연관된 고통, 불쾌, 불안을 가져오는 혐오 자극을 통해 통제될 수 있다고 본다. 혐오 자극을 통한 통제방법은 크게 부정적 강화와 벌로 나뉜다.

부정적 강화(Negative Reinforcement)는 어떤 바람직한 행동을 할 때 환자가 싫어하는 대상물을 제거해 주는 방법으로서 이때 제거되는 것을 부정적 강화 자극이라고 한다. 긍정적 강화나 부정적 강화 모두 바람직한 행동의 발생빈도나 강도를 증가시킨다는 점에서는 동일하다. 부정적 강화가 긍정적 강화와 다른 점은 긍정적 강화가 바람직한 행동을 함으로써 어떤 바람직한 것을 얻게 되는 반면, 부정적 강화는 바람직한 행동을 함으로써 꾸중, 벌로서의 청소, 구속 등 어떤 불쾌한 자극을 피할 수 있다는 점이다.

부정적 강화가 효과를 발휘하기 위해서 환자는 회피 행동과 도피 행동을 학습해야 한다. 회피 행동은 이미 존재하고 있는 혐오 자극에서 벗어나기 위한 행동으로서, 극장에서 주변에 시끄럽게 떠드는 십대 청소년들이 있을 때, 소음을 피하기 위해 그 무리로부터 멀리 떨어진 자리에 가서 앉는 것을 예로 들 수 있겠다. 도피 행동은 이 행동을 함으로써 혐오 자극의 출현을 미리 방지하는 것으로서, 다음에 극장에 갔을 때, 십대 청소년들이 모여 앉은 것을 보면 미리 멀리 떨어져 앉는 것을 예로 들 수 있다.

벌은 바람직하지 않은 행동을 감소시키거나 제거할 때 사용되는 것이라는 점에서 부정적 강화와는 구별된다. 벌은 현대사회에서 일반적으로 사용되는 행동통제방법으로서 일상생활 속에서 규칙을 위반하면 벌금을 물거나 교도소에 가거나 어린아이가 야단이나 매를 맞는 것, 학생이 시험에서 부정행위를 하면 성적에서 감점을 받거나 제적되는 것 등이 그 예다. 벌은 그 반응이 다시 발생할 가능성을 감소시키는 데 그 효과가 있다.

2) 행동조성법

행동조성(Shaping)은 복잡한 행동을 습득시키기 위하여 그 행동을 작은 단위로 나누어 각 단위를 강화하여 차례로 학습하도록 함으로써 행동을 학습하도록 하는 방법이다. 작은 단위의 행동은 학습하기 쉽고 학습에 성공하면 그 결과 자체가 강화를 하기 때문에 이것 역시 강화의 원리를 깔고 있다. 예를 들어, 어떤 부모가 자녀가 집에서 하루 2시간 정도 공부하게 하고 싶다고 할 때, 이러한 행동은 몇 가지 세부 행동으로 분할할 수 있다. 즉, 놀이터에서 집에 오도록 하는 것, 공부방에 들어가게 하는 것, 책상에서 시간을 보내게 하는 것, 책상에서 공부를 30분 정도 하게 하는 것, 책상에서 1시간 정도 공부하게 하는 것, 책상에서 2시간 정도 공부하게 하는 것으로 세분할 수 있다. 그런 다음에 제일 먼저 아이가 집에 오도록 강화하고 집에 오는 것이 학습되면 공부방에 들어가는 행동을 하도록 강화하고 그 다음에는 책상에서 시간을 보내도록 강화하는 식으로 하여 최종적으로 2시간 동안 공부하도록 하는 것이다.

3) 상표제도(토큰 강화법)

상표제도(Token Economy)는 집단 속의 각 개인의 다양한 행동을 수정할 때 효과적으로 사용되는 방법이다. 행동주의적 기법 중에 광범위하게 사용되고 있는 기법의 하나인 상표제도는, 스키너의 강화원리를 포함하여 조작적 조건형성의 원리를 적용시킨 것으로, 직접적으로 강화인자를 쓰는 대신, 후에 환자가 원하는 다양한 물건과 교환할 수 있는 상표를 보상으로 제공하는 것이다. 즉, 적절한 행동을 할 때마다 직접 확인될 수 있는 강화물로 상표가 주어지는 체계적인 기법이다. 이 상표제도는 개인적으로 실시되기보다는 보통 교실에서나 가정, 정신과병동 등과 같은 집단상황에 적용된다(Corey, 2017).

토큰강화 자극으로는 별표, 스티커 등이 사용된다. 토큰은 돈처럼 교환가치가 부여된다. 개인은 각자 바람직한 행동을 할 때마다 토큰을 받고, 토큰은 개수에 따라 다양한 강화 자극과 교환된다. 다른 강화 자극보다 토큰제도는 환자의 행동관리에 많은 이점을 지니는데, 첫째, 심리적 포화현상을 방지할 수 있으며, 둘째, 환자가 토큰의 개수에 따라 다양한 강화 자극과 교환하거나 장기간 토큰을 저축해서 좀 더 값진 강화 자극으로 교환할 수 있으며, 셋째, 토큰은 환자의 행동을 강화할 때 간편하게 처리할 수 있으며, 넷째, 토큰제도는 강화의 지연을 예방해서 강화의 효과를 높일 수 있다(김춘경 외, 2016: 318).

3. 인간중심치료

로저스(Carl Ransom Rogers, 1902~1987)가 주장한 인간중심치료의 주된 심리치료기법은 치료관계, 즉 환자에 대한 치료자의 태도를 말한다. 치료자가 환자에게 제시하는 치료관계는 지적관계가 아니다. 치료자는 결코 그가 가진 지식으로 환자를 도울 수 없다. 환자에게 그의 성격이나 행동을 설명해 준다든지, 환자가 취해야 하는 행동을 처방하는 것은 별 가치가 없다. 환자에게 도움이 되거나 또는 환자로 하여금 변화하고 성장하게 하기 위해서, 그 자신 속에 있는 능력을 발견하도록 만드는 치료관계란 인지적인 것도 아니고 지적인 것도 아니다(김이영 외, 2019: 377).

가장 중요한 것은 치료자와 환자와의 관계형성이다. 따라서, 환자 중심 구조 속에서 '치료기법'이란 수용, 진실성, 공감적 이해를 보여 주고 전달하는 것이며, 환자와 함께 생각하고, 느끼고 탐색하여 내적 준거체제를 발전시키려는 시도이다. 그 구체적인 내용은 다음과 같다(김충기·강봉규, 2003: 121-122).

1) 무조건 수용

무조건적 긍정적 수용(Unconditional Positive Acceptance)이란 내부적으로

외부적으로 비판적인 언동을 보이지 않는 것을 의미한다. 즉, 치료자가 조사를 하거나 해석을 하지 않고 또 시인이나 부정하는 태도를 보임이 없이 환자를 전적으로 신뢰하여 수용하는 것을 말한다. 특히, 그에게는 자기 이해 및 긍정적인 변화의 잠재력이 있음을 믿는 것이다.

치료자는 환자를 갈등과 부조화, 그리고 좋은 점과 나쁜 점을 모두 갖추고 있는 그대로의 개인으로서 수용한다. 이러한 태도는 중립적으로 수용하는 것 이상을 말하는데, 즉 환자를 가치 있는 인간으로 받아들이고 또한 존경을 표시하는 것까지 가리킨다. 수용은 또한 환자에게 호감을 가지거나 온정으로 대하거나, 그를 칭찬해주는 것까지 포함한다.

치료자는 긍정과 부정을 막론하고 환자를 평가하거나 판단하지 않는다. 환자는 어떠한 조건도 필요로 하지 않고 무조건 수용된다. 즉, 치료자는 환자를 무조건 긍정적으로 존중한다.

2) 진실성

진실성(genuineness)은 치료자가 환자와의 관계에서 나타내는 반응이 순간순간 그가 내적으로 경험하고 느끼는 바와 합치되는 상태를 의미한다. 즉, 치료자는 치료관계 속에서 환자에게 단순히 치료자로서의 역할을 수행하는 행동을 취하며 가식하거나 "~체" 하지 않고 인간으로서의 자신의 모습을 진솔하게 나타내는 것을 말한다.

그런 의미에서 진실성은 진정성(realness), 진솔성(authenticity)이라고 하며, 일반적으로는 일치성(congruence)이라는 말과 많이 쓰인다. 진실성이 있는 치료자는 속으로 생각하고 느끼는 것과 드러나는 언행이 같다. 그는 자신의 마음속 깊은 곳의 느낌을 각성하고 그것을 받아들이며, 또 그것에 맞추어 적절한 언어적·비언어적 의사소통(verbal and nonverbal communication)을 정확하게 구사할 수가 있다.

3) 공감적 이해

공감(Empathy)이란 치료자가 환자의 생각, 감정, 경험에 대하여 치료자 자신의 주관적인 입장에서가 아니라, 환자의 입장에서 듣고 반응하는 것이다. 즉, 공감은 "타인의 입장에 서게 되는 것" 또는 "타인의 눈으로 사물을 바라보는 것"이라고 할 수 있다. 그런데 공감은 치료자가 환자에게 던져주는 단순한 하나의 언어반응이 아니라, 치료자가 환자와 '함께(being with)하는' 과정이라고 할 수 있다.

공감적 이해는 치료자가 환자의 내면세계를 정확하게, 그리고 감정이입적으로 이해하는 것을 뜻한다. 치료자가 자기 자신을 잃지 않고 환자의 내적 세계를 마치 자신의 내면세계인 것처럼 느끼게 되는데, 이것이 감정이입이고 또 이 감정이입이 치료에 있어서 본질인 것 같다.

치료자가 이와 같은 이해를 하면 환자는 자연스럽게, 그리고 깊이 그 자신을 탐색하고 따라서 자신에 대한 이해를 증진시킨다. 이러한 이해는 그 성질상 외적인 진단이나 평가를 포함하지 않는다. 물론 완전한 이해는 불가능하지만 다행히도 그럴 필요까지는 없다. 이해를 하려는 치료자의 욕구를 환자가 이해로서 받아주면 치료는 진전을 보게 된다.

4. 게슈탈트치료

게슈탈트치료(Gestalt Therapy)의 창시자인 펄스(Frederick S. Perls, 1893~1970)는 초기에 프로이트의 정신분석에 매료되어 훈련을 받았으나, 프로이트학파가 쌓아온 자기보호 장벽에 그가 발견한 이론을 접목하는 데 한계를 느꼈다. 펄스는 과거를 중심으로 해석을 지나치게 강조하는 정신분석을 비판하고, 경험에서 비롯된 자각을 바탕으로 한 통합을 강조하는 게슈탈트치료를 발전시켰다.

> **게슈탈트(Gestalt)**
>
> 게슈탈트(Gestalt)란 독일어 gestalten(구성하다, 형성하다, 창조하다, 개발하다, 조직하다 등)의 명사로, 개체가 자신의 욕구나 감정을 하나의 의미 있는 전체로 조직화하여 지각한 것을 뜻한다. 즉, 게슈탈트는 '의미 있게 조직화된 전체'로 이해한다(유영달, 2017: 161). 게슈탈트치료(Gestalt Therapy)를 최초로 발달시킨 펄스는 우리가 실존적 주체로서 책임을 회피하는 환경지지를 버리고 자기지지를 바탕으로 자신을 신뢰하고 책임지며 살아갈 것을 강조하였다.
>
> 게슈탈트치료는 1940년대 펄스에 의해 창시된 후, 여러 사람들에 의해 발전된 현상학적-실존적으로 접근하는 심리치료이다. 치료의 초점을 '지금-여기'에 두고, 상담대상으로는 전체로서의 유기체를 다룬다.

자료: 정서영 외(2018: 193).

욘테프(Yontef, 1993)는 게슈탈트치료가 치료자를 이해할 수 있고, 편안하게 느끼는 어떤 환자에게도 효과적으로 적용될 수 있다고 보았다. 즉, 치료자가 환자와 관계를 맺을 수 있다면 대화와 실험 등을 통해 직접 경험하기의 원리를 적용할 수 있다는 것이다. 하지만 게슈탈트치료의 일반적 원리를 환자의 특정한 임상적 상황에 맞춰 수정하여 적용할 때에는 주의를 기울여야 한다. 전통적으로 게슈탈트치료는 지나친 사회화로 위축된 개인들에게 효과적인 것으로 여겨졌다. 이들은 불안하거나 완벽주의가 강하고 공포증이 있으며, 우울한 환자들이었다. 그러나 현재는 보다 광범위한 문제에 적용되어 개인치료와 부부치료 그리고 더 큰 집단치료의 형태로 실행되고 있다. 게슈탈트치료로 정신병적이거나 와해되거나 또는 다른 종류의 심각한 정신장애를 가진 환자들과 작업하는 것은, 더 어려울 수 있으므로 치료자의 조심성과 민감성 및 인내심이 요구된다. 게슈탈트치료의 기법은 다음과 같다(오만록, 2017: 317-319).

1) 자기각성

치료자는 환자에게 "당신의 손으로 지금 무엇을 느끼고 있습니까?", "화가 나면 어떻게 합니까?"라는 단순하고 직접적인 질문을 통해 그의 각성(욕구와 감정의 자각, 신체자각, 환경자각)을 촉진시킬 수 있다. 이에 대한 또 다른 예를 들어 보면, 치료자가 "지금 당신의 오른손이 무엇을 하고 있지요?" 또는 "당신의 목소리는 어떻게 들리고 있지요?"라고 질문하는 것이다. 이렇게 되면 환자는 무심코 던진 말이나 행동을 통해 자신의 진실한 내면세계를 각성하게 된다.

2) 대화게임

이는 환자의 갈등을 대화로 엮어보는 것(자기 부분들 간의 대화)이다. 예를 들어, 환자가 애인이 아닌 다른 이성과 데이트를 할까 말까 망설일 때 한 번은 데이트를 하고 싶은 입장에서 이야기해 보고, 또 한 번은 데이트를 해서는 안 된다는 입장이 되어 이야기하게 한다. 이때 전자를 하인, 후자를 상전이라고 하여 하인-상전 간의 대화를 해보게 하는 것이다.

3) 투사연기

환자는 자신의 지나친 느낌이나 행동을 인정(수용)하지 않고, 그것을 다른 사람들에게 전가시키는 데 많은 노력을 하는 경우가 있다. 만약 환자가 자신의 잘난 체하는 행동을 의식하지 못하고 다른 사람들이 그가 잘난 체한다고 비난하면, 그로 하여금 잘난 체하는 행동을 직접 해보도록 할 필요가 있다. 또한 남을 신뢰할 수 없다고 말하는 환자에게 신뢰할 수 없는 사람의 역할을 수행해 보도록 할 수도 있다.

4) 반대행동

이를 '반전기법(reversal technique)'이라고 하는데, 환자로 하여금 평소에 그가 하는 행동과 정반대되는 행동을 하게 하는 방법이다. 예를 들어, 평소에 공격적인 환자에게 아주 얌전하고 소극적인 행동을 하도록 하는 것이다. 이 기법은 환자로 하여금 반대되는 속성을 이해하고 수용하도록 하는 데 도움을 준다.

5) 책임지기

이는 환자로 하여금 그에게 어떤 말이든 하게 한 후 "나에게 책임이 있다."라고 말하게 하는 것(staying-with), 머물러 있기이다. 이 기법의 목적은 환자의 생각, 감정, 행동에 대해 다른 누가 아닌 바로 환자 자신에게 책임이 있음을 인식하도록 돕는 데 있다.

6) 신체표현 활용

이는 환자의 자기각성을 촉진하기 위하여 그의 신체표현을 관찰하여, 그것의 의미를 말하게 하는 방법이다. 예를 들어, 치료 중에 환자가 고개를 계속 숙이고 있다면 그것을 지적해 주고 그것이 무엇을 의미하는지를 말해 보게 하는 것이다.

7) 과장하기

환자가 감정을 명확히 자각하지 못할 때, 치료자는 환자가 하고 있는 표현행동을 과장하도록 요구할 수 있다. 환자가 신체동작이나 감각을 느낄 때, 현재 감정이나 욕구와 연결되어 있다면 과장해 볼 수 있다. 예를 들어, 아버지에 대한 분노를 억눌러 왔음을 이야기할 때 팔의 통증을 느낀다면, 환자에게 그 팔이 어떻게 움직이고 싶은지를 느껴 보라고 할 수 있다. 팔이 치고 싶은 욕구를 느낀다면, 쿠션 등을 치면서 어떤 감정을 느끼는지 자각하도록 도울 수 있다. 이를 통해 자신의 분노 감정과 에너지를 접촉할 수 있다. 환자의 언어표현에 있어서도 환자가 무심코 한 말을 되풀이해서 말하거나, 큰 소리로 말해서 말 속의 의미를 자각하게 만들 수 있다. 반면에, 환자가 작은 소리로 말하는 경우에는 더 작은 소리로 말을 하면서 그 순간의 감정이나 욕구를 알아차리게 도울 수 있다.

8) 빈의자기법

빈의자기법(empty chair technique)은 게슈탈트치료에서 가장 널리 쓰이는 기법 중 하나이다. 환자가 앉아 있는 맞은편에 빈의자를 하나 마련하여 두고, 거기에 자신이 직면하여야 할 대상이 앉아 있다고 상상하고서, 그 대상에게 실제로 하고 싶은 말과 행동을 하게 하는 방법이다. 그 빈의자에 앉게 되는 대상은 환자가 알아차리지 못한 내면적 자기의 극단적인 한쪽 면이 될 수도 있고, 미해결 상태에 있는 갈등관계에 있는 사람이 될 수도 있다 먼저, 환자는 자신의 의자에서 맞은편 상대에게 이야기하거나 행동을 하고, 다음에는 그 상대의 자리에 앉아 상대가 되어 아까 앉아 있던 자신에게 대답을 하거나 대응행동을 하는 식으로 두 의자를 왔다 갔다 하면서 서로 대화를 한다. 따라서, 이 기법을 '두 의자 기법(two chairs technique)'이라고도 한다. 그런데 이 기법은 실제로 다음과 같이 두 가지 경우로 세분화된다.

(1) 내적 갈등을 다루기 위한 두 의자 기법

지적인 측면과 신체적인 측면 또는 사랑과 분노와 같이 양극단적으로 나뉘어 서로 갈등하고 있는 두 부분을 나타내기 위해서 두 개의 의자가 사용되며, 환자는 각각의 의자에 앉아서 각 의자가 나타내는 관점으로 이야기를 한다. 대화는 일반적으로 그 사람의 강자나 지배적인 부분(top-dog)이 방어적이고 취약한 경향이 있는 다른 부분(under-dog)에 강한 비판을 하는 것으로 시작하며, 치료자는 비판자가 더 가혹해지도록 고무시키는 반면, 약자가 고통과 슬픔을 표현하도록 촉진한다. 예전 기억, 오해, 이전에 무시되었던 느낌들이 표면화되면서 뒤이어 '아하' 경험을 만들어 낸다. 비판자는 더 인내하고 수용하게 되는 반면, 약자는 자신감과 직접적인 자기표현의 수단을 얻음으로써 두 부분을 좀 더 인정하고 통합할 수 있게 된다.

(2) 미해결과제를 다루기 위한 빈의자 기법

빈의자 대화는 미완성 게슈탈트를 상상을 통해 다루고 해결하는 방법으로, 빈의자는 갈등관계에 있는 다른 사람이 앉을 수도 있고, 꿈 또는 공상에서 문제가 되고 혼란스러운 부분, 두통과 같은 신체증상 등이 앉을 수도 있다. 빈의자에서 환자는 중요한 미해결 과제가 걸려 있는 어떤 사람을 시각화하고, 차단되었던 마음을 통합시키기 위한 노력으로 그 사람에 대한 자신의 생각과 감정을 표현한다. 이 경험의 목표는 환자가 자신감을 키워나가는 것뿐만 아니라, 타인이나 사건을 더 잘 이해하고 수용하도록 하는 것이다(유영달, 2017: 184-185).

9) 뜨거운 자리

환자의 자기각성을 촉진시키기 위하여 널리 활용되는 방법 중 하나인 뜨거운 자리(hot seat)기법은 환자로 하여금 자기를 괴롭히는 어떤 구체적인 문제를 이야기하게 하고, 그 후 치료자가 그것에 대하여 직접적으로 그리고 공격적으로 직면(confrontation, 맞닥뜨리기)기법을 적극 활용하는 것을 말한다. '뜨거운 자리 기법'은 '빈의자기법'과 함께 특히 집단치료에서 많이 활용된다.

10) 언어표현 바꾸기

게슈탈트 치료자는 환자로 하여금 간접적이고 모호한 단어를 사용하는 것 대신에 환자 자신과 자신의 성장에 책임감을 주는 단어를 사용하게 한다. '그것'과 '당신' 대신 '나'로 바꾸기, 3인칭이나 2인칭으로 시작하는 대명사를 일인칭으로 바꾸는 것은 개인에게 상황에 대한 책임감을 부여한다. '내가 ~할 수 없다.' 대신에 '나는 ~하지 않겠다.'로 바꾸기 등으로 환자는 자신의 결정에 책임을 지고 자신의 힘을 수용하게 된다.

11) 꿈 작업

게슈탈트 접근은 꿈을 해석하고 분석하지 않는다. 대신 일상 속에서 꿈을 가지고 와서 그것이 마치 지금 일어난 것인 양 재창조하고 재생시키는 데 목적이 있다. 꿈은 실존적 메시지를 내포한다. 그것들은 우리의 갈등이나 희망, 생의 핵심적 주제를 나타낸다. 꿈의 모든 세부 사항들의 목록을 작성하여 가능한 한 전적으로 이런 부분이 되어 보고, 자신의 감정과 반대되는 면을 서서히 자각해 보는 것이다(한미희, 2013: 148).

12) 시연

시연기법은 구성원들이 고요히 생각하고 있는 것을 큰소리로 말하도록 한다. 게슈탈트 집단에서 구성원들은 그들이 사회적 역할을 수용하는 데 있어서 보다 많은 자각을 위해 시연을 집단에서 공유한다. 그렇게 해서 구성원들은 어떻게 하면 타인을 즐겁게 하고, 인정받고 수용받기 위해서는 어느 정도이어야 하며, 타인과 소외되지 않기 위해서는 얼마나 노력해야 하는지 알게 된다.

5. 해결중심치료

해결중심치료(Solution-focused counseling)은 흔히 해결중심 단기치료(Solution-focused Brief Therapy, SFBT)로 불리며, 문제에 초점을 맞추기보다 해결책을 모색하는 데 초점을 맞추는 단기치료이다. 다시 말해서 내담자의 문제에 초점을 맞추기보다 환자가 가지고 있는 자원이나 강점에 초점을 맞춰 내담자가 원하는 삶을 향한 해결책을 강구하는 데 집중하는 단기치료이다. 이 치료법의 기본적인 생각은 에릭슨(Milton Erickson), 베이트슨(Gregory Bateson), 헤일리(Jay Haley) 등에 의해 주장되었으나, 드 세이저(Steve de Shazer)와 김인수(Insoo Kim Berg) 부부에 의해 구체적인 치료방법이 개발되었으며, 해결중심 단기치료라고 명명되었다(정서영 외, 2018: 239).

해결중심치료는 환자와의 대화를 해결중심으로 유도할 수 있는 방법을 구체화시키는 방법으로 환자가 지닌 문제해결의 자원과 능력을 찾아내어 확장시키고 강화시킬 수 있는 다양한 질문을 개발하였다. 대표적인 질문기법으로는 드 세이저와 김인수가 만든 다양한 질문들이 만들어져 활용되고 있다(Berg & Miller, 1992; O'Connell, 2000). 해결중심치료의 기법은 다음과 같다.

1) 초기 질문

해결중심치료의 기본 가정은 변화란 불가피한 것으로, 계속적으로 일어나고 있다고 본다. 따라서, 환자가 지난 번 면담을 약속한 후 지금까지 일어났던 변화에 대한 질문인 초기 질문(pre-session question)은 때로 아주 중요한 단서를 제공한다. 면담 전의 변화가 있는 경우는 환자가 이미 지니고 있는 해결능력을 인정하고 칭찬하며 강화하고 확대할 수 있도록 격려한다.

그 예로, "치료에 오시기로 약속하고 난 다음에 오늘 만날 때까지 가족생활에서 뭔가 좀 달라진 점이 있으세요?"

2) 예외 질문

해결중심치료의 옹호자들은 소위 문제라고 환자가 제시하는 어려움이 심각도가 덜하거나 문제가 전혀 나타나지 않는 때가 항상 존재한다고 주장한다. 따라서, 치료자는 환자를 격려하여 이러한 상황이 언제인지를 잘 찾아보도록 하고, 그러한 상황이 일어나는 빈도를 최대화하여야 한다. 예외 상황을 찾는 질문의 예는 다음과 같다. "뭔가 평소와 달랐던 상황이 일어났다면, 그 상황은 어떤 상황이었나요?", "뭔가 평소와 달랐던 상황이 있다면 그때 당신이 한 일은 무엇인가요?" 이런 질문의 목표는 과거에 효과적이었던 것을 찾아서 그것을 반복할 수 있도록 도와주는 것이다. 그리고 최종적으로 이상적인 상황을 향하여 한 단계 한 단계 더 '아기의 걸음마' 같이 진전하도록 도와주는 것이다. 이러한 개념과 기법은 에릭슨(Milton Erickson)의 영향을 받은 것이다.

3) 기적질문

기적질문(miracle question)은 문제 자체를 제거시키거나 감소시키지 않고 문제와 떨어져서 해결책을 상상하게 하는 것이다. 이 질문을 통해 치료자는 환자가 바꾸고 싶어 하는 것을 스스로 설명하게 하여 문제에 대한 집착으로부터 벗어나 해결중심영역으로 들어가게 한다.

그 예로, "이제 좀 다른 질문을 하고자 합니다. 이번에는 상상력을 발휘해야 할 것 같군요. 오늘 치료 후에 집에 가서 잠을 잔다고 상상해 보십시오. 잠자는 동안 기적이 일어나 당신을 여기 오게 한 그 문제가 극적으로 해결됩니다. 당신은 잠을 자고 있어서 이런 기적이 일어났는지를 모르겠지요. 그런데 아침에 일어나서 지난 밤 기적이 일어나 모든 문제가 해결되었다는 것을 어떻게 알 수 있을까요? 당신이 처음 무엇을 보면 기적이 일어났다는 것을 알 수 있을까요?"

4) 척도질문

척도질문(scaling question)은 환자에게 위협이 되지 않는 방식으로 자신의 경험을 측정하고 추적할 수 있도록 도와준다. 환자의 경험을 측정하고 척도화하는 것은 환자에게 미세한 차이를 확인하는 유용한 수단이 된다. 목표가 무엇인지, 그리고 그러한 목표를 향하여 진전해 가는 것이 어떤 것인지를 알기 위해서는 주관적 척도와 측정을 통하여 가능하다.

해결중심치료은 환자의 주관적인 측정과 척도에 대해 매우 구체적인 방법을 사용한다. 예를 들어, 환자에게 스스로 자신의 양극단적인 특성이 무엇인지를 물어본다. 그리고 나서 현재 자신이 보다 바람직한 한쪽 방향으로 진전을 하고 있는지 다른 쪽 방향으로 후퇴를 하고 있는지를 평가해 보라고 한다. 해결중심치료에서는 이처럼 보다 내면적이고 엄격한 척도를 환자에게 자연스럽게 시행하기 위해 다음과 같은 적절한 표현방식을 고안해 냈다. 그 예로, "문제가 가장 안 좋았던 때, 곧 척도 점수가 0점이었던 때는 어떤 상황이었나요?", "문제가 가장 좋았던 때, 곧 척도 점수가 10점이었을 것 같은 때는 어떤 상황이었나요?"

환자는 자신이 스스로 평가한 척도 점수로 현재의 상태를 평가하도록 요청받는다. 환자에게 측정하고자 하는 행동의 내용을 최대한 유용하게 자세히 끌어내기 위해 지지해 주면서 여러 가지 자원을 언급하면서 질문을 한다. 예컨대, "현재의 척도 점수에서 한 단계 더 낮은 점수로 내려가지 않도록 하기 위해 당신을 억제하는 것이 있다면 그게 뭘까요?" 등이다. 그런 다음 환자에게 자신의 진전을 정확하게 점수를 매겨 보도록 요청한다. 예를 들어, "척도상에서 1점이 더 높은 날이 있다고 할 때, 어떤 것을 보고 그렇게 말할 수 있을까요?" 마찬가지로 자신이 바라는 미래의 모습도 환자 자신이 척도 점수로 표현할 수 있도록 한다. 예를 들어, "척도 점수에서 몇 점이 되면 충분히 좋은 점수라고 할 수 있을까요?", "그 점수를 받는 날의 하루 일상은 어떤 모습이 될까요?", "그런 척도 점수를 받는 날은 지금과 뭐가 좀 다르게 행동을 하게 될까요?" 등이 있다.

5) 대처질문

대처질문(coping questions)은 환자가 미처 알아채지 못한 자원을 찾아보기 위해 고안된 질문이다. 환자에게는 심지어 가장 절망적인 상황에 대해서도 그 상황을 잘 극복해 냈던 사례가 있다는 것이다. "저는 상황이 당신에게 정말 얼마나 어려웠는지 알 것 같아요. 그러나 제가 놀란 것은 그럼에도 불구하고, 당신은 매일 아침 일어나고 애들을 깨워서 씻기고 밥을 먹여서 학교에 보냈다는 것입니다. 도대체 어떻게 그런 일을 하셨어요?" 이처럼 치료자가 환자에게 진정한 호기심을 느끼고 경탄을 하게 되면 그 문제에 대한 환자의 생각과 모순되지 않도록 환자의 강점을 강조할 수 있게 된다. 자세히 관찰해 보면, 앞에서 말한 대처질문은 두 부분으로 구성되어 있는데, 앞부분은 환자가 처한 상황에 대한 요약이다. 즉,

"저는 상황이 당신에게 정말 얼마나 어려웠는지 알 것 같아요."하는 부분이다. 이 부분은 환자에게 사실적인 부분이고 환자의 경험을 정당화시켜 주는 부분이다. 그리고 두 번째 부분, 곧 "그러나 제가 놀란 것은 그럼에도 불구하고, 당신은 매일 아침 일어나고 … 등등." 하는 부분도 역시 진실의 내용이다. 그러나 이 부분이 바로 문제에 초점을 둔 전통적인 치료기법과는 반대가 되는 부분으로, 해결책에 초점을 둔다. 분명한 것은, 여기서 환자가 문제에 대해 어떤 방식으로든 '대처'를 하였다는 것이고, 이러한 대처에 초점을 맞추어 질문을 하는 것은 '문제'에 초점을 둔 이야기가 지속되지 않고 보다 적극적인 '대처'에 초점을 두고 이야기하도록 환자의 관점을 바꾸도록 도와준다.

6) 관계성 질문

관계성 질문(relationship question)은 환자가 문제해결의 상황을 자기중심적 생각에서 벗어나 중요한 타인의 시각에서 보면서 문제해결에 관한 새로운 가능성을 찾아내는 데 도움을 준다. 사람이 자신의 능력, 힘, 희망, 가능성, 한계 등을 지각하는 방식은 자신에게 중요한 타인이 자신을 어떻게 보고 있는지에 대한 생각과 밀접한 관계가 있다. 따라서, 환자가 자신을 자기 입장에서가 아닌 중요한 타인의 눈으로 보게 되면 이전에는 생각하지 못했던 새로운 해결의 가능성을 만들어 낼 수도 있다. 그 예로, "당신의 남편이 여기에 있다고 생각해 보세요. 그리고 당신이 그렇게 웃으면 남편은 어떻게 반응할까요? 당신과 남편 사이에 관계가 좋아지면 애들이 어떻게 반응할까요?"

7) 간접적 칭찬질문

간접적 칭찬질문(indirect praise question)은 질문의 형식을 취하지만, 환자의 긍정적인 삶의 대처방식에 대한 칭찬이다. 이러한 질문은 환자의 강점이나 자원을 발견하여 인정함으로써 환자가 자신의 자원과 강점을 더욱 활성화하고, 문제해결방법을 발견하게 하며, 실행 중인 긍정적 해결 지향 행동을 더욱 지지하고 강화시켜 준다.

그 예로, "아내가 소리를 지를 때 잠시 참으면 상황이 더 나빠지지 않는다는 것을 어떻게 아셨나요? 그런 상황에서 침착하게 감정을 조절하기가 쉽지 않은데, 어떻게 그렇게 침착하게 화를 참으셨나요?"

8) 추가 질문

추가 질문(additional question)은 다양한 질문을 통해 발견한 환자의 자원과 강점, 해결능력, 성공 경험 등을 더욱 촉진시키고 강화하기 위한 목적으로 사용한다. 환자가 이미 하고 있는 긍정적인 변화를 유지할 뿐만 아니라, 성장하고 발전하기 위해서 계속해서 성공적인 해결책을 탐색하도록 촉진시킨다.

그 예로, "그 외에 또 무엇이 있습니까? 뭐가 더 있을까요? 더 좋은 생각이 없을까요? 또 다른 좋은 방법이 없을까요?"

9) 자원 찾기

해결중심치료의 핵심 과제는 환자가 자신의 직접적인 지지체계와 사회관계망뿐만 아니라, 자신의 내부 역량, 기술 및 자원을 확인하여 이런 자원들에 주목할 수 있도록 지원하는 일이다. 이처럼 환자의 초점을 자원에 두게 함으로써 환자는 자신을 내적으로 유능하고 외적으로 지원을 받고 있다고 자신의 이야기를 구성하도록 도와준다. 여기서 언어를 확장하게 되면, 현재의 문제와 관련이 되는 기존의 자원에 초점을 맞출 수 있는 새로운 방법이 무엇인지를 알려 주게 된다. 치료자는 환자의 역량을 강화하여 척도질문, 예외질문 등을 함으로써 자신의 자원을 찾아낼 수 있도록 도와준다.

여기서 환자의 자원은 내부적인 것일 수도 있고, 외부적인 것일 수도 있다. 내부적인 자원은 자신에게 유용한 환자의 기술, 강점, 자질, 신념, 능력 등이며, 외부적인 자원은 환자의 파트너, 가족, 친구, 신앙 또는 종교단체 및 지지 그룹과 같은 지지적인 관계망을 말한다.

6. 인지치료

인지치료(Cognitive Therapy), 또는 인지상담은 벡(Aaron T. Beck, 1921~)이 창시한 이론으로 인간의 행동과 정서는 개인의 신념체계와 사고에 따라 결정된다고 본다.

벡의 인지치료에서 사용하는 기법은 매우 다양하다. 그 이유는 인지치료 환자의 구체적인 호소 증상을 해결하는 데 중점을 두며, 각각의 증상을 해결하는 데 도움이 되는 기법을 폭넓게 구비하고 있기 때문이다. 여기에서는 이런 기법들 중 특히 중요한 몇 가지만을 기술하면 다음과 같다(이장호 외, 2009: 136-138).

1) 문제축약기법

이 기법은 환자가 아주 다양한 문제증상을 호소했을 때, 이러한 증상을 일일이 다루기보다는 몇 가지 중요한 것들로 묶어서 다루는 방법이다. 이렇게 하는 이유는 환자가 제기하는 각각의 증상들을 하나씩 해결해 나가는 데 많은 시간과 노력이 필요하고, 비효율적일 수 있기 때문이다. 유사한 성질을 지니는 문제를 확인하여 그것들을 몇 가지 주요 문제로 압축하게 되면 훨씬 더 효율적으로 치료를 진행할 수 있다. 문제를 축약하는 데에는 다음과 같은 몇 가지 방법이 있다.

첫째, 여러 가지 증상에 기저하는 공통요소를 찾는다. 예를 들어, 환자가 엘리베이터 타기, 터널 지나기, 빨리 걷거나 뛰기, 강한 바람 등에 대해 공포를 가지고 있다면, 이들 증상의 공통적인 요소는 '희박한 공기로 인한 호흡 곤란'일 수 있다. 이때 치료자는 개별적인 문제증상을 일일이 다루기보다는 질식에 대한 공포를 해소하는 데 치료의 초점을 맞출 수 있다.

둘째, 문제증상들의 발달 연쇄에서 초기에 발생한 문제증상들에 초점을 맞춘다. 즉, 환자의 문제증상들을 발생시기별로 정리한 다음 초기에 발생했던 증상들을 먼저 다루는 것이다. 왜냐하면 먼저 발생한 문제들로 인해 이후의 증상이 초래되었을 가능성이 크기 때문이다. 예를 들어, 주의집중이 안 되어 공부를 할 수 없고, 그로 인해 시험 성적이 낮아지고, 열등감 때문에 친구관계도 소원해지고, 그 결과로 심한 외로움과 우울을 겪는 환자를 생각해 보자. 이 경우에 증상의 시간적·인과적 연쇄에서 외로움이나 우울의 원인으로 작용했던 주의집중 문제를 먼저 다루게 되면, 결과적으로 발생했던 증상들은 그것 자체를 별도로 다루지 않아도 상당부분 해소될 수 있다.

2) 빈틈 메우기 기법

이 기법은 사람들이 경험하는 스트레스 사건과, 그 결과 경험하는 정서적 혼란 사이의 빈틈을 확인하여 채우는 방법을 말한다. 즉, 그 빈틈에 환자 자신은 자각하지 못하겠지만 스트레스 사건에 접했을 때 떠올랐던 부정적인 자동적 사고가 게재되어 있기 때문이다. 예를 들어, 환자가 사람들을 만날 때마다 주체할 수 없이 화가 나는 정서적 경험을 하였다면, 치료자는 '사람들을 만났을 때 어떤 생각이 스쳐 지나갔습니까?', '그때 머리에 떠오른 생각들은 무엇이죠?' 등과 같은 질문으로 환자의 자동적 사고를 확인할 수 있다. 즉, '사람들이 나를 무시한다.', '사람들이 나를 차별대우한다.' 등과 같은 부정적인 자동적 사고를 확인할 수 있게 되고, 이를 통해 그 자동적 사고가 해당 상황에서 현실적으로 적절한 것인지, 다른 대안적 사고를 할 수는 없는지 등을 검토해 나갈 수 있게 된다.

3) 칸 기법

이 기법은 빈틈 메우기 기법을 좀 더 확장한 방법으로 빈 종이를 여러 개의 칸으로 나누고, 가장 왼쪽 첫 번째 칸에는 문제를 경험했던 상황이나 구체적인 스트레스 사건을 적고, 세 번째 칸에는 그 상황이나 사건을 경험하고 나서 일어났던 정서적 결과를 적는다. 그런 다음 이 둘 사이의 두 번째 칸에는 문제상황이나 스트레스 사건과 정서적 결과 간의 빈틈, 즉 자동적 사고를 확인하여 적는다. 이렇게 세 칸만 사용하는 경우를 세 칸 기법이라고 한다.

여기에서 더 나아가 네 칸 또는 다섯 칸 기법도 가능하다. 세 번째 칸 옆에 한 칸을 더 마련해서 네 번째 칸에는 문제상황에서 떠올랐던 부정적인 자동적 사고 외에 환자가 가질 수 있는 다른 긍정적이거나 중립적인 사고를 확인하여 적을 수 있다. 다섯 번째 칸에는 그런 식으로 생각을 바꿀 경우 동일한 상황에서 정서적 결과가 어떻게 달라질 수 있는지를 확인하여 적을 수 있다. 이런 식으로 칸 기법을 활용하면 인지치료에서 성취하고자 하는 사고의 전환과 그에 따른 정서적 체험의 교정을 매우 효과적으로 달성할 수 있다.

7. 현실치료

현실치료(reality therapy)는 '현실적인 삶'을 살아갈 수 있도록 도와주는 치료이다. 즉, 환자의 현실적인 욕구를 파악하여 현재의 행동을 바꾸어 욕구를 충족하는 기술을 계획하여 실천하도록 도와주는 치료방법이다. 현실치료는 현재의 행동을 강조하기 때문에 행동과 행위를 강조하는 접근이라고 볼 수 있다. 글래서(William Glasser, 1925~)가 개발한 현실치료는 과거를 중시하는 전통적인 치료방법과는 달리, 환자의 '행동'과 '지금', '책임'을 강조하는 행동수정의 한 형태로서 환자의 현재 행동에 초점을 맞춘다. 그리고 이러한 현재의 행동에 대한 개인적 책임을 강조하였다. 글래서에 따르면, 정신건강의 척도는 곧 자신의 행동과 감정과 생각에 대한 책임을 지는 정도이다.

현실치료는 치료기법에 지향된 접근방식이 아니다. 따라서, 선택이론에서 독창적으로 개발한 특별한 기법을 사용하기보다 치료자와 환자의 친밀한 관계를 바탕으로 환자가 자신의 바람을 바람직한 방법으로 달성할 수 있도록 조력한다. 여기서는 현실치료자들이 갖는 태도와 치료과정에서 주요하게 사용하는 조력전략 및 반응기법은 다음과 같다(노안영, 2018: 417-419).

1) 치료자 태도

현실치료자들이 환자에게 취하는 주요한 태도는 치료활동을 위한 분위기에 기여하며 궁극적으로 환자의 변화로 이끈다. 이미 글래서가 제안한 치료과정에서 지적된 것처럼 환자와의 친밀한 관계형성을 바탕으로 치료자는 환자의 변명을 수용하지 않으며, 처벌이나 비판을 하지 않고, 또한 결코 포기하지 않으며 조력하는 태도를 보인다.

2) 질문하기

현실치료에서 질문은 환자의 전체 행동탐색, 바람파악, 현재 하고 있는 행동파악, 구체적 계획수립에서 중요한 역할을 한다.

우볼딩(Robert E. Wubbolding)은 1988년 그의 저서 『현실치료사용(Using reality therapy)』에서, 다음과 같은 네 가지 방식으로 현실치료자에게 유용한 것을 제안하였다. 즉, 환자의 내적 세계로 들어가기, 정보 얻기, 정보 주기, 환자가 보다 효과적인 통제를 하도록 조력하기가 그것이다. 치료자의 질문은 환자의 내적 세계(바람, 욕구, 지각)를 이해하노록 돕는다. 효과적인 질문은 환자가 자신의 행동에 초점을 맞추고, 그러한 행동을 평가하고 계획하도록 한다. 또한 질문은 환자에게 선택하도록 하며 선택을 통해 자신의 삶을 변화시키는 방법을 통제하도록 돕는다.

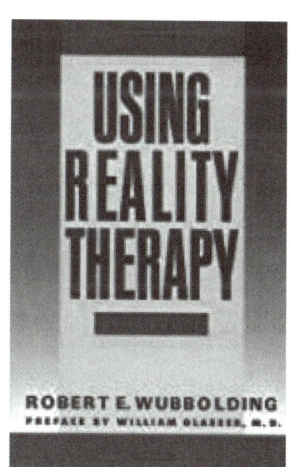

『현실치료사용』
(1988년 출판)

3) 직면하기

현실치료자는 기본적으로 환자의 변명을 수용하지 않고 결코 포기하지 않는 태도를 취하기 때문에 직면하기는 치료과정에서 필요불가결하다. 치료자는 직면하기를 통해 환자의 변명을 다룰 때, 긍정적 태도를 유지하면서 변명을 수용하지 않는다.

치료자는 환자를 비판하거나 그와 논쟁하지 않으면서 환자가 자신의 전체행동을 탐색해서 효과적인 계획을 수립하도록 한다. 치료자가 하는 중요한 일은 환자가 정말 달성하기를 소망하는 바람과, 그가 현재 하고 있는 행동이 그러한 바람을 달성해 주는지의 여부를 따지는 활동이다. 치료자는 바람의 달성과는 불일치한 행동을 하는 환자를 조력하는 데 있어 직면하기를 통해 환자가 선택한 행동에 대해 책임을 지도록 한다.

4) 역설적 기법

치료자는 환자에게 모순된 요구나 지시를 주어 그를 딜레마에 빠지게 하는 역설적 기법을 사용한다. 예를 들어, 실수하지 않으려고 강박적으로 생각하는 환자에게 실수를 하도록 요구할 수 있다. 만약 환자가 치료자의 제안대로 실수를 하려고 시도하면, 환자는 문제에 대한 통제를 입증하였다고 볼 수 있다. 만약 환자가 치료자의 제안에 저항하면 그 행동은 통제되고 제거된다.

선택이론의 맥락에서 지각, 욕구, 전체 행동을 조사함으로써 선택이론에 함축된 역설이 설명될 수 있다. 욕구를 충족시키는 데 역설이 있다. 욕구는 흔히 서로 갈등상태에 있다. 차를 고치는 친구를 감독함으로써 어떤 사람은 힘 욕구를 위해 소속감 욕구를 희생시킬 수 있다. 전체 행동에서 역설이 일어난다. 개인은 일상생활에서 느끼기와 생각하기에 많은 주의를 기울이지만, 변화를 가져오는 것은 행동하기이다. 감정은 이야기함으로써가 아니라, 행동하기에 의해 변화된다. 만약 우울한 개인이 다른 사람들에게 적극적으로 행동하면 우울 감정은 변화될 것이다.

역설의 두 가지 유형은 '틀 바꾸기(reframing)'와 '처방(prescriptions)'이다. 이러한 역설적 기법은 환자가 통제에 있고, 신의 행동을 선택하는 것을 느끼도록 해준다. 환자가 보다 많이 우울하기를 선택하는 것은 역시 덜 우울하기를 선택할 수 있다는 것을 의미한다. 틀 바꾸기는 환자가 어떤 상황이나 주제에 대해 생각하는 방식을 변호하도록 조력하는 것이다. 즉, 환자가 이전에 바람직하지 않았던 행동을 바람직한 행동으로 보도록 조력한다. 처방은 환자가 증상을 선택하도록 지시하거나 요구하는 것을 말한다. 예를 들어, 얼굴이 붉어져서 타인에게 말을 못하는 사람에게 그가 얼마나 많이 그리고 자주 붉어지는가를 다른 사람에게 말하도록 하는 것이다.

5) 유머 사용하기

현실치료는 즐거움이나 흥미를 기본 욕구로 강조한다. 치료자와 환자가 농담을 공유한다는 것은 서로가 동등한 입장에서 흥미 욕구를 공유한다는 것을 의미한다. 치료자가 유머를 통해 환자와 친근한 관계를 유지함으로써 환자의 소속감 욕구를 충족시킬 수 있다.

8. 교류분석치료

교류분석(Transactional Analysis, TA)치료는 1958년 캐나다 출신의 미국 정신과 전문의 번(Eric Berne, 1910~1970)에 의해 소개된 심리치료기법이다. 교류분석은 인간관계가 존재하는 모든 장면에 적용할 수 있는 이론이며 기법이다. 이는 임상심리학에 기초를 둔 인간행동에 관한 분석체계 또는 이론체계로서 '정신분석학의 안티테제(anti-these)' 또는 '정신분석학의 구어판'이라고도 불린다. 교류분석치료의 기법은 다음과 같다.

1) 치료 분위기조성 기법

(1) 허용

대부분의 환자들은 부모의 많은 금지령에 의해서 행동하고 있다. 치료자는 환자로 하여금 부모가 지금까지 금지했던 일들을 허용해야 한다. 환자는 허용을 받을수록 긍정적인 생활자세와 생활각본을 선택할 수 있다. 또한 치료자는 환자로 하여금 자신의 모든 자아상태를 경험하도록 하고, 게임을 하지 않아도 될 수 있는 분위기를 허용해야 한다.

(2) 보호

환자가 부모의 금지령을 버리고 어른 자아를 활용하도록 허용을 받게 되면 자신 속에 있는 어린이 자아가 놀라는 경험을 할 수가 있다. 그동안 부모의 금지령에 억눌려 있던 환자의 어린이 자아가 자유롭게 기능을 함으로써 스스로 당황하게 될 수 있는 것이다. 치료자가 환자의 그러한 반응에 대해 안심시켜 주고 지지함으로써 환자는 더욱 안전하게 새로운 자아를 경험할 수 있다.

(3) 잠재력

잠재력은 적당한 시기에 적절한 치료기법을 사용할 수 있는 치료자의 능력이다. 치료자는 자아상태, 의사교류, 게임, 각본 등과 관련된 내용을 분석하고 바람직하게 이들을 변화시킬 수 있는 치료기술을 소지하고 있어야 한다.

2) 조작기법

조작기법이란 구체적인 치료자의 행동, 즉 치료기법을 말하는데, 모두 여덟 가지가 있다. 그 내용을 살펴보면 다음과 같다.

(1) 질문

많은 환자들은 어른 자아를 사용하는 데 어려움을 갖는다. 치료자는 환자의 행동에서 어른 자아가 기능하지 못하면 환자가 어른 자아로 반응할 때까지 그에게 질문(interrogation)을 해야 한다. 질문은 강압적인 측면이 있으므로 심한 질문 공세는 피하는 것이 바람직하고 신중을 기해야 한다. 교류분석치료에서는 치료자가 필요한 질문을 하여 환자가 응답하도록 함으로써 어른 자아의 기능을 촉진시켜야 한다.

(2) 세분화

세분화(specification)는 환자가 자신의 특별한 행동의 원인에 대해서 어떤 반응을 했을 때, 그 반응에 대해 치료자가 동의함으로써 환자로 하여금 그 반응을 보다 분명하게 해주기 위해 사용하는 기법이다. 이는 특히 환자로 하여금 세 가지 자아상태의 기능을 완전히 이해할 수 있도록 돕는 데 활용된다.

환자의 특정 행동에 있어 치료자와 환자의 어른 자아가 서로 일치하는 경우가 있다. 예를 들어, 여러 상황에서 환자가 늘 과격해 있다는 사실에 대해 치료자와 환자는 의견의 일치를 보일 수 있다. 이때 치료자는 "그래서 당신은 늘 스스로를 과격하다고 여기고 있군요."라고 환자에게 반응을 보인다. 이와 같이 환자의 반응이나 상황에 대하여 치료자가 자세하고 명확하게 설명해 주는 기법으로 '상술화'라고도 한다.

(3) 직면

직면(confrontation, 맞닥뜨리기)은 치료자가 환자의 모순 또는 일관성이 없는 행동이나 말을 지적함으로써 환자로 하여금 이를 인식하게 하여 고치도록 하는 것을 말한다. 이런 과정에서 치료자는 환자의 어린이 자아, 부모 자아, 혼합된 어른 자아를 자유롭게 해준다. 또한 부정적인 생활자세, 생활각본, 게임에 대해 각성하고 이들로부터 벗어날 수 있게 한다.

(4) 설명

치료자가 어른 자아 대 어른 자아의 입장에서 환자에게 가르치는 기법이다. 설명(explanation)은 환자가 현재 그렇게 행동하고 있는 이유에 대해 치료자와 환자의 어른 자아 간의 의사교류에 의해 이루어진다. 설명은 특별히 환자가 현실을 잘 직면하지 못할 때 효과적이다.

(5) 예시

예시(illustration)는 치료자가 환자에게 긴장을 풀고 뭔가를 가르쳐 주는 방법이다. 즉, 치료과정에서의 효과를 높이기 위해 치료자가 관련 실례를 제시하는 것을 말한다. 주로 직면 다음에 사용되는 기법으로서 일화 또는 비교 등의 방법을 많이 사용한다. 이 기법은 유머를 담고 있기 때문에 환자의 어린이 자아를 즐겁게 해주는 반면에, 어른 자아는 새로운 통찰을 얻도록 해준다. 이는 환자의 어른 자아 기능을 정상상태로 안착시키기 위한 것이다. 따라서, 이 기술은 긴장을 완화시키는 측면과 가르치는 측면을 동시에 가지고 있다.

(6) 확립

확립(confirmation)은 직면으로 사라졌던 환자의 행동이 원래의 행동으로 재발할 때, 치료자가 환자에게 과거 행동을 아직도 완전히 버리지 못했으니 더욱 열심히 노력하라고 지적해 주는 기법이다. 즉, 환자의 어떤 행동은 치료에 의해 일시적으로 달라졌다가 곧 원래의 행동으로 되돌아가 버리는 경우가 많다. 확증은 일단 교정된 환자의 행동이 원래의 행동으로 되돌아간다는 점을 깨달아 이를 막을 수 있도록 돕는 기법인데, 여기에서 치료자는 아직까지 환자가 그러한 원래의 행동을 실제로 포기하지 않고 있다는 점과, 그러한 행동으로부터 벗어나기 위해서는 더 열심히 노력해야 한다는 점을 지적해 주어야 한다.

(7) 해석

해석(interpretation)은 치료자가 환자의 행동 속에 숨겨져 있는 의미를 환자가 인식할 수 있도록 하는 방법을 말한다. 이 기법은 전통적인 정신분석적 치료의 과정과 비슷하다. 이를 위해서는 치료자와 환자의 어른 자아 간에 의사교류가 이루어져야 한다.

(8) 구체적 종결

구체적 종결(crystallization)이란 치료자는 환자가 목표를 성취해 나가는 과정에서 보여주는 특정의 행동에 대하여 그때그때 마무리를 지어가는 것을 말한다. 즉, 치료자가 환자의 생활자세를 '어른 자아 대 어른 자아'의 입장에서 명료화할 때 사용되는데, 환자가 인정자극을 얻기 위하여 게임을 더 이상 하지 않고 정상적으로 행동할 수 있음을 설명해 주는 것이다. 치료자가 환자에게 그가 인정자극을 받기 위해 사용해 왔던 게임을 포기하도록 설명했을 때, 환자가 그에 대한 방법을 인식하면 이때 치료자는 "이제 당신은 당신이 원하는 인정자극을 얻을 수 있는 더 좋은 방법을 가지게 되었습니다."라고 그에게 말해주어야 한다.

이 외에 게슈탈트치료 및 심리극에서 사용되는 빈의자 기법을 사용한다. 이 기법은 특히 구조분석에 유용하게 활용된다. 만약 환자가 직장의 상사(부모자아상태)와 곤란을 겪고 있다면 그 상사가 자기 앞에 있는 빈의자에 앉아 있다고 생각하고 대화를 하도록 할 수 있다. 이때 환자는 현재 자신의 자아상태가 가진 생각, 감정, 태도를 표출할 수 있게 된다. 이 빈의자 기법을 통해 환자는 자신의 자아상태를 보다 깊이 각성하게 된다. 이 기법은 내적 갈등 때문에 고민하는 사람에게 도움이 된다. 빈의자 기법의 변형으로 두 의자 기법이 활용되기도 한다. 두 의자 기법은 과거에 부모 또는 다른 사람들과 가졌던 갈등을 해소하는 데 특히 도움이 된다.

9. 합리정서행동치료

합리정서행동치료(Rational Emotive Behavioral Therapy, REBT)는 엘리스(Albert Ellis, 1913-2007)가 창안한 인지적, 정서적, 행동적 이론 접근을 토대로 하는 종합적 교육방식, 치료 및 심리치료이다. 이 이론에서는 인간의 문제는 외부 사건이나 상황에 의해서 발생하는 것이 아니라, 자신에게 일어난 사건에 대해 우리가 가지는 신념, 생각, 평가, 해석, 철학에 의해서 생긴다는 전제에서 출발한다(정서영 외, 2018: 349).

합리정서행동치료는 인지적·정서적·행동적 기법을 혼합·적용한다. 뿐만 아니라, 실존주의와 인본주의를 비롯해서 다양한 이론을 적용함으로써 '통합적 치료(integrative therapy)'라고도 한다. REBT치료에서 사용되는 기법은 크게 두 가지로 나눌 수 있다. 하나는 세련된 기법인 특수기법이고, 나머지 하나는 세련되지 않은 일반기법이다. 후자는 전자를 사용하지 못하는 경우에 사용하는 기법이고, 임시방편적으로 사용하기 때문에 엘리스는 전자를 강조한다. 그 내용은 다음과 같다(Ellis, 1979).

1) 인지적 기법

합리정서행동치료의 치료과정에서는 분명하고 강력한 인지적 기법을 사용한다. 치료자는 ABCDEF분석을 통하여 환자에게 그의 당위적이고 요구적인 신념체계를 깨닫게 하고 보다 합리적인 신념체계로 바꿀 수 있도록 돕는다.

(1) 논박하기
가장 일반적 방법으로 치료자가 환자의 비합리적 신념을 적극적으로 반박하는 것이다. 환자가 부적절한 정서를 경험하는 것은 사건 혹은 사실 때문이 아니라, 그 사건을 지각하고 평가하는 신념과 이것을 반복해서 언어적으로 진술하기 때문이라는 것을 논리적, 현실적, 실용적으로 깨닫게 하는 방법이다.

(2) 인지적 과제
환자가 내면화한 당위적 사고를 극복하기 위해 환자에게 과제를 부여하는 것이다. 일상생활에서 부딪히게 되는 문제에서 ABCDE 모델을 적용하거나, 인지정서행동치료와 관련된 책을 소개하고, 읽어 오도록 하는 것도 포함된다.

(3) 언어를 변화시키기
합리정서행동 치료자는 환자의 부정확한 언어가 왜곡된 사고과정의 원인 중 하나라고 주장한다. 치료자는 환자의 사고가 언어를 조정하고 언어는 사고를 조정한다고 보기 때문에 환자의 언어 패턴에 주의를 기울인다. 예를 들어, 발표 불안이 있는 환자가 평소 "실패하면 끝장이다. 만약 목소리가 떨린다면 끔찍해."라고 하였다면, 환자의 언어를 변화시켜서 "난 실수 없이 발표하고 싶지만, 실수를 하더라도 괜찮아. 발표를 잘 못하였다고 죽지는 않아. 난 생각을 잘 표현하는 사람이야."라는 말을 글로 써서 하루에 몇 번씩 반복해서 말한다.

(4) 독서요법

환자의 비합리적 신념을 합리적 신념으로 바꾸기 위해 읽기 자료로 지도하거나, 환자가 스스로 문제를 해결하는 데 도움이 되는 관련 서적을 읽게 한다. 인지정서행동치료는 그 원리가 명료하고 단순하기 때문에 독자들을 위한 자기 개발서(self-help books)들이 많이 출판되어 있다.

2) 정서적 기법

정서적 기법은 환자가 자신을 정직하게 나타내고, 정서적 모험을 하게 하여 자기를 개방할 수 있도록 촉진하는 데 중점을 둔다. 이러한 자기 개방을 통해 환자는 자기 비하가 얼마나 파괴적인 사고방식인지를 깨닫게 되면서 자신, 타인, 그리고 주위의 조건을 대하는 자세에 대하여 통찰하게 된다.

(1) 합리정서심상법

합리정서심상법(rational-emotive imagery)은 먼저 환자로 하여금 습관적으로 부적절한 느낌이 드는 장면을 생생하게 상상하도록 한다. 그리고 그 장면에서 느끼는 부적절한 느낌을 적절한 느낌으로 바꾸어 상상하면서 부적절한 행동을 적절한 행동으로 바꾸어 보도록 한다. 예를 들어, 발표 불안이 있는 경우, 그 장면을 생생하게 상상하면서 불안해하는 대신에 보다 잘하려는 의도로 느끼도록 한다. 감정을 적절한 방식으로 변화시킬 수 있게 되면, 행동 변화의 기회로 이어질 수 있다. 이 기법은 환자에게 문제될 수 있는 대인관계 상황을 비롯해서 다른 상황들에 유리하게 적용될 수 있다.

(2) 수치심 공격 연습

수치심 공격 연습(shame-attacking exercise)은 다른 사람이 어떻게 생각할지에 대한 두려움 때문에 하고 싶은 행동을 하지 못하는 행동에 대해 실제로 실행해 보도록 하는 기술이다. 막상 다른 사람의 시선 때문에 해보고 싶었으나, 하지 못했던 행동을 실행해 봄으로써 주위 사람들이 그렇게 나에게 관심을 가지고 있지 않음을 알게 된다.

(3) 역할연기

역할연기(role-playing)는 환자가 문제 행동과 관련된 장면에서의 느낌을 탐색하도록 하기 위해 그 장면에서의 행동을 연기해 보도록 한다. 예를 들면, 아버지의 지나친 꾸중에 반발하는 환자의 경우, 치료자가 환자 아버지의 역할을 수행하면서 환자와 그 장면을 연기해 본다. 이를 통해 환자는 아버지에게 얼마나 반항하는지를 알게 되고, 그러한 반항은 "아버지의 간섭을 받는 것은 내가 어리다는 증거다."라는 비합리적 신념에서 비롯된 것임을 깨닫게 된다.

(4) 시범

시범(modeling)은 치료자가 치료과정에서 환자가 생각하기에 충분히 화를 낼 수밖에 없는 상황인데도 화를 내지 않고 말하며, 비록 치료자 자신이 실수를 해도 죄책감이나 자기 비하 없이 그 실수를 완전히 수용하는 행동을 보이는 것이다. 이러한 행동은 환자에게 하나의 시범이 될 수 있다.

(5) 유머

유머(humor)는 환자에게 혼란을 일으키는 어떤 생각을 줄이기 위해 사용한다. 예를 들어, 환자가 "완벽하게 일을 해야지 그렇지 않으면 마음이 쓰여서 도저히 참을 수 없습니다."라고 말한다면, 치료자가 "철수 씨는 곧 신이 될 것 같은 느낌이 듭니다."라고 말함으로써 환자는 자신의 생각이 비합리적임을 알게 할 수 있다.

(6) 모험하기 혹은 자신을 드러내기

모험하기(risk-taking)나 자신을 드러내기(reveling oneself)는 어떤 행동을 과감하게 해봄으로써 자신이 피하던 정서에 직면할 수 있게 됨과 동시에 염려했던 결과들이 나타나지 않으므로, 새로운 정서를 경험하게 되고, 그 결과 자신의 생각이 비합리적임을 깨닫게 된다. 예를 들어, 누군가에게 안겨 보는 경험은 "나는 절대로 남과 포옹할 수 없다."는 환자의 비합리적 생각을 변화시킬 수 있다.

(7) 즐거움 주기

즐거움 주기(pleasure giving)는 환자로 하여금 자신에게 즐거움을 주는 행동을 하도록 하여 자신의 비합리적 생각을 변화시키는 계기를 마련할 수 있다.

3) 행동적 기법

REBT치료는 인지적 행동적 치료의 한 형태이기 때문에 행동적 치료기법, 즉 조작적 조건화, 자기관리, 체계적 둔감법, 도구적 조건화, 생체 자기제어, 이완 등을 거의 그대로 활용할 수 있다. 그러나 행동적 치료에서의 행동적 기술은 환자의 생각이나 정서보다는 행동의 변화에만 초점을 둔다. 그래서 행동적 치료에서는 행동의 변화에 따라 생각이나 정서가 바뀌더라도 그것을 그렇게 중요하게 생각하지 않는다. 이에 반해 합리적·정서적 치료에서의 행동적 기술은 그 행동적 기술을 통해 행동의 변화뿐만 아니라, 생각, 더 나아가 정서까지도 변화시키려는 데 더 강조점을 둔다. 그리고 행동의 변화를 통해 생각의 변화를 가져오게 하고 변화된 생각에 따라 정서와 행동을 더욱 확실하게 변화시킬 수 있다고 본다.

엘리스는 REBT치료 내에서 행동적 방법을 좋아한다. 왜냐하면 그는 인지적 변화는 행동적 변화에 의해서 촉진될 수 있다는 사실을 알았기 때문이다. 행동적 기법은 환자에게 직접 어떤 행동을 해보아서 현실을 검증해 보는 작업이다. 정서적 기법과 마찬가지로 행동적 기법은 비합리적 신념의 변화를 통하여 얻은 성과를 더욱 강화하기 위해 사용되는 경우가 많다.

(1) 역할연습
치료자의 감독하에서 자신이 새롭게 획득한 합리적 철학과 일치되는 새로운 행동을 연습해 보게 하는 것이다.

(2) 합리적 역할 바꾸기
치료자는 환자의 비합리적 신념의 입장을 취하여 고집스럽게 우기면서 주장하고, 환자는 치료자 입장에서 이성의 소리, 합리적 생각을 이야기해 보는 역할을 수행하는 것이다. 이 전략은 환자의 합리적 철학에 대한 확신을 강화시킬 수 있다.

(3) 여론조사기법
환자가 지니고 있는 비합리적 생각에 대해 지인이나 타인의 의견을 조사해 오게 한다. 예를 들어, 이성 친구를 사귀다가 거절당하여 자신을 인생 패배자로 생각하며 우울해 하는 환자에게, 과연 실연이 완전한 실패자임을 입증하는지 주변 사람들 10명에게 물어보고 그 결과를 보고하도록 한다.

(4) 실제 탈감법
실제로 가능하면 많은 여자 친구를 사귀어서 거절의 경험을 통해 거절당하는 상황에 대해서 점차 익숙해지도록 하는 것이다.

(5) 숙제활동
다양한 종류(인지적·정서적·행동적)의 숙제를 내준다.

(6) 벌과 강화의 사용
엘리스는 환자가 숙제를 수행하도록 하기 위해서 개인적으로 의미 있는 벌과 강화제를 찾아내어 사용할 것을 제안한다. 환자는 그들이 수행해야 할 숙제를 다 마친 뒤에는 그 대가로 그들 자신이 좋아하는 것이나 활동에 참여하도록 허락한다. 그러나 만약 그들이 숙제를 못 하면 그들은 자기 스스로에게 불유쾌한 벌을 주도록 한다.

(7) 기술훈련

기술훈련(skills training)은 환자에게 부족한 행동기술을 교육하고 훈련하는 것이다. 이러한 기술에는 직업기술, 대인관계기술, 자기표현훈련, 이성친구 사귀기, 효과적인 시간관리, 효율적인 학습방법 등 매우 다양한 것이 포함된다.

(8) 홍수법 및 체계적 둔감법

엘리베이터 타는 것에 공포를 느끼는 사람에게 일주일 동안 100번 엘리베이터를 타게 하거나(홍수법), 여섯 달 동안 점진적으로 횟수를 증가하여 총 100번 엘리베이터를 타게 하는 방법(체계적 둔감법)이 있다. 일반적으로 REBT에서는 홍수법을 선호한다.

(9) 고정역할치료

고정역할치료(fixed role therapy)는 켈리(Gorge Kelly)에 의해 개발된 기법으로, REBT에서도 가끔씩 사용한다. 이것은 환자에게 TV나 드라마 등에서 좋아하는 배우나 탤런트가 자신이 처한 심리적 어려움의 상황에서, 매우 이성적이고 합리적인 생각을 하고 있다고 상상하면서, 자신이 그 배우나 탤런트라고 생각하고 그의 역할을 연출해 보게 하는 방법이다. 점차 상황을 확장하여 자신이 그 배우나 탤런트처럼 이미 합리적인 인간이 되어버린 것 같이 연출하여 매사에 합리적으로 생각하고 행동하도록 시도해 보라고 지시하는 것이다.

REBT에서는 인지적 · 정서적 · 행동적인 다양한 기법을 사용한다. 그러나 치료자가 선택한 치료기법이 REBT이론에 근거한 것이라고 하더라도 다음과 같은 기법은 삼가야 한다(유영달, 2017: 308).
① 환자가 더 의존적이 되게 하는 기법(예, 치료자의 지나친 온정)
② 환자가 더 쉽게 현혹되게 하는 기법(예, 지나친 낙천주의적 사고)
③ 장황하며 비능률적인 기법(예, 정신분석적 방법, 자유연상)
④ 환자에게 단시일 내에 호전할 수 있도록 하는 기법(예, 게슈탈트치료처럼 극적이고 카타르시스적인 방법으로 자신의 감정을 충분히 표현하도록 하는 기법은 환자 감정 밑에 깔려 있는 비합리적인 사고를 표출시킬 수 없는 단점이 있다.)
⑤ 비합리적 사고에 집중하는 환자의 관심을 다른 데로 돌리는 기법(예, 이완기법, 요가 및 기타 인지적 왜곡방법), 그러나 이 방법이 사고의 변화를 가져오기 위해 사용하는 논박기법과 함께 쓰일 때는 무관하다.
⑥ 비과학적인 사고를 담고 있는 기법(예: 치료에 대한 지나친 확신과 신비주의)

엘리스는 이와 같은 기법을 가급적이면 사용하지 않아야 하지만, 불가피한 경우에는 사용할 수도 있다고 하였다. 만약 치료에 대한 전적인 확신만이 어떤 환자를 도와줄 수 있는 유일한 방법이라면, REBT치료자는 환자에게 이와 같은 방법을 사용할 수밖에 없다.

Chapter 13
약물 및 재활 치료

1. 약물치료

2. 정신사회재활

3. 사회기술훈련

Chapter 13
약물 및 재활 치료

1. 약물치료

1) 약물치료의 개념

약물치료는 정신장애의 치료에 효과가 검증된 항정신병약물(antipsychotic drug)을 사용하여 정신장애로 인한 부정적 증상을 완화하기 위해 이루어지며, 현재까지는 정신장애의 증상을 치료하는 데 가장 효과적인 방법으로 알려져 있다. 그러나 약물치료만으로 정신장애를 가진 환자가 정상인으로 복귀하기는 어려우며, 약물치료를 통해 어느 정도 정신장애의 증상이 통제되면 정신사회재활이나 심리치료를 통해 사회에 적응하게 된다(이태연, 2020: 337).

약물치료는 주로 정신과적 증상을 회복시키고, 그 상태를 유지하며, 부작용을 최소화하는 데 목적이 있다. 정신장애에 있어서 약물치료는 중요하며, 정신치료 및 면담치료를 병행할 때 훨씬 더 효과적이다. 약물치료는 정신건강의학과 의사가 주로 하지만, 타 정신건강전문요원은 약을 복용하고 있는 사람에게 서비스를 제공하기 위해서는 약물치료에 대한 지식이 반드시 필요하다. 약의 종류, 효능과 부작용, 약물의 장단점 등을 알고 대상자의 약물치료를 도와주어야 한다. 특히, 정신과 질환을 가지고 있고, 재발을 반복적으로 경험한 대상자의 경우 약물관리가 매우 중요하므로 대상자가 스스로 관리할 수 있도록 지원해야 한다.

정신장애의 치료에 사용되는 약물은 뇌의 신경전달물질의 분비를 조절함으로써 정신장애의 증상을 완화하고 치료하게 된다. 신경전달물질은 뇌에서 자연스럽게 분비되는 화학물질이어서 합성된 다른 대체물로 대신하기 어렵기 때문에 항정신병약물은 신경전달물질의 분비 자체를 조절하기보다 신경전달물질의 흡수를 차단하여 분비를 낮추거나, 신경전달물질의 재흡수를 억제하여 분비를 높이는 방법을 택한다.

2) 약물치료의 기전

정신장애의 원인은 점차 밝혀지고 있고, 많은 부분을 뇌와 관련하여 설명할 수 있다. 뇌는 다양한 영역으로 구성되어 있고 유기적으로 작동하여 사고, 행동, 감정 등을 담당한다. 뇌는 수십억 개의 신경세포로 구성되어 있고, 각 신경세포는 뇌 화학물질을 통하여 서로 다른 신경세포와 소통을 한다. 이와 같은 뇌 화학물질을 '신경전달물질'이라고 한다.

도파민(dopamine)은 정신건강의학과에서 거론되는 대표적인 신경전달물질로, 행복의 물질(특히, 쾌락)로 알려져 있다. 도파민은 인간이 무엇인가 하고 싶다는 의욕을 느끼게 해 주며, 정열적인 움직임과 긍정적인 마음, 성욕과 식욕을 담당하고 일을 해냈을 때, 성취감이나 도취감을 경험하게 한다. 의욕을 샘솟게 해주는 신경전달물질이기 때문에 분비될수록 쾌락을 느끼게 된다. 흔히 마약에 도취되었을 때, 성취감, 자신감과 더불어 환각 증세가 나타나는 것은 도파민이란 신경전달물질이 과도하게 분비되기 때문이다. 정신장애의 경우에도 도파민이 과도하여 분비되면, 환각과 망상 등을 경험하는데, 조현병이 그 대표적이 질환이다. 따라서, 조현병의 약물치료는 높은 도파민 수치를 낮추어 주는 항정신병약물(antipsychotics)을 약물치료제로 주로 사용할 수 있다.

세로토닌과 노르에피네프린(norepinephrine)은 감정과 관련된 신경전달물질이다. 세로토닌은 정신병과도 관련되어 있는데, 도파민과 노르아드레날린을 적정 수준으로 유지하고, 공격성과 사회성 등 많은 심리 기능이 적절히 기능하도록 통제한다. 세라토닌은 신경이 잘 발달된 사람일수록 평상심을 유지하는 것과 행복감을 지속시키는 것이 수월하기 때문에 일반인에게 행복 호르몬으로 알려진 신경전달물질이다. 노르에피네프린은 불안, 부정적 마음, 스트레스 반응 등을 담당한다. 세로토닌과 노르에피네프린은 항우울제(antidepressants)와 관련 있다. 이 두 신경전달물질이 뇌에서 적어지면 우울증에 걸린다. 그래서 우울증 약은 세로토닌과 노르에피네프린을 올려주는 역할을 한다. 너무 높을 경우 기분이 들뜨고 충동성이 높아 폭력적이 될 수 있기 때문에 정상치로 유지되도록 해야 한다. 그 외에도 불안강박 등 여러 정신적 부분에 관여한다.

그 외 벤조다이아제핀계 약물이나 리튬으로 대표되는 항조증제, 기분안정제 등 다양한 약물이 신경전달물질을 줄이거나 증가시키는 방법으로 증상을 조절하는 데 기여하고 있다(윤숙자 외, 2021: 272-273).

3) 약물관리

약물관리는 효과와 상태가 좋아졌는데도 계속 약을 복용해야 하는 이유, 약 복용 중단과 재발과의 관계, 규칙적인 약 복용, 약의 부작용 및 대처방법, 약 복용에 대한 오해와 진실, 담배 및 술 등 다른 물질과의 관계 등을 교육한다. 교육의 방법과 회기는 세팅에 따라 다양하게 이루어지고 있다. 강의식 교육, 환자-전문가 역할연기, 시청각 교육 등 다양한 방법으로 교육한다. 교육은 세팅에 따라서 1회기로도 끝날 수 있고, 6개월간 진행될 수도 있다.

최근에는 단순하게 환자와 그 가족에게 정보를 제공하고 교육하는 것에서 벗어나 당사자가 교육 매뉴얼 개발에 참여하고 있다. 과학적 연구에 의하면, 환자가 전문가와 함께 의사결정과정에 참여하고, 책임을 갖는 것에 비례하여 환자의 만족도와 치료성공률이 높아진다고 한다. 치료가 성공적으로 이루어지기 위해서는 정신건강전문가와 대상자 간에 협력이 반드시 필요하다. 협력관계가 좋을 때, 치료 및 회복에 대한 만족도가 높고, 중간에 치료를 중단하게 될 가능성도 낮아진다. 내용은 어떤 약물을 선택할 것인지, 경구용 알약을 선택할 것인지 장기지속형 주사제를 선택할 것인지, 그 효과와 부작용은 어떤 것이 있는지에 대한 정보를 제공한 정신치료나 정신재활치료와 같은 다른 치료요법을 활용할 것인지, 실생활에서 교육, 주거시설, 여가활동 등과 같은 변화를 줄 것인지에 대한 결정을 함께 한다. 무엇보다 가장 중요한 것은 당사자(환자 혹은 가족)의 역할이 가장 중요하다는 것이다(윤숙자 외, 2021: 259).

4) 약물치료의 일반적 지침

정신치료를 목적으로 하는 약물의 처방은 개인의 특성, 질병의 경과 및 특성, 부작용, 대사, 신체적 특성, 복용상태, 치료 동기 등에 따라 달라진다. 따라서, 일반적인 지침을 통해 처방되도록 할 필요가 있다. 약물치료에서 일반적으로 제시되는 지침은 다음과 같다(정원철, 2020: 292-293).

① 약을 처방하기에 앞서 정확한 진단, 약물의 작용기전(약이 어떤 과정을 거쳐서 효과를 나타내는지를 설명하는 일), 부작용, 대체약물, 치료계획 등이 잘 수립되어 있어야 한다.
② 약물의 선택은 단순히 진단에 따르기보다 환자의 상태와 목표 증상, 부작용, 효과가 나타나는 시간, 과거 약물의 치료효과, 약물의 정신역동적 의미, 약물에 대한 가족과 기타 환경의 영향, 약물의 가격 등 경제적 상태가 고려되어야 한다.
③ 어떤 약물이든 효과적인 용량을 충분한 기간 동안 투여해야 하는데, 그 용량이나 투여기간은 이전의 임상연구자료와 치료자의 경험에 의해 결정된다.
④ 치료에 실패했을 때는 진단의 정확성, 증상과 부작용의 구별, 적정량의 투입, 약물의 혈중농도, 타 약물과의 상호작용, 실제 복용 여부를 파악해 보아야 한다. 일정기간 내 효과가 없으면 투여방법을 달리하거나, 점차 감량하며 타 약물과 교체한다.
⑤ 약을 먹지 않으려는 경우가 잦다. 이는 피독망상, 피해망상, 문화적 차이, 가족의 약물에 대한 태도 치료에 대한 거부감, 단순한 무지, 부작용 등 다양한 이유가 있다. 정확한 설명과 더불어 약물 종류나 형태, 투여방법 등을 단순

화하는 것이 바람직하다.
⑥ 치료자는 약물치료에 대해 능동적이고, 긍정적이며, 열성적인 태도, 보다 개인화된 면담, 동정적인 태도를 가져야 한다.
⑦ 병의 실체, 약물치료 대상이 되는 증상, 치료방법, 부작용 등에 대해 가능한 한 많이 알도록 대상자를 교육시켜야 한다. 또한 대상자가 약물을 객관적으로 이해할 수 있도록 하는 노력 역시 중요하다.
⑧ 약물의 부작용으로 인한 위험을 최소화하도록 해야 한다. 처방된 약으로 자살을 시도하지 않도록 소량을 처방하고, 감시하는 노력 역시 요구된다.
⑨ 환자와 가족에게 약물치료 계획을 설명하고 협조를 얻을 수 있어야 한다.
⑩ 소아와 노인에 대한 처방은 보다 신중을 기해야 한다. 소아는 어른에 비해 대사가 빠르기 때문에 몸무게 kg당 필요로 하는 약물용량이 어른에 비해 많다. 소량에서 시작하여 서서히 증량한다. 반대로 노인은 약물의 대사와 배설속도가 느리며 부작용에 민감하다.
⑪ 내과적 질병을 가지고 있는 정신장애인은 대사의 불안정, 부작용의 과민성, 타 약물과의 상호작용 측면에서 타 약물과의 상호작용에 보다 신중을 기해야 한다. 역시 소량으로 시작하여 서서히 증량한다. 혈액 내 약물농도 측정이 좋은 지침이 된다.
⑫ 임산부의 경우, 특히 3개월 때까지는 처방을 중단하는 것이 원칙이다. 가장 중요한 최기형성약물은 항조증약물인 리튬과 항경련제이다. 출산 시에는 투여된 약물에 의해 태아가 과도히 진정되기 쉬우므로 조심해야 하며, 태아의 금단증상도 경계해야 한다.
⑬ 정신치료와 약물치료의 병용이 상승적 효과를 나타낸다는 연구가 많다. 이 경우 약물에 대한 정신역동적 요소뿐 아니라, 의사의 약물치료에 대한 태도, 즉 역전이도 중요한 검토대상이 되어야 한다.

5) 약물 치료반응 및 부작용

약물치료는 약의 종류에 따라 치료효과가 나타나는 시점이 다르다. 예를 들어, 항불안제는 바로 효과가 나타지만, 항우울제나 항정신증 약물은 꾸준히 약을 먹어야 효과가 나타난다. 약물은 몸에 반응하기 때문에 같은 약이라도 사람의 체질에 따라서 약의 효과가 더디게 나타나기도 하므로 약을 복용하는 사람이 이해할 수 있도록 해야 한다. 또한 감기에 걸렸을 때, 감기약만 먹는다고 감기가 낫는 것이 아니라, 감기약을 먹는 동안 잘 쉬고 잘 먹으며 면역력이 강화되어 더 잘 낫는 것과 같이 약물치료와 다른 치료를 함께 하는 것이 좋다. 즉, 정신질환도 약물치료를 하는 동안 심리치료나 정신사회재활치료와 같은 다른 치료가 병행했을 때, 좋은 효과를 낼 수 있다.

약물치료에서 약의 효과와 더불어 부작용(side effect)에 대해 주의를 기울여야 한다. 콧물 감기약을 먹으면 입술이 마르고 목이 마르듯이 정신과 약물도 부작용(side effect)이 있다. 부작용은 약물의 순응도(처방 및 용법대로 약을 사용)에 영향을 미치는데, 부작용이란 말은 나쁜 작용의 뜻이 아니고, 약 복용 후 원하는 목표의 약물작용 이외의 모든 작용을 말한다. 약물에 따라 부작용이 다르기 때문에 복용약에 따른 부작용을 알고 있고 대처하는 것이 좋다. 약의 효과와 부작용에 대한 지식은 약물의 부작용 때문에 약을 끊는 일이 없도록 조절하는데 도움이 되며, 대개의 부작용은 약물의 용량을 조절하거나, 다른 약으로 대체하여 해결할 수 있다(윤숙자 외, 2021: 274).

〈사례연구〉

임신 중 항우울제, 출산 자녀 정동장애 위험↑

임신 중 항우울제 복용이 태어난 아이의 정동장애(affective disorder) 위험 증가와 연관이 있다는 연구 결과가 나왔습니다. 정동장애란 일상생활에서 기분의 변화가 눈에 띄게 줄어들고 우울한 감정이 일상화된 상태를 말합니다.

미국 마운트 시나이 아이칸 의과대학(Icahn School of Medicine at Mount Sinai) 정신의학 전문의 안나-소피 로멜 교수 연구팀이 1998~2011년 태어난 아이 4만 2천여

> 명을 대상으로 최장 18년 동안 진행한 추적 조사 결과, 이 같은 사실이 밝혀졌다고 메디컬 익스프레스(Medical Express)가 13일 보도했습니다.
>
> 임신 전부터 먹던 항우울제를 임신 중에도 계속 복용한 여성이 출산한 아이는 임신 중 항우울제 복용을 끊은 여성에게서 태어난 아이보다 정동장애 발생률이 높은 것으로 나타났다고 연구팀은 밝혔습니다. 항우울제를 복용하는 여성은 약 50%가 이러한 위험 때문에 임신 전 또는 임신 중 항우울제 복용을 끊는 것으로 알려져 있습니다.
>
> 연구팀은 그러나 항우울제와 함께 우울증 자체가 태아에 영향을 미치는지를 밝히기 위해 남편의 항우울제 복용과의 연관성도 분석했습니다. 그 결과, 임신 내내 아빠가 항우울제를 복용한 아이도 정동장애 발생률이 높은 것으로 나타났습니다.

자료 : KBS뉴스(2021년 4월 14일자).

4) 약물치료의 한계

정신과 치료약물은 소위 정신의학의 제2의 혁명으로 불리고 있으며, 지금 이 순간에도 새로운 약들이 계속 소개되고 있다. 정신과 약물은 정신질환자의 재발예방과 사회성 촉진, 생산성 향상 등 다양한 측면에서 정신질환자의 삶을 획기적으로 변화시켜 오고 있다.

정신장애를 치료하거나 다루는 데는 약물치료만으로 절대 충분하지 않다. 약물치료가 효과가 있었다는 연구는 많이 있지만, 약물치료를 통해 정신질병을 완치하였다는 연구는 그리 흔하지 않다. 한 예로, 지난 수십 년 동안 대표적인 항우울제인 프로작(Prozac, 우울증 치료제의 상품명), 팩실(pack seal, 접착테이프의 하나) 등의 약물이 우울증 치료제로 처방되었으며, 지금도 처방되고 있지만, 이 약의 치료효과는 50~60% 정도에 이른다. 50~60%의 효과를 과소평가할 일이 아니지만, 우울치료에 있어서 가짜 약의 효과성이 47~50%인 점을 감안한다면, 우울증의 치료약이 효과가 있다는 주장은 믿을 수 없다.

약물이 뇌의학에 기초하고 있지만, 정작 DSM-5에 등장하는 질병의 증상원인이 구체적으로 무엇인가에 대해서 정확히 말하기 어렵다. 여러 가지 주장이나 해석들이 있지만, 이들은 엄연히 추론이나 가설에 지나지 않는다. 이러한 추측과

가설들은 쥐 실험에서 스트레스를 받은 쥐는 세로토닌의 양이 줄었다든지 혹은 어떤 신경전달물질이 스트레스를 받은 쥐에서 보다 증가하였다는 연구결과들에 토대를 두고 있다.

설사 쥐와 인간의 뇌가 유사하다 하더라도 우울이 세로토닌의 수준을 감소시키는지, 아니면 낮은 세로토닌이 우울을 초래하는지 아직까지 아무도 모른다는 것이다. 약물치료자들은 낮은 세로토닌이 우울을 초래한다고 주장할 것이다. 문제는 세로토닌이 감소되는 데 영향을 미친 요인을 약물로써 대응할 수 있는가 하는 것이다. 뇌의 신경전달물질의 변화는 상당 부분 일상의 삶과 관련이 있기 때문이다.

오늘날 정신과 환자를 치료하는 데 약물치료가 가장 널리 선호되고 있는 것이 사실이다. 이는 약물치료가 지니는 경제성과 무관하지 않다. 약물치료는 가장 빠르게 호전효과를 보여줄 뿐만 아니라, 값이 싸고 접근이 용이하다는 장점이 있다. 저비용 고효율을 강조하는 건강보험체계도 정신치료 약물을 선호하게 하는 중요한 요인이 되고 있다. 일반 대중은 "만약 당신이 심리적으로 문제를 가지고 있다면 당신은 병들어 있는 것이고, 이는 뇌의 문제이다. 따라서, 당신이 정신적 건강을 찾기 위해서는 약을 먹어야 한다."라는 주장에 너무나 자연스럽게 노출되고 있으며, 이러한 주장들은 점차 그 강도를 높여가고 있다.

지난 수십 년 동안 알게 된 사실은 대부분의 정신치료 약물들은 부작용이 크고 의존을 유발시킨다는 점이다. 특히, 안전하다고 홍보되는 항우울제 역시 의존의 문제를 지니고 있음이 최근에 밝혀지고 있다.

치료약물의 강점은 치료약물이 지니는 약점에 비할 바 못된다. 치료약물들은 엄청난 강점을 지니고 있지만, 치료약물만으로 정신질환자들이 완전하게 치료되지 않는다는 것이 일반적인 관찰 결과이다. 따라서, 치료약물을 맹신할 경우 자칫하면 정신과 치료가 정신장애를 가진 사람에게 해가 될 수도 있다.

상당수의 정신장애가 인간관계에서 파생되기 때문에 관계를 향상하는 노력들은 정신장애의 치료에 매우 중요한 과업으로 간주되어야 한다. 약물치료만으로는 관계를 다루는 데 한계가 있다. 왜냐하면 관계라는 것은 약물치료가 토대하는 의학적 모델과 부합하지 않기 때문이다.

정신치료 약물이 지닌 이점은 열거하기 어려울 정도로 많다. 따라서, 정신치료 약물들은 지속적으로 계속 개발되어야 한다. 하지만 정신치료 약물이 치료에 있어서 만능이 아님도 직시할 필요가 있다. 약물과 여타의 접근이 함께 이루어지거나, 아니면 그 사용을 제한하거나 조심스럽게 처방되어야 한다. 왜냐하면 정신질환이라고 불리는 증상들은 상당부분 생물-심리-사회-정서-인간관계-삶의 문제가 복잡하게 뒤엉킨 결과이기 때문이다.

2. 정신사회재활

1) 정신사회재활의 개념

(1) 정신사회재활의 정의

정신장애는 치료한 이후에도 반복되는 재발과 장기적인 능력저하로 인한 장애 때문에 사회생활에 많은 어려움을 경험한다. 정신재활치료는 만성정신질환을 앓고 있는 사람이 다시 가정, 학교, 그리고 직장 등에 복귀하여 사회생활을 하는데 도움을 주는 모든 치료방법을 말한다. 오랫동안 정신건강 영역에서는 증상의 완화 혹은 완치를 목적으로 하는 의료모델에 초점을 두었다. 1980년대 이후 당사자의 회복 경험담과 종단연구 결과에 의하면, 정신장애에 대한 사회적 편견 및 부정적인 인식과는 달리 대다수가 지역사회에서 회복을 하고 있음이 알려졌다.

이를 계기로 1990년대에 '회복 패러다임'이 확산되면서 당사자의 참여와 자기 결정권 등에 초점을 두고 개입이 이루어지고 있다. 증상의 완화 여부와 관계없이 지역사회에 적응하고 참여하는 삶을 중요하게 여기는 변화가 일어났다. 이러한 패러다임의 변화로 당사자 주도의 동료 지원활동이 출현하게 되는 등 많은 변화가 일어나고 있다(윤숙자 외, 2021: 254).

(2) 정신사회재활의 목표와 접근법

정신사회재활(psychosocial rehabilitation)은 정신장애를 가진 사람들의 삶,

직업, 그리고 여가환경에 초점을 두고 있으며, 그들이 지역사회에서 인간다운 생활을 하는 데 필요한 기회와 권리의 신장을 통해 삶의 질을 향상시키는 데 목적이 있다. 특히, 정신사회재활은 정신장애인의 잠재능력의 활용을 중심으로 그들이 지역사회에서 최적의 기능을 하며 살아갈 수 있도록 하는 데 서비스의 초점을 둔다. 정신사회재활에는 여러 가지 통합적인 서비스의 포함이 필수적이며, 이는 클라이언트의 발굴과 지원, 기본적 욕구의 충족, 위기개입, 정신건강서비스-직업서비스 지지체계의 확보, 옹호 및 보호 등을 포함한다(정원철, 2020: 387).

정신사회재활의 목표는 정신장애를 가진 사람들이 적응 면에서 가능한 한 정상인과 비슷한 능력을 발휘할 수 있도록 그들의 능력을 호전시키고 오랫동안 유지시키는 것이다. 정신사회재활은 환자 본인이나 가족의 자조적 노력뿐만 아니라, 정신과학, 사회사업학, 임상심리학, 간호학 그리고 기타 재활분야에서 일하는 전문가들이 서로 협조함으로써 실행될 수 있다(Anthony et al., 2001).

정신사회재활의 접근법은 정신장애를 가진 사람들을 위한 예방, 치료, 재활이라는 정신보건 분야의 세 가지 주요 영역 중 한 가지로 확고하게 자리잡고 있다. 정신사회재활을 위한 다양한 서비스프로그램들이 개발되었으며, WHO에서도 이를 전 세계에 보급하고 채택하기를 권장하고 있다. 정신사회재활은 1960년대의 탈기관화 운동에서 시작되었다. 우리나라의 정신보건정책도 크게 지역사회 정신건강(community mental health)을 지향하고 있으며, 그중 만성정신장애인에 대해서는 정신사회재활(psychosocial rehabilitation)모델을 채택하고 있다.

(3) 재활과 치료의 차이

정신사회재활은 신체재활(physical rehabilitation)에서의 재활전략과 동일한 맥락에서 이해될 수 있으나, 일반 신체장애에 비해 손상이 유동적이기 때문에 약물치료 등의 지속적인 의료개입이 필요하다. 정신사회재활 대상자 대부분이 지속적인 약물치료를 요구한다는 점은 일반적인 신체적 재활과 정신사회재활이 구별되는 점이다. 전통치료와 재활치료 간의 차이점은 다음과 같다(정원철, 2020: 354-355).

첫째, 치료는 개인의 증상이나 병리를 감소시키는 데 초점이 모아지는 반면, 재활은 개인의 강점이나 자산을 개발하는 데 초점을 둔다.

둘째, 치료는 개인의 역기능을 완화시키는 데 주력하는 반면, 재활은 개인의 기능회복에 관심을 가진다.

셋째, 치료는 병의 경감에 관심을 두는 반면, 재활은 건강의 유도를 강조한다.

넷째, 치료는 개인의 장애를 직접적으로 공략하는 반면, 재활은 개인이 가진 자산을 발견하고 개발하려는 활동이다.

〈표 13-1〉 재활과 치료의 차이

	재활	치료
사 명	구체적 환경 속에서 기능을 개선시키고, 만족감을 개선시킴.	치유, 증상의 경감, 혹은 치료적 통찰의 발달
인과이론	인과적 이론이 아님.	많은 인과론에 기초를 두며, 그에 따라 개입의 방법이 결정됨.
초점	현재와 미래	과거, 현재, 미래
진단내용	현재 및 앞으로 요구되는 기술과 지원을 측정	증상과 병인으로서 측정 가능한 것들을 측정
일차적 기술	기술 가르침, 기술방안 짜기, 자원 조성, 자원 수정	정신치료, 화학치료
역사적 근거	인간자원 개발, 직업재활, 내담자 중심요법, 특수교육과 학습	정신역동이론, 신체의학

자료: Anthony et al.(2001).

2) 정신사회재활의 모형

세계적으로 지난 50년 동안 정신장애를 가진 사람들에 대한 새로운 시도가 있어 왔다. 이것은 정신장애에 대한 기본적 패러다임의 변화를 말하는 것인데, 이는 정신장애에 대한 기존의 의학적 모형에서 정신사회 재활 모형으로의 전환이다. 이에 따라, 정신장애에 관해 지금까지 몰랐던 정신장애의 발생과 치료, 재활과정에 대한 새로운 사실을 발견하게 되었고, 새로운 접근법이 필요하다는 것을 깨닫게 되었다.

정신사회재활 모형은 재활적 관점을 간단하게 제시해 주고 있는데, 이 모형은 신체장애인의 재활 모형에 기초한 것이다.

앤서니(William A. Anthony)와 그의 동료들은 1990년 그들의 저서 『정신재활(Psychiatric Rehabilitation)』에

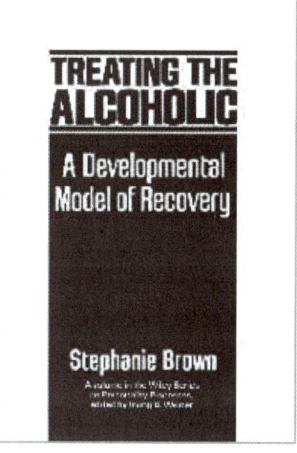

『정신재활』
(2001년 출판)

서, 정신사회재활 모형에서는 한 개인에게 정신질환이 발생하면 네 가지 단계로 그 영향이 진행된다고 주장한다. 그 내용은 다음과 같다.

1단계 손상

첫 번째 단계는 손상으로 심리적, 생리적 혹은 해부학적인 구조나 기능이 상실되거나, 어떤 이상이 생긴 상태로서 환각과 망상, 우울 등의 증상을 경험하게 된다. 따라서, 이 단계에 있어서 개입법으로는 약물치료와 정신치료이다. 손상에서 나타나는 여러 가지 증상은 생활상의 기술을 떨어뜨린다. 즉, 기능결함에 영향을 주게 된다.

2단계 기능결함

두 번째 단계인 기능결함은 정상이라고 생각되는 방식과 범위 내에서 활동수행 능력이 제한되거나 부족한 상태로, 직무적응 기술 부족과 사회기술 부족, 일상생활기술이 부족한 것을 말한다. 이 단계에 있어서 개입법으로는 재활상담, 기술훈련, 환경지원이다.

3단계 역할장애

세 번째 단계에서는 역할장애가 일어난다. 즉, 정상이라고 생각되는 방식과 범위 내에서 역할수행 능력이 제한되거나 부족한 상태로, 정신장애로 인해 학교를 다니지 못하거나, 취업을 하지 못하게 되는 것이다. 따라서, 이 단계에 있어서 개입법으로는 직업재활, 역할훈련, 환경지원이다.

4단계 불이익

마지막으로 불이익을 받는 단계로, 사회적 편견과 차별로 인해 정신장애인이 정상적인 역할을 하는 데 제한과 방해를 받는 것이다. 따라서, 이 단계에 있어서 개입법으로는 제도를 변화시키고, 권익옹호운동과 편견 일소하기 등이다.

이와 같이 한 개인에게 정신장애가 일단 발생하면 네 단계로 진행되면서 개인의 삶에 부정적 영향을 미치는데, 각 단계들은 또한 서로에게 영향을 주고받는다. 즉, 증상은 사회적 기술을 떨어뜨리고, 사회기술이 없으면 증상이 악화된다. 또한 사회기술이 없으면 역할수행을 하기 어렵고, 반대로 아무리 기술이 있어도 사회 속에서 할 일이 없으면 기술은 떨어진다. 역할수행능력이 없으면 사회적으로 낙인과 편견을 불러일으키고, 되돌아 정신장애가 있는 사람들을 직장에서 고용하지 않거나 사회로부터 고립시키면 가지고 있는 능력도 무너진다. 따라서, 정신장애가 있는 사람이 회복되기 위해서는 이 네 가지 단계의 모든 측면에서 도움을 필요로 한다. 즉, 네 가지 서비스가 서로 보완하며 협동할 때, 환자의 문제가 해결될 수 있으므로 정신보건전문가들은 각 단계에 포함되는 모든 서비스를 제공해야 한다.(Anthony & Liberman, 1986).

이 모형에서 강조하고 있는 점은 치료법과 재활법은 다르다는 것이다. 치료는 첫 번째 손상에 해당하는 것이고, 나머지 세 가지 단계는 모두 재활에서 담당하는 것이다. 물론 치료와 재활은 서로 배타적인 것은 아니며, 상호 보완적이어서 양자가 모두 필요하다. 그리고 그 경계선이 명확하게 구분되지 않으며, 연속적인 특징도 있다. 이런 이유로 재활을 치료의 연장 혹은 치료의 확장으로 보고, 재활

치료라고 부르기도 한다.

정신사회재활 모형을 채택한 우리나라도 비록 그 역사가 짧기는 하지만, 대부분의 사회복귀시설에서는 네 가지 단계에 초점을 맞춘 통합정신재활서비스를 제공하고 있다.

정신사회재활 모형은 다음과 같다.

〈표 13-2〉 정신사회재활 모형

	정의	예	대표적 기법
손상 (impairment)	심리적, 생리적 혹은 해부학적인 구조나 기능이 상실되거나 어떤 이상이 생긴 상태	· 환각 · 망상 · 우울 · 무감동	· 약물치료 · 정신치료
기능결함 (dysfunction)	정상이라고 생각되는 방식과 범위 내에서 활동수행 능력이 제한되거나 부족한 상태	· 직무적응 기술부족 · 사회기술 부족 · 일상생활 기술부족	· 재활상담 · 기술훈련 · 환경지원
역할장애 (disability)	정상이라고 생각되는 방식과 범위 내에서 역할수행 능력이 제한되거나 부족한 상태	· 학교를 다니지 못함. · 취업을 하지 못함. · 거주지가 없음. · 직업재활상담	· 역할훈련 · 환경지원
불이익 disadvantage)	어떤 개인이 정상적인 역할을 수행하는 일에 제한과 방해를 받는 불이익 상태	· 차별화 · 편견 · 가난	· 제도 변화 · 권익옹호 · 편견 일소하기

자료: Anthony et al.(2001).

3) 정신재활시설

「정신건강복지법」 제26조 국가 또는 지방자치단체는 정신재활시설을 설치·운영할 수 있고, 필요할 경우 정신재활시설을 사회복지법인 또는 비영리법인에 위탁하여 운영할 수 있다. 국가나 지방자치단체 외의 자가 정신재활시설을 설치·운영하려면 해당 정신재활시설 소재지 관할 특별자치시장·특별자치도지사·시장·군수·구청장에게 신고하여야 한다.

「정신건강복지법」 제27조 및 동법 시행령 제16조에 따른 정신재활시설의 종류는 생활시설, 재활훈련시설, 그 밖에 대통령령으로 정하는 시설(중독자재활시설, 생산품판매시설, 종합훈련시설, 그 밖에 정신질환자등의 정신건강복지를 위해 보건복지부령으로 정하는 시설)이 있다.

3. 사회기술훈련

1) 사회기술훈련의 개념

(1) 정의

인간은 정서적·사회적·생물적 욕구를 충족시키기 위해 타인과의 관계를 필요로 하는 사회적 동물이다. 타인과의 관계를 하는 데 가장 기본적으로 요구되는 기술이 바로 사회기술이다. 정신장애인은 질병의 특성상 사회에서 독립적으로 살아가기 위한 사회기술이 부족한 경우가 많다. 즉, 사회기술을 배울 기회의 결여, 입원과 퇴원의 반복과 사회적 접촉의 결여로 인해 사회기술을 사용하지 않아 사회적 기능이 결핍되어 있는 경우, 그리고 사회적 편견이 그들을 사회로부터 소외시켜 그들에게 사회기술을 익히고 연습할 기회를 주지 않는 것도 사회기술 부족의 원인이 된다.

정신장애인은 여러 가지 원인으로 인하여 일상생활이나 사회생활에 필요한 사회기술이 결핍되어 있는데, 그 이유들은 다음과 같다(이영호 외, 2020: 235 ; 엄태완, 2019: 277).

① 불충분한 학습(배울 기회 및 역할모델의 결여)
② 사회기술을 사용하지 않아 퇴행(빈번한 입원, 사회적 접촉의 결여)
③ 강화의 결여

④ 자신감의 결여
⑤ 정신증상(환각이 망상 등)
⑥ 뇌기능의 장애에서 오는 인지상의 왜곡된 지각
⑦ 스트레스에 대한 취약성
⑧ 부적절한 행동의 강화
⑨ 약물의 부작용

결국 사회기술이 부족한 정신장애인들은 대인관계를 회피하게 되고, 이는 심한 외로움과 소외감 그리고 우울 등을 겪게 한다. 또한 사회기술이 부족하게 되면, 심리적이고 사회적인 욕구를 제대로 충족하지 못하게 되고, 이로 인한 좌절감이 자신이나 타인에 대한 공격적 행동으로 표출되기도 한다. 따라서, 정신장애인에게 사회기술을 향상시키는 것은 매우 중요한 개입 중의 하나라고 할 수 있다.

사회기술훈련은 넓은 의미로는 사회생활이나 대인관계에서 자신이 원하는 것을 성취하는 데 필요한 모든 기술이나 반응이며, 좁은 의미로는 대인관계에서의 의사소통기술이다. 사회기술훈련은 의사소통을 통해 대인관계를 효율성을 향상시키는 훈련으로 재활에 있어서 중요한 요소로 인정되고 있다(나동석 외, 2017: 154).

사회기술훈련(Social Skills Training)은 행동주의 이론을 근간으로 하여 정신장애인의 일상생활과 사회생활에 필요한 다양한 기술을 학습하도록 하는 접근법이다. 정신보건 영역에서는 정신장애인의 대인관계, 자기관리 그리고 지역사회에서 생활하는 데 필요한 대처방식 등을 학습하고 훈련하는 방법에 적용하고 있으며, 일반적으로 6~8명으로 구성된 집단을 대상으로 실행한다(엄태완, 2019: 277).

사회기술훈련은 급·만성 정신질환을 앓고 있는 모든 정신장애인에게 시행될 수 있으며, 사회기술이 거의 없는 사람부터 정서적 표현방법이나 좀 더 적응적인 사회기술을 배우고자 하는 사람까지 누구에게나 적용할 수 있는 효과적인 방법이다. 사회기술훈련 중 가장 기본적인 요소는 의사소통기술훈련이라고 할 수 있다.

(2) 사회기술훈련의 목적

사회기술훈련은 무의식적 갈등이나 성격구조를 변화시키는 데 초점을 두기보다는 관찰되는 행동의 변화를 목적으로 한다. 이는 문제의 원인을 제거하는 것을 목적으로 하는 것이 아니며, 궁극적으로는 클라이언트가 사회에서 일상적 삶을 살아갈 수 있도록 행동의 변화를 달성하는 데 있다(엄태완, 2019: 278).

정신건강의학과 환자들은 정신장애로 인해 일시적 혹은 만성적인 기능저하를 경험하는 경우가 많다. 특히, 이른 나이의 발병이 대인관계 기술을 습득할 기회를 제한하기도 한다. 장애가 만성화 될 경우, 투병생활로 인한 사회적 접촉의 부족, 증상으로 인한 사회적 관계의 제약 및 인지적 손상, 자신감의 결여 등으로 사회복귀나 원만한 대인관계를 형성하는데 어려움을 겪는다. 또한 대처기술의 부족으로 인해 스트레스에 취약하여 재발의 위험이 높아진다. 따라서, 사회기술훈련을 통해 다양한 대인관계 측면을 다루어줌으로써 사회기능저하를 최소화하거나 빠른 시간 내에 회복하여 사회복귀를 할 수 있도록 한다.

사회기술훈련의 목적은 다음과 같다(윤숙자 외, 2021: 256).

첫째, 정신장애를 겪는 사람이 지니고 있는 기존 행동영역을 확장하고, 사회적 상황에서 성공할 수 있도록 한다.

둘째, 정신질환을 겪기 전에 사회적 능력이 있었지만, 현재 손상되어 있는 기술을 사용할 수 있도록 동기부여 하는 것이다.

(3) 사회기술훈련의 효용성

정신장애를 경험하는 환자가 사회기술을 능숙하게 사용하게 되면, 증상 유무와 상관없이 자신의 삶을 유지하며 생활하고, 재발의 위험성을 줄어들어 삶의 질을 향상시킬 수 있다. 따라서, 사회기술 향상은 정신질환의 예후에도 영향을 미치는 데 중요한 역할을 한다.

사회기술훈련의 효과로 입증된 내용은 다음과 같다.

① 사회적 능력을 향상시키고 동시에, 정신증상을 유발시키는 취약성 감소
② 입원 및 외래 환자의 증상과 재발률이 현저히 감소

③ 약을 복용하지 않는 우울증 외래환자 우울증상 감소
④ 사회적응을 촉진시키고 독립적으로 생활하는 능력 증진
⑤ 사회교류 폭과 빈도가 확장되어 부정적인 영향을 주는 사건이나 스트레스 원인을 완화, 사회기술을 더 개발하여 보다 적극적으로 행동함에 따라 결손 및 음성증상도 호전
⑥ 자기병식과 현실감을 되찾아 주며, 사회생활을 시작함에 따라 다른 학습기회를 가짐.

사회기술훈련 초기에는 조현병 환자나 만성화된 환자 등을 중심으로 다소 제한적으로 이루어졌으나 우울증, 기분장애, 불안장애, ADHD 아동을 위한 사회성훈련, 학교폭력가해학생을 위한 사회성 향상 훈련, 정서관리훈련 등 그 대상과 영역이 확대되고 있다.

2) 사회기술훈련모델

사회기술훈련을 실시함에 있어서 주로 활용되는 모형은 세 가지가 있다. 그 내용은 다음과 같다(나동석 외, 2017: 156-157).

(1) 기본훈련모델

가장 널리 알려져 있고 활용되는 것이 기본훈련모델이다. 여기에는 참여자에게 교육 및 지시, 행동시연, 시범, 피드백과 사회적 강화, 촉구, 과제부여 및 일반화의 시도 등이 포함된다. 사회기술훈련의 장소로는 병원의 프로그램, 지역사회 정신건강복지센터, 낮병원, 정신재활시설 등이 활용되는 데, 적절한 공간과 장비가 갖추어진 곳이면 어디든지 가능하다. 훈련효과의 일반화를 위해서는 환자의 집이나 직장 등과 같이 자연스러운 생활환경에서 추가적인 훈련을 실시할 수 있다.

(2) 문제해결모델

문제해결모델은 스스로 문제해결기술을 습득해야 사회기술의 일반화가 가능하다는 가정에서 출발한다. 이 훈련에서는 대인관계 상황에서 입수되는 자극감지능력을 향상시키고, 그 의미를 이해하며, 적절한 언어적·비언어적 반응을 보이도록 훈련시킨다. 대인관계 상황은 기본훈련모델처럼 역할시연기법으로 전개하며, 훈련장면을 비디오로 녹화한다. 녹화된 장면을 다시 보면서 진행자는 환자의 받아들이는 기술을 사정하기 위한 질문을 하고, 처리과정기술능력을 평가하기 위한 질문과 반응대안을 산출하고, 긍정적이고 부정적인 결과들을 구체화시킨다. 그 다음 단계는 전달기술을 훈련시킨다. 여기에서는 선택한 대안을 어떻게 효과적인 반응을 보일 것인지를 훈련시킨다.

(3) 주의집중모델

기본훈련모델이나 문제해결모델은 비교적 복합적인 훈련상황에도 참가할 수 있는 능력이 있을 때 가능하다. 주의집중모델은 심하게 퇴행된 환자의 기본적 의사소통을 훈련하기 위해서 주의집중 절차를 활용하는 방법이다. 이는 환자의 주의력을 유도하는 것에 초점을 두며, 훈련내용의 체계적 반복, 단계적 격려, 즉각적인 강화법 등을 적용한다. 통상적으로 1회에 20분, 하루에 2회 정도 실시한다. 이 방법은 심하게 혼란된 만성 환자를 위한 것이다. 진행자의 말에 적절하게 반응하면 칭찬을 하거나, 긍정적인 보상을 제공하고, 부정확한 반응을 보이면 진행자가 시범을 보이거나, 다시 반응하도록 요구한다. 이 훈련의 일차적 목적은 환자가 상대에게 적절한 반응과 질문을 하도록 훈련하는 것이다.

3) 사회기술훈련에 임하는 치료자의 태도와 자질

사회기술훈련을 효과적으로 진행하기 위해서 치료자가 지녀야 할 태도와 자질은 다음과 같다(권진숙 외, 2019: 219).

(1) 권위적인 자세보다는 적극적인 자세로 임한다.

(2) 확신감을 가지고 자신의 스타일에 맞게 모임을 이끌고 나가야 한다. 자신의 실수를 두려워하지 말고, 오히려 실수조차도 인간적인 모습으로 보여주어야 한다.

(3) 모임 동안에 참석자들의 주의력을 계속 유지하기 위해서 자리에서 일어나서 방안을 자유롭게 다니고, 자연스러운 제스처를 사용하고 평소보다는 조금 더 크게 말하는 식으로 분위기를 고조시켜야 한다.

(4) 개인에 대해서 정신역동적 탐색이나 동기에 대해서 중점을 두지 말아야 한다. 행동의 교정에 초점을 둔다('왜'라는 질문보다는 '어떻게').

(5) 참석자들이 모방할 수 있는 좋은 모델링이 되도록 노력한다.

(6) 부정적인 측면보다는 긍정적인 면을 강조하며 강화한다.

(7) 집단지도자는 자신의 경험을 개방적으로 표현하고 자신의 반응을 성원에게 솔직하게 표현하는 개방성이 필요하다. 개방성은 사생활의 모든 것을 표현한다는 의미가 아니며, 조작적인 자기표출은 곤란하다.

(8) 유머감각을 가지고 웃을 수 있는 능력과 유머를 통하여 인간관계에 윤활유를 칠 수 있는 능력이 필요하다. 가식 없는 유머를 즐길 수 있고, 그것을 집단과정에 효과적으로 활용하는 것은 정말로 가치 있는 자산을 가진 것이다.

참고문헌

1. 국내자료

강갑원(2006).『상담이론과 실제』. 서울: 교육과학사.
강갑원(2015).『상담심리학』. 파주. 경기: 양서원.
강영숙 외(2020).『정신건강론』. 파주. 경기: 정민사.
고명수 외(2019).『정신건강론』. 파주. 경기: 정민사.
고영건 외(2019).『이상심리학』. 서울: 학지사.
고재욱 외(2019).『정신건강론』. 파주. 경기: 정민사.
곽금주 외(2015).『여성심리학』. 서울: 학지사.
권석만 외(2019).『정신건강론』. 서울: 학지사.
권석만 외(2021).『현대이상심리학』. 서울: 학지사.
권석만(2018). 『현대 심리치료와 상담이론』. 서울: 학지사
권육상(1998).『정신건강론』. 서울: 유풍출판사.
권진숙 외(2017).『정신보건복지론』. 고양. 경기: 공동체.
권진숙 외(2019).『정신건강사회복지론』. 고양. 경기: 공동체.
김기태 외(2021).『정신건강사회복지론』. 서울: 학지사.
김남일 외(2015).『심리학개론』. 파주. 경기: 동화기술.
김미영 외(2020).『정신건강론』. 서울: 창지사.
김민정 외(2020).『정신건강론』. 고양. 경기: 파워북.
김보기 외.『심리학』. 파주. 경기: 양서원
김성수 외(2019).『정신건강의 이해』. 파주. 경기: 양서원.
김성이(2002).『약물중독총론』. 파주. 경기: 양서원.
김수진(2018).『정신건강간호학』. 서울: 현문사.
김운삼 외(2019).『정신건강론』. 파주. 경기: 양성원.
김이영 외(2015).『정신건강론』. 파주. 경기: 양서원.
김이영 외(2018).『인간이해를 위한 심리학』. 경기: 양성원.
김이영 외(2019).『정신건강론』. 파주. 경기: 양성원.
김정미 외(2019).『정신건강론』. 고양. 경기: 공동체.
김청송(2016).『사례중심의 이상심리학』. 서울: 싸이북스.
김춘경 외(2016).『상담의 이론과 실제』. 서울: 학지사.
김충기·강봉규(2003).『현대상담이론과 실제』. 서울: 교육과학사.
김한식 외(2019).『노인복지론』. 파주. 경기: 정민사.

김헌수·김태호(2006). 『상담의 이론과 실제』. 서울: 태영출판사.
김형태(2005). 『21세기를 위한 상담심리학』. 서울: 동문사.
김형태(2006). 『상담의 이론과 실제』. 서울: 동문사.
김혜금 외(2016). 『정신건강론』. 파주. 경기: 정민사.
김희수(2018). 『이상심리학의 이해』. 서울: 내하출판사.
김희숙 외(2019). 『최신정신건강간호학』. 서울: 학지사.
김희숙 외(2019a). 『최신정신건강간호학개론』. 서울: 학지사메디컬.
나동석 외(2015). 『정신건강론』. 파주. 경기: 양서원.
나동석 외(2017). 『정신건강사회복지론』. 서울: 동문사
노안영(2016). 『집단상담』. 서울: 학지사.
노안영(2018). 『상담심리학의 이론과 실제』. 서울: 학지사.
노안영·강영신(2011). 『성격심리학』. 서울: 학지사.

도경진(2019). 『정신건강간호학』. 서울: JMK.
문혁준 외(2020). 『정신건강론』. 서울: 창지사.
민성길(2015). 『최신정신의학』. 서울: 일조각.
박미은(2021). 『정신건강사회복지론』. 서울: 학지사.
박석돈 외(2016). 『노인복지론』. 파주. 경기: 양성원.
박선환 외(2015). 『정신건강론』. 파주. 경기: 양서원.
박영숙 외(2019). 『정신건강과 간호학』. 서울: 한국방송통신대학교출판문화원.
박영숙(2010). 『정신건강의 실제』. 서울: 하나의학사.
박종란 외(2020). 『노인복지론』. 서울: 교학도서.
박현순(2005). 『공황장애: 공황, 그 숨막히는 공포』. 서울: 학지사.
서장원(2017). 『인터넷중독』. 서울: 학지사.
설진화(2015). 『정신건강론』. 파주. 경기: 학현사.
손재석 외(2019). 『정신건강론』. 파주. 경기: 정민사.
송기영 외(2019). 『정신건강사회복지론』. 파주. 경기: 정민사.
송지영(2020). 『정신병리학입문』. 서울: 집문당.
양명숙 외(2019). 『정신건강론』. 서울: 학지사.
양철수 외(2019). 『노인복지론』. 파주. 경기: 양서원
엄태완 외(2019). 『정신건강사회복지론』. 서울: 학지사.
오경기 외(2020). 『인간이해의 심리학』. 서울: 학지사.
오만록(2017). 『생활지도·상담이론과 실제』. 파주. 경기: 정민사.

유수현 외(2015). 『정신건강론』. 파주. 경기: 양서원.
유수현 외(2019). 『정신건강사회복지론』. 서울: 신정.
유영달(2017). 『상담의 이론과 실제』. 서울: 창지사.
윤가현 외(2016, 2019). 『심리학의 이해』. 서울: 학지사.
윤숙자 외(2021). 『정신건강사회복지론』. 파주. 경기: 양서원.
이경희(2020). 『정신건강간호각』. 서울: 정문각.
이명조(2018). 『영유아 정신건강』. 서울: 동문사.
이미형 외(2019). 『정신건강간호학』. 서울: 현문사.
이숙 외(2019). 『정신건강간호학』. 서울: 신광출판사.
이억범 외(2014). 『심리학개론』. 서울: 동문사.
이영실 외(2020). 『정신건강론』. 서울: 창지사.
이영호 외(2012,). 『정신건강론』. 고양. 경기: 공동체.
이영호 외(2020). 『정신건강사회복지론』. 서울: 학지사.
이우경(2021). 『최신 이상심리학』. 서울: 학지사.
장호 외(2009). 『상담심리학의 기초』. 서울: 학지사.
이태연(2019). 『정신건강의 이해』. 서울: 신정.
이향숙 외(2018). 『정신건강론』. 파주. 경기: 양서원.
이현지(2021). 『정신건강간호사를 간직하다』. 서울: 드림널스.
이효순 외(2020). 『의료사회복지론』. 서울: 학지사.
이훈진(2016). 『편집상성격장애』. 서울: 학지사.
임정란(2020). 『소통으로 쓰는 성심리학』. 서울: 메디마크.
임정원(2019). 『정신건강론』. 서울: 신정.
임혁 외(2020). 『정신건강론』. 고양. 경기: 공동체.
전석균(2019). 『정신건강론』. 고양. 경기: 공동체.
정서영 외(2018). 『상담심리학』. 파주. 경기: 양성원.
정원철 외(2020). 『정신건강사회복지론』. 고양. 경기: 공동체.
정태연 외(2019). 『현대심리학개론』. 서울: 솔과학.
조희순 외(2017). 『정신건강론』. 파주. 경기: 양성원.
천성문 외(2021). 『상담심리학의 이론과 실제』. 서울: 학지사.
최송식 외(2019). 『정신건강론』. 서울: 학지사.
최정윤 외(2015). 『이상심리학』. 서울: 학지사.
최희철 외(2019). 『정신건강론』. 파주. 경기: 양서원.
하승수(2016). 『성기능장애』. 서울: 학지사.

한미희(2013). 『상담이론과 실제』. 천안. 충남: 남서울대학교출판국.
현성용 외(2015, 2020). 『현대심리학의 이해』. 서울: 학지사.
현승일(2012). 『사회학』. 서울: 박영사.
현정환(2016). 『상담심리학』. 파주. 경기: 양서원.
황동섭 외(2020). 『정신건강론』. 고양. 경기: 공동체.

2. 외국자료

Adler, A.(1907, 1917). *A Study of Organ Inferiority and Its Psychical Compensation: A Contribution to Clinical Medicine*. New York: Nervous and Mental Disease Publishing Co.

Adler, A.(1927). *The Practice and Theory of Individual Psychology*. New York: Harcourt. Brace & World.

Adler, A.(1930). *The Pattern of Life*. New York : Holt, Rinehart, & Winston.

Adler, A.(1931). *What Life Should Mean to You*. Boston: Little. Brown. & Co.

Adler, A.(1938). *Social Interest: A Challenge to Mankind*. London: Faber and Faber.

Adler, A.(1956, 1964). *The Individual Psychology of Alfred Adler: A Systematic Presentation in Selections from His Writings*. H. L. Ansbacher & R. R. Ansbacher(Eds.). Harper Perennial.

Adler, A.(1959). *Individual Psychology*. Littlefield Adams and Co.

Adler, A.(1963). *The Problem Child: The Life Style of the Difficult Child as Analyzed in Specific Cases*. New York: Capricorn Books.

Adler, A.(1964a). *Superiority and Social Interest: A Collection of Later Writings*. H. L. Ansbacher & R. R. Ansbacher(Eds.). Evanston: Northwestern University Press.

Adler, A.(1964b). *Problems of Neurosis: A Book of Case Histories*. New York: Harper & Row.

Adler, A.(1965). Influence or Model's Reinforcement Contingencies on the Acquisition of Imitative Responses. *Journal of Personality and Social Psychology*, 1 : 589−595.

Adler, A.(1969). *Principles of Behavior Modification*. New York: Holt. Rinehart & Winston.

Adler, A.(Ed.)(1971). *Psychological Modeling*. Chicago: Aldine−Atherton.

Adler, A.(1974). Behavior Theory and the Models of Man. *American Psychologist, 29* : 859−869.

Adler, A.(1982). Self−Efficacy Mechanism in Human Agency. *American Psychologist, 37* : 122−147.

참고문헌

Adler, A.(1986). *Social Foundations of Thought and Action: A Social Cognitive Theory*. Englewood Cliffs. NJ: Prentice-Hall.

Adler, A.(1997). *Social Learning Theory*. Englewood Cliffs. NJ: Prentice-Hall.

Allport, G. W.(1935). Attitudes, in *A Handbook of Social Psychology*. In C. Murchison (Ed.). Worcester. M.A.: Clark University Press, 789-844

Allport, G. W.(1947). *Personality-A Psychological Interpretation*. Constable & Co.

Allport, G. W.(1951) *The Individual and His Religion* (Third Printing edition). MacMillan;

Allport, G. W.(1954). *The nature of prejudice*. Addison-Wesley Pub. Co.

Allport, G. W.(1960). *Becoming: Basic Considerations for a Psychology of Personality*. Yale University Press.

Allport, G. W.(1961, 1963). *Pattern and growth in personality*. NY: Holt, Rinehart & Winston of Canada Ltd.

American Psychiatric Association(2013, 2018). *Desk Reference To The Diagnostic Criteria From Dsm-5*. Generic.

Anderson, N. C.(1984, 1985). *The Broken Brain: The Biological Revolution in Psychiatry*. William Morrow Paperbacks.

Anderson, N. C.(2006, 2011). *The Creating Brain: The Neuroscience of Genius* (Kindle Edition). Dana Press.

Anthony, W. A. et al.(1990, 2001). *Psychiatric Rehabilitation*. Boston University, Center for Psychiatric Rehabilitation.

Anthony, W. A., & Liberman, R. P.(1986). The practice of psychiatric rehabilitation. *Schizophrenia Bulletin, 12* : 542-559.

Anthony, W. A., & Liberman, R. P.(1986). The Practice of Psychiatric Rehabilitation: Historical, Conceptual and Research Base. *Schizophrenia Bulletin, 12* : 542-559.

Anthony, W. A., & Liberman, R. P.(1992). Principles and practice of psychiatric rehabilitation. In R. P. Liberman (Ed). *Handbook of psychiatric rehabilitation*. New York: Macmillan, 1-29.

Anthony, W. A., & Liberman, R. P.(1992). Psychiatric Rehabilitation. In R. P. Liberman (Ed.). *Handbook of psychiatric rehabilitation*, 95-126.

Bandura, A.(1965b). Influence of Model's Reinforcement Contingencies on the Acquisition of Imitative Responses. *Journal of Personality and Social Psychology, 1* : 589-595.

Bandura, A.(1969). *Principles of Behavior Modification*. New York: Holt, Rinehart & Winston.

Bandura, A.(1971). *Psychological modeling: conflicting theories*. Chicago: Aldine·Atherton.

Bandura, A.(1973). *Aggression: a social learning analysis*. Englewood Cliffs. N.J.: Prentice-Hall.

Bandura, A.(1974). Behavior Theory and the Models of Man. *American Psychologist, 29* : 859-869.

Bandura, A.(1976). *Social Learning Theory*. Englewood Cliffs, NJ: Prentice Hall.

Bandura, A.(1986). *Social Foundations of Thought and Action: A Social Cognitive Theory*. Englewood Cliffs. N.J.: Prentice-Hall.

Bandura, A.(1997). *Self-efficacy: the exercise of control*. Worth Publishers.

Bandura, A.(2000). Social cognitive theory. In A. Kazdin(Ed.). *Encyclopedia of Psychology*. Washington, D. C., & New York: American Psychological Association and Oxford University Press.

Bandura, A.(2015). *Moral Disengagement: How People Do Harm and Live with Themselves*. Worth Publishers.

Barker, R. L.(2013). *The Social Work Dictionary* (6th Edition). Washington: NASW Press.

Beck, A. T. et al.(ed.)(2015). *Cognitive therapy of personality disorders* (Third Edition). New York: Guilford Press.

Beck, A. T. et al.(1987). *Cognitive Therapy of Depression* (The Guilford Clinical Psychology and Psychopathology Series). The Guilford Press.

Beck, A. T.(1967). *Depression: Clinical Experimental and Theoretical Aspects*. New York Harper & Rcw.

Beck, A. T.(1972). *Depression: Causes and Treatment*. University of Pennsylvania Press.

Beck, A. T.(1973). *The Diagnosis and Management of Depression. University of Pennsylvania Press*.

Beck, A. T.(1976). *Cognitive Therapy and the Emotional Disorders*. New York: International University Press.

Beck, A. T.(1979). John Rush, Brain F. Shaw, and Gary Emery, *Cognitive Therapy of Depression*. The Guilford Press. 원호택 외역(2008). 『우울증의 인지치료』. 서울: 학지사.

Beck, A. T.(1985). *Anxiety Disorders and Phobias: A Cognitive Perspective*. New York: Basic Books.

Beck, A. T.(1989). *Love Is Never Enough: How Couples Can Overcome Misunderstandings, Resolve Conflicts, and Solve*. Harper Paperbacks.

Berg, I. K, and Dolan, Y.(2001). *Tales of Solutions: A Collection of Hope-Inspiring Stories*. New York: Norton.

Berg, I. K. and Reuss, N. H.(1998). *Solutions Step by Step: A Substance Abuse Treatment

Manual. New York: Norton.

Berg, I. K. and Steiner, T.(2003). *Children's Solutions Work*. New York: Norton.

Berg, I. K. and Szabo, P.(2005). *Brief Coaching for Lasting Solutions*. New York: Norton Professional.

Berg, I. K.(1994). *Family Based Services: A Solution-Focused Approach*. New York: Norton.

Berg, I. K.(2006). Keynote speaker, 1st Asia Pacific Solution Focused Approach Conference, Furama Riverfront Hotel, Singapore : 17-18 August.

Berg, I. K., & Miller, S. D.(1992). *Working with the problem drinker: A solution-focused approach*. New York: W. W. Norton & Company.

Blazer, D.(1998). *Emotional Problems in Later Life: Intervention Strategies for Professional Caregivers* (Second Edition). Springer Publishing Company.

Boyer, L. G., & Giovacchini, P. L.(1980). *Psychoanalytic Treatment of Schizophrenic, Borderline, and Characterological Disorders*. New York: Aronson.

Brenner, C.(1976). *An Elementary Textbook of Psychoanalysis*. New York: International University Press.

Briar, S., & Miller, H.(1971). *Problem and Issue in Social Casework*. New York : Columbia University Press.

Brown, D. L.(1972). Obstacles to Survival for the Mentally Retarded. *Social, 17* : 98-101.

Brown, G. W. & Harris, T.(1978). *Social origins of depression: A Study of Psychiatric Disorder in Women* (1st American ed edition). Free Press.

Brown, S. et al.(1985). *The Alcoholic Family in Recovery: A Developmental Model*. The Guilford Press.

Brown, S.(1985). *Treating The Alcohol: A Developmental Model of Recovery*. New York: John Wiley & Sons Inc.

Brown, S.(1988). *Treating Adult Children of Alcoholics: A Developmental Perspective*. Wiley-Interscience.

Bruno, F. J.(1989). *The Family Mental Health Encyclopedia*. Wiley.

Beck, A. T., & Freeman, A.(1990). Cognitive Therapy of Personality Disorders. NY: Guilford.

Cameron, N., & Rychlak, J. F.(1963). *Personality Development and Psychopathology: A Dynamic Approach*. Houghton Mifflin College Div.

Campbell, R. J.(2003). *Psychitric Dictionary*. New York: Oxford University Press.

Cloitre, M.(2009). Effectiveness psychotherapies for post traumatic stress disorder: A review and critique. *CNS Spectrums, 14(suppl. 1)* : 32-43.

Cohen, J. A. et al.(2006, 2017). *Treating trauma and traumatic grief in children and adolescents* (2nd ed.) New York: Guilford.

Comer, R. J., & Comer, J. S.(2017). *Abnormal Psychology* (10th ed.). Worth Publishers.

Corey, M. S. et al.(2002). *Groups: Process & Practice* (10 Edition, Kindle Edition). Cengage Learning.

Corey, G.(2007). *Student Manual for Corey's Theory and Practice of Group Counseling*. Brooks Cole.

Corey, G.(2016). *Theory and Practice of Group Counseling* (10 edition) Cengage Learning.

Corey, G.(2017). *Theory and Practice of Counseling and Psychotherapy*. Brooks Cole.

Cortese, S. et al.(2005). Restless legs syndrome and attention-deficit/hyperactivity disorder: a review of the literature. *Sleep, 28(8)* : 1007-1013.

Courchesne, E.(1991). Neuroanatomic imaging in autism. *Supplement to Pediatrics, 87* : 781-790.

Creamer, M. et al.(2004). Acute stress disorder is of limited benefit in predicting post-traumatic stress disorder in people surviving traumatic injury. *Behavior Research and Therapy, 42* : 315-328.

De Shazer, S. et al.(1986). Brief Therapy Focused Solution Development. *Family Process. 25* : 207-221.

De Shazer, S.(1991): *Putting difference to work*. New York: W. W. Norton & Company.

De Shazer, S., & Molaner, A.(1984). Rekursivitat. Die Praxis-Theorie Beziehung. *Zeitschrift fuer systemische Thempie, 1(3)* : 2-10.

De Shazerr, S.(1988). *Clus: Investigating solutions in brief therapy*. New York: W. W. Norton & Company.

Drukker, M.(2014). Can Assertive Community Treatment Remedy Patients Dropping Out of Treatment Due to Fragmented Services? *Community Mental Health Journal, 30* : 454-459.

Dubois, B., & Miley, K. K.(2018). *Social Work: An Empowering Profession* (9th edition). Pearson.

Durkheim, E.(1897). *Suicide*. New York: The Free Press(reprint, 1997).

Dybwad, G.(1982). The Law and Mental Health in Community Services. *Mental Health Services in Transition*. New York: Human Science Inc.

Ehlers, A., & Clark, D. M.(2003). Early psychological interventions for adult survivors of trauma: A review. *Biological Psychiatry, 53* : 817–826.

Eagles, J.(1991). The relationship between schizophrenia and immigration: Are three alternatives to psychosocial hypotheses? *British Journal of Psychiatry, 159* : 783–789.

Ellis, A.(1989). The history of cognition in psychotherapy. In A. Freeman, K. M. Simon, L. E. Beutler, & H. Arkowitz (Eds.), *Comprehensive handbook of cognitive therapy*. New York: Plenum, 5–19.

Ellis, A.(1962). *Reason and emotion in psychotherapy*. Secaucus. NJ : Lyle Stuart.

Ellis, A.(1973). Are cognitive behavior therapy and rational therapy synonymous? *Rational Living, 8(2)* : 8–11.

Ellison, C. G.(1991). Religious involvement and subjective well-being. *Journal of Health and Social Behavior, 32* : 80–90.

Engel, G. L.(1997). From Biomedical to Biopsychosocial: Being Scientific in the Human Domain. *Psychosomatics, 38(6)* : 521–528.

Erikson, E. H., & Robert Coles(2001). *The Erik Erikson Reader*. W. W. Norton & Company.

Erikson, E. H. and Kakar, Sudhir(1993). *Identity and Adulthood*. Oxford University Press.

Erikson, E. H.(1950, 1993a). *Childhood and Society*. New York: W. W. Norton & Company.

Erikson, E. H.(1959, 1994). *Identity and the Life Cycle*. New York: W. W. Norton & Company.

Erikson, E. H.(1962). *Young Man Luther*. Peter Smith Pub Inc.

Erikson, E. H.(1963, 1978). *Childhood and Society*. New York: W. W. Norton & Co.

Erikson, E. H.(1965, 2013). *Identity: Youth and Crisis*. New York: W. W. Norton & Company.

Erikson, E. H.(1968). Life Cycle. In *International Encyclopedia of the Social Sciences*. Vol. 9. New York: Houghton Mifflin, 286–292.

Erikson, E. H.(1970, 1993b). *Gandhi's Truth: On the Origins of Militant Nonviolence*. New York: W. W. Norton & Company.

Erikson, E. H.(1974, 1979). *Dimensions of a New Identity*. New York: W. W. Norton & Company.

Erikson, E. H.(1978). *Adulthood*. New York: W. W. Norton & Co Inc.

Erikson, E. H.(1993c). *Young Man Luther: A Study in Psychoanalysis and History*. New York: W. W. Norton & Company.

Erikson, E. H., Joan, M. and Kivnick, Helen Q.(1994). *Vital Involvement in Old Age*. W. W. Norton & Company.

Erikson, H. H.(1975). *Life History and Historical Moment*. NY : Norton.

Fairburn, C. G. et al.(2014). Eating disorders: A transdiagnostic protocol. In D. H. Barlow

(Ed.). *Clinical handbook of psychological disorders: A step by step treatment manual* (5th ed.). New York: Guilford.

Fennell, P.(2010). Mental Health Law: History, Policy and Regulation. In Gostin et al.(Ed.). *Principles of Mental Health Law and Policy*. London: Oxford University Press, 7-9.

Fenton, W. S.(2000). Schizophrenia: individual psychotherapy. In Benjamin J. Sadock & Virginia A. Sadock (Eds.). *Comprehensive Textbook of Psychiatry* (7th ed.). Lippincott Williams & Wilkins, 1217-1231.

Feusner, J. D. et al.(2010). Abnormalities of visual processing and fronto-striatal systems in body dysmorphic disorder. *Archives of General Psychiatry, 67* : 197-205.

Feusner, J. D. et al.(2007). Visual information processing of faces in body dysmorphic disorder. *Archives of General Psychiatry, 64* : 1417-1425.

Freud, A.(1965). *Normality and Pathology in Childhood*. N.Y.: International Psychoanalytic press.

Freud, S.(1914). On Narcissism. *SE, 14* : 69-102.

Freud, S.(1923, 2013). *The Ego and the Id*. CreateSpace Independent Publishing Platform.

Freud, S.(1927). *The Future of an Illusion*. Garden City. NY: Doubleday Anchor Books.

Freud, S.(1947, 2014). *An Outline of Psychoanalysis* (Kindle Edition). Brown Press.

Freud, S.(1960, 2013). *The Ego and the Id*. CreateSpace Independent Publishing Platform.

Freud, S.(1964). Why War? In J. Strachey (Ed.). *Standard Edition of the Complete Psychological Works of Sigmund Freud* (Vol. 22). London: Hogarth Press.

Freud, S.(1966). *Introductory Lectures on Psychoanalysis*. N.Y.: Norton.

Fromm, E.(1956, 2013). *The Art of Loving* (Kindle Edition). Open Road Media.

Fromm, E.(1956, 2013). *The Sane Society* (Kindle Edition). Open Road Media.

Fromm, E.(1973, 2013). *The Anatomy of Human Destructiveness*. (Kindle Edition). Open Road Media.

Fromm, E.(1976). *The German Genius: Europe's Third Renaissance, the Second Scientific Revolution, and the Twentieth Century*. Taylor & Francis Group.

Fromm, E.(1976, 2013). *The Art of Being* (Kindle Edition). Open Road Media.

Fromm, E.(1976, 2013). *To Have or To Be?* Bloomsbury Academic.

Fromm, E.(1941, 2013). *Escape from Freedom* (Kindle Edition). Open Road Media.

Fromm, E.(1947). *Man for Himself*. New York: Henry Holt & Company.

Fromm, E.(1950, 2013). *Psychoanalysis and Religion* (Kindle Edition). Open Road Media.

Fromm, E.(1976). *The Forgotten Language: An Introduction to the Understanding of Dreams,*

Fairy Tales, and Myths. New York: Henry Holt & Co.

Hackey, C. & Sanders, G.(2003). Religiosity and Mental Health: A Meta Analysis of Recent Studies. *Journal for the Scientific Study of Religion, 42* : 43–55.

Hall. G. S.(1904, 1931, 2011). *Adolescence–Its Psychology and Its Relations to Physiology, Anthropology, Sociology, Sex, Crime, and Religion*. Hesperides Press.

Horowitz, M. J.(1974). Stress response syndrome: Chracter style and dynamic psychotherapy. *Archives of General Psychiatry, 31* : 768–781.

Horwitz, A. V., & Scheid, T. L.(Eds.) (1999). *A Handbook for the Study of Mental Health*. N.Y.: Cambridge University Press.

Hymowitz, P. et al.(1986). Neuroleptic treatment of schizotypal personality disorders. *Comprehensive Psychiatry, 27* : 267–271.

Jahoda, M.(1958). *Current Concepts of Positive Mental Health*. New York: Basic Inc.

Jung, C. G.(1954). *Collected Works 17*. Pars 174–181. New York: Princeton University Press.

Jung, C. G.(1960). *The stage of life. in The collected works of C. G. (Vol. 8)*. London and Henley: Routledge & Kegan Paul.

Jung, C. G.(1961). *Memories, dreams, reflections*. New York: Pantheon.

Jung, C. G.(1964a). *Flying saucers: a modern myth of things seen in the skies*. In collected works. Vol. 10. Princeton: Princeton Univ. Press.

Jung, C. G.(1964b, 1973). *Man and His Symbols*. New York: Doubleday & Co.

Jung, C. G.(1970). *Civilization in Transition* (The Collected Works of C. G. Jung, Volume 10). Princeton University Press.

Jung, C. G.(1976, 2016). P*sychological Types*. Martino Fine Books.

Jung, C. G.(2014). *Practice of Psychotherapy* (Collected Works of C.G. Jung, Volume 16). Princeton University Press.

Jahoda, M.(1958). *Current Con Posit Ment Hlth* (6th printing edition). Basic Books.

Jahoda, M. et al.(2017). *Marienthal: The Sociography of an Unemployed Community* (1st Edition, Kindle Edition). Routledge.

Jahoda, M.(1981). *Freud and the Dilemmas of Psychology*. University of Nebraska Press.

Kaplan, H. S.(1979). *Disorders of Sexual Desire and Other New Concepts and Techniques in Sex Therapy: The New Sex Therapy, Volume 2*. New York: Simon & Schuster.

Kaplan, H. S.(1986). The Psychosexual Dysfunctions (ch 36). In J. O. Cavenar Jr., A. M. Cooper, A. J. Frances et al. (Eds.), *Psychiatry, revised ed. vol. 1: The Personality Disorders and Neuroses*. Philadelphia. JB: Lippincott, 467–479.

Kellner, R.(1985). Functional somatic symptoms and hypochondriasis: A survey of empirical studies. *Archit of General Psychiatry, 42* : 821−833.

Kellner, R.(1986). *Somatization and hypochondriasis*. New York: Praeger−Greenwood.

Kellner, R.(1990). Somatization: Theories and research. *Journal of Nervous and Mental Disease, 178* : 150−160.

Keyes D.(1995). *The Minds of Billy Milligan*. Bantam.

Kinsey, A. C. et al.(1998). *Sexual Behavior in the Human Female*. Indiana University Press.

Kluft, R. P.(1984). Treatment of multiple personality disorder; A study of 33 cases. *Psychiatric Clinics of North America, 7* : 9−29.

Kluft, R. P.(1991). Hypnosis in childhood trauma. In W. C. Wester & D. J. O'Grady (Eds.). *Clinical hypnosis with children*. New York: Brunner/Mazel, 53−68.

Knight, R.(1971). Evaluation of research of psychoanalytic therapy. *American Journal of Psychiatry, 98* : 434−446.

Kring, A. M. et al.(2014). *Abnormal Psychology: The Science and Treatment of Psychological Disorders* (13th Edition). Wiley.

Levin, J. S.(1996). How religion influences morbidity and health: reflections on natural history. *Social Science and Medicine, 43* : 849−864.

Marcia, J. E.(1980). Identity in adolescence. In J. Adelson (Ed.). *Handbook of adolescent psychology*. New York: Wiley.

Maslow, A. H.(1943). A theory of human motivation. *Psychological Review, 50* : 370−396.

Maslow, A. H.(1943, 2013). *Motivation and Personality*. New York: Harper & Row.

Maslow, A. H.(1968, 2015). *Toward a Psychology of Being*. Sublime Books

Maslow, A. H.(1971). *The Farther Reaches of Human Nature*. New York: Viking.

Maslow, A. H.(1957). Philosophy and Psychology. In J. Fairchild(ed.). *Personal Problems & Psychological Frontiers*. NY: Sheridan House.

Masters, W. H., & Johnson, V. E.(1966). *Human Sexual Response*. Little, Brown and Company.

Masters, W. H., & Johnson, V. E.(1970, 2010). *Human sexual inadequacy*. Ishi Press.

Masters, W. H., & Johnson, V. E.(1988). *Masters and Johnson on Sex and Human Loving*. Boston: Little, Brown and Company.

Masters, W. H., & Johnson, V. E., Kolodny. R. C.(1997) *Human Sexuality* (5th edition). Allyn & Bacon.

Minkoff, K.(1978). A Map of Chronic Mental Patients. In J. A. Talbott(Ed.). *The Chronic Mental Patient*. Washington. D.C: American Psychiatric Association Press.

Nemiah, J. C.(2017). Somatoform disorders. In H. I. Kaplan & B. J. Saddock (Eds.), *Comprehensive textbook of psychiatry*. LWW, 924–942.

Newman, L., & Mares, S.(2007). Recent advances in the theories of and interventions with attachment disorders. *Current Opinion in Psychiatry, 20(4)* : 343–348.

O'Connell, B.(1998). *Solution focused therapy*. London: Sage.

O'Connell, B.(2000). Solution Focused therapy. In S. Palmer (Ed), *Introduction to Counselling and Psychotherapy: The Essential Guide* (Counselling in Action). SAGE Publications Ltd.

Piaget, J. & Inhelder, B.(1969). *The Psychology of the Child*. New York: Basic Books.

Piaget, J.(1923). *Le langage et la pensée chez l'anfant*, Switzerland: Delachaux & Niestlé.

Piaget, J.(1924). *Le Jugement et la raisonnement chez l'anfant*, Switzerland: Delachaux & Niestle.

Piaget, J.(1954, 2013). *The Construction of Reality In The Child* (The International Library of Psychology). New York: Routledge.

Piaget, J.(1956). *The Children's Conception of Space*. In F. J. Langdon & J. L. Lunzey (trans.). London: Routledge & Kegan Paul.

Piaget, J.(1963). *The Origins of Intelligence in Children*. New York: Norton.

Piaget, J.(1963). *The Psychology of Intelligence* (Routledge Classics) (Volume 92). New York: Routledge.

Piaget, J.(2015). *The Child's Conception Of The World*. CreateSpace Independent Publishing Platform.

Piaget, J.(1973). *The Child and Reality: Problems of Genetic Psychology*. New York: Grossman Publishers.

Piaget, J.(1985). *The Equilibration of Cognitive Structures: The Central Problem of Intellectual Development*. Chicago: University of Chicago Press.

Reid, W. H. et al.(2018). *The Treatment of Psychiatric Disorders*: Revised for the DSM-III-R. Routledge.

Resick P. A. et al.(2012). Longterm outcomes of cognitive behavioral treatments for posttraumatic stress disorder among female raper survivors. *Journal of Consulting and Clinical Psychology, 80* : 201–210.

Rogers. C. R.(1942, 2007). *Counseling and Psychotherapy*. Rogers Press.

Rogers, C. R.(1951). *Client-Centered Therapy*. Boston: Houghton Mifflin.

Rogers, C. R.(1954). *Psychotherapy and Personality Change*. Chicago: Univ. Press.

Rogers, C. R.(1957). The Necessary and Sufficient Conditions of Therapeutic Personality

Change. *Journal of Counseling Psychology, 21* : 95-103.

Rogers, C. R.(1959). A Theory of Personality and Interpersonal Relationships as Developed in the Client-centered Framework. In S. Koch(ed.). *Psychology, A Study of Science: Formulations of the Person and the Social Context, 3*. NY: McGraw-Hill, 184-256.

Rogers, C. R.(196l, 2012). *On Becoming a person A therapist's view of psychotherapy* (Kindle Edition, 2nd ed.). Mariner Books.

Rogers, C. R.(1967). Autobiography. In E. Boring, & G. Lindzey (eds.). *A History of Psychology in Autobiography, 5*. NY: Appleton-Cenairy-Crofts, 341-384.

Rogers, C. R. (1969). *Freedom to Learn: A view of what education might become*. Columbus: Charles Merrill.

Rogers, C. R.(1977). *Carl Rogers on Personal Power: Inner Strength and Its Revolutionary Impact*. NY: Delacote.

Rogers, C. R.(1980). *A Way of Being*. Boston: Houghton Mifflin.

Rogers, C. R.(1983, 1987, 1994). *Freedom to Learn for The 80'* (Subsequent edition). Pearson College Div.

Sadock, B. J. et al.(2014). *Kaplan & Sadocks Synopsis of Psychiatry: Behavioral Sciences/ Clinical Psychiatry* (11th ed.). Philadelphia. PA: Lippincott Williams & Wilkins.

Sarason, I. G., & Sarason, B. R.(2004). *Abnormal Psychology: The Problem of Maladaptive Behavior* (11th ed.). Upper Saddle River. NJ : Prentice Hall, Inc.

Scharff, D. E.(1988). An Object Relations Approach to Inhibited Sexual Desire. In S. R. Leiblum, & R. Rosen (Eds.). *Sexual Desire Disorders*. New York: Guilford Press, 45-74.

Schwartz, M.(1992). Sexual compulsivity as post-traumatic stress disorder : Treatment perspectives. *Psychiatric Annals, 22* : 333-350.

Seligman, M. E. P. (1971). Phobias and preparedness. *Behavior Therapy, 2* : 307-320.

Seybold, K. S. & Hill, P. C.(2001). The role of religion and spirituality in mental and physical health. *Current Directions in Psychological Science, 10* : 21-24.

Spitzer, R. L., & Wilson, P. T.(1975). Nosology and the Official Psychiatric Nomenclature. In A. Freedman, H. Kaplan, & B. Sadock(Eds.), *Comprehensive Textbook of Psychiatry (Vol. II)* (2nd ed.). Baltimore: Williams and Wilkins.

Stone, M. H. (1986). Exploratory psychotherapy in schizophrenia-spectrum patients: A reevaluation in the light of long-term follow-up of schizophrenic and borderline patients. *Bulletin of the Menninger Clinic, 50* : 287-306.

Strauss, A.(1984). *Chronic illness and the quality of life* (2nd Edition). St. Louis: Mosby.

Strauss, A.(2017). *Mirrors and Masks: The Search for Identity* (2nd Edition, Kindle Edition). Routledge.

Strauss, A.(2018). *Professions, Work and Careers* (1st Edition, Kindle Edition). Routledge.

Sullivan, H. S., & Chrzanowski, G.(1977). *Interpersonal approach to psychoanalysis*. New York: Gardner Press.

Sullivan, H. S., & Mullahy, P.(1973). *The beginnings of modern American psychiatry: The ideas of Harry Stack Sullivan*. Boston: Houghton Mifflin.

Sullivan, S. H.(1940). *Concepts of modern psychiatry*. New York: Norton.

Sullivan, S. H.(1947). Therapeutic investigation in schizophrenia. *Psychiatry, 10* : 121-125.

Sullivan, S. H.(1953, 2013). *The interpersonal theory of psychiatry* (1st Edition, Kindle Edition) New York: Routledge.

Sullivan, S. H.(1954). *The psychiatric interview*. New York: Norton.

Sullivan, S. H.(1956). *Clinical studies in psychiatry*. New York: Norton.

Sullivan, S. H.(1962). *Schizophrenia as a human process* (ed. by H. S. Perry). New York: Norton.

Sullivan, S. H.(1964). *The fusion of psychiatry and social science* (ed. by H. S. Perry). New York: Norton.

Sullivan, S. H.(1972). *Personal psychopathology*. New York: Norton.

Tuner F. J.(2002, 2013). *Diagnosis in Social Work: New Imperative and Index* (Kindle Edition). Routledge.

Tuner F. J.(2017). *Social work treatment: Interlocking theoretical approaches* (6th edition). Oxford University Press.

Turner, F. J.(Ed.)(1968, 1983). *Differential diagnosis and treatment in Social work* (3rd ed.). New York: Free Press.

Turner, H.(1997). *Adult Psychopathology and Diagnosis*. New York: John Wiley & Sons, Inc.

Turner, J. C., & Ten Hoor, W. J.(1978). NIMH Community Support Program: Pilot Approach to a Needed Social Reform. *Schizophrenia Bulletin, 4(3)* : 319-344.

Turner, J. E., & Shifren, 1.(1979). Community support systems: How comprehensive? *New Directions for Mental Health Services, 1* : 1-23.

United Nations(1994). *Human Development Report 1994: New Dimensions to Human Security*. UNDP Publication, New York, Oxford University Press.

UN CERD(2007). *Consideration of Reports Submitted by State Parties Under Article 9 of the Convention Concluding Observations of the Committee on the Elimination of Racial Discrimination, Republic of Korea*. Committee on the Elimination of Racial Discrimination.

Vahia, I. V., & Cohen, C. 1.(2008). Psychopathology. In K. T. Mueser & D. V. Jeste (Eds.). *Clinical handbook of schizophrenia*. New York: The Guilford Press, 82–90.

Vinogradov, S., & Yalom, I. D.(1989). *Concise guide to group psychotherapy*. American Psychiatric Association Publishing.

Vaillant G. E.(2003). Mental Health. *American Journal of Psychiatry*, 160 : 1373–1384.

Walker, J.(2012). *Psychology for Nurses and the Caring Professions* (EBOOK: 4th Edition, Kindle Edition). Open University Press.

Warwick, H. M. C. et al.(1996). A controlled trail of cognitive-behavioural treatment of hypochondriasis. British *Journal of Psychiatry, 169* : 189–195.

Warwick, H. M. C., & Salkovskis, P. M.(1990). Hypochondriasis. *Behaviour Research and Therapy, 28* : 105–117.

Warwick, H. M. C. et al.(1987). Hypochondriasis. In J. Scott, J. M. G. Williams, & A. T. Beck (Eds.). *Cognitive therapy: A clinical casebook*. London: Routledge.

Wetzler, S.(1992). *Living with the passive-aggressive man*. New York: Simon & Schuster, 14–15.

WHO(2001). *Strengthening mental health promotion*. Geneva: World Health Organization.

WHO(2013). *Mental Health Action Plan 2013–2020*. Geneva: World Health Organization.

WHO(2015). *Mental health atlas 2014*. Geneva: World Health Organization.

Wolman, B. B.(1965). *Handbook of Clinical Psychology*. McGraw-Hill Book Company.

Wolman, B. B.(1971). *The Psychoanalytic Interpretation of History*. Basic Books.

Wolman, B. B.(1977, 1986). *Handbook of Parapsychology*. McFarland Publishing.

Wolman, B. B.(2012). *Contemporary Theories and Systems in Psychology*. Springer.

Wolman, B. B.(2012). *Psychosomatic Disorders* (Kindle Edition). Springer.

Wolman, B. B.(1992, 2013). *Personality Dynamics*. Springer.

Young, J. E. (1994). *Cognitive Therapy for Personality Disorders: A Schema-Focused Approach* (rev. ed.). Sarasota. FL: Professional Resource Exchange.

Zeanah, C. H., & & Smyke, A. T.(2008). Attachment disorders in family and social context. *Infant Mental Health Journal, 29(3)* : 219–233.

Zimmerman, M., & Mattia, J. I. (1998). Body dysmorphic disorder in psychiatric- outpatients: Recognition, prevalence, comorbidity, demographic, and clinical correlates. *Comprehensive Psychiatry, 39(5)* : 265–270.

Zucker, R. A. et al.(1984). *Personality and Prediction of Behavior*. New York: Wiley.

저자소개

김영철

- KC대학교 사회복지대학원 사회복지학과 석사
- 순복음대학원대학교 사회복지학과 박사
- 서울시공동모금회 배분 심사위원 · 사회복지공무원 역량강화교육 강사
- 나눔을 전달하는 사람들 대표 · 서울시 주민참여 예산 심의위원
- 서울 강서구 예스희망드림단 협의회 회장 · 나눔복지재단 자문위원
- 양성평등교육 전문강사 · 자원봉사 역량강화교육 전문강사
- 디딤병원(경기) 총괄본부장
- 호원대학교 사회복지학부 교수
- 〈저서〉 정신건강론, 이상심리학, 노인복지론, 인간행동과 사회환경

김명숙

- 세한대학교 상담학과, 사회복지학과, 조형미술학과 졸업
- 세한대학교 미술대학원 조형예술학과(문인화 전공) 석사
- 순복음대학원대학교 사회복지학과 박사(Ph.D)
- 예원예술대학원대학교 전문가과정 문인산수 지도교수
- 대한민국 미술대전 국전 특선 / 아카데미비술대회 공모전 대상 수상
- 문인화가 · 한국화가 · 전업미술작가 · 한국천아트예술협회 강사
- 〈저서〉 심리학, 이상심리학, 정신건강론, 사회복지정책론

박미정

- 가톨릭대학교 음악대학 성악과
- 순복음대학원대학교 사회복지학과 석사
- 순복음대학원대학교 사회복지학과 박사
- 강원도 YWCA 부회장
- 서울 구로구 장애인평생실습지정기관 운영위원장
- 녹색환경감시단 경기남부지부 홍보위원장
- 한국기독교심리상담협회 홍보실장 · 웰다잉 지도자 · 음악심리치료사
- 진로체험 전문강사(초 · 중 · 고) · 미술심리상담사(슈퍼바이저)
- 다나메디컬센터(강원) 관리부장 겸 케어복지실장
- 중앙산부인과 병원(경기) 홈케어관리실장
- 〈저서〉 정신건강론, 의료사회복지론, 노인복지론, 이상심리학

이영희

- 국민대학교 행정대학원 사회복지학과 석사
- 협성대학교 일반대학원 사회복지학과 박사
- 명지대학교 미래융합대학 특임·지도 교수
- 국민대학교 행정대학원 겸임교수
- KBS스포츠예술과학원 사회복지상담학과 총괄 지도교수
- 에스트로 영어어학원 원장·엘키즈어린이집 대표 및 원장
- 사) 세대통합복지문화교육협회 대표
- 한국미술치료상담학회 이사 및 교수위원
- 〈저서〉 사회복지실천기술론, 정신건강론, 심리학

정행복

- 남서울대학교 대학원 복지경영학과 석사
- 서울한영대학교 대학원 사회복지학과 박사
- 서울소년원선도위원(상담)
- 성폭력전문상담사
- 〈저서〉 정신건강론, 심리학, 이상심리학

정현경

- 국민대학교 행정대학원 석사
- 경기대학교 일반대학원 사회복지학과 박사과정
- 중앙보훈병원 주임간호사
- 한국사회복지실천정책학회 교수
- 한국상담복지학회 책임연구위원
- 〈저서〉 정신건강론

최신 정신건강론

인쇄일	2021년 09월 01일
발행일	2021년 09월 05일
공저자	김영철 · 김명숙 · 박미정 이영희 · 정행복 · 정현경
발행인	김화인
발행처	조 은
편집인	김진순
주소	서울시 중구 을지로20길 12 대성빌딩 405호(인현동)
전화	(02)2273-2408
팩스	(02)2272-1391
출판등록	1995년 7월 5일 신고번호 제1995-000098호
ISBN	979-11-91735-04-8
정가	32,000원

♠ 잘못된 책은 바꾸어 드리겠습니다
♠ 전재 및 복제를 할 수 없습니다.
♠ 강의자료(PPT) 신청 : skk33333@naver.com